受験生の皆さんへ

　過去の問題に取り組む目的は、(1)出題傾向(2)出題方式(3)難易度(4)合格点を知り、これからの受験勉強に役立てることにあります。出題傾向などがつかめれば目的は達成したことになりますが、それを一歩深く進めるのが、受験対策の極意です。

　せっかく志望校の出題と取り組むのですから、本番に即した受験対策の場に活用すべきです。どうするのか。

　第一は、実際の入試と同じ制限時間を設定して問題に取り組むこと。試験時間が六十分なら六十分以内で挑戦し、時間配分を感覚的に身に付ける訓練です。

　二番目は、きっちりとした正答チェック。正解出来なかった問題は、正解できるまで、徹底的に攻略する心構えが必要です。間違えた場合は、単なるケアレスミスなのか、知識不足が原因のミスなのか、考え方が根本的に間違えていたためのミスなのか、きちんと確認して、必ず正解が書けるようにしておく。

　正答が手元にある過去問題にチャレンジしながら、正解できなかった問題をほったらかしにする受験生もいます。そのような受験生に限って、他の問題集をやっても、間違いを放置したまま、次の問題、次の問題と単に消化することだけに走っているのではないかと思います。過去問題であれ問題集であれ、間違えた問題は、正解できるまで必ず何度も何度も繰り返しチャレンジする。これが必勝の受験勉強法なことをお忘れなく。

入試問題検討委員会

【本書の内容】

1. 本書は過去 10 年間の問題と解答を収録しています。医学科の試験問題です。
2. 英語・数学・物理・化学・生物の問題と解答を収録しています。尚、大学当局より非公表の問題は掲載していません。
3. 当社の本書解説執筆陣は、現在直接受験生を教育指導している、すぐれた現場の先生方です。
4. 本書は問題と解答用紙の微細な誤りをなくすため、実物の入試問題を各大学より提供を受け、そのまま画像化して印刷しています。

　尚、本書発行にご協力いただきました先生方に、この場を借り、感謝申し上げる次第です。

東京慈恵会医科大学

平成30年度

問　題　と　解　答

英　語

問題

30年度

Ⅰ．次の文章を読んで，設問に答えなさい。

　　Between 1880 and 1914, nearly 3 million Italians migrated to the US. When they arrived, many of them were bitterly disappointed. [　A　] Their new home was not the paradise they had thought it would be. It is said that many of them wrote back home, saying 'not only are the roads not paved with gold, they are not paved at all; in fact, we are the ones who are supposed to pave them.'

　　Those Italian immigrants were not alone in thinking that the US is where dreams come true. The US became the richest country in the world only around 1900, but even in the early days of its existence, it had a strong hold on the imagination of poor people elsewhere. In the early nineteenth century, US per capita income was still only around the European average and something like 50 percent lower than that of Britain and the Netherlands. [　B　] But poor Europeans still wanted to move there because the country had an almost unlimited supply of land (well, if you were willing to push out a few native Americans) and an acute labor shortage, which meant wages three or four times higher than those in Europe. 〈　X　〉

　　It is not just prospective immigrants who are attracted to the US. Especially in the last few decades, businessmen and policy-makers around the world have wanted, and often tried, to emulate the US economic model. [　C　] Its free enterprise system, according to admirers of the US model, lets people compete without limits and rewards the winners without restrictions imposed by the government or by misguided egalitarian culture. The system therefore creates exceptionally strong incentives for entrepreneurship and innovation. Its free labor market, with easy hiring and firing, allows its enterprises to be agile and thus more competitive, as they can redeploy their workers more quickly than their competitors, in response to changing market conditions. [　D　] However, its proponents argue, even the 'losers' in this game willingly accept such outcomes because, given the country's high social mobility, their own children could be the next Thomas Edison, J. P. Morgan or Bill Gates. With such incentives to work hard and exercise ingenuity, no wonder the country has been the richest in the world for the last century.

[Adapted from Chang, Ha-Joon. 23 Things They Don't Tell You about Capitalism,

PENGUIN BOOKS (2011)]

　　注：per capita income　「一人あたりの収入」

問 1.　下線部(1)の it，(2)の they が示す内容をそれぞれ本文より探して英語で書きなさい。

問 2.　次の文を[　A　]，[　B　]，[　C　]，[　D　]のいずれかに挿入する場合，どこが適切
　　　な箇所か。1つ選び，その記号を書きなさい。

　　　With entrepreneurs richly rewarded and workers having to adapt quickly, the system does
create high inequality.

問 3.　〈　X　〉に入る最も適切な文を以下の1～4から1つ選び，その番号を書きなさい。
　　　1. A small, but not negligible, part of de-industrialization is due to optical illusions, in the
sense that it reflects changes in statistical classification rather than changes in real activities.
　　　2. In order to take into account the differential prices of non-traded goods and services across
countries, economists have come up with the idea of an 'international dollar.'
　　　3. More importantly, the fact that the citizens of a country work longer than others in
comparable countries does not necessarily mean that they like working long hours.
　　　4. Most importantly, the lack of feudal legacy meant that the country had much higher social
mobility than the Old World countries, as celebrated in the idea of the American dream.

II.　次の文章を読んで設問に答えなさい。

Every day in the United States alone more than a million birds and animals die on the nation's roads and highways, and because so many species are nocturnal or crepuscular, more than half of this carnage occurs at night. These nighttime collisions are incredibly costly to humans as well. In fact, at least statistically, deer are far more dangerous than mountain lions or bears or, certainly, wolves. Every year in the United States more than two hundred people are killed in deer-vehicle collisions, the most dramatic result of the more than one million annual deer-vehicle collisions that cause ten thousand personal injuries and (a) more than \$1 billion in damages (and, of course, the deer do not fare well, either). Studies show that increasing highway lighting to reduce such collisions is ineffective, and actually makes it far more difficult for wildlife active at night, at dusk and dawn, to (b) collisions. Animal eyes that see so well in darkness or dim light — blessed with more rods than cones — are blinded by our headlights and streetlights. "On the issue of designing highway lighting to minimize road kill mortality," writes Paul Beier in *Ecological Consequences of Artificial Night Lighting*, "our knowledge of mammalian vision is sufficient to conclude that, from the animal's perspective, less is better."

Less light on our roads, fewer streetlights and not so bright, is not only better for wildlife but safer for us — we (c) slower and pay more attention when we have to rely on our headlights.

But how to do with less light on our streets and highways? One innovative concept comes from a design cooperative in San Francisco called Civil Twilight. Their award-winning idea: streetlights that respond to moonlight, or "lunar-resonant streetlights." Relying on LEDs and highly sensitive photosensors, they would allow the level of brightness from the streetlight to balance the level of light from the moon. On nights when there is no moon, or just a crescent, the streetlights would provide enough light for pedestrians and drivers. On full-moon nights, the streetlights would dim to barely on. Civil Twilight estimates that their idea could save more than three-quarters of the money spent on streetlights, as well as bring the ambience of moonlight back to our streets.

The idea borrows from an old one. In the eighteenth and nineteenth centuries, street lighting was still intimately tied to the changes in seasonal light and the moon's monthly phases. In Paris, even after the advent of gas lighting in the 1840s, two kinds of lanterns were used, one that burned all night, and another that was lit only when the moon in the streets didn't (d) enough light. Even into the early twentieth century, many municipalities planned their lighting schedules in relation to the moon. Long before Paris was the City of Light, it was, as every city in the world, a city of moonlight.

〔Bogard, Paul. *The End of Night*, FOURTH ESTATE (2014)〕

注：crepuscular 「薄明に活動する」　　rods 「桿体細胞(網膜内の感覚細胞)」
　　cones 「錐体細胞(網膜中心部にある感覚細胞)」

問 1.　(a)～(d)に入る最も適切な語を 1 ～ 4 の中から選び，その番号を書きなさい。ただし，それぞれの語は 1 回ずつしか使えません。

　　1.　avoid　　　　　2.　offer　　　　　3.　drive　　　　　4.　cost

問 2.　下線部(1), (2), (3), (4)の語の本文中の意味と最も近い意味を持つ語を，それぞれ 1 ～ 4 の中から 1 つずつ選び，その番号を書きなさい。

　　(1)　carnage:　　1.　shudder　　　2.　massacre　　　3.　slavery　　　4.　mismatch

　　(2)　fare:　　　　1.　get on　　　　2.　get in　　　　3.　take in　　　　4.　take on

　　(3)　ambience:　1.　advantage　　2.　atmosphere　　3.　expression　　4.　vagueness

　　(4)　advent:　　1.　compliment　　2.　prediction　　3.　arrival　　　4.　erosion

問 3.　本文の趣旨と最も合う内容を持つ文を 1 ～ 5 の中から 1 つ選び，その番号を書きなさい。

　　1.　More than a million birds and animals die by nighttime collisions every night.

　　2.　Deer are dangerous animals and have injured ten thousand people so far.

　　3.　Making highway lighting dimmer will reduce animal-vehicle collisions at night.

　　4.　Lunar-resonant streetlights waste three-quarters of the money spent on streetlights.

　　5.　The idea of Civil Twilight is borrowed from the old one in the early twentieth century.

問 4.　下線部(5)の文で，著者は Paris が，昔は a city of moonlight であったとしているが，なぜそのように言えるのか。解答欄に収まるように日本語でその理由を書きなさい。

III. 次の文章を読んで設問に答えなさい。

We are conscious of our surroundings and of ourselves. Some brain structures are crucial to consciousness, like the cerebral cortex, the thalamus (where we receive sensory information), and the white matter, the nerve fibers linking these structures. After a brain infarct on the right side of the brain, both self-consciousness and consciousness of surroundings can be impaired. It's possible for a person not to be aware that they are paralyzed on the left side and to ignore everything on their left, not just in terms of their (　1　) but also of their own body. This is known as neglect. If you approach such a patient's bed from the left, even though he can turn his head and see you, he won't notice you. When reading a newspaper, such patients will look only at the right-hand page, and when drawing, will draw only the right side of an object. They eat only what is on the right half of their plates. If you then turn the plate around 180 degrees, they will eat the other half. Neglect can extend to the left half of their bodies. They no longer regard their left arm or their left leg as part of themselves. They were robbed their right to live. They will dress or wash only their right side, and comb their hair only on the right side of their heads.

Neglect patients frequently make up extremely imaginative stories to explain the bizarre situation in which they find themselves. Some claim that the hospital is their home and that they have chosen the furniture themselves. One (　2　) remained convinced that her left side was fully functional and that she was physically independent. Yet in her drawings, the left half was completely lacking. [　X　] When she was asked to move her left arm, she answered, "I could do that, but it would be better if I rested it now." When she was asked to walk a few steps after she had claimed that there was nothing wrong with her, her response was, "Of course I could, but the doctors said I should rest."

The mother of a good friend of ours suffered a severe brain infarct on the right side when she was eighty-five, [　Y　]. Her mind was still sharp, though, and she hadn't lost her sense of humor. Indeed, her conversations with relatives, friends, and the nursing staff were perfectly normal, with one striking exception. One day she told me that she'd had a really odd dream in which she had a third arm. I carefully took hold of her paralyzed left arm and asked her, "Is this that third arm?" "No," she said, "of course not, that's Kees." Kees was her fifty-five-year-old son. "What is Kees doing here?" I asked. "He's sleeping in my bed, as he always does." This was nonsense; I knew the family very well. "But tonight I needed him," she went on, "and I couldn't wake him up. The same thing happened the night before, when Kitty [her daughter's friend, who visited her nearly every day and was very close to her] was (　3　) here, and I couldn't wake her up either," she continued somewhat huffily. She asked if she could have something to drink and went on to speak perfectly normally about all kinds of matters that she wanted to arrange.

The fantasies that arise in the case of neglect in fact spring from a very general principle. [Z], it starts to make up information to fill the gaps. A damaged brain deprived of its customary input invents bizarre stories. It does similar things to compensate for the lack of oral or visual information or information from the memory or limbs. Unconsciously filling up the little holes in our memory is <u>something the brain does on a daily basis, even when it's intact.</u> We're [W] convinced that events happened exactly as we remember them and will state as much under oath in court. In fact, our brains are just knitting neat （　4　） out of the countless scraps of information they receive, leading to all kinds of consequences.

[Adapted from Swaab, Dick. *We Are Our Brains*. PENGUIN BOOKS (2015)]

問 1.　（　1　）〜（　4　）のそれぞれに入る英単語1語を本文の中から選んで書きなさい。

問 2.　以下の設問の答えとして最も適切なものを1つ選び，その記号を書きなさい。

　　1.　Choose the best title for the passage from the titles below.

　　(A)　Neglect: Half a Life

　　(B)　Causes of Infarct

　　(C)　Infarct: What's inside

　　(D)　Brain Structures

　　2.　According to the passage, why can't some patients regard their left limbs as part of themselves?

　　(A)　They reasoned that brain's left side was severely impaired.

　　(B)　They were unaware where a brain infarct occurred.

　　(C)　They injured their head right where it had been hurt before.

　　(D)　They had an infarction on the right side of the brain.

　　3.　According to the passage, which one of the following is true about Kees' mother?

　　(A)　She could hardly carry a normal conversation.

　　(B)　She could arrange all kinds of matters by herself.

　　(C)　She once dreamed of her son having a third arm.

　　(D)　She regarded her paralyzed left arm as her son.

4. Which one of the following can be inferred from the passage?

(A) We must be convicted only by what is stated under oath in court.

(B) Brains may work well when patients are in their right mind.

(C) Weird stories result from the lack of customary input in damaged brains.

(D) The more information our brains receive, the more imagination we can have.

5. Which one of the following fills in the blank 〔　X　〕?

(A) As a matter of fact, her better half passed away years ago.

(B) "If it isn't there, then I can't be ignoring it," she countered.

(C) She, however, admitted that she couldn't use her left arm.

(D) "Yes, I miss my half brother," she responded.

6. Which one of the following fills in the blank 〔　Y　〕?

(A) which made her paralysis leave

(B) and she too had a disease on her arms

(C) being left paralyzed on the left side

(D) while she was in a coma

7. Which one of the following fills in the blank 〔　Z　〕?

(A) If enough information is given but it is neglected

(B) If the brain doesn't crate some gaps for sensory information

(C) If a neglected person is not fully informed of the fantasies

(D) If something gets in the way of the brain's information supply

問 3.　下線部[W]を日本語に訳して解答欄に書きなさい。

問 4.　本文中には，文脈に合わず，しかも語法に誤りのある 1 文があります。その文に of を適切
　　　な位置に挿入し，書きなさい。

Ⅳ. 次の日本語の文を英語に訳しなさい。

　　例えば，どんな人がガンになりやすいか？と訊かれ，網羅的な答えをしても意味がない。結局は「タバコは身体によくありません」など一般的な話しかできなくなってしまいます。

　　　　　　　［大室正志(著)　『産業医が見る過労自殺企業の内側』　集英社新書　（2017）］

数　学

問題

30年度

1. 次の □ にあてはまる適切な数値を解答欄に記入せよ。

(1) 1の数字が書かれたカードが1枚，2の数字が書かれたカードが2枚，3の数字が書かれたカードが3枚，4の数字が書かれたカードが4枚の合計10枚のカードがある。カードをよく混ぜて，1枚ずつ3枚のカードを取り出し，取り出した順に左から並べて3桁の整数 N をつくる。このとき，N が3の倍数である確率は (ア)，6の倍数である確率は (イ) である。

(2) 実数 x，y が $|2x+y| + |2x-y| = 4$ をみたすとき，$2x^2 + xy - y^2$ のとり得る値の範囲は (ウ) $\leqq 2x^2 + xy - y^2 \leqq$ (エ) である。

2. n は自然数とし，微分可能な関数 $f_n(x)$ は等式 $f_n(x) = e^{-x}x^{n+1} + \int_0^x e^{-t}f_n(x-t)dt$ をみたすとする。このとき，次の問いに答えよ。ただし，e は自然対数の底である。

(1) $\dfrac{d}{dx}f_n(x)$ を求めよ。

(2) m は 2 以上の自然数とする。$x > 0$ のとき，不等式 $e^{-x}x^m \leqq e^{-m}m^m$ が成り立つことを示せ。

(3) 極限値 $\displaystyle\lim_{x\to\infty} f_n(x)$ を求めよ。

3.　自然数 n に対して，整式 $f_n(x)$ を次のように定める。

$$f_1(x) = x^2 + x - \frac{1}{4}$$

$$f_n(x) = f_1(f_{n-1}(x)) \quad (n \geq 2)$$

$f_n(x)$ を x^2 で割ったときの余りを $a_n x + b_n$ とするとき，次の問いに答えよ。

（1）a_2，b_2 の値を求めよ。

（2）極限値 $\displaystyle\lim_{n \to \infty} a_n$ を求めよ。

4. O を原点とする座標空間内に，定点 $A(4, 0, 0)$ と 3 点 $P(4\cos\theta, 2\sqrt{2}\sin\theta, 2\sqrt{2}\sin\theta)$,

$Q\left(4\cos\theta, \dfrac{\sqrt{2}}{2}\sin\theta, \dfrac{\sqrt{2}}{2}\sin\theta\right)$, R があり，$0<\theta<\dfrac{\pi}{2}$ かつ $\overrightarrow{OR} = 4\dfrac{\overrightarrow{OQ}}{|\overrightarrow{OQ}|}$ をみたしている。このと

き，次の問いに答えよ。

(1) θ が $0<\theta<\dfrac{\pi}{2}$ の範囲を動くとき，$|\overrightarrow{PR}|$ の最大値と，そのときの $\cos\theta$ の値を求めよ。

(2) $|\overrightarrow{PR}|$ が最大となるときを考える。O を端点とし線分 PR の中点を通る半直線上に，点 M を $|\overrightarrow{OM}| = 4$ となるようにとるとき，△MOA の面積を求めよ。

物　理

問題　　　　　　　　30年度

1. 図1のように雨の日の窓ガラスや浴室の壁に水滴が付着しているようすは日常的に目にする。図2のように水滴が流れ落ちるようすもよく見かける。

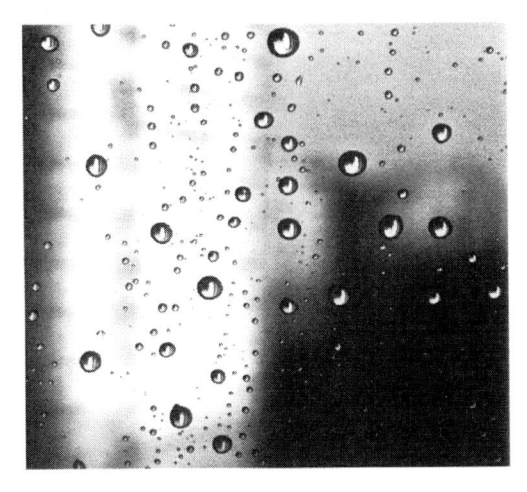

図1　ガラスに付着した水滴

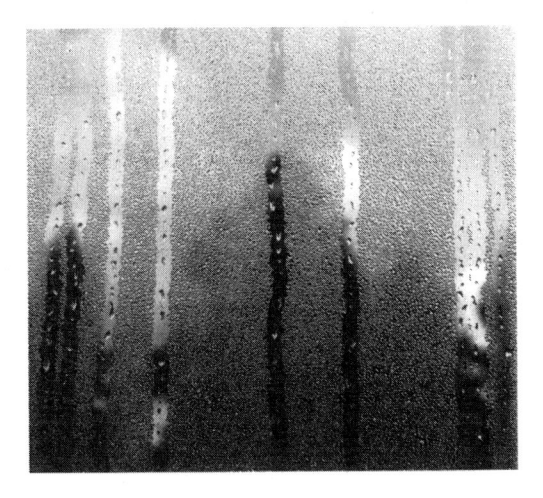

図2　ガラスを水滴が流れ落ちた跡

　　鉛直に立てた滑らかな面に付着した水滴がどのように流れるのか考えよう。この現象には非常に複雑な物理的過程をともなうが，取り扱いを簡単にするために，図3のように鉛直面は一様に濡れており，厚み d の水の膜で覆われているものとする。水滴は半径 r，質量 m の半球とし，重力等による変形は無視する。水滴が静止しているとき鉛直面から受ける鉛直上向きの抗力の最大値は付着面の断面積に比例する（比例定数を h とする）と考える。水滴が運動している場合にはその最大の抗力がはたらくものとする。図4のように，水滴は通過した部分の水を全て取り込み，成長しながら落下し，途中で分裂しないものとする。重力加速度の大きさを g，水の密度を ρ とし，空気の抵抗は無視できるものとする。鉛直下向きに z 軸をとり，以下の問いに答えなさい。

問 1.　静止している半径 r の水滴が受ける鉛直方向の最大の抗力の大きさを式で表しなさい。

問 2.　半径 r の水滴の質量 m を水の密度 ρ を用いて表しなさい。

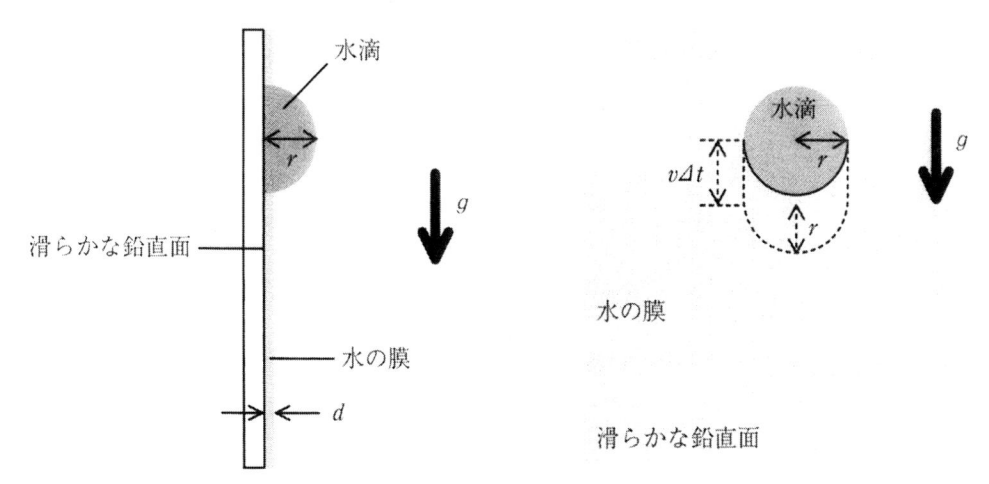

図 3　濡れた面に付着した水滴を側面からみた模式図

図 4　落下する水滴を滑らかな鉛直面の
　　　正面からみた模式図

問 3.　水滴が落下し始める半径を水の密度 ρ などを用いて表しなさい。

問 4.　水滴の半径が r から $r + \Delta r\ (\frac{\Delta r}{r} \ll 1)$ となったときの質量の変化分 Δm を Δr の１次式で表しなさい。$|x| \ll 1$ のとき，$(1 + x)^{\alpha} \fallingdotseq 1 + \alpha x$ と近似できることを用いてよい。

問 5.　半径 r の水滴が速度 v で落下するとき，時間 Δt の間に水滴が取り込む水の膜の水の質量 Δm を Δt，r，v などを用いて表しなさい。ただし，時間 Δt の間の速度，半径の変化は無視してよい。

問 6.　時間 Δt の間の水滴の位置の変化 Δz に対する半径の変化 Δr の比 $\frac{\Delta r}{\Delta z}$ を求めなさい。

　　　水滴が水の膜から水を取り込む過程を質量 m の物体と質量 Δm の物体の衝突ととらえて扱う。水滴は通過した部分の水の膜から水を全て取り込むので，２つの物体は衝突後一体となって運動する。衝突直前の水滴の速度を v，衝突後の水滴の速度を v'，衝突の継続時間を Δt とする。

問 7.　衝突前後での運動量の変化と力積の関係式を m，Δm，r，Δt などを用いて書きなさい。ただし，重力については質量変化，抗力については水滴の半径の変化を無視する。

問 8.　前問の式に対して，$\Delta v = v' - v$ として，$\Delta m \Delta v$ を微小量として無視し，水滴の加速度 $\frac{\Delta v}{\Delta t}$ を ρ，g，r，v などを用いて表しなさい。

問 9.　水滴が落下するとき，その速度が一定値になるときの速度を ρ，r，g などを用いて求めなさい。

2. 大きな金属平板AとBを向かい合わせに間隔5.0mmで平行に保ち，図のように100Vの電池とスイッチに接続し，Bは接地しておく。最初，金属平板Aは帯電していないものとする。スイッチを閉じると2.7×10^{-7}Cの電気量がスイッチを通って流れた。電気素量を1.6×10^{-19}C，電子の質量を9.1×10^{-31}kgとして，以下の設問に答えなさい。ただし，金属平板A，B間に生じる電場(電界)は一様であるとし，重力は考慮しなくてよい。

必要であれば，$\sqrt{2} \fallingdotseq 1.4$，$\sqrt{3} \fallingdotseq 1.7$，$\sqrt{5} \fallingdotseq 2.2$，$\sqrt{7} \fallingdotseq 2.6$を用いなさい。

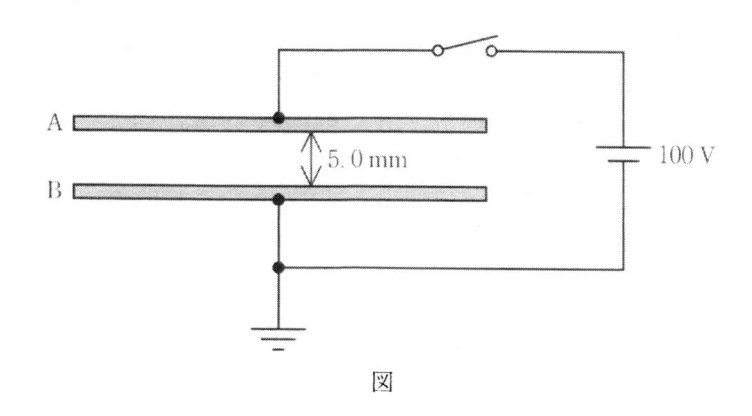

図

問1. 平板Bから2.0mmだけ平板A側にある点の電位を求めなさい。

問2. 平板Bから2.0mmだけ平板A側にある点に置いた電子が受ける力の大きさを求めなさい。また，その力の向きを解答欄に矢印で示しなさい。

問3. 平板A，Bの間の誘電率を8.9×10^{-12}F/mとして，平板Aの面積(平板Bも同じ)を求めなさい。

問4. 平板Bの平板A側の面から電子が初速度0で出たとすると，その電子が平板Aに衝突するときの速さを求めなさい。

問5. スイッチを開いてから，平板AとBの間隔をゆっくりと15mmに広げたとき，平板Aの電位を求めなさい。また，このとき広げるのに必要な力の大きさ，および，平板間に蓄えられている静電エネルギーの増加量を求めなさい。

3. 音波は身近な物理現象であると同時に，科学的に重要な興味の対象であり，医学的にも欠かせないツールとなっている。振動数が $20\,\mathrm{kHz}$ 以上の音波は超音波と呼ばれ，医療では診断，治療，手術道具として広く用いられている。超音波には，ほとんど同じ密度の物質の境界でも反射する，また，X線に比べて生体を損傷することなく使用できるなどの利点がある。

　超音波診断装置には赤血球で反射された超音波(エコー)から赤血球の移動速度の平均値，すなわち血流速度を測定する機能が装備されている。

　図のように十分長い円筒状の血管の近くに振動数 f の超音波を発する発振器(音源)と受信機を置く。音源からの超音波は血管の軸に対し角度 $\theta\,[\mathrm{rad}]$ で入射し，血管に平行な方向に速さ v で音源から遠ざかる赤血球で反射され，血管の軸に対して角度 $\phi\,[\mathrm{rad}]$ の方向にある受信機で検出されるとする。血管は十分細く，血液の赤血球以外の成分の流れの影響は無視でき，人体内での超音波の散乱(反射)も無視できるものとする。血液中および体内の音速を c とし，c は血流の速さ v より十分大きいものとして以下の問いに答えなさい。

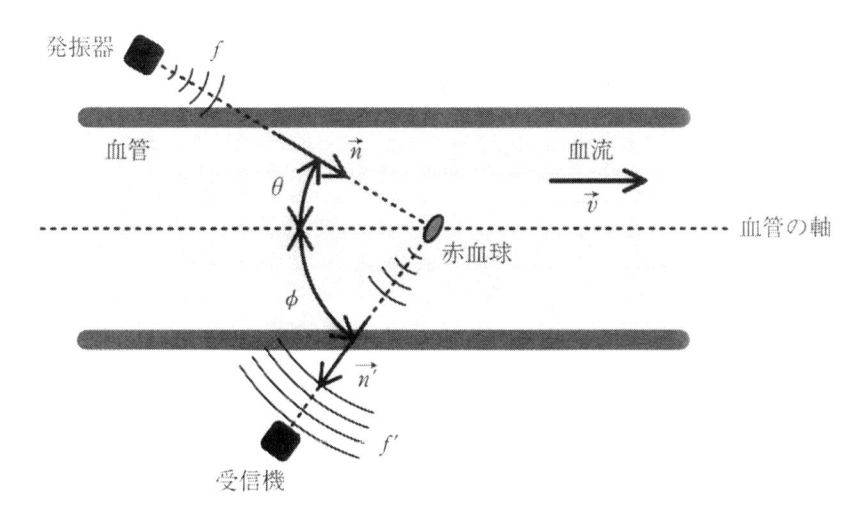

図　超音波血流計の配置図

問 1.　音源から遠ざかっている赤血球に到達する超音波の振動数 f_1(赤血球上で観測する振動数)を音源の振動数 f，v，c，θ，ϕ のうち必要なものを用いて表しなさい。

問 2.　赤血球は振動数 f_1 の超音波を散乱(反射)する。すなわち，赤血球は運動しながら振動数 f_1 の超音波を発する音源となる。静止している受信機が検出する超音波の振動数 f' を f，v，c，θ，ϕ のうち必要なものを用いて表しなさい。

振動数 f，音速 c の超音波を，hf のエネルギー，$\dfrac{hf}{c}\vec{n}$ の運動量を持つ粒子とみなし，この現象を，その粒子の赤血球による散乱（反射）として考えよう。ただし，h はある定数で，$\vec{n}$ は超音波の伝播する向きの単位ベクトルである。

超音波は振動数 f で $\vec{n}$ の向きに入射し，赤血球は速度 $\vec{v}$（$|\vec{v}|=v$）で流れているとする。超音波は赤血球と衝突した後，振動数 f' で $\vec{n'}$ の向きに散乱（反射）され，赤血球の速度は $\vec{v'}$（$|\vec{v'}|=v'$）となったとする。赤血球の質量を m として以下の問いに答えなさい。

問 3. 超音波と赤血球をあわせた全体での衝突前後のエネルギー保存則の式を f，f' などを用いて書きなさい。

問 4. 超音波と赤血球をあわせた全体での衝突前後の運動量保存則を f，f' などを用いて，ベクトルの式で示しなさい。

問 5. 問 4 の式を用いて，衝突後の赤血球の運動エネルギーを，h^2 の項を無視し，h の 1 次式で表しなさい。

問 6. 衝突後の超音波（反射波）の振動数 f' を f，θ，ϕ などを用いて表しなさい。

以下では，血管の軸と超音波の入射方向，反射方向がなす角度 θ，ϕ は両方とも $\theta\ll1$，$\phi\ll1$ とする。$|x|\ll1$ のとき，$\cos x\fallingdotseq1$，$\sin x\fallingdotseq x$ であることを用いてよい。

問 7. 振動数のずれ $f-f'$ を $\dfrac{v}{c}$ の 1 次式で表しなさい。

問 8. 音源の振動数が $5.0\,\mathrm{MHz}$ の超音波血流計で検出された振動数のずれが $100\,\mathrm{Hz}$ であるとするとき，血管内の血流速度を有効数字 2 桁で求めなさい。ただし，血液中の音速は $1570\,\mathrm{m/s}$ である。

化　学

問題

30年度

　答えは，すべて解答用紙に記入せよ。複数の解答が必要な場合には解答の順序は問わない。数値を解答する場合の有効数字の桁数は，特に指示がなければ，問題文にある条件をよく読んで適切な桁数で解答すること。構造式は，問題に現れる構造式にならって記せ。必要ならば，次の数値を用いよ。

原子量：C：12.0，H：1.00，O：16.0，Na：23.0，Al：27.0，S：32.0，Cl：35.5，K：39.0，

気体定数：$R = 8.31 \times 10^3 \, \text{Pa} \cdot \text{L} \cdot \text{mol}^{-1} \cdot \text{K}^{-1}$。

1. 次の文 I ～Ⅲを読み，下記の問い（問 1 ～問 4 ）に答えよ。

I．気体の状態方程式を厳密に適用できるのは理想気体についてのみである。実際に存在する気体（実在気体）には，状態方程式からのずれが観察される。pV_m/RT の値を z とすると，理想気体の場合は，z の値は常に 1 となる（V_m は気体のモル体積である）。これに対して，実在気体では z の値は 1 からずれる。このずれの様子を表したのが，図 1 と図 2 である。図 1 では，気体の圧力 p を一定（1.013×10^5 Pa）とし，温度 T を変化させた場合の z の値の変化を 3 種の気体について示している。図 2 は温度 T を 273 K で一定とし，圧力 p を変化させた場合の z の値の変化を示している。

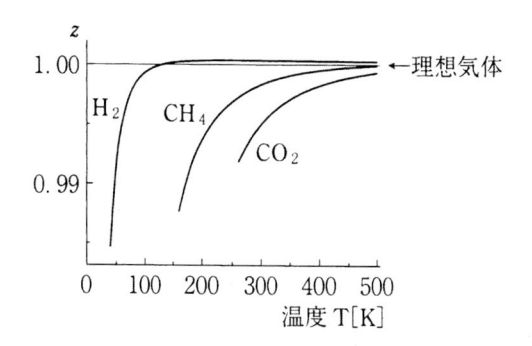

図 1　圧力一定（p ＝ 1.013×10^5 Pa）で温度　　図 2　温度一定（T ＝ 273 K）で圧力 p が変化
　　　 T が変化した場合の z の値　　　　　　　　　 　　した場合の z の値

　図 1 に示すように，いずれの実在気体においても，高温側では理想気体の $z = 1$ に近い値を示すが，低温ではずれが大きくなる。このずれの理由は，低温では気体分子の熱運動エネルギーが小さくなり，気体分子間の　ア　の影響が大きくなるためである。　ア　には，一般に　イ　と水素結合などが含まれる。図 2 において，H_2 では圧力の増加につれて z が単調に増加するのに対し，CH_4 の場合は圧力が $0 \sim 150 \times 10^5$ Pa 付近まで z の値が減少しているのは，CH_4 分子が H_2 に比べて　ウ　が大きいために　イ　が大きくなるからである。また，図 2 では，いずれの気体も 200×10^5 Pa 以上で，圧力の増加につれて z が増えるのは，気体分子の　エ　が無視できないことが理由である。$H_2 \cdot CH_4 \cdot CO_2$ の中で，CO_2 が最も理想気体からのずれが大きい理由は，この分子が全体としては無極性であるが，極性の高い　オ　基（C＝O 結合）を含むからである。

Ⅱ．医療において用いられる消毒用エタノールは純粋なエタノールではなく，水との混合溶液であり，15℃において，76.9 ～ 81.4 vol ％のエタノールを含むと日本薬局方に定められている。vol ％とは体積パーセント濃度で，溶媒中に加えた液体溶質の体積が溶液体積に占める百分率である。エタノールと水の混合溶液では，エタノール 100 mL と水 100 mL を混合した時の溶液の体積は 200 mL より約 4 ％小さくなることが知られている。

15℃において，エタノールと水を混合して，2 種類の溶液 A と溶液 B を以下の手順で調製する。溶液 B は消毒用エタノールとするために調製した。15℃での密度は，純エタノールが 0.794 g/cm³，純水が 0.999 g/cm³ である。溶解熱が発生したり，物質が揮発したりしないものとする。

溶液 A：エタノール 9.20 g を量り取り，水 200 g に溶解させる。

溶液 B：エタノール 50.0 mL を量り取り，水を加えて 54.8 g の溶液とする。

Ⅲ．塩化ナトリウム 3.51 g を水 100 g に溶解した溶液を調製し，冷却したところ，－ 2.22℃から水が凝固し始めた。さらに冷却を進めると，純粋な氷と溶液が共存する状態が見られた。

問 1　空欄　ア　～　オ　に入る適切な語句を答えよ。

問 2　溶液 A の濃度のうち，文Ⅱに示された値から求められるすべての濃度の値を，単位付きで答えよ。ただし，求められない濃度には解答欄に「×」をつけよ。

(a) 質量パーセント濃度，(b) モル濃度，(c) 質量モル濃度

問 3　(i)　溶液 B の濃度のうち，与えられた条件の値のみからでは求められない濃度はどれか。下の(a)～(d)から当てはまる濃度の記号をすべて答えよ。

(a) 質量パーセント濃度，(b) モル濃度，(c) 質量モル濃度，(d) 体積パーセント濃度

(ii)　上の(i)で答えた濃度を求めるために，追加して行わなければならない実験操作を，その実験操作によって求められる物性値を含めて 60 字以内で答えよ。実験操作には，使用する具体的な器具・装置名と測定するべき量を含めること。ただし，求めた物性値を用いて溶液濃度を計算するための計算方法を記述する必要は無い。もし，(i)で答えた濃度が複数の場合には，それらすべてが共通して求められるように実験操作・物性値を記述せよ。

問 4　Ⅲの溶液を，－ 2.74℃まで冷却した時には，まだ，純粋な氷と溶液が共存する状態であるが，この温度に達するまでに凝固した氷は何 g か。

2. 次の文を読み，下記の問い(問1〜問9)に答えよ。

　制酸薬は，胃腸薬の一種で，胃の粘膜を保護し，胸やけなどの症状を緩和する作用がある。代表的な例として，水酸化アルミニウムや，ハイドロタルサイトがあり，いずれも塩基性の化合物である。水酸化アルミニウムは，水には溶けないが，酸の水溶液，および，強塩基の水溶液には，ともに溶ける。このような酸とも塩基とも反応する化合物を　　ア　　水酸化物という。ハイドロタルサイトは，天然に産出する炭酸塩の鉱物で，層状の構造をもち，層間に陰イオンを取り込む性質を持つ。ハイドロタルサイトの例として，アルミニウムとマグネシウムを陽イオンとして含む $Mg_nAl_{8-n}(CO_3)(OH)_{16} \cdot 4H_2O$（n は，ある正の整数）が知られている。

　硫酸アルミニウムと硫酸カリウムの混合水溶液から結晶として得られる硫酸アルミニウムカリウムは　　イ　　と呼ばれ，染色，製革，食品添加物，医薬品などの様々な用途に用いられている。硫酸アルミニウムカリウム十二水和物は，加熱すると，構成成分の一部が失われ，別の物質に変化する。加熱して温度を $64.5\,^\circ\!C$ に保つと，生成した化合物の質量は，元の化合物の質量に対して $65.8\,\%$ に減少していた。さらに加熱すると，$120\,^\circ\!C$ で $62.0\,\%$，$200\,^\circ\!C$ で $54.4\,\%$ に減少した。さらに，強熱すると，$650\,^\circ\!C$ 付近から気体 A を放出し始めて $950\,^\circ\!C$ で熱分解が完了し，最終的には，質量が元の化合物に対して $29.1\,\%$ まで減少することで，硫酸カリウムと酸化アルミニウムに変化していた。

問1　空欄　　ア　　・　　イ　　に適する語句を答えよ。

問2　下線部①に関して，水酸化アルミニウムが，(1)塩酸水溶液，および，(2)水酸化ナトリウム水溶液と反応するときの化学反応式を記せ。

問3　ハイドロタルサイトの組成式 $[Mg_nAl_{8-n}(CO_3)(OH)_{16} \cdot 4H_2O]$ に適する正の整数 n の値を記せ。

問4　下線部②の操作によって，硫酸アルミニウムカリウム十二水和物が結晶として得られる。この反応の化学反応式を記せ。

問5　硫酸アルミニウムカリウムのような，2種以上の塩からなる化合物は何と呼ばれるかを答えよ。

問6　硫酸アルミニウムカリウム十二水和物に関して，室温から $200\,^\circ\!C$ までの加熱による質量の減少は結晶水と呼ばれる水分子を失うことに起因する。$64.5\,^\circ\!C$ で生じる化合物の組成式を記せ。

問7　下線部③の気体 A の物質名を記せ。

問8　下線部③に相当する反応の化学反応式を記せ。

問9　$948\,g$ の硫酸アルミニウムカリウム十二水和物を $950\,^\circ\!C$ で完全に熱分解させたときに発生する気体の体積は，$1.01 \times 10^5\,Pa$，$950\,^\circ\!C$ で何 L になるか。有効数字2桁で示せ。ただし，発生する気体は，理想気体であるとして扱い，さらなる反応が起こらないと仮定する。

3. 次の文を読み，下記の問い(問1～問6)に答えよ。

　1900 年，高峰譲吉と助手の上中啓三は動物の副腎から抽出したアドレナリン(構造式 A)を精製，①
結晶化した。それ以前にも，副腎の抽出物には血圧上昇等の作用があることは知られていて，米国のエイベルは，副腎抽出物の完全な単離精製には至らなかったが，すでに，有効成分をエピネフリンと名付けて報告していた。現在では，アドレナリンとエピネフリンは同一の物質であることがわかっているが，今でも米国ではエピネフリンと呼ばれている。アドレナリンは，その構造式からわかるように，弱酸性の　a　価の　ア　(ピロカテコールと呼ばれる)・弱塩基性の脂肪族アミン・中性の第　b　級　イ　の3種類の官能基を含んでいる。エイベルは，エピネフリンの精製のために，安息香酸との　ウ　に誘導した。例えば，アドレナリンと無水酢酸の同様な反応では，上の3種類の官能基すべてに反応する可能性があるので，すべての反応速度が等しければ，合計，最大　c　種類の生成物が考えられる。しかし，アミンとの反応速度が最も大きいので，使用する無水酢酸の物質量に注意すれば　ア　や　イ　との反応生成物である　エ　は，ほとんど生成せず，　ウ　の生成にとどまると考えられる。アドレ②
ナリンの精製から3年後には，アドレナリンの合成が，3,4-ジヒドロキシスチレン(構造式 B)を出発物質として報告された。この合成では，まずBを臭素と反応させて生成物Cを得た後(反応式1)，Cを水と，さらにはメチルアミンとの2段階の置換反応により，化合物C・Dを経てアドレナリンを得ている(反応式2・3)。

　アドレナリンは弱塩基性化合物であるので，塩酸と中和させてアドレナリン塩酸塩(A・HCl，式量：219.5)に変換することができる。アドレナリン塩酸塩 2.2 g を 5.0 mol/L 水酸化ナトリウム水溶液 10 mL に溶解し，水を加えて 100 mL とした後，この全水溶液を 2.0 mol/L 塩酸水溶液で pH を測定しながら滴定すると，図1のようにⅠ～Ⅳの4か所の中和点をもつ滴定曲線が得られた。ただし，pH 12～6 の範囲では沈殿が生成し，その水溶液の pH は不安定に上下したが，pH 6 以下で③
は再び透明な水溶液となり，その pH も安定して減少した。

$$HO-\underset{HO}{\overset{}{\bigcirc}}-\underset{|}{\overset{OH}{CH}}-CH_2-NH-CH_3$$

A

$$HO-\underset{HO}{\overset{}{\bigcirc}}-CH=CH_2 \ + \ Br_2 \ \longrightarrow \ C \qquad\qquad (1)$$

B

$$C \ + \ H_2O \qquad\qquad \longrightarrow \ D \ + \ HBr \qquad\qquad (2)$$

$$D \ + \ CH_3-NH_2 \qquad\qquad \longrightarrow \ A \ + \ HBr \qquad\qquad (3)$$

図1 アドレナリンの滴定曲線

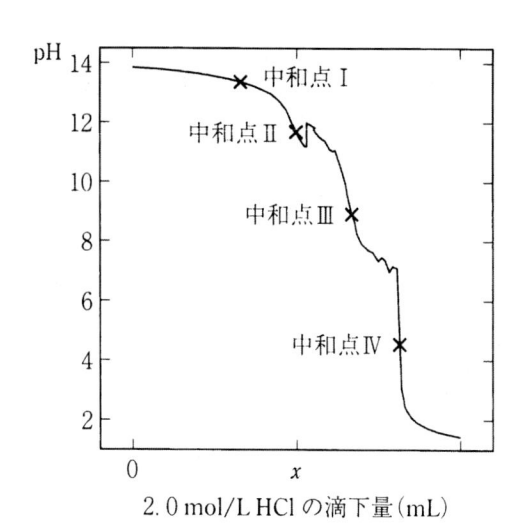

2.0 mol/L HCl の滴下量(mL)

問 1 下線部①の精製過程では，高峰らは，副腎からの粗抽出物を真空中で加熱し，発生した蒸気を冷却することで純粋な結晶を得ている。この精製操作に利用された状態変化を何というか。

問 2 空欄 ア ～ エ に適する官能基の種類(その官能基を含む化合物群の一般名)，および空欄 a ～ c に適する数字を答えよ。

問 3 期待される下線部②の反応生成物の構造式を書け。

問 4 化合物 C の構造式を書け。

問 5 図1の中和点Ⅱでの水溶液中のアドレナリンの構造は，二つのイオン構造の化学平衡にあると考えられる。

　(1)　考えられる二つのイオン構造式を書いて平衡反応式を完成させよ。

　(2)　このときの，2.0 mol/L 塩酸の滴下量 x(mL)の値を答えよ。

問 6 下線部③の pH 12～6 の pH 範囲で沈殿が生成する理由を 40 字以内で説明せよ。

4. 次の文を読み，下記の問い（問 1 〜問 7 ）に答えよ。

　天然ゴムは，パラゴムノキの樹皮を傷つけて得られる乳白色の液体である，ラテックスから製造される。天然ゴムラテックスは，やや粒子径の大きい高分子物質の疎水コロイド水溶液であるが，コロイド粒子表面に種々の疎水的な分子と，親水コロイドであるタンパク質が結合して　ア　コロイドになっている。生ゴムの製造は，ラテックスから水を蒸発させることで可能であるが，コロイド溶液に酢酸のような酸を加えると，コロイド粒子の凝析が起こりやすい。タンパク質を含む①ため，天然ゴムラテックスから製造されたゴム手袋にはアレルギー反応を起こす場合があり，製品からタンパク質を除く必要がある。多分子との水素結合が可能な物質を利用して，結合しているタ②ンパク質を　イ　させて水溶化することで天然ゴムから除くことができる。

　天然ゴムは，タンパク質やデンプンと同様に　ウ　重合で生合成されると考えられているが，その分子構造は，イソプレン$[CH_2=C(CH_3)-CH=CH_2]$の付加重合生成物と同じである。天然ゴムでは，イソプレン 1 単位当たり，一つの炭素炭素二重結合をもち，ポリマー主鎖がシス形配置をもつため，弾力に富むといわれる。しかし，同種の原子や原子団の結合配置方向から定義され③る，シス形・トランス形という立体異性体の表現方法からいえば，炭素炭素二重結合に結合している同種の原子や原子団がない天然ゴムの分子構造では，幾何異性体の構造は存在するが，どちらがシス形かトランス形かとは，正しくいえない。合成ゴムでは，1,3-ブタジエン$(CH_2=CH-CH=CH_2)$やイソプレンを，種々のモノマーと混合して共重合させると性質の異なる製品が得られる。例えば，ブチルゴムは，イソブテン$[(CH_3)_2C=CH_2]$とイソプレンの共重合化合物で，その組成比から，構造式は式 X のように書かれる。

　天然ゴムの弾性を強めるために加硫すると，ポリマー分子鎖間に架橋構造が形成される。これに④より加硫したゴム廃棄物を再資源化する際には注意が必要になり，加熱しても軟化するだけで融解しないので，完全なマテリアルリサイクルは不可能である。また，架橋しているので，原料に戻す完全なケミカルリサイクルを行うことも不可能で，廃自動車タイヤでは，最終的には，製鉄やセメント工業で，サーマルリサイクルが実施される。しかし，有毒ガスが発生するので注意しなければ⑤ならない。

$$\left(\!-A\!-\right)_{\!m}\!\left[CH_2-C(CH_3)=\!\!=CH-CH_2\right]_{\!n}$$

X

問 1　空欄　ア　～　ウ　に適する語句を答えよ。

問 2　下線部①のような性質は，結合しているタンパク質に含まれるアミノ酸により生じる。

(1)　以下のアミノ酸 B～E のうち，下線部①のような性質の原因となると考えられるものはどれか，一つ選び記号で答えよ。

(2)　天然ゴムラテックスには，コロイド粒子を凝析させないように安定化させるため，下線部①の性質を打ち消す性質をもつ別のタンパク質も溶解している。このタンパク質の性質の原因となると考えられるアミノ酸を同様に B～E のうち一つ選び記号で答えよ。

B　アスパラギン酸

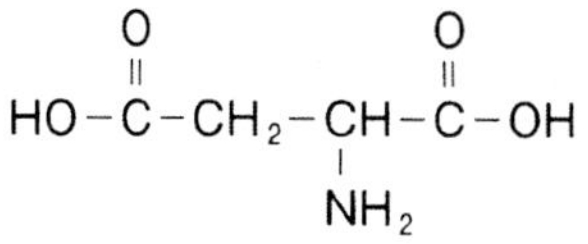

$$HO-C(=O)-CH_2-CH(NH_2)-C(=O)-OH$$

C　アラニン

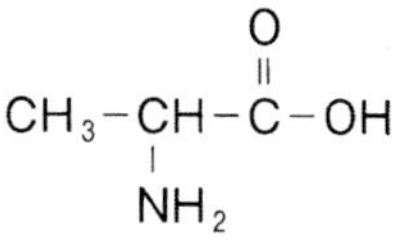

$$CH_3-CH(NH_2)-C(=O)-OH$$

D　システイン

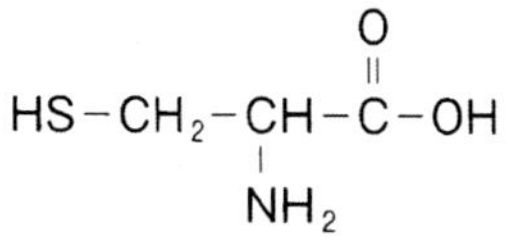

$$HS-CH_2-CH(NH_2)-C(=O)-OH$$

E　リシン

$$H_2N-CH_2-CH_2-CH_2-CH_2-CH(NH_2)-C(=O)-OH$$

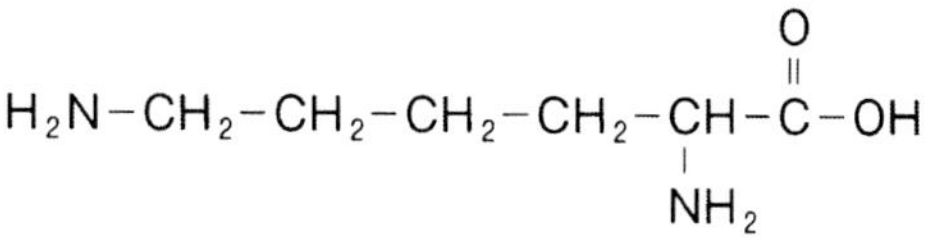

問 3　下線部②の処理に使うとき，最も多分子と水素結合できる溶質は，次の F～I のうちどれが適切か，一つ選び記号で答えよ。

F　アセトン　　　　　　G　酢酸ビニル　　　　H　尿素　　　　　　I　エタノール

問 4　下記の不飽和化合物 J～O に，下線部③の定義を適用して，(a)ブタジエンゴムのように定義通りにシス形・トランス形の幾何異性体を区別できるもの，(b)天然ゴムのように幾何異性体は存在するが，シス形・トランス形どちらともいえないもの，(c)幾何異性体が存在しないもの，に分類し，J～O の記号で解答せよ。

J：$(CH_3)_2C=CHCH_3$，　K：$CH_3CCl=CHBr$，　L：$CH_3CH_2C(CH_3)=CHCH_3$，
M：$CH_3CH_2OCCl=CHOCH_3$，　N：$CH_3CH_2CH=CHCH_3$，　O：$Br_2C=CCl_2$

問 5　構造式 X の A の部分構造式を記せ。

問 6　下線部④で形成される架橋結合はタンパク質の構造とも関係している。タンパク質で同様な架橋結合を形成するアミノ酸は，問 2 のアミノ酸 B～E のうちどれか，記号で一つ答えよ。

問 7　下線部⑤のサーマルリサイクルについて，加硫していないブタジエンゴムを完全にサーマルリサイクルする場合の化学反応式を書け。ただし，末端基は無視せよ。

生 物

問題

1. バイオテクノロジーを利用したサイトカインの合成に関する各問いに答えよ。

　サイトカインは免疫細胞が分泌する「情報伝達を担うタンパク質」の総称である。免疫系の細胞はその種類や状況に依存して，必要とされるサイトカインを分泌し，それが標的細胞に作用する。例えば，インターロイキン－4というサイトカインは，①ある免疫細胞に作用し，これを活性化して形質細胞に分化させる。この物質を詳しく調べるため，大腸菌を用いた遺伝子組換え実験で合成することにした。

　マウスのインターロイキン－4は120個のアミノ酸が連結したポリペプチドであり，mRNAの塩基配列も公開されている。インターロイキン－4遺伝子の発現を誘導するため，ある異物をマウスに30日の間隔で2回注射し，最後の注射の3日後に　ア　を取り出し，その抽出液からmRNAを分離した。次に②逆転写酵素とDNAポリメラーゼを用いてmRNAに相補的な塩基配列をもつ二本鎖DNA(cDNA)を合成し，さらにこのcDNAを鋳型としたPCR法によって，プラスミドに組込むためのDNAを増幅することにした。マウスのインターロイキン－4遺伝子の翻訳領域（開始コドンから終止コドンまでの領域）に該当するcDNA塩基配列を図1に示す。

```
     5'-
   1 ATGGGTCTCA ACCCCCAGCT AGTTGTCATC CTGCTCTTCT TTCTCGAATG TACCAGGAGC
  61 CATATCCACG GATGCGACAA AAATCACTTG AGAGAGATCA TCGGCATTTT GAACGAGGTC
 121 ACAGGAGAAG GGACGCCATG CACGGAGATG GATGTGCCAA ACGTCCTCAC AGCAACGAAG
 181 AACACCACAG AGAGTGAGCT CGTCTGTAGG GCTTCCAAGG TGCTTCGCAT ATTTTATTTA
 241 AAACATGGGA AAACTCCATG CTTGAAGAAG AACTCTAGTG TTCTCATGGA GCTGCAGAGA
 301 CTCTTTCGGG CTTTTCGATG CCTGGATTCA TCGATAAGCT GCACCATGAA TGAGTCCAAG
 361 TCCACATCAC TGAAAGACTT CCTGGAAAGC CTAAAGAGCA TCATGCAAAT GGATTACTCG
 421 TAG-3'
※注意　10塩基ごとに空白で区切り，60塩基単位で改行している。
        左端の数字は5'末端からの塩基の数を示している。
```

図1

　真核細胞における翻訳では，核外に移動したmRNAはそこでリボソームと結合する。その際，サイトカインのようなタンパク質の場合，翻訳開始時にまずシグナル配列とよばれる先頭部分がつくられ，この働きでmRNAとリボソームの複合体が　イ　の膜上に移動し，本体部分の翻訳へと進む。またその際，不要となったシグナル配列は除去される。③この背景と図1の情報にもとづいてプライマーを設計し，PCR実験を行ったところ，次の2条件を満たすDNAが増幅された。

条件 1. このDNAを大腸菌に導入することで発現するタンパク質の一次構造を本来のインターロ
　　イキン−4の一次構造にできる限り近づける。

条件 2. このDNAの塩基配列に大腸菌での遺伝子発現に必要な基本情報をもたせる。ただし，「転
　　写」と「リボソームの付着」に必要な配列はプラスミド側で用意する。

　次にこのDNAをプラスミドに組込めるようにするため，これを鋳型とした2度目のPCRを行っ
た。その際，両側のプライマーの5′末端の塩基配列を工夫し，制限酵素AおよびBによって切断
可能な配列を目的のDNAの両端に付加した（図2）。

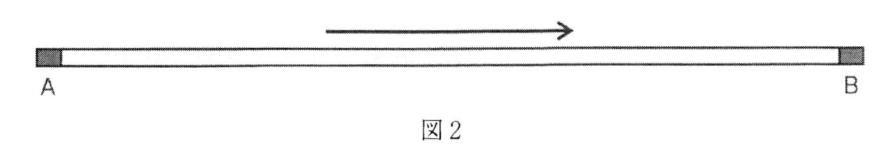

図 2

　　　［注］　A，Bは各制限酵素で識別される配列．矢印はこの遺伝子の転写の進行方向．

　図2で示すDNAとプラスミドを制限酵素AおよびBでそれぞれ切断し，　　ウ　　を用いて，
プラスミド（図3）の「X部分の切断部」と「Y部分の切断部」にDNA（マウスインターロイキン−4遺
伝子）の各末端の切断部を結合させた。そしてこの組換えプラスミドを大腸菌に取り込ませた。

　こうして調製した大腸菌溶液を「ある抗生物質を含む寒天培地シャーレ」の上に適量広げて37℃
の恒温器で1日静置し，菌の増殖で現れる点状のコロニーを確認した。この培地の表面全体に特殊
なフィルターを軽く押しあて，各菌の一部を採取してコロニーの位置関係を写し取り，これを「別
の抗生物質を含む寒天培地」の上に乗せて植菌した。このシャーレを同様に37℃で静置し，コロニ
ー形成の有無を確認することで目的の組換えプラスミドが導入された複数の大腸菌クローンを選別
した。また，DNAシーケンサーを利用して，これらのクローンに導入した遺伝子の塩基配列を解
読し，最終段階の実験に適する大腸菌クローンを選んだ。これをP1プロモーターに適する条件で
培養することで目的のタンパク質を合成した。

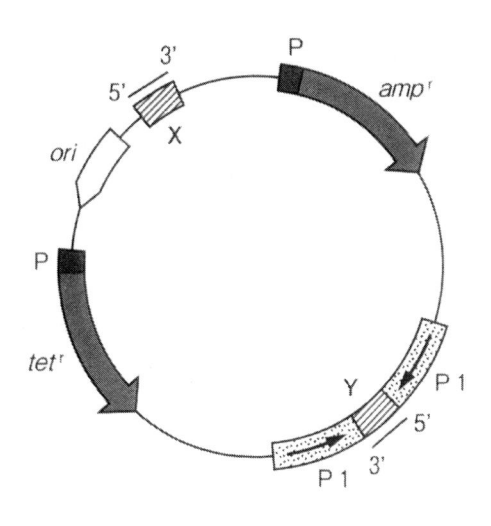

図3

[注]　ampʳ（アンピシリン耐性遺伝子），　tetʳ（テトラサイクリン耐性遺伝子），　ori（複製開始点），　P（各耐性遺伝子のプロモーター），　P1（組込んだ遺伝子用のプロモーター）

・アンピシリンとテトラサイクリンは抗生物質である。大腸菌はこれらに感受性があり，各抗生物質を含む培地では増殖できない。しかし，耐性遺伝子が発現すると「ampʳ ではアンピシリン」，「tetʳ ではテトラサイクリン」の存在下でも増殖可能となる。
・複製開始点は DNA の複製に必要な塩基配列
・遺伝子・プロモーターに付記した矢印は転写の進行方向

　X，Y，下記の5種類の制限酵素で識別される配列が集まっている部分
　X と Y は同じ配列をもち，図3に示した「5'＿＿ 3'」に対応する配列は次のとおり

$$^{5'}\text{ACAAGCTTCGAATTCGTAGATCTGTCTAGAAGGATCCCT}^{3'}$$

・X，Y を切断可能な制限酵素とそれらが識別・切断する塩基配列

BamH I	Bgl II	EcoR I	Hind III	Xba I
G GATCC	A GATCT	G AATTC	A AGCTT	T CTAGA
CCTAG G	TCTAG A	CTTAA G	TTCGA A	AGATC T

問 1.　下線①の「ある免疫細胞」の名称を答えよ。

問 2.　下線①の記述にもとづいて，アの ［　　　　　］ に入る器官の名称を解答欄Ⅰに，その場所で
インターロイキン－4を分泌する細胞の名称を解答欄Ⅱにそれぞれ答えよ。

問 3.　下線②の逆転写酵素の第一段階の反応では，mRNAと相補的に結合したプライマー（短い1
本鎖DNA）の末端を起点として，1本鎖DNAを 5′→3′ の方向に合成する。真核細胞の転写で
は，大半のmRNAの3′末端にアデニンヌクレオチドが連結した長鎖が付加されることにもと
づき，この反応に適するプライマーの塩基配列を5′末端から5塩基分答えよ。

問 4.　PCR法で使用する酵素が触媒する化学反応において，基質となる4種類の物質を答えよ。

問 5.　文中のイの ［　　　　　］ に入る適切な語句を答えよ。

問 6.　マウスのインターロイキン－4の翻訳時につくられるシグナル配列を構成するアミノ酸の数
を答えよ。

問 7.　下線③で設計すべき2種類のプライマーの塩基配列を10塩基分答えよ。ただし，『PCR用
プライマーの5′末端側の塩基配列は，鋳型鎖に完全に相補的である必要はなく，5′末端側に
任意の短鎖を付加したプライマーを用いると増幅されるDNAの末端にその塩基配列をもった
部分を導入することができる』ことを考慮すること。また，5′末端を左側にすること。

問 8.　文中のウの ［　　　　　］ に入る酵素の名称を答えよ。

問 9.　下線④の大腸菌クローンの表現型として適切なものを次のA～Eの中から選び記号で答え
よ。

　　　A．アンピシリン感受性，テトラサイクリン耐性

　　　B．アンピシリン感受性，テトラサイクリン感受性

　　　C．アンピシリン耐性，テトラサイクリン感受性

　　　D．アンピシリン耐性，テトラサイクリン耐性

　　　E．アンピシリン耐性，テトラサイクリンには感受性でも耐性でもよい。

問10.　下線⑤の内容に関する次の文章のアとイの ［　　　　　］ に入る適切な語句を答えよ。

　　　導入した遺伝子の塩基配列を解読しなければならないのは，［　ア　］ を用いた酵素反応
においてきわめて低い確率であるが ［　イ　］ が起こるからである。

問11.　*Xba* Ⅰを制限酵素Aに使用した時，制限酵素Bとして使えるものをすべて答えよ。

2. 集団における遺伝現象に関する各問いに答えよ。

I．ヒトゲノムは約 32 億塩基対の DNA で構成され，そこには約 21000 種類の「転写と翻訳」の対
　象となる遺伝子があると見積もられている。ヒトの形質の大半は，複数の遺伝子と環境要因に
　よって定まっていくが，中には 1 つの遺伝子座の遺伝子型で決まるものもあり，その遺伝子が原
　因で，直接的に健康を損なう場合，これを単一遺伝子病とよぶ。単一遺伝子病の表現型は，軽度
　から重度まで様々であるが，基本的にメンデルの法則に従って親から子に遺伝し，「　ア　」
　接合体における発症の有無」と「遺伝子座のある染色体の種類」の組合わせから，その遺伝様式は
　常染色体劣性，伴性劣性，常染色体優性，伴性優性の 4 種類に分類される。
　　常染色体劣性遺伝病の場合，発病者の大半は非発病者の両親から生まれる。また，ヒトの大集
　団を調査すると，このタイプの遺伝病の発病頻度は毎年ほぼ一定であるため，問題点を認識した
　上でメンデル集団と見なして，ハーディ・ワインベルグの法則を適用した解析が行われている。
　例えば，新生児 16900 人あたり 1 人が発病する常染色体劣性遺伝病（遺伝病 A）において，病気の
　原因遺伝子の頻度は　イ　，発病しない　ア　接合体（保因者）の頻度は　ウ　と
　見積もられる。伴性劣性遺伝病においても同様の解析が可能であり，例えば，男児 10 万人あた
　り 6 千人が発病する伴性劣性遺伝病（遺伝病 B）での女性の保因者の頻度は　エ　と算出さ
　れる。
　　常染色体優性遺伝病では，患者の両親の少なくともどちらかが発病することが多い。本来，こ
　の遺伝病には保因者の区分はないが，病気の種類によっては環境などの各種要因に依存して
　　ア　接合体が発病しない場合もある。なお，常染色体優性遺伝病の中で　ア　接合体
　が 100 ％発病し，幼児期に致死的な経過をたどるようなもの（遺伝病 C）は，特殊な現象を想定し
　ないと何世代にもわたり存続することはできない。

問 1．遺伝子を「機能分子の生産に必要な DNA の領域」と定義すると，下線①の表現に部分的に
　　　しかあてはまらない遺伝子もある。そのような遺伝子がつくる機能分子の名称を 2 つ答え
　　　よ。
問 2．文中のアの　　　　　に入る適切な語句を答えよ。
問 3．ある国の国民全体（数百万人）を調査対象とする場合，どのような状況が下線②の問題点に
　　　あてはまるか，次の A〜E からすべて選び記号で答えよ。
　　　A．都市部に人口が集中している。
　　　B．高齢者の医療制度が立ち遅れている。
　　　C．過去から現在まで移民の入国を制限している。
　　　D．新たな感染症により乳幼児の死亡率が上昇している。
　　　E．宗教間の対立によって異教徒との婚姻が制限されている。

問 4. 文中のイ，ウ，エの $\boxed{}$ に入る数値を約分した分数で答えよ。

問 5. 太郎さんの実の妹は本文中の遺伝病Aを発症しているが，太郎さんと両親の表現型は正常である。ハーディ・ワインベルグ平衡にある集団において，太郎さんが血縁関係にない「表現型が正常な女性」と結婚して子供をもつ場合，その子が遺伝病Aを発病する確率を百分率で答えよ。小数第3位を四捨五入すること。

問 6. ハーディ・ワインベルグ平衡にある集団において，本文中の遺伝病Bの家系（下図）に属するxが血縁関係にない「表現型が不明な女性」yと結婚して子供zをもつ場合，その子が遺伝病Bを発病する確率を答えよ。

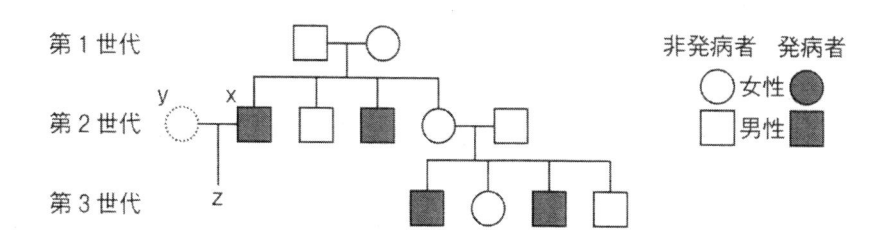

問 7. 遺伝病Cにおいて，下線部③の想定される特別な現象とはどのようなものか答えよ。

Ⅱ. 国や地域によって住民のABO血液型の比率には違いが認められる。ある国のS市（人口10万人）にはA型4万5千人，O型3万6千人が暮らしている。市民全体がハーディ・ワインベルグ平衡にあると仮定して次の設問に答えよ。

問 8. S市の市民全体の集団における遺伝子Oと遺伝子Aの頻度を求めよ。

問 9. S市の住民のA型とB型の両親からB型の子供が生まれる確率を百分率で求めよ。小数第1位を四捨五入すること。

3. 体内の恒常性の維持に関する各問いに答えよ。

　ヒトは寒いと感じると暖かい場所に移動し，暑いと感じると涼しい場所に移動する。あるいは衣類の着脱を行う。これを行動性体温調節という。行動性体温調節は変温動物から恒温動物に至るまで，広く備わっている体温調節の方法である。

　哺乳類や鳥類などの恒温動物では，環境温の幅広い変化にもかかわらず，脳や体の中心部の温度は平均的外気温よりもかなり高く一定に維持されている。恒温動物は常に体内で熱を産生しており，哺乳類や鳥類の体表面は熱の放散を防ぐため毛や羽毛でおおわれている。哺乳類の中でも有胎盤類（真獣類）の体温は，単孔類や有袋類に比べて高い。有胎盤類の中でもヒトの体温の範囲は極めてせまく，37℃付近に維持されている。正常なヒトの安静時の体温は1日のうちに変動するが，その変化はせいぜい1℃程度であり，運動や感染により体温が上昇しても40℃を超えることはほとんどない。鳥類の体温は哺乳類よりも高く40℃付近である。これらの温度は哺乳類や鳥類が生存可能な体温の上限に近い。

　哺乳類の脳や体の中心部の温度がほぼ一定に維持されるのは，中枢神経系や内臓など体の深部に温度変化を感知する受容器（温度受容器）があり，設定されたある温度（設定温度）との差を中枢神経系が感知すると，体温調節に関与する効果器に指令を出して，体の深部の温度（深部体温）を設定温度に戻すしくみが備わっていることによると考えられている。中枢神経系の中でも特に　ア　が体温調節に重要な役割を担っていると考えられてきた。深部体温が低くなった場合，交感神経の①　はたらきによって，皮膚血管が収縮し，体の表面近くを流れる血流を減少させ，血流を体の深部に集めることによって，体表面からの熱の放散を防ぐ。これで不十分な場合，　イ　や代謝の促進によって熱が産生される。逆に深部体温が上昇した場合，交感神経のはたらきを抑制して体表面近くの血流を増加させ，皮膚からの熱の放散を促進する。これで不十分な場合，哺乳類では，別の交感神経のはたらきによって発汗が促進され，水分の蒸発に伴う気化熱の喪失によって熱放散が②　促進される。気化熱はこのほかに　ウ　に伴って失われる。

　皮膚にも温度受容器があり，急に寒い環境に移動した場合や逆に暑い環境に移動した場合，体表面の温度変化の情報が感覚神経を介して中枢神経系に伝えられる。中枢神経系はその変化に応じて，同様の体温調節に関与する効果器の応答を引き起こして熱の放散と産生を調節するが，そのしくみは体の深部の温度受容器を介した調節とは異なっている。

　このように哺乳類の体温は，体の深部の温度受容器と皮膚の温度受容器を介して，二重に調節されていると考えられている。

　運動時には骨格筋の収縮に伴って大量の熱が産生されるが，これを放散するために発汗は著しく増加する。運動時に骨格筋の血流量は著しく増大するが，これは骨格筋へ酸素と栄養を供給すると同時に筋で発生した熱を運び去るのにも役立っている。交感神経のはたらきで副腎髄質から分泌さ③　れるアドレナリンは心拍数を増加させると同時に骨格筋の血管を拡張して血流量を増大する。感染④　や炎症により体温が上昇し始めるときの体温調節に関与する効果器の応答は，寒い環境に移動した

ときの応答に類似しているが，環境温が変化しないのに起きる。この応答は体温が上昇した後に消失する。一方，寒い環境に移動したときの応答は，運動を始めると消失する。

　安静時の熱の産生は，おもに内臓で行われるが，特に　エ　や褐色脂肪組織における代謝によるところが大きい。甲状腺ホルモンやアドレナリンは　エ　における代謝を促進する。甲状腺ホルモンのチロキシンは，臓器や組織にある脱ヨード酵素のはたらきによってトリヨードチロニンに変換されると，代謝を促進する作用が発現する。甲状腺刺激ホルモンと甲状腺刺激ホルモン放出ホルモンの分泌をフィードバックにより制御しているのも，おもにトリヨードチロニンである。チロキシンを静脈内に注入すると甲状腺刺激ホルモンの分泌は　オ　する。脱ヨード酵素のはたらきを阻害（抑制）する物質を静脈内に注入すると，チロキシンの分泌は　カ　する。

問 1. 文中のア〜カの　　　　　にあてはまる適切な語句を答えよ。

問 2. 哺乳類と鳥類および一部のハチュウ類（ワニ）には備わっているが，他の脊椎動物にみられない体内の構造の特徴を述べよ。

問 3. 下線②の交感神経の末端から放出される伝達物質は，下線①の交感神経の末端から放出される伝達物質とは異なるが，もし同じであった場合に生じる不都合な点について答えよ。

問 4. 下線②と下線③の交感神経の末端から放出される伝達物質は，文中の　イ　を引き起こす伝達物質と同じである。下線②と下線③の交感神経の末端から放出される伝達物質の名称を答えよ。

問 5. 「体の深部の温度受容器を介した調節のしくみ」と「皮膚の温度受容器を介した調節のしくみ」の異なっている点について述べよ。

問 6. 運動時に大量に発汗した結果，神経分泌により放出されるホルモンの名称を答えよ。

問 7. 下線部④の応答を起こすのは，感染や炎症により何が起きたためと考えられるか，12字以内で答えよ。

問 8. 哺乳類や鳥類は進化の過程で可能な限り体温を高めてきた。これは体重あたりのエネルギーの消費量と需要を増大させることになるが，進化において，どのような点で有利にはたらいたと考えられるか述べよ。

4. 植物の生活環に関する各問に答えよ。

Ⅰ. 生物の一生を ア と成長の繰り返しであるととらえて， ア 細胞の形成から次の世代の ア 細胞の形成までをつないで輪の形にあらわしたものを生活環という。下図の植物の生活環では，受精卵が成長して イ になり， イ は胞子を形成する。胞①子は発芽・成長して ウ になり， ウ は配偶子(卵・精子など)を形成し，受精卵②になる。

　コケ植物の生活環では ウ が優先し， イ は ウ に寄生する。維管束植物では，種子植物の ウ が イ 内に組み込まれているのに対し，シダ植物の ウ は独立して生活する。

　また，植物の生活環では無性世代と有性世代が交互に繰り返される世代交代がみられるが，胞子形成のときに減数分裂が起こるので世代交代と核相交代が一致する。

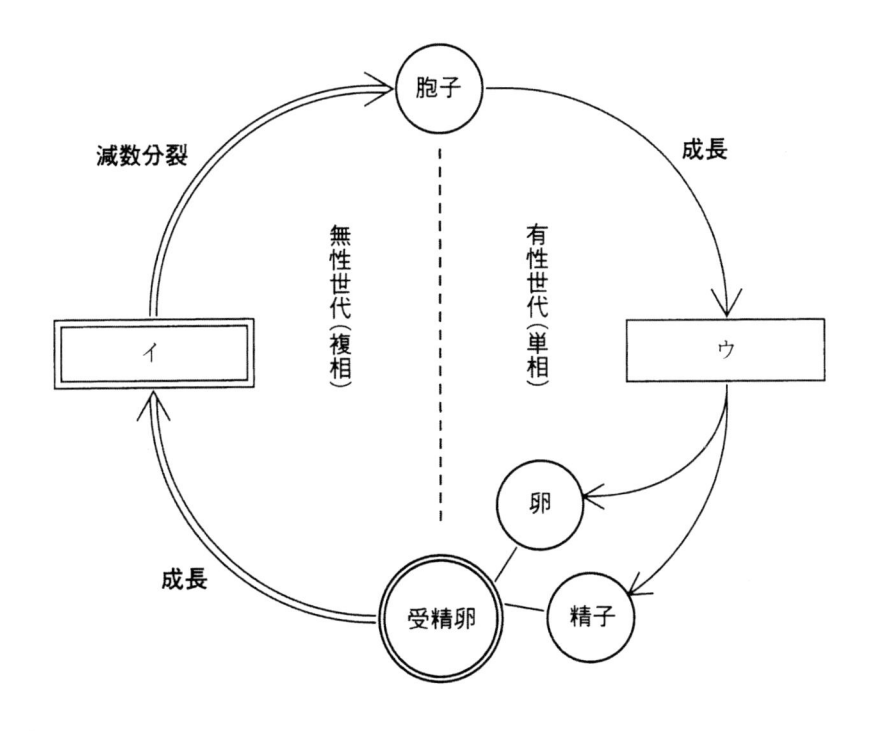

図　植物の生活環
　　丸は単細胞，四角は多細胞，一重線は単相(n)，二重線は複相($2n$)を示す。

問 1. 文中ならびに図中のア〜ウの □ に入る適切な語句を答えよ。

問 2. 下線①の胞子と下線②の配偶子の細胞としての違いを簡単に説明せよ。

問 3. 次のA〜Eの記述から正しいものをすべて選び記号で答えよ。

　　A. コケ植物は，シダ植物同様，雌雄同株である。

　　B. 多くのシダ植物の胞子には，雌雄の区別がある。

　　C. 裸子植物には，精子をつくるものがある。

　　D. 被子植物では，雌性胞子(大胞子)と雄性胞子(小胞子)の二種類がつくられる。

　　E. コケ植物やシダ植物の造卵器，造精器はいずれも複相(2n)である。

問 4. 動物(哺乳類)に関する次のA〜Eの記述から誤っているものをすべて選び記号で答えよ。

　　A. 生活環の中に，無性世代は存在しない。

　　B. 単相(n)からなる多細胞体が存在する。

　　C. 減数分裂によって直接卵と精子がつくられる。

　　D. 雌雄が異体である。

　　E. 卵原細胞と精原細胞で減数分裂が起こる。

II．植物の生活環では減数分裂が重要な位置を占める。テッポウユリの開花以前の様々な大きさの
つぼみ（長さ 10 ～ 170 mm）を採取した後，葯(やく)と胚珠(はいしゅ)をそれぞれ取り出し，固定，解離，染色，
押しつぶすことによって，葯や胚珠の中にある細胞を光学顕微鏡で観察した。下表は観察した細
胞のうち，減数分裂開始前の細胞，減数分裂の第一分裂中の細胞，減数分裂の第二分裂中の細
胞，減数分裂終了後の細胞の割合をつぼみの長さごとに示している。なお，縦に示したつぼみの
長さの変化はつぼみの3日ごとの成長ぐあいにほぼ対応しており，テッポウユリでは花芽形成後
おおよそ40日で開花する。

つぼみ 長さ(mm) ＼ ステージ(時期)	葯				胚珠			
	減数分裂開始前	減数第一分裂中	減数第二分裂中	減数分裂終了後	減数分裂開始前	減数第一分裂中	減数第二分裂中	減数分裂終了後
10	100	0	0	0	100	0	0	0
15	0	100	0	0	100	0	0	0
20	0	100	0	0	100	0	0	0
25	0	15	85	0	100	0	0	0
30	0	0	0	100	100	0	0	0
40	0	0	0	100	100	0	0	0
50	0	0	0	100	0	100	0	0
60	0	0	0	100	0	100	0	0
70	0	0	0	100	0	100	0	0
90	0	0	0	100	0	82	18	0
110	0	0	0	100	0	42	15	43
140	0	0	0	100	0	18	12	70
170	0	0	0	100	0	0	0	100

各長さのつぼみ中で各ステージにある細胞の割合（%）

問 5．つぼみの長さ 20 mm 中の葯のように，減数分裂の第一分裂中の細胞と判断できる記述と
　　して適切なものを次のA～Eからすべて選び記号で答えよ。

　　A．核膜と核小体の消失がみられる。

　　B．大きさ（長さ）や形の等しい相同染色体がみられる。

　　C．相同染色体の対合がみられる。

　　D．染色体の交さ（乗換え）が起こっているキアズマがみられる。

　　E．紡錘体の形成がみられる。

問 6．つぼみの長さ 110 mm 中の胚珠において観察される減数分裂の第一分裂中期における染色
　　体数を答えよ。なお，テッポウユリ（$2n = 24$）の根端分裂組織では，体細胞分裂の中期に
　　24本の独立した染色体が観察される。

問 7.　薬内での減数分裂（雄性減数分裂）と胚珠内での減数分裂（雌性減数分裂）を比較した次の文章 A と B はいずれも誤りである。なぜ誤りであるのか，観察結果の表にもとづきそれぞれ説明せよ。

A.　雌性減数分裂において，第二分裂中の細胞はつぼみの長さ 90 ～ 140 mm にわたって広くみられるので，テッポウユリの減数分裂においては雌雄とも第二分裂にかかる時間の方が第一分裂にかかる時間よりも長い。

B.　雌性減数分裂において，第一分裂中の細胞はつぼみの長さ 50 mm でいっせいに現れるので，テッポウユリの減数分裂では，雌性減数分裂の方が雄性減数分裂よりも進行過程での細胞間の同調性が高い。

Ⅲ.　イネなどの突然変異体の中には雄性配偶子の形成が異常となるものがあり，具体的には「雄性減数分裂のみが正常にできないために花粉がまったく形成されない劣性の突然変異体（遺伝子型 mm）」，「花粉はできるものの，精細胞のみに異常があり卵細胞との受精がまったくできない劣性の突然変異体（遺伝子型 gg）」などが存在する。

遺伝子型 mm の変異体の雌しべに野生株（遺伝子型 MM）の花粉を受粉して得た雑種第一代（F_1）を自家受精すると雑種第二代（F_2）が得られるが，その際，各個体で形成される種子数は，野生株の自家受精の場合と変わらない（種子形成率は 100 ％）。種子形成率は，胚珠の総数に対して受精が成立して種子となる胚珠の割合をさし，個体当たりの胚珠の総数は等しいものと仮定する。

問 8.　文中の F_2 を自家受精した場合の種子形成率（％）を答えよ。

問 9.　遺伝子型 gg の変異体の雌しべに野生株（遺伝子型 GG）の花粉を受粉して得た雑種第一代（F_1）を自家受精した場合の種子形成率（％）を答えよ。

英　語

解答　30年度

I

〔解答〕

問1　⑴ The US　⑵ its enterprises

問2　D

問3　4

〔出題者が求めたポイント〕

問1

⑴ it は、but で結ばれた2文の二つ目の文の主語。どちらの文も主語は「アメリカ合衆国」となる。

⑵ 空所〔D〕の前文には、企業が収益を上げられる要因が述べられている。その結果、「貧富の差が生まれる」という趣旨の挿入文が入り、「しかし、敗者もそれを受け入れる」という内容の文へとつながる。

問2

挿入文訳

「企業家は豊かに報われ、労働者は速やかに適応しなければならないので、この体制は現に大きな貧富の格差を生んでいる」

問3

選択肢訳

1　産業空洞化の小さいが、無視できない一部は、実際の活動の変化というよりはむしろ、統計分類の変化を反映しているという意味で、目の錯覚に起因する。

2　国家間で交易されない物品やサービスの価格差異を考慮に入れるために、経済学者たちは「国際ドル」の概念を考えついた。

3　より重要なことは、ある国の国民が同等の他国の人々よりも長時間働くからと言って、彼らが長時間働くことが好きだということには必ずしもならない、ということだ。

4　最も重要なことは、中世の遺物がないせいで、この国が旧世界の国々よりも、アメリカン・ドリームの名で知られる高い社会的流動性を持っていたことだ。

〔全訳〕

　1880年から1914年の間に、およそ三百万人のイタリア人がアメリカに移住した。到着したとき、彼らの多くはひどく失望した。新しい祖国が、彼らの思ったような天国ではなかったからだ。多くは母国に手紙を書いたと言われる。その中で彼らは、道路は黄金で舗装されていないのはおろか、一切舗装されていない。現実には、我々は舗装する側の人間だった、と語った。

　イタリア系移民だけが、アメリカは夢が実現する場所だと考えたのではない。アメリカは1900年頃になってはじめて、世界で最も豊かな国になったが、建国後の初期の頃でさえ、他の場所の貧乏な人々の想像力に強い影響を与えた。19世紀初頭、アメリカ国民一人あたりの収入はまだ、ほんのヨーロッパ全体の平均と同程度であり、イギリスやオランダのそれよりもおよそ50パーセントは低いものだった。しかし、貧しいヨーロッパ人は、それでもアメリカへ移住することを望んだ。なぜなら、

この国にはほぼ無限の土地の供給があり（まあ、何人かの先住アメリカ人を追い出すことを厭わなければの話だが）、賃金がヨーロッパの3、4倍になりうる深刻な労働者不足があったからだ。最も重要なことは、中世の遺物がないせいで、この国が旧世界の国々よりも、アメリカン・ドリームの名で知られる高い社会的流動性を持っていたことだ。

　アメリカに引き付けられるのは、移住予定者だけではない。特に最近の数十年間は、世界中のビジネスマンや政策担当者が、アメリカの経済モデルを模倣したがっており、またしばしば実際に模倣を試みてきた。アメリカモデルの崇拝者によれば、その自由企業体制は、限界なき競争を人々に許容し、政府や誤った平等主義文化によって課される制限なく勝者に報酬を与える。ゆえにこの体制は、事業欲と技術革新をもたらす極めて強い動機を生む。その自由労働市場は、雇用と解雇の容易さゆえに、企業に機敏性を与え、それゆえより高い競争力をもたらす。なぜなら企業は、変化する市場状況に応じて、競合他社よりもより速やかに労働者を配備しなおすことができるからだ。企業家は豊かに報われ、労働者は速やかに適応しなければならないので、この体制は現に大きな貧富の格差を生んでいる。しかしながら、その主唱者たちは、このゲームの「敗者」でさえ進んでこの結果を受け入れていると論じる。なぜなら、この国には高い社会的流動性があるので、彼ら自身の子供が次のトーマス・エジソンやJ・P・モルガン、あるいはビル・ゲイツなれるかも知れないからだ。勤勉と創意工夫へのこうした動機付けを考えれば、この国が前世紀に世界で最も豊かになったのも不思議ではない。

II

〔解答〕

問1　(a) 4　(b) 1　(c) 3　(d) 2

問2　⑴ 2　⑵ 1　⑶ 2　⑷ 3

問3　3

問4　当時パリでは、月の明るさによって街灯の明かりが調節されていたので、月明かりが十分あるときには、月光を楽しむことができたから。

〔出題者が求めたポイント〕

問1　avoid ～「～を避ける」。offer ～「～を提供する」。drive「運転する」。cost ～「～（の費用が）かかる」。

問2

⑴ carnage「大量殺戮」。shudder「身震い」。massacre「大虐殺」。slavery「奴隷制」。mismatch「不釣り合い」。

⑵ fare「暮らす、やっていく」。get on「暮らす、やっていく」。get in「中に入る」。take in ～「～を取り入れる、理解する」。take on ～「～を引き受ける、雇う」。

⑶ ambience「雰囲気」。advantage「有利な点、強み」。atmosphere「雰囲気」。expression「表現、表情」。

vagueness「あいまいさ」。

(4) advent「到来、出現」。compliment「賛辞、お世辞」。prediction「予言」。arrival「到着」。erosion「浸食」。

問3

選択肢訳

1. 毎晩、百万以上の鳥と動物が夜間衝突によって死ぬ。
   → 夜間衝突で死ぬのはその半数超
2. シカは危険な動物であり、これまで一万人を傷つけてきた。→ 年間一万人を傷つける
3. 高速道路の照明を暗くすることで、夜間の動物と車の衝突は減るだろう。→ 第2段落に一致
4. 月光共鳴街灯は、街灯に使われる金の4分の3を浪費している。→ 4分の3が節約される
5. Civil Twilight の考えは、19世紀初頭の古い考えから借用されている。→ 18、19世紀の考え

問4　最終段落の内容から類推する。

〔全訳〕

アメリカだけでも、毎日百万頭以上の鳥と動物が、国の路上や高速道路で死ぬ。そして、非常に多くの種が、夜間や薄明に活動するので、この大量死の半分以上は夜に起こる。この夜間の衝突は、人間にとっても信じられないくらい高くつく。事実、少なくとも統計的にシカは、マウンテン・ライオンや、クマ、あるいは確実にオオカミよりはるかにより危険である。アメリカでは毎年、二百人以上の人が、シカと車の衝突で死ぬ。これは、一万の人を傷つけ、10億ドル以上の損害をもたらしている（もちろんシカもただではすまないが）、年間百万件以上あるシカと車の衝突の引き起こす最も衝撃的な結果である。研究によれば、こうした衝突を減らすために高速道路の照明を増やすことは効果がないばかりか、実際には、夜や夕暮れ、夜明け時に活動する野生生物が、衝突を回避するのをより困難にする。動物の目は、錐体細胞よりも桿体細胞が多く備わっているので、暗闇や薄暗い所で良く見えるのだが、ヘッドライトや街灯で目をくらまされるのだ。「路上死の数を最小化するため、いかに高速道路照明を設計するのかという問題に関し、哺乳動物の視界に関する我々の知識のもたらす結論は、動物の観点からすると光は少ない方がよい」と Paul　Beier は『人工夜間照明の生態系的結果』の中で書いている。

路上の光が少なく、街灯の数も少なく、あまり明るくないことは、野生生物にとってのみならず、我々にとってもよい。というのも、ヘッドライトだけに頼らざるを得ないとき、我々はより速度を落とし、より注意を払って運転するからだ。

しかし、道路や高速道路上の少ない光をどのように処置するのか。ある革新的考えが、Civil Twilight と呼ばれるサンフランシスコのデザイン協同組合から出されている。彼らの受賞したアイデア、それは、月光に対応する街灯、あるいは、「月光共鳴街灯」である。これは、LED と高感度の光センサーを利用して、街灯の明るさレベルを月光のレベルとバランスが取れるようにするものだ。月がないか、細い三日月の夜には、街灯が歩行者や運転者に十分な光を供給する。満月の夜には、街灯は

薄暗く、かろうじて点灯しているくらいになる。Civil Twilight は、この考えによって街灯に費やされる金の4分の3は節約され、通りに月明かりのムードが復活するだろうと予測する。

この考えは、旧来の考えからの借用だ。18、19世紀には、街路の明かりはまだ、季節の光と月齢の変化に密接に関連していた。パリでは、1840年代ガス灯の出現後も、2種類のランタンが使用された。ひとつは一晩中灯されるもの、今ひとつは月が通りに十分な光を与えないときのみ灯るものだった。20世紀に入ってさえ、多くの自治体は月に関連させてその照明計画を作っていた。パリが光の都になるずっと前、世界のすべての都市と同じく、月光の都市だったのだ。

Ⅲ

〔解答〕

問1　(1) surroundings　(2) patient　(3) sleeping
　　 (4) stories

問2　1. A　2. D　3. D　4. C　5. B　6. C　7. D

問3　脳に損傷がないときでさえ、脳が日常的に行っていること。

問4　They were robbed of their right to live.

〔出題者が求めたポイント〕

問1

(1)「自分の周りのもの」を表す、surroundings が適切。

(2)「無視患者」全般の話から「ある患者」の話に展開する patient が正解。

(3)「キーズが寝ている」話から「キティが寝ている」話へ展開するので、sleeping が正解。

(4)「そつのない物語を編み出す」という文脈なので、stories が適切。

問2

1. 以下から文章のタイトルとして最も適切なものを選べ。

(A) 無視：半分の人生（この文章における「無視」とは「半側空間無視」のこと）

(B) 梗塞の諸原因

(C) 梗塞：内部にあるもの

(D) 脳の構造

2. この文章によれば、なぜある患者は自分の左の手足を自分の一部と見なすことができないのか。

(A) 彼らは脳の左側がひどく損傷していると推測した。

(B) 彼らは脳梗塞がどの部位で生じたか気づかなかった。

(C) 彼らは頭を傷つけたが、それは以前怪我した正にその部分だった。

(D) 彼らは脳の右側に梗塞があった。→　第1段落第3、4文に一致

3. この文章によれば、キーズの母親について次のどれが当てはまるか。

(A) 彼女はほとんど正常な会話ができない。

(B) 彼女はひとりであらゆる種類のことがらを手配できた。

(C) 彼女はかつて夢で、自分の息子が第三の腕を持っているのを見た。

(D) 彼女は自分の麻痺した左腕を息子だと見なした。
→ 第3段落第6～9文に一致

4. この文章から次のどれが推論できるか。

(A) 我々が有罪宣告を受けるのは、法廷における宣誓下で述べたことによってのみでなければならない。

(B) 脳は、患者が正常な精神状態でいるときにうまく機能するのかも知れない。

(C) 奇妙な物語は、損傷脳における通常の情報供給の欠如に起因する。→ 第4段落第3文に一致

(D) 我々の脳がより多くの情報を受容すればするほど、我々はより多くの想像力が持てる。

5. 次のどれが空所〔X〕に入るか。

(A) 実は、彼女の伴侶は数年前に亡くなった。

(B) 「もしそれがそこにないならば、私はそれを無視することができないはずだ」と彼女は反論した。

(C) しかし、彼女は自分が左腕を使えないことを認めた。

(D) 「ええ、私は自分の異母兄がいなくて寂しい」と答えた。

6. 次のどれが空所〔Y〕に入るか。

(A) それが彼女の麻痺を去らせた

(B) そして彼女もまた、腕に病気があった

(C) 左半身に麻痺が残った

(D) 一方彼女は昏睡状態だった

7. 次のどれが空所〔Z〕に入るか。

(A) もしも十分情報は与えられるが、それが無視されると

(B) もしも脳が知覚情報のいくつかのギャップを詰めないなら

(C) もしも無視された人が、空想について十分情報を与えられないと

(D) もしも何かが脳の情報供給を阻害すると

問3　something と the brain の間に関係代名詞が省略されている。on a daily basis「日常的に」。intact「損なわれていない、無傷の」。

問4　rob は rob A of B で「A から B を奪う」なので、受動態にすると、A is robbed of B で「A は B を奪われる」。

〔全訳〕

　我々は自分の周囲と自分自身を意識している。大脳皮質、視床(感覚情報を受け取る場所)、そして白質(これら構造を結びつける神経線維)といった脳構造の一部は意識にとって極めて重要だ。脳の右側の脳梗塞の後、自意識も周辺に関する意識も損なわれることがある。人は、自分の左半身が麻痺していることに気づかず、自分の周りだけではなく、自分自身の体も含めて、左側にあるすべてのものを無視することがある。これは無視という名で知られる。もしあなたがこの患者のベッドに左側から近づくと、彼は顔を向けてあなたを見ることはできるが、あなたには気づかないだろう。新聞を読むとき、こうした患者は右側のページしか見ないだろう。また、絵を描

くときには対象物の右側しか描かないだろう。皿の右半分にのっているものしか食べない。皿を180度回転すれば、彼らは残りの半分も食べるだろう。無視は、彼らの体の左半身にも及ぶことがある。彼らはもはや、自分の左腕や左足を自分の一部とは見なさない。それらは生きる権利を奪われたのだ。彼らは自分の右側だけ飾り付けたり洗ったりするだろう。また、頭の右側だけ髪をとかすだろう。

　無視の患者はしばしば、自分がいる奇妙な状況を説明するために、極めて想像力豊かな物語を考案する。ある者は病院が自分の家であり、家具は自分で選んだと主張する。ある患者は、自分の左半身は完全に機能しており、身体的に自立していると確信したままだった。「もしそれがそこにないならば、私はそれを無視することができないはずだ」と彼女は反論した。彼女が左腕を動かすように求められたとき、「できるけれども、今は休ませておいた方がよいと思う」と彼女は答えた。どこも悪いところはないと彼女が主張した後、何歩か歩くよう求められたとき、彼女の返答は、「もちろんできるわ。でも、先生が休むべきだと言ったの」だった。

　我々の友人の母親が、85歳のとき右脳に重篤な脳梗塞を患い、左半身に麻痺が残った。しかし、彼女の精神はいまだ鋭く、ユーモアの感覚を失っていなかった。事実、親戚、友人、そして看護職員との会話は、ひとつの印象的な例外を除いて、まったく普通だった。ある日彼女は私に、自分が第三の腕を持つという実に奇妙な夢を見た、と語った。私は注意深く、彼女の麻痺した左腕を持ち、彼女に、「これが第三の腕ですか?」と聞いた。「いえ」と彼女はいった。「もちろん違います。それはキーズです」。キーズは彼女の55歳の息子だった。「キーズはここで何しているの?」と私は尋ねた。「彼はいつも通りに私のベッドで寝ているわ」。これはナンセンスだった。私は家族のことをよく知っていたからだ。「でも今夜は、私が彼を必要としていたの」と彼女はつづけた。「でも彼を起こすことができなかったの。前の晩、キティ(彼女の娘の友人で、ほぼ毎日彼女を訪問し、彼女にとても近い)がここで眠っているときにも同じことが起きたの。私は彼女を起こすこともできなかった」と、彼女はいくぶん不機嫌に続けた。彼女は何か飲み物がもらえるかと聞き、そして、彼女が手配したいあらゆる種類の問題について、まったく普通に話し続けた。

　無視の症例で生じる空想は、実はごく一般的な原理に由来する。もしも何かが脳の情報供給を阻害すると、そのギャップを埋めるべく脳が情報を作り出すのだ。通常の情報供給を奪われた損傷脳は、奇妙な物語を創作する。脳は、口頭や視覚による情報、あるいは記憶や手足からの情報の欠如を埋め合わせるために、同様のことを行う。無意識に記憶の中の小さな穴を埋めることは、脳に損傷がないときでさえ、脳が日常的に行っていることだ。我々は、出来事とは正に自分が記憶している通りに起こったと信じており、法廷で宣誓してもそう言うだろう。ところが実際は、我々の脳は、それが受け取る無数の情報の断片から、そつのない物語を編み出し、あらゆる種類の

結論を導き出しているだけなのだ。

Ⅳ
〔解答〕

For instance, when asked what kind of person is more likely to develop cancer, it is meaningless to give an answer in general terms. After all, all we can say is something common like "Smoking is bad for your health."

〔**出題者が求めたポイント**〕

「ガンになる」は get cancer も可。「網羅的な答えをする」は give a general answer/answer comprehensively なども可。「一般的な話しかできない」は we can only give a common answer なども可。

数　学

解答　　30年度

1

〔解答〕

(1)　ア　$\dfrac{41}{120}$　　イ　$\dfrac{13}{60}$

(2)　ウ　$-\dfrac{9}{2}$　　エ　$\dfrac{9}{4}$

〔出題者が求めたポイント〕

(1)　確率

典型的な問題なので，数え漏れ，重複のないように注意。全事象を 720 とするので，例えば「4 枚の 4 は区別する」ことに気をつける。

(2)　複 2 次式

ポイントは「片方の変数を固定する（＝定数とみなす）」こと。x, y の関係式を使って文字消去を試みても難しい。

〔解答のプロセス〕

(1)(ア)　全事象は，$10 \times 9 \times 8 = 720$

N が 3 の倍数となるのは 3 枚のカードの和が 3 の倍数になるときで，3 枚のカードの組と，それぞれの並べかえで作られる N の数は以下のようになる。

(3, 2, 1)…$3 \times 2 = 6$ 通りに，並べかえ 6 通り

(3, 3, 3)…$3 \times 2 \times 1 = 6$ 通りに，並べかえ 1 通り

(4, 3, 2)…$4 \times 3 \times 2 = 24$ 通りに，並べかえ 6 通り

(4, 4, 1)…$4 \times 3 = 12$ 通りに，並べかえ 3 通り

(4, 4, 4)…$4 \times 3 \times 2 = 24$ 通りに，並べかえ 1 通り

合計 246 通りなので，$\dfrac{246}{720} = \dfrac{41}{120}$

(イ)　(1)のカードの組のうち，偶数の数を数える。

(3, 2, 1)…6 通りに，並べかえ 2 通り

(4, 3, 2)…24 通りに，並べかえ 4 通り

(4, 4, 1)…12 通りに，並べかえ 2 通り

(4, 4, 4)…24 通りに，並べかえ 1 通り

合計 156 通りなので，$\dfrac{156}{720} = \dfrac{13}{60}$

(2) x を定数として見れば，

$$2x^2 + xy - y^2 = -\left(y - \dfrac{x}{2}\right)^2 + \dfrac{9}{4}x^2$$

$y = \dfrac{x}{2}$ であるとき，

$$|2x + y| + |2x - y| = \left|\dfrac{5}{2}x\right| + \left|\dfrac{3}{2}x\right|$$
$$= \pm 4x = 4$$

$$\therefore (x, y) = \left(1, \dfrac{1}{2}\right), \left(-1, -\dfrac{1}{2}\right)$$

これらの (x, y) は，$|2x + y| + |2x - y| = 4$ をみたす。よって，$2x^2 + xy - y^2$ は

$(x, y) = \left(1, \dfrac{1}{2}\right), \left(-1, -\dfrac{1}{2}\right)$ で最大値 $\dfrac{9}{4}$ をとる。

同様に，y を定数として見れば，

$$2x^2 + xy - y^2 = 2\left(x + \dfrac{y}{4}\right)^2 - \dfrac{9}{8}y^2$$

$x = -\dfrac{y}{4}$ であるとき，

$$|2x + y| + |2x - y| = \left|\dfrac{y}{2}\right| + \left|-\dfrac{3}{2}y\right|$$
$$= \pm 2y = 4$$

$$\therefore (x, y) = \left(-\dfrac{1}{2}, 2\right), \left(\dfrac{1}{2}, -2\right)$$

これらの (x, y) は $|2x + y| + |2x - y| = 4$ をみたす。よって，$2x^2 + xy - y^2$ は，

$(x, y) = \left(-\dfrac{1}{2}, 2\right), \left(\dfrac{1}{2}, -2\right)$ で最小値 $-\dfrac{9}{2}$ をとる。

以上から，$-\dfrac{9}{2} \leqq 2x^2 + xy - y^2 \leqq \dfrac{9}{4}$

2

〔解答〕

(1)　$\dfrac{d}{dx}f_n(x) = (n+1)e^{-x}x^n$

(2)　（プロセスにて解説）

(3)　$(n+1)!$

〔出題者が求めたポイント〕

微分・積分

(1)　単に微分するだけのように見えるが，微分する前にひと工夫。

(2)　(1)ができなくても解ける。最大・最小を利用した不等式の証明。

(3)　はさみうち，にしたいところだが，普通に極限を求められる。

$\left(\text{一般的に } \lim\limits_{x \to \infty} \dfrac{x^n}{e^x} = 0 (n \text{ は自然数}) \text{ が成り立つこと}\right.$

$\left. \text{を利用している}\right)$

〔解答のプロセス〕

(1)　$x - t = \theta$ とおくと，$t = x - \theta$

t	$0 \longrightarrow x$
θ	$x \longrightarrow 0$

$\dfrac{dt}{d\theta} = -1$ となるから，

$$\int_0^x e^{-t}f_n(x-t)dt = \int_x^0 e^{\theta - x}f_n(\theta) \cdot (-1) \cdot d\theta$$
$$= e^{-x}\int_0^x e^\theta f_n(\theta)d\theta$$

よって，$f_n(x) = e^{-x}x^{n+1} + e^{-x}\int_0^x e^\theta f_n(\theta)d\theta$

$$\int_0^x e^\theta f_n(\theta)d\theta = e^x f_n(x) - x^{n+1}$$

両辺を x で微分して，

$$e^x f_n(x) = e^x f_n(x) + e^x \cdot \dfrac{d}{dx}f_n(x) - (n+1)x^n$$

よって，$\dfrac{d}{dx}f_n(x) = \underline{(n+1)e^{-x}x^n}$

(2)　$g(x) = e^{-x}x^m$ とする

$$\frac{d}{dx}g(x) = -e^{-x}\cdot x^m + e^{-x}\cdot mx^{m-1}$$
$$= e^{-x}\cdot x^{m-1}\cdot(m-x)$$

$x>0$，m を 2 以上の自然数とすれば，$e^{-x}>0$，$x^{m-1}>0$ が成立するので，増減表は以下のようになる。

x	0		m	
$\dfrac{d}{dx}g(x)$	(0)	$+$	0	$-$
$g(x)$		$\nearrow$	$e^{-m}m^m$	$\searrow$

以上から，$\underline{e^{-x}x^m \le g(m) = e^{-m}m^m}$

(3)　$f_n(x) = \displaystyle\int (n+1)e^{-x}x^n dx$

$$= (n+1)(-e^{-x})x^n$$
$$\qquad -\int(n+1)\cdot n(-e^{-x})x^{n-1}dx$$
$$= -(n+1)x^n e^{-x} + \Big\{(n+1)\cdot n\cdot(-e^{-x})x^{n-1}$$
$$\qquad -\int(n+1)\cdot n\cdot(n-1)\cdot(-e^{-x})x^{n-2}dx\Big\}$$
$$= -(n+1)x^n e^{-x} - (n+1)nx^{n-1}e^{-x} - \cdots$$
$$\cdots -(n+1)\cdot n\cdot(n-1)\cdots\cdots 2\cdot x\cdot e^{-x}$$
$$\qquad +\int(n+1)!e^{-x}dx$$
$$= -e^{-x}\sum_{k=1}^{n} {}_{n+1}P_k x^{n+1-k} - (n+1)!e^{-x} + C$$

$(C$ は積分定数$)$

ここで，$f_n(0) = -(n+1)! + C$ であるが，同時に

$$f_n(0) = e^{-0}\cdot 0^{n+1} + \int_0^0 e^{-t}f_n(0-t)dt = 0$$

となるから，$C = (n+1)!$

以上から，$\displaystyle\lim_{n\to\infty}f_n(x) = -\sum_{k=1}^{n+1}{}_{n+1}P_k\dfrac{x^{n+1-k}}{e^x} - (n+1)!$

$= \underline{(n+1)!}$

3

〔解答〕

(1)　$a_2 = \dfrac{1}{2}$，$b_2 = -\dfrac{7}{16}$

(2)　$\displaystyle\lim_{n\to\infty}a_n = 0$

〔出題者が求めたポイント〕

漸化式・数学的帰納法

「x^2 で割った余り」とは，すなわち「x の 1 乗項と定数項」のことである。(1)の計算から規則性をみつけ，(2)ではそれを適用していく。

〔解答までのプロセス〕

(1)　$f_1(x) = \left(x+\dfrac{1}{2}\right)^2 - \dfrac{1}{2}$ と変形しておけば，

$$f_2(x) = \left\{\left(x+\frac{1}{2}\right)^2 - \frac{1}{2} + \frac{1}{2}\right\}^2 - \frac{1}{2}$$
$$= \left(x+\frac{1}{2}\right)^4 - \frac{1}{2}$$
$$= x^4 + 2x^3 + \frac{3}{2}x^2 + \frac{1}{2}x - \frac{7}{16}$$

（↑二項定理を使うとよい）

よって，$a_2 = \dfrac{1}{2}$，$b_2 = -\dfrac{7}{16}$

(2)　(1)の規則性から，$f_n(x) = \left(x+\dfrac{1}{2}\right)^{2^n} - \dfrac{1}{2}$ であることが予想できる。これを数学的帰納法を用いて示す。

[1]　$n=1$ のとき，$f_1(x) = \left(x+\dfrac{1}{2}\right)^2 - \dfrac{1}{2}$ であり，成り立つ。

[2]　$n=k$ のとき，$f_k(x) = \left(x+\dfrac{1}{2}\right)^{2^k} - \dfrac{1}{2}$ とすると，

$$f_{k+1} = \left\{\left(x+\frac{1}{2}\right)^{2^k} - \frac{1}{2} + \frac{1}{2}\right\}^2 - \frac{1}{2}$$
$$= \left(x+\frac{1}{2}\right)^{2^{k+1}} - \frac{1}{2}$$

よって，$n=k$ のとき成り立つとすると，$n=k+1$ のときも成り立つことが示された。

[1][2]より，すべての自然数 n において，

$f_n(x) = \left(x+\dfrac{1}{2}\right)^{2^n} - \dfrac{1}{2}$ が成立する。

二項定理から，

$$a_n = {}_{2^n}C_{2^n-1}\left(\frac{1}{2}\right)^{2^n-1}$$
$$= \frac{2^n}{2^{2^n-1}} = 2^{n-2^n+1}$$

よって，$\displaystyle\lim_{n\to\infty}a_n = 0$

4

〔解答〕

(1)　$|\overrightarrow{PR}| \le \dfrac{4\sqrt{10}}{5}$，このときの $\cos\theta = \dfrac{\sqrt{5}}{5}$

(2)　$\triangle\text{MOA} = 4\sqrt{2}$

〔出題者が求めたポイント〕

空間ベクトル

計算が煩雑であるが，突破口を見つければ一気に解ける。

〔解答のプロセス〕

(1)　$|\overrightarrow{OP}| = \sqrt{16\cos^2\theta + 8\sin^2\theta + 8\sin^2\theta} = 4$

$|\overrightarrow{OR}| = 4$

$\overrightarrow{OP}\cdot\overrightarrow{OR} = \dfrac{4}{|\overrightarrow{OQ}|}\overrightarrow{OP}\cdot\overrightarrow{OQ}$ であり，

$\overrightarrow{OP}\cdot\overrightarrow{OQ} = 16\cos^2\theta + 2\sin^2\theta + 2\sin^2\theta$
$= 12\cos^2\theta + 4$

$|\overrightarrow{OQ}| = \sqrt{16\cos^2\theta + \dfrac{1}{2}\sin^2\theta + \dfrac{1}{2}\sin^2\theta}$

$= \sqrt{15\cos^2\theta + 1} = t$ とおくと，$1 \le t \le 4$ である。t

を用いて $\overrightarrow{OP}\cdot\overrightarrow{OR}$ を表すと,

$$\overrightarrow{OP}\cdot\overrightarrow{OR}=\frac{4}{t}\cdot\left(12\cdot\frac{t^2-1}{15}+4\right)$$

$$=\frac{16}{5}\left(t+\frac{4}{t}\right)\geqq\frac{16}{5}\cdot2\sqrt{t\cdot\frac{4}{t}}=\frac{64}{5}$$

等号成立は $t=\dfrac{4}{t}\iff t=2$ で，これは $1\leqq t\leqq4$ をみたす。

$$|\overrightarrow{PR}|^2=|\overrightarrow{OR}-\overrightarrow{OP}|^2=|\overrightarrow{OR}|^2-2\overrightarrow{OP}\cdot\overrightarrow{OR}+|\overrightarrow{OP}|^2$$

$$\leqq16-2\cdot\frac{64}{5}+16=\frac{32}{5}$$

よって，$|\overrightarrow{PR}|$ の最大値は $\sqrt{\dfrac{32}{5}}=\dfrac{4\sqrt{10}}{5}$

このとき，$t=2$ であるから，$\cos^2\theta=\dfrac{1}{5}$

$0<\theta<\dfrac{\pi}{2}$ より，$\cos\theta>0$ となるので，$\cos\theta=\dfrac{\sqrt5}{5}$

(2)　$|\overrightarrow{PR}|$ が最大であるとき，$\cos\theta=\dfrac{1}{\sqrt5}$，$\sin\theta=\dfrac{2}{\sqrt5}$

よって，$\overrightarrow{OP}=\left(\dfrac{4}{\sqrt5},\ \dfrac{4\sqrt2}{\sqrt5},\ \dfrac{4\sqrt2}{\sqrt5}\right),$

$\overrightarrow{OQ}=\left(\dfrac{4}{\sqrt5},\ \dfrac{\sqrt2}{\sqrt5},\ \dfrac{\sqrt2}{\sqrt5}\right)$

$|\overrightarrow{OQ}|=\sqrt{\dfrac{16}{5}+\dfrac{2}{5}+\dfrac{2}{5}}=2$ より，$\overrightarrow{OR}=2\overrightarrow{OQ}$

$$=\left(\frac{8}{\sqrt5},\ \frac{2\sqrt2}{\sqrt5},\ \frac{2\sqrt2}{\sqrt5}\right)$$

PR の中点を N とすると，

$$\overrightarrow{ON}=\left(\frac{6}{\sqrt5},\ \frac{3\sqrt2}{\sqrt5},\ \frac{3\sqrt2}{\sqrt5}\right)$$

よって，$\overrightarrow{OM}=\dfrac{4}{|\overrightarrow{ON}|}\overrightarrow{ON}$

$$=\frac{2\sqrt5}{3\sqrt2}\left(\frac{6}{\sqrt5},\ \frac{3\sqrt2}{\sqrt5},\ \frac{3\sqrt2}{\sqrt5}\right)$$

$$=(2\sqrt2,\ 2,\ 2)$$

$|\overrightarrow{OM}|=|\overrightarrow{OA}|=4$，$\overrightarrow{OM}\cdot\overrightarrow{OA}=8\sqrt2$ であるから，

$$\triangle MOA=\frac{1}{2}\sqrt{16\cdot16-(8\sqrt2)^2}=\underline{4\sqrt2}$$

物　理

解答

❶

〔解答〕

問1　$\pi r^2 h$　　問2　$\dfrac{2}{3}\pi r^3 \rho$

問3　$\dfrac{3h}{2\rho g}$　　問4　$2\pi r^2 \rho \Delta r$

問5　$2\rho d r v \Delta t$

問6　$\dfrac{d}{\pi r}$

問7　$(m+\Delta m)v' - mv = (mg - \pi r^2 h)\Delta t$

問8　$g - \dfrac{3h}{2\rho r} - \dfrac{3dv^2}{\pi r^2}$

問9　大学より不適切な設問と発表

〔出題者が求めたポイント〕

ガラス面に付着した水滴の運動

〔解答のプロセス〕

問1　半径 r の水滴の付着面の断面積は πr^2 であるから，水滴が受ける鉛直方向の抗力の最大値 R_0 は
$$R_0 = \pi r^2 h \quad \cdots(\text{答})$$

問2　半径 r の半球の体積は $\dfrac{2}{3}\pi r^3$ であるから，水滴の質量 m は
$$m = \dfrac{2}{3}\pi r^3 \rho \quad \cdots(\text{答})$$

問3　落下し始める瞬間は，最大の抗力がかかっている。よって，鉛直方向の力のつりあいの式より
$$mg - R_0 = 0$$
$$\therefore \quad \dfrac{2}{3}\pi r^3 \rho g = \pi r^2 h$$
$$\therefore \quad r = \dfrac{3h}{2\rho g} \quad \cdots(\text{答})$$

問4　半径 $r+\Delta r$ のときの質量が $m+\Delta m$ であるから，問2の式より
$$m + \Delta m = \dfrac{2}{3}\pi (r+\Delta r)^3 \rho$$
$$= \dfrac{2}{3}\pi r^3 \left(1 + \dfrac{\Delta r}{r}\right)^3 \rho$$
$$\fallingdotseq \dfrac{2}{3}\pi r^3 \left(1 + 3\dfrac{\Delta r}{r}\right)\rho$$
よって
$$\Delta m \fallingdotseq 2\pi r^2 \rho \Delta r \quad \cdots(\text{答})$$

問5　時間 Δt の間に半径 r の水滴が通過する部分の水の膜の体積は $d \cdot 2rv\Delta t$ であるから
$$\Delta m = 2\rho d r v \Delta t \quad \cdots(\text{答})$$

問6　問4，問5より
$$2\pi r^2 \rho \Delta r = 2\rho d r v \Delta t$$
ここで，$\Delta z = v\Delta t$ であるから
$$\pi r \Delta r = d\Delta z$$

$$\therefore \quad \dfrac{\Delta r}{\Delta z} = \dfrac{d}{\pi r} \quad \cdots(\text{答})$$

問7　衝突前後での運動量変化 Δp は
$$\Delta p = (m+\Delta m)v' - mv$$
一方，重力および抗力によって時間 Δt の間に加えられる力積 $F\Delta t$ は
$$F\Delta t = (mg - \pi r^2 h)\Delta t$$
よって，運動量と力積の関係より
$$(m+\Delta m)v' - mv = (mg - \pi r^2 h)\Delta t \quad \cdots(\text{答})$$

問8　$v' = v + \Delta v$ より
$$\Delta p = (m+\Delta m)(v+\Delta v) - mv$$
$$= m\Delta v + \Delta mv + \Delta m\Delta v$$
$$\fallingdotseq m\Delta v + 2\rho d r v^2 \Delta t$$
よって
$$m\Delta v + 2\rho d r v^2 \Delta t = (mg - \pi r^2 h)\Delta t$$
$$\therefore \quad \dfrac{\Delta v}{\Delta t} = \dfrac{mg - \pi r^2 h - 2\rho d r v^2}{m}$$
$$= g - \dfrac{3h}{2\rho r} - \dfrac{3dv^2}{\pi r^2} \quad \cdots(\text{答})$$

❷

〔解答〕

問1　$4.0 \times 10\ \text{V}$

問2　力の大きさ：$3.2 \times 10^{-15}\ \text{N}$

力の向き：A

問3　$1.5\ \text{m}^2$

問4　$5.7 \times 10^6\ \text{m/s}$

問5　平板 A の電位：$3.0 \times 10^2\ \text{V}$

広げるのに必要な力の大きさ：$2.7 \times 10^{-3}\ \text{N}$

静電エネルギーの増加量：$2.7 \times 10^{-5}\ \text{J}$

〔出題者が求めたポイント〕

コンデンサーの電場，電場による電子の加速

〔解答のプロセス〕

問1　平板 A，B の間の電場の大きさ $E\,[\text{V/m}]$ は，A，B の間の電位差 $V = 100\,[\text{V}]$，間隔 $d = 5.0 \times 10^{-3}\,[\text{m}]$ を用いて
$$E = \dfrac{V}{d} = \dfrac{100}{5.0 \times 10^{-3}} = 2.0 \times 10^4\,[\text{V/m}]$$
よって，平板 B から $d_1 = 2.0 \times 10^{-3}\,[\text{m}]$ だけ A 側の点の電位 $V_1\,[\text{V}]$ は
$$V_1 = Ed_1 = 2.0 \times 10^4 \times 2.0 \times 10^{-3}$$
$$= 4.0 \times 10\,[\text{V}] \quad \cdots(\text{答})$$

問2　電気量 $e = 1.6 \times 10^{-19}\,[\text{C}]$ の電子が電場 E から受ける力の大きさ $F_e\,[\text{N}]$ は
$$F_e = eE = 3.2 \times 10^{-15}\,[\text{N}] \quad \cdots(\text{答})$$
また，電子は電場と逆向きに力を受けるから，力の向きは平板 B $\longrightarrow$ A の向き。

問3　電気量 $Q = 2.7 \times 10^{-7}$ [C] が蓄えられているから，平板 A，B でつくられるコンデンサーの静電容量 C [F] は

$$C = \frac{Q}{V} = 2.7 \times 10^{-9} \text{ [F]}$$

一方，誘電率 $\varepsilon = 8.9 \times 10^{-12}$ [F/m] と平板の面積 S [m^2] を用いて

$$C = \frac{\varepsilon S}{d}$$

とかけるから

$$S = \frac{Cd}{\varepsilon} = \frac{2.7 \times 10^{-9} \times 5.0 \times 10^{-3}}{8.9 \times 10^{-12}}$$
$$\fallingdotseq 1.5 \text{ [m}^2\text{]} \quad \cdots \text{(答)}$$

問4　平板 B から A に到達するまでに，電子は電場から eV のエネルギーを得る。したがって，電子の質量を m [kg]，速さを v [m/s] とおくと

$$\frac{1}{2} mv^2 = eV$$

$$\therefore \quad v = \sqrt{\frac{2eV}{m}} = \sqrt{\frac{2 \times 1.6 \times 10^{-19} \times 100}{9.1 \times 10^{-31}}}$$
$$= \sqrt{0.351 \cdots \times 10^{14}}$$
$$\fallingdotseq \sqrt{5} \times \sqrt{7} \times 10^6$$
$$\fallingdotseq 2.2 \times 2.6 \times 10^6$$
$$\fallingdotseq 5.7 \times 10^6 \text{ [m/s]} \quad \cdots \text{(答)}$$

問5　スイッチを開いているとき電気量は不変であるから，平板 A と B の間の電場も E で不変である。よって，間隔が $d' = 1.5 \times 10^{-2}$ [m] となったとき，平板 A の電位 V' [V] は

$$V' = Ed' = 3.0 \times 10^2 \text{ [V]} \quad \cdots \text{(答)}$$

平板 A と B の間に生じている電場は，各平板上の電荷がそれぞれつくる電場の和であるから，B の平板上の電荷が A の位置につくる電場の大きさ E_B [V/m] は E の半分の値である。平板間を広げるには，平板 A が E_B の電場から受ける引力と同じ大きさの外力を加える必要があるから，加えるべき力の大きさ F [N] は

$$F = QE_B = \frac{QE}{2} = 2.7 \times 10^{-3} \text{ [N]} \quad \cdots \text{(答)}$$

平板間に蓄えられている静電エネルギーの増加量 ΔU は

$$\Delta U = \frac{1}{2} Q(V' - V) = \frac{2.7 \times 10^{-7} \times 2.0 \times 10^2}{2}$$
$$= 2.7 \times 10^{-5} \text{ [J]} \quad \cdots \text{(答)}$$

（別解）外力 F がした仕事の分だけ静電エネルギーが増加するから，その増加分 ΔU は

$$\Delta U = F(d' - d) = 2.7 \times 10^{-3} \times 1.0 \times 10^{-2}$$
$$= 2.7 \times 10^{-5} \text{ [J]} \quad \cdots \text{(答)}$$

3

〔解答〕

問1　$\dfrac{c - v\cos\theta}{c} f$　　問2　$\dfrac{c - v\cos\theta}{c + v\cos\phi} f$

問3　$hf + \dfrac{1}{2} mv^2 = hf' + \dfrac{1}{2} mv'^2$

問4　$\dfrac{hf}{c} \vec{n} + m\vec{v} = \dfrac{hf'}{c} \vec{n'} + m\vec{v'}$

問5　$\dfrac{1}{2} mv^2 + \dfrac{hv}{c}(f\cos\theta + f'\cos\phi)$

問6　$\dfrac{c - v\cos\theta}{c + v\cos\phi} f$

問7　$\dfrac{2v}{c} f$

問8　1.6×10^{-2} m/s

〔出題者が求めたポイント〕

ドップラー効果

〔解答のプロセス〕

問1　観測者が $v\cos\theta$ の速さで遠ざかると考えて，赤血球に到達する超音波の振動数 f_1 は

$$f_1 = \frac{c - v\cos\theta}{c} f \quad \cdots \text{(答)}$$

問2　振動数 f_1 の音を出す音源が $v\cos\phi$ の速さで遠ざかると考えて，受信機に到達する超音波の振動数 f' は

$$f' = \frac{c}{c + v\cos\phi} f_1 = \frac{c - v\cos\theta}{c + v\cos\phi} f \quad \cdots \text{(答)}$$

問3　衝突後の超音波は，hf' のエネルギーおよび $\dfrac{hf'}{c} \vec{n'}$ の運動量をもつ。よって，衝突前後でのエネルギー保存則の式は

$$hf + \frac{1}{2} mv^2 = hf' + \frac{1}{2} mv'^2 \quad \cdots \text{(答)}$$

問4　衝突前後での運動量保存則の式は

$$\frac{hf}{c} \vec{n} + m\vec{v} = \frac{hf'}{c} \vec{n'} + m\vec{v'} \quad \cdots \text{(答)}$$

問5　問4の式から

$$|\vec{v'}|^2 = \left| \vec{v} + \frac{h}{mc}(f\vec{n} - f'\vec{n'}) \right|^2$$
$$= |\vec{v}|^2 + \frac{2h}{mc} \vec{v} \cdot (f\vec{n} - f'\vec{n'})$$
$$+ \frac{h^2}{m^2 c^2} |f\vec{n} - f'\vec{n'}|^2$$

ここで

$$\vec{v} \cdot \vec{n} = |\vec{v}||\vec{n}|\cos\theta = v\cos\theta$$

同様にして

$$\vec{v} \cdot \vec{n'} = v\cos(\pi - \phi) = -v\cos\phi$$

したがって，h^2 の項を無視すると衝突後の赤血球の運動エネルギー K は

$$K = \frac{1}{2} m|\vec{v'}|^2$$
$$\fallingdotseq \frac{1}{2} mv^2 + \frac{hv}{c}(f\cos\theta + f'\cos\phi) \quad \cdots \text{(答)}$$

問6　問3の式より

$$\frac{1}{2} mv'^2 = \frac{1}{2} mv^2 + h(f - f')$$

上式と問5の結果から

$$\frac{hv}{c}(f\cos\theta + f'\cos\phi) = h(f-f')$$

$$\therefore \quad f' = \frac{c-v\cos\theta}{c+v\cos\phi}f \quad \cdots (\text{答})$$

問7　θ，ϕが十分小さいとき

$$f' \fallingdotseq \frac{c-v}{c+v}f$$

v は c に比べて十分小さいことから

$$f-f' = \left(1-\frac{c-v}{c+v}\right)f = \frac{2v}{c+v}f \fallingdotseq \frac{2v}{c}f \quad \cdots (\text{答})$$

問8　$f-f' = \Delta f$ とおくと，問7の結果より

$$v = \frac{c\Delta f}{2f} = \frac{1570 \times 100}{2 \times 5.0 \times 10^{6}}$$
$$= 1.57 \times 10^{-2}$$
$$\fallingdotseq 1.6 \times 10^{-2}\,[\text{m/s}] \quad \cdots (\text{答})$$

化　学

解答　30年度

1

〔解答〕

問1　ア　分子間力　　イ　ファンデルワールス力
　　　ウ　分子量　　エ　体積　　オ　カルボニル

問2　a　4.40%　　b　×　　c　1.00 mol/kg

問3　(i)　b, d
　　　(ii)　ホールピペットを用いて一定量の体積の溶液
　　　　　　Bを測り取り，その質量を電子天秤を用いて
　　　　　　測定することで，溶液Bの密度を求める。(59
　　　　　　字)

問4　19.0(g)

〔出題者が求めたポイント〕

気体の性質（理想気体と実在気体），溶液の性質（濃度計
算，凝固点降下）

〔解答のプロセス〕

問2　溶液Aの情報をまとめると次のとおり。
　　　溶質…エタノール（分子量 46.0）9.20 g
　　　　　　密度 0.794 g/cm^3
　　　溶媒…水 200 g，密度 0.999 g/cm^3

(a)　質量パーセント濃度(%)

$$= \frac{溶質(g)}{溶液(g)} \times 100$$

$$= \frac{9.20}{9.20 + 200} \times 100$$

$$= 4.397$$

$$\fallingdotseq 4.40(\%)$$

注　与えられたデータより，有効数字3桁と考える。

(b)　モル濃度を求めるには，溶液の体積を求めなけ
　　　ればならない。しかし，溶液の密度が与えられて
　　　いないので，濃度を求めることができない。

(c)　質量モル濃度(mol/kg)

$$= \frac{溶質(mol)}{溶媒(kg)}$$

$$= \frac{9.20}{46.0} \div \frac{200}{1000}$$

$$= 1.00(mol/kg)$$

問3　(i)　溶液Bの情報をまとめると次のとおり。
　　　溶質…エタノール 50.0 mL，密度 0.794 g/cm^3
　　　溶媒…水，密度 0.999 g/cm^3
　　　溶液…54.8 g

(a)　溶質の質量は 50.0(mL) × 0.794(g/cm^3) なので，

$$質量パーセント濃度(\%) = \frac{50.0 \times 0.794(g)}{54.8(g)} \times 100$$

より，濃度を求められる。

(b)　問2同様，溶液Bの密度が与えられていない
　　　ため，濃度を求めることができない。

(c)　溶媒の質量は，

$$54.8 - 50.0 \times 0.794 = 15.1(g)$$

なので，

質量モル濃度(mol/kg)

$$= \frac{50.0 \times 0.794}{46.0} \div \frac{15.1}{1000}$$

より，求められる。

(d)　問題文中の体積パーセント濃度の説明より，溶
　　　液の体積を求めなければならない。しかし，溶液
　　　Bの密度が与えられていないので，濃度を求める
　　　ことができない。

　　　なお，問題文中に「エタノール 100 mL と水
　　　100 mL を混合～より約4%小さくなる」という記
　　　述があるが，有効数字を考えると，この記述部分
　　　の数値は使えない。

(ii)　溶液Bの密度を測定する実験操作であればよ
　　　い。

問4　Ⅲの溶液の凝固点が −2.22℃ であったことより，
　　　水のモル凝固点降下を K_f(K・kg/mol) とおいて，

$$2.22 = K_f \times \frac{3.51}{58.5} \times 2 \times \frac{1000}{100} \cdots ①$$

と表せる。

　　　また，−2.74℃ まで冷却した時までに，析出した
　　　氷を x g とおくと，

$$2.74 = K_f \times \frac{3.51}{58.5} \times 2 \times \frac{1000}{100-x} \cdots ②$$

①，②を連立して，

$$x = \frac{52}{2.74} = 18.97$$

$$\fallingdotseq 19.0(g)$$

2

〔解答〕

問1　ア　両性　　イ　ミョウバン

問2　(1)　$Al(OH)_3 + 3HCl \longrightarrow AlCl_3 + 3H_2O$
　　　(2)　$Al(OH)_3 + NaOH \longrightarrow Na[Al(OH)_4]$

問3　6

問4　$Al_2(SO_4)_3 + K_2SO_4 + 24H_2O \longrightarrow 2AlK(SO_4)_2 \cdot 12H_2O$

問5　複塩

問6　$AlK(SO_4)_2 \cdot 3H_2O$

問7　三酸化硫黄

問8　$2AlK(SO_4)_2 \longrightarrow Al_2O_3 + K_2SO_4 + 3SO_3$

問9　2.7×10^3(L)

〔出題者が求めたポイント〕

典型金属元素（Al とその化合物）

〔解答のプロセス〕

問3　化合物全体の電荷は0なので，

$$\underset{Mg^{2+}}{+2n} + \underset{Al^{3+}}{+3(8-n)} \underset{CO_3^{2-}}{-2} \underset{OH^-}{-1 \times 16} = 0 \quad \therefore \quad n = 6$$

問6　64.5 g までの加熱により失われた結晶水を n' mol
　　　とおくと，

$$AlK(SO_4)_2 \cdot 12H_2O$$

$$\longrightarrow AlK(SO_4)_2 \cdot (12-n')H_2O + n'H_2O$$

質量減少分は失われた結晶水に相当するので,

$$\frac{18.0n'}{474.0} \times 100 = 100 - 65.8$$

$$n' = 9.0 \fallingdotseq 9$$

よって, 生じた化合物の組成式は,

$$AlK(SO_4)_2 \cdot 3H_2O$$

問7, 問8

650℃付近から熱分解することから, この時点で無水物になっていると考えられる。分解後, K_2SO_4 と Al_2O_3 が生成するので, 気体 A が SO_3 とわかる。

問9　$AlK(SO_4)_2 \cdot 12H_2O$

$$\longrightarrow \frac{1}{2}Al_2O_3 + \frac{1}{2}K_2SO_4 + \underbrace{\frac{3}{2}SO_3 + 12H_2O}_{発生する気体}$$

発生する気体の体積を V(L)とおくと,
状態方程式より,

$$1.01 \times 10^5 \times V$$
$$= \frac{948}{474} \times \left(\frac{3}{2} + 12\right) \times 8.31 \times 10^3 \times (950 + 273)$$
$$V = 2.71 \times 10^3 \fallingdotseq 2.7 \times 10^3 \text{(L)}$$

❸

〔解答〕

問1　昇華

問2　ア　フェノール類　　イ　アルコール
　　　ウ　アミド　　エ　エステル
　　　a　2　　b　2　　c　15

問3　

問4　

問5
(1)

(2)　15 mL

問6　pH12～6では分子全体が電荷をもたず, 分子間力により互いに引き付け合うから。(39字)

〔出題者が求めたポイント〕

芳香族化合物(アドレナリンの構造・反応)

〔解答のプロセス〕

問1　「発生した蒸気」(気体)から「純粋な結晶」(固体)を得ている。

問2　ウ　アミンと無水酢酸との反応で生じることより, アミドとわかる。

エ　フェノール類(ア)やアルコール(イ)との反応生成物であることより, エステルとわかる。

c　無水酢酸と反応する官能基は全部で4つ(区別のつくフェノール性ヒドロキシ基が2つ, アルコール性ヒドロキシ基が1つ, 第2級アミンが1つ)あるので, 組み合わせを考える。

1つアセチル化されるとき, $_4C_1 = 4$(種類)

2つアセチル化されるとき, $_4C_2 = 6$(種類)

3つアセチル化されるとき, $_4C_3 = 4$(種類)

4つアセチル化されるとき, $_4C_4 = 1$(種類)

以上より, 最大15種類の生成物が考えられる。

問3　「アミンの反応速度が最も大きい」ので,

問4　3, 4-ジヒドロキシスチレンに Br_2 を付加した化合物。

問5　(1)　アドレナリン塩酸塩(A・HCl)の構造は,

$$\frac{2.2}{219.5} \fallingdotseq 1.00 \times 10^{-2} \text{(mol)} \text{のA・HCl に}$$

$$5.0 \text{(mol/L)} \times \frac{10}{1000} \text{(L)} = 5.0 \times 10^{-2} \text{(mol)の}$$

NaOH を加えている。

上記の A・HCl の構造より, 3価の酸としてはたらくことがわかるので(∿部), HClaq で滴定する前のアドレナリンの構造は

と考えられる。(NaOH が残っている強アルカリ性条件下。)

中和点Ⅰまでは残った NaOH の中和がおこる。以降, フェノール性ヒドロキシ基が遊離し始める。

中和点Ⅱでは, 2つのフェノール性ヒドロキシ基のうち, 一方が遊離していると考えられる。(平衡状態)

(2)　滴定前に残っている NaOH は,

$$5.0 \times 10^{-2} - \underbrace{1.00 \times 10^{-2} \times 3}_{3価の酸} = 2.0 \times 10^{-2} \text{(mol)}$$

中和点Ⅰまでは残った NaOH と HCl との中和なので, 使用する HClaq を v(mL)とすると,

$$2.0 \times 10^{-2} \times 1 = 2.0 \times \frac{v}{1000} \times 1$$

$$v = 10 \text{(mL)}$$

中和点 II までは，2つのフェノール性ヒドロキシ基のうち，1つ分が中和されるので，使用する HClaq を $v'(mL)$ とすると，

$$1.00 \times 10^{-2} \times 1 = 2.0 \times \frac{v'}{1000} \times 1$$

$$v' = 5(mL)$$

よって，$x = v + v' = 15(mL)$

問6　分子間の結合力が強くなり，沈殿が生成したと考えられるので，双性イオンの構造を取っているとわかる。

4

〔解答〕

問1　ア　保護　イ　変性　ウ　縮合
問2　(1)　B　(2)　E
問3　H
問4　(a)　L，N　(b)　K，M　(c)　J，O
問5

$$-\overset{\overset{\displaystyle CH_3}{|}}{\underset{\underset{\displaystyle CH_3}{|}}{C}}-CH_2-$$

問6　D
問7　$2\{CH_2-CH=CH-CH_2\}_n + 11nO_2$
　　　　$\longrightarrow 8nCO_2 + 6nH_2O$

〔出題者が求めたポイント〕

天然高分子(アミノ酸とタンパク質)，合成高分子(ゴム)

〔解答のプロセス〕

問2　(1)　酸(H^+)を加えて凝析がおこることから，負の電荷をもつコロイドである。よって，側鎖に負の官能基をもてばよいので，$-COOH(-COO^-)$をもつアスパラギン酸(B)とわかる。
　　　(2)　負の電荷($-COO^-$)を打ち消すので，正の電荷をもてばよい。よって，$-NH_2(-NH_3^+)$をもつリシン(E)とわかる。

問3　水素結合できる箇所は次の ⚬ 部分

F　$CH_3-\overset{\overset{\displaystyle CH_3}{|}}{\underset{\underset{\displaystyle O}{||}}{C}}$　　G　$CH_2=CH$
　　　　　　　　　　　　　　　　$O-C-CH_3$
　　　　　　　　　　　　　　　　　$||$
　　　　　　　　　　　　　　　　　O

H　$H_2N-\overset{\overset{\displaystyle }{}}{\underset{\underset{\displaystyle O}{||}}{C}}-NH_2$　　I　CH_3-CH_2-OH

問4　「同種の原子や原子団」でシス型・トランス型を区別する。

J：$\underset{H_3C}{\overset{H_3C}{>}}C=C\underset{CH_3}{\overset{H}{<}}$　…(c)

K：$\underset{Cl}{\overset{H_3C}{>}}C=C\underset{Br}{\overset{H}{<}}$　…(b)

L：$\underset{H_3C}{\overset{H_3C-H_2C}{>}}C=C\underset{CH_3}{\overset{H}{<}}$　…(a)　同種

M：$\underset{Cl}{\overset{H_3C-H_2C-O}{>}}C=C\underset{O-CH_3}{\overset{H}{<}}$　…(b)

N：$\underset{H}{\overset{H_3C-H_2C}{>}}C=C\underset{H}{\overset{CH_3}{<}}$　…(a)　同種

O：$\underset{Br}{\overset{Br}{>}}C=C\underset{Cl}{\overset{Cl}{<}}$　…(c)

問6　加硫をすることで $-S-S-$ の架橋構造がつくられる。これは，$-SH$(チオール基)をもつシステインが作る $-S-S-$ (ジスルフィド結合)と同様な架橋結合となる。

問7　マテリアルリサイクル…廃プラスチックを原料として再利用し，新たなプラスチック製品に再生する方法。
　　ケミカルリサイクル…廃プラスチックを化学的に分解して，化学製品の原料として再利用する方法。
　　サーマルリサイクル…廃プラスチックを固形燃料にしたり，焼却することで生じる熱エネルギーを回収する方法。

生　物

解答 30年度

1

〔解答〕

問1　B細胞

問2　Ⅰ．ひ臓

　　　Ⅱ．ヘルパーT細胞

問3　TTTTT

問4　デオキシアデノシン三リン酸(dATP)

　　　デオキシグアノシン三リン酸(dGTP)

　　　デオキシチミジン三リン酸(dTTP)

　　　デオキシシチジン三リン酸(dCTP)

問5　小胞体

問6　20個

問7　ATGCATATCC，CTACGAGTAA

問8　DNAリガーゼ

問9　A

問10　ア．DNAポリメラーゼ

　　　イ．突然変異

問11　*Hind* Ⅲ，*Eco*R Ⅰ，*Bgl* Ⅱ

〔出題者が求めたポイント〕

免疫，遺伝子操作

〔解説〕

問1　形質細胞に変化することからB細胞とわかる。

問2　B細胞を活性化するのは，同じ抗原を認識したヘルパーT細胞である。T細胞による活性化はひ臓やリンパ節で行われる。

問3　DNAは5'→3'の方向に合成されるので，アデニンヌクレオチドが多数結合したmRNAの3'側から合成される。

問4　DNAポリメラーゼの基質は4種のデオキシヌクレオチドである。

問5　細胞外へ分泌されるタンパク質は粗面小胞体で翻訳される。

問6　開始コドンから終止コドンまでの領域にあたる塩基が423個であり，140個のアミノ酸を指定することができる。終止コドンはアミノ酸を指定しないことに注意する。マウスのインターロイキン-4は120個のアミノ酸からできているので，シグナル配列を構成するアミノ酸数は20個である。

問7　プライマーは加熱により分離したそれぞれの一本鎖cDNAの3'側に結合させる。そして，大腸菌に導入するのでシグナル配列は不要であるから，61番目の塩基から423番目の塩基までを増幅し，さらに遺伝子発現に必要な基本情報を持たせるため，図1に表記された鎖の5'側にはATGを付加したいことになる。

問9　図2のDNAと図3のプラスミドに制限酵素A，BおよびDNAリガーゼを作用させて得られる組換えプラスミドのうち，目的とするものは「ori」と表される複製開始点を含み，かつ「P1」と表されるプ

ロモーターと転写の進行方向が一致するものである。よって，それはテトラサイクリン耐性遺伝子を含み，アンピシリン耐性遺伝子は含まないものとなる。

問11　X，Yの配列中に見られる各制限酵素による切断部位は次のようになる。

```
    HindⅢ    EcoRI      BglⅡ    XbaI   BamHI
5'-ACAAGCTTCGAATTCGTAGATCTGTCTAGAAGGATCCCT--3'
3'-TGTTCGAAGCTTAAGCATCTAGACAGATCTTCCTAGGGA--5'
```

制限酵素AとしてXbaⅠを使用する場合，図2のDNAの遺伝子をプラスミドに組み込んで発現するには，プラスミドのプロモーター「P1」近くの配列Yの部分に形成されたXbaⅠの切断面に，図2のDNAの配列A部分に形成されたXbaⅠによる切断面が結合することが必要になる。このとき，制限酵素BとしてBamHⅠを使用してしまうと，XbaⅠにより形成されたプラスミド側の切断面が除去されてしまうことになる。そのほかの制限酵素であれば，いずれを用いても，XbaⅠによる切断面での結合を形成させつつ，プラスミドの配列Xに形成される切断面と，図2のDNAの配列Bに形成される切断面をちょうど結合させることができる。

2　神経細胞

〔解答〕

Ⅰ．

問1　tRNA(運搬RNA，転移RNA)

　　　rRNA(リボソームRNA)

問2　ヘテロ

問3　E

問4　イ．1/130

　　　ウ．129/8450

　　　エ．141/1250

問5　0.25%

問6　3/50

問7　ゲノムインプリンティングにより，原因遺伝子が発現しない。

(別解1)マラリア流行地において，鎌状赤血球症の原因遺伝子をヘテロでもつ個体がマラリア耐性を獲得して生存に有利になるように，原因遺伝子をヘテロでもつことにより，生存に有利な状況が生じる。

(別解2)突然変異により，高頻度で原因遺伝子が出現する。

Ⅱ．

問8　遺伝子O：0.6

　　　遺伝子A：0.3

問9　22%

〔出題者が求めたポイント〕

集団遺伝

〔解説〕

問1　マイクロ RNA などもあてはまる。

問3　ハーディ・ワインベルグの法則が成り立つ条件は，①個体数が十分に多いこと，②突然変異が起こらないこと，③他集団との間で個体の移出入がないこと，④集団内で自由に交配が行われること，⑤個体による生存力・繁殖力に差がないことが挙げられる。この5点を問題点として認識する必要がある。

問4　遺伝病 A の優性遺伝子を A，劣性遺伝子を a とすると，発病する遺伝子型は aa，発病しない遺伝子型は AA と Aa である。A と a の遺伝子頻度をそれぞれ p，q（p+q=1）とすると，集団内における各遺伝子型の頻度は，AA：p^2，Aa：2pq，aa：q^2 となる。

　　新生児 16900 人あたり 1 人が発病することから，$q^2 = 1/16900$ となり，q = 1/130 である。

　　q = 1/130 から p = 129/130 となり，ヘテロ接合体（Aa）の頻度は，$2pq = 2 \times 1/130 \times 129/130$ より 129/8450 となる。

　　遺伝病 B の優性遺伝子を B，劣性遺伝子を b とする。男児の遺伝子型は X^BY（発病しない），X^bY（発病する）となる。男児 10 万人あたり 6 千人が発病することから，b の遺伝子頻度は 6000/100000 = 6/100 となり，B の遺伝子頻度は 94/100 となる。よって，女性の保因者 X^BX^b の頻度は，$2 \times 6/100 \times 94/100 = 141/1250$ となる。

問5　太郎さんの実の妹が遺伝病 A を発症していることから，両親の遺伝子型は Aa とわかる。太郎さんは表現型が正常なので，遺伝子型は AA または Aa である。太郎さんと「表現型が正常な女性」の子供が遺伝病 A を発病するのはどちらも遺伝子型が Aa の場合である。Aa の両親から太郎さん（Aa）が生まれる頻度は 2/3，Aa の女性の頻度は問4 より 129/8450，Aa の両親から aa の子が生まれる頻度は 1/4 より，求める確率は，$2/3 \times 129/8450 \times 1/4 \times 100 \fallingdotseq 0.254 \cdots \longrightarrow 0.25$（％）。

問6　子供が遺伝病 B を発病するのは，y が保因者（ヘテロ）か患者（劣性ホモ）の場合である。y が保因者の頻度は 141/1250。y が保因者の場合に子供が発病する頻度 1/2。y が患者の頻度は 9/2500。よって，$141/1250 \times 1/2 + 9/2500 = 3/50$ となる。

問8　ABO 式血液型では，A 型（遺伝子型 AA，AO），B 型（遺伝子型 BB，BO），AB 型（遺伝子型 BB），O 型（遺伝子型 OO）となる。A，B，O の各遺伝子の頻度をそれぞれ p，q，r（p+q+r=1.0）と置くと，O 型が 10 万人中 3 万 6 千人いることから，$r^2 = 36000/100000 = 36/100$ より，r = 0.6 となる。

　　また，A 型（集団中の頻度 $p^2 + 2pr$）が 4 万 5 千人いることから，$p^2 + 2pr = 0.45$ となる。この式に r = 0.6 を代入し，$p^2 + 1.2p - 0.45 = 0$ より，p = 0.3

となる。

問9　A 型と B 型の両親から B 型の子供が生まれるのは，両親が AO と BB または AO と BO の場合である。A 型，B 型のうち AA：AO，BB：BO はそれぞれ 1：2 で存在する。両親が AO と BB の場合，B 型の子供が生まれる頻度は 1/2。よって，AO と BB から B 型が生まれる頻度は，$2/3 \times 1/3 \times 1/2 = 1/9$。両親が AO と BO の場合，B 型の子供が生まれる頻度は 1/4。よって，AO と BO から B 型が生まれる頻度は，$2/3 \times 2/3 \times 1/4 = 1/9$。合わせて $2/9 \fallingdotseq 22$％となる。

❸

〔解答〕

問1　ア．間脳の視床下部

　　イ．ふるえ（筋収縮）

　　ウ．呼吸（外呼吸）

　　エ．肝臓

　　オ．減少

　　カ．増加

問2　心臓が 2 心房 2 心室であること。

問3　深部体温が上昇したときの反応と同時に，深部体温が低下したときの反応が起きてしまうから。

問4　アセチルコリン

問5　体の深部にある温度受容器は温度変化を中枢神経系で感知するが，皮膚の温度受容器が感知した情報は感覚神経を介して中枢神経系に伝えられる。

問6　バソプレシン

問7　体温の設定が上昇する。（11 字）

問8　代謝が高い状態を維持できるようになり，寒冷時や曇天，夜間時の活動も可能となった。

〔出題者が求めたポイント〕

体温調節

〔解説〕

問1　ウ．気化熱を失うので，外呼吸である。

問3　①の交感神経からはノルアドレナリンが分泌される。②の交感神経から同じノルアドレナリンが分泌されたら体表面の血管が収縮してしまう。

問6　大量の発汗により体液浸透圧が上昇すると考える。

問7　感染や炎症によって起こる体温上昇は，環境温度の低下がないのに起き，体温上昇の後に消失することから，設定温度が上がったと考えられる。

問8　体温を高めることは，代謝を活発にさせることにつながる。また，高い体温を維持できれば，昼夜を問わず活動出来るし，温度の低下する時期や寒冷な場所へと活動域を広げることができるようになる。

4

〔解答〕

Ⅰ.

問1　ア．生殖
　　　イ．胞子体
　　　ウ．配偶体

問2　胞子は単独で細胞分裂を開始できるが，配偶子は
　　　接合したのち細胞分裂を開始する。

問3　C．D

問4　B．E

Ⅱ.

問5　B．C．D

問6　12 本

問7　A．葯，胚珠のどちらにおいても第一分裂中の細
　　　　胞が観察できる期間の方が長いことから，雌雄
　　　　とも第一分裂にかかる時間の方が第二分裂にか
　　　　かる時間よりも長い。
　　　B．第一分裂中の細胞，第二分裂中の細胞とも胚
　　　　珠よりも葯において観察できる期間が短いこと
　　　　から，雄性減数分裂の方が雌性減数分裂よりも
　　　　進行過程での細胞間の同調性が高い。

Ⅲ.

問8　75％

問9　100％

〔出題者が求めたポイント〕

生活環，減数分裂，メンデル遺伝

〔解説〕

問3　A．コケ植物は雌雄異株。B．胞子に雌雄はない。
　　　C．イチョウやソテツには精子がつくられる。E.
　　　造精器，造卵器は配偶体につくられるので単相(n)
　　　である。

問4　E．減数分裂は一次卵母細胞と一次精母細胞で起
　　　こる。

問5　減数分裂の第一分裂では，相同染色体どうしが対
　　　合する。その際，相同染色体の一部が交さすること
　　　で，組換えが生じる。相同染色体は第一分裂で分か
　　　れ，各々別の娘細胞に分配される。核膜と核小体の
　　　消失，紡錘糸の形成は第二分裂でも見られる。

問6　減数分裂の第一分裂中期には二価染色体が形成さ
　　　れるため，観察できる染色体数は，体細胞分裂の中
　　　期に比べて半分になる。

問8　F_2 は MM：Mm：mm が 1：2：1 で存在する。
　　　MM と Mm の自家受精では種子形成率100％，mm
　　　の自家受精では種子形成率0％である。

問9　題意より，遺伝子型 gg の突然変異体は精細胞に
　　　異常を生じるが，遺伝子型 Gg の F_1 がつくる花粉
　　　は通常通りに受精を行えると解釈できる。よって，
　　　F_1 の自家受精も野生型と同様に種子形成率は100％
　　　である。

受験番号		氏名（漢字）

数字は右づめで明瞭に書き空欄には0を記入する　例：0477　悪い例 6477

英 語 解 答 用 紙

※枠内に記入しないこと

5			

I.　問 1.　(1) _____　(2) _____

　　問 2. _____　　　　　問 3. _____

II.　問 1.　(a) _____　(b) _____　(c) _____　(d) _____

　　問 2.　(1) _____　(2) _____　(3) _____　(4) _____

　　問 3. _____

　　問 4. _____

　　　　　_____

　　　　　_____

III.　問 1.　(1) _____　(2) _____　(3) _____

　　　　　(4) _____

　　問 2.　1. _____　2. _____　3. _____　4. _____　5. _____　6. _____　7. _____

　　問 3. _____

　　　　　_____

　　問 4. _____

　　　　　_____

IV.　_____

　　_____

　　_____

　　_____

　　_____

この解答用紙は 153％に拡大すると、ほぼ実物大になります。

受験番号		氏名（漢字）

数字は1つずつ丁寧に書き四角枠に沢0を記入する　例：0 4 7 7　悪い例：6 4 7 7

数　学　解　答　用　紙

※枠内に記入しないこと

4 □ □ □

1.

(1)		(2)	
(ア)	(イ)	(ウ)	(エ)

2.

問題3、4の解答はこの裏面に記入してください。

この解答用紙は 182%に拡大すると、ほぼ実物大になります

3.

4.

受験番号		氏名（漢字）

数字は右づめで明瞭に書き空欄には0を記入する　例：| 0 | 4 | 7 | 7 |　悪い例：| 6 | 4 | 7 | 7 |

物 理 解 答 用 紙

※枠内に記入しないこと

I			

1.

問1		問2		問3	
問4		問5		問6	
問7					
問8		問9			

2.

問1	V	問2	大きさ　N	向き A ▭ B ▭
問3	m²	問4	m/s	

問5	電位 V	力の大きさ N	静電エネルギーの増加量 J

3.

問1		問2	
問3			
問4			
問5			
問6			
問7		問8	

この解答用紙は153％に拡大すると、ほぼ実物大になります

受験番号				氏名（漢字）

数字はむづめ明瞭に書き空欄には0を記入する　例　0477　悪い例：6477

化　学　解　答　用　紙

※枠内に記入しないこと

2			

1

問1 ア	イ	ウ	エ	オ

問2(a)	(b)	(c)

問3(i)	(ii)										問4

2

問1 ア	問2(1)
イ	(2)

問3	問4	問5	問6

問7	問8	問9

3

問1	問2 ア	イ	ウ	エ	a	b	c

問3	問4

問5(1)	(2)

⟶
⟵

問6										

4

問1 ア	イ	ウ	問2(1)	(2)	問3

問4(a)	(b)	(c)	問5

問6	問7

この解答用紙は153%に拡大すると、ほぼ実物大になります。

受験番号

氏名（漢字）

数字は右つめで明瞭に書き空欄には0を記入する　例：0 4 7 7　悪い例：6 4 7 7

生 物 解 答 用 紙

※枠内に記入しないこと

3

1

問1		問2	I	II	問3		問4	

| 問5 | | 問6 | | 問7 | | | 問8 | |

| 問9 | | 問10 | ア | イ | | 問11 | |

2

問1		問2		問3		問4	イ	ウ	エ

| 問5 | | 問6 | | 問7 | |

| 問8 | 遺伝子O | 遺伝子A | | 問9 | |

3

問1	ア	イ	ウ	エ	オ	カ

| 問2 | | 問3 | |

| 問4 | | 問5 | |

| 問6 | | 問7 | |

| 問8 | |

4

問1	ア	イ	ウ		問2	

| 問3 | | 問4 | | 問5 | | 問6 | |

| 問7 | A | | 問8 | |
| | B | | 問9 | |

この解答用紙は153％に拡大すると、ほぼ実物大になります

平成29年度

問 題 と 解 答

英　語

問題　　　　　　　29年度

I．次の(A)～(F)において，意味が通じるように，1～6のそれぞれの(　　　)に与えられた文字で始まる英語を1語ずつ書きなさい。

(A)　Student:　Can I ask some questions?

　　　Teacher:　Fire (a　1　).

(B)　Adam:　If you don't mind me asking, what does Rob do for a living?

　　　Beth:　He is a (j　2　) working for a school, cleaning classrooms, hallways, stairs and bathrooms.

(C)　Ted:　When did you notice the pain?

　　　Lynn:　I first felt a slight pain in my right ankle when I (k　3　) down to pray.

(D)　Issac:　Victor, sorry I couldn't make it yesterday.　I promise I'll help you with your essay next Tuesday.

　　　Victor:　All right.　I'll (h　4　) you to that.

(E)　Mary:　As soon as she saw her baby fall, she just (f　5　) to him, and so did her husband.

　　　Jane:　It was a good thing they were there.

(F)　Ruth:　Aren't you going to contact Mr. White?

　　　Jeff:　Yes.　I'll call him after I tie up a few loose (e　6　) regarding the project.

Ⅱ. 次の(1)~(5)において，語法，文脈から判断して(　　　)に入る最も適当なものを(A)~(D)より 1 つ
選び，その記号を書きなさい。

(1) Would you (　　　) a security guard who has the keys?

  (A) please speak   (B) send for   (C) came with   (D) phone this

(2) When I saw Pat glare at Tom, I realized that she had (　　　) Tom.

  (A) let's go in   (B) to lit off   (C) at feel to   (D) it in for

(3) The nurse will (　　　) little while with some medicine for the cough.

  (A) have bring   (B) get rid of   (C) be by in a   (D) come back for

(4) Despite some pain he has been getting out (　　　) almost every day.

  (A) walked around   (B) of influencer   (C) from works   (D) and about

(5) The high cellulosic contents of bamboo (　　　) stimulate appetite and prevent
constipation.

  (A) have shot   (B) shoots   (C) shooting   (D) shots

Ⅲ. 次の(1)～(6)の各組の英文のうち，最も適当なものを１つ選び，その記号を書きなさい。

(1) (A) The villa has its merits, which are not the least of the furniture that come with it.

    (B) The villa has its merit, which is not at the least of the furniture that come with it.

    (C) The villa had its merits, not the least of which was the furniture that came with it.

    (D) The villa has its merit, which, not at least, is of the furniture that come with it.

(2) (A) You must forever true to the very best is within yourselves.

    (B) You must continually be true to the very best that is in you.

    (C) You must forever true to the very best that is there in you.

    (D) You must always be truth to the very best is inside yourself.

(3) (A) Let's simulate we have given and raven out their wages.

    (B) Let's affect we have driven and raven them out walks.

    (C) Let's assume we have ripen and raven their growth out.

    (D) Let's pretend we have raven wings and spread them out.

(4) (A) No matter how hurtful I have been to you, you keep showing your concern for me.

    (B) However hard facts I have seek to you, you keep showing of your cares for me.

    (C) You kept showing your concerning for me, however too haunt I have seen to you.

    (D) You showing the best cares for me, no matter how full hurt, I've been to you.

(5) (A) I heard from them that the nephew have had been making fun of a truly great doctor.

    (B) I knew from the start that the nephew have been making of a great doctoring files.

    (C) I knew from then on that the nephew had all the makings of a great dictator in him.

    (D) I heard from the nephew that all of them had the markings of a great doctor in pure.

(6) (A) Life is partial what we make friends, and what made by the choices we make in life.

    (B) Life is, what we make it partial friends, as well as what choices we make in life.

    (C) Life is, what it is made by the friends we choose, and partly what we make it friend.

    (D) Life is partly what we make it, and partly what it is made by the friends we choose.

Ⅳ. 次の英文を読み，設問に答えなさい。

There is perhaps no better illustration of the domestication of our world than how rapidly we are turning it into plastic. Plastics are everywhere. In the deepest ocean trenches, plastic
(1)
bottles are silently accumulating in thick drifts. Submersibles have photographed plastic bags suspended eerily above the seafloor a mile below the Arctic ice cap. [A] In other sea areas 10,000 man-made items have been found scattered over a single hectare of the ocean bottom. Plastic from the ocean is breaking down and accumulating on beaches: one sand sample gathered from a beach near Plymouth, England, contained 10 percent plastic particles by weight.

In remote islands, seabird populations are being devastated by plastic refuse. [B] On Midway atoll in the Pacific, albatrosses are estimated to feed their chicks a combined 5 tons of plastic each year, and 200,000 out of the half-million chicks die each year as a result because of dehydration, perforated stomachs or starvation. Wildlife rangers typically find cigarette lighters, toothbrushes, syringes, toy soldiers, Lego and all manner of other items in dead chicks' stomachs. [C] 'The atoll is littered with decomposing remains, grisly wreaths of feathers and bone surrounding colorful piles of bottle caps, plastic dinosaurs, checkers, highlighter pens, perfume bottles, fishing line and small Styrofoam balls,' reported one visiting journalist.

The problem with plastic, as with toxic wastes generally, is that the natural world has no way of biologically decomposing artificially manufactured polymers. Humans have now devised countless thousands of novel substances, never before seen on Earth, and released them into the
(2)
natural environment. 〈 X 〉 Some of the toxins we produce are naturally occurring, like mercury, but human activities mobilize or concentrate them in ways that are potentially devastating to other species and, ultimately, ourselves.

To a large extent the modern environmental movement was founded out of a concern about toxins. Rachel Carson's seminal book *Silent Spring* brought attention to the wanton dispersal of agricultural pesticides like DDT, which she showed were having a damaging effect on non-target species higher up the food chain. Many Green groups including Greenpeace and WWF have devoted decades both to researching the impacts of toxic chemicals, and campaigning for their proper regulation. I have no argument with the Greens here: the movement's work has by and large been pragmatic and effective. [D] DDT, for instance, is important in controlling malaria, and international regulations banning its use in agriculture allow necessary applications to control mosquito populations — exceptions that are sensibly supported by Green groups.

[Adapted from Lynas, Mark. *The God Species.* Fourth Estate (2012)]

問 1. 下線部(1)の it，(2)の them が示す内容をそれぞれ本文より探して英語で書きなさい。

問 2. 次の文を[　A　]，[　B　]，[　C　]，[　D　]のいずれかに挿入する場合，どこが適切な箇所か。1 つ選び，その記号を書きなさい。

It has also shown a willingness to compromise, and to face up to real-world conflicts.

問 3. 〈　X　〉に入る最も適切な文を以下の 1 ～ 4 から 1 つ選んで，その番号を書きなさい。

1　Apart from thunder and the actions of a few very specialized microbes, there is no other way to get nitrogen into the active biosphere.

2　Having previously been restricted to wood, water and wind as energy sources, we discovered fossil fuels and used them to build a complex and advanced industrial civilization.

3　Many appear perfectly benign at first pass — but turn out to be very different when they enter the food chain, whether on land or in the sea.

4　Scientists suggested that 'environmental estrogens' could somehow be to blame, by altering hormonal balances in the bodies of the fish and thereby affecting their sexual development.

V． 次の文章を読んで設問に答えなさい。

Extrapolation is a very basic method of prediction — usually, much too basic. It simply involves the assumption that the current trend will continue indefinitely, into the future. Some of the best-known failures of prediction have （ a ） from applying this assumption too liberally.

At the turn of the twentieth century, for instance, many city planners were （ b ） about the increasing use of horse-drawn carriages and their main pollutant: horse manure. Knee-deep in the issue in 1894, one writer in the *Times* of London predicted that by the 1940s, every street in London would be buried under nine feet of the stuff. About ten years later, fortunately, Henry Ford began producing his prototypes of the Model T and the crisis was averted.

Extrapolation was also the culprit in several failed predictions related to population growth.
(1)
Perhaps the first serious effort to predict the growth of the global population was made by an English economist, Sir William Petty, in 1682. Population statistics were not widely available at the time and Petty did a lot of rather innovative work to infer, quite correctly, that the growth rate in the human population was fairly slow in the seventeenth century. Incorrectly, however, he assumed that things would always remain that way, and his predictions implied that global population might be just over 700 million people in 2012. A century later, the Industrial Revolution began, and the population began to increase at a much faster rate. The actual world population, which surpassed seven billion in late 2011, is about ten times higher than Petty's prediction.

The controversial 1968 book *The Population Bomb*, by the Stanford biologist Paul R. Ehrlich and his wife, Anne Ehrlich, made the opposite mistake, quite wrongly predicting that hundreds of millions of people would die from starvation in the 1970s. The reasons for this failure of prediction were myriad, including the Ehrlichs' tendency to focus on doomsday scenarios to draw
(2)
attention to their cause. But one major problem was that they had assumed the record-high fertility rates in the free-love era of the 1960s would continue on indefinitely, meaning that there would be more and more hungry mouths to feed. "When I wrote *The Population Bomb* I thought our interests in sex and children were so strong that it would be hard to change family size," Paul Ehrlich told me in a brief interview. "We found out that if you treat women decently and give them job opportunities, the fertility rate goes down." Other scholars who had not made such simplistic assumptions realized this at the time; population projections （ c ） by the
(3)
United Nations in the 1960s and 1970s generally did a good job of predicting what the population would look like thirty or forty years later.

Extrapolation tends to cause its greatest problems in fields — including population growth and disease — where the quantity that you want to study is growing exponentially. In the early 1980s, the cumulative number of AIDS cases (　d　) in the United States was increasing in this exponential fashion: there were 99 cases through 1980, then 434 through 1981, and eventually 11,148 through 1984. You can put these figures into a chart, as some scholars did at the time, and seek to extrapolate the pattern forward. Doing so would have yielded a prediction that the number of AIDS cases (　d　) in the United States would rise to about 270,000 by 1995. This would not have been a very good prediction; unfortunately it was too low. The actual number of AIDS cases was about 560,000 by 1995, more than twice as high.

[Silver, Nate. *The Signal and the Noise.* PENGUIN BOOKS (2013)]

問 1. (　a　)〜(　d　)に入る最も適切な語を 1 〜 4 の中から選び，その番号を書きなさい。ただし，それぞれの語は 1 回ずつしか使えません。

　　1　concerned　　　　2　diagnosed　　　　3　issued　　　　　4　resulted

問 2. 下線部(1)，(2)の語の本文中の意味と最も近い意味を持つ語を，それぞれ 1 〜 4 の中から 1 つずつ選び，その番号を書きなさい。

　　(1)　culprit:　　1　cause　　　　　2　outcome　　　3　subordinate　　4　victim
　　(2)　myriad:　　1　inflexible　　　2　inherent　　　3　innumerable　　4　intangible

問 3. 下線部(3)の this が示す内容を，日本語で書きなさい。

問 4. 本文の趣旨と一致する内容を持つ文を 1 〜 5 の中から 1 つ選び，その番号を書きなさい。

　　1　In the 1940s, the streets of London were buried under nine feet of horse manure.
　　2　Sir William Petty quite correctly predicted the Industrial Revolution would happen.
　　3　Paul and Anne Ehrlich predicted starvation would be rampant in the 1970s.
　　4　Extrapolation rarely causes problems in the field for studying population growth.
　　5　There were only 99 AIDS cases in the world in 1980.

問 5. 下線部(4)を，This と it が指している内容が分かるようにして，日本語に訳しなさい。

VI.　次の日本語の文の<u>下線部</u>を英語に訳しなさい。

　私達は一生に様々なことを話題にしているが，三分の一は人の噂話。三分の一は男と女に関する話，残りの三分の一だけが必要な話だという。つまり三分の二はどうでもいい話をしているのである。

　家族の話がどこに入るかといえば，人の噂話だろう。三分の一もその話題にとらわれているとは………。

　<u>家族の話のどこがつまらないかというと，自慢話か愚痴か不満であり，発展性がない。堂々巡りをして傷のなめ合いが始まるか，一方的に聞かされるか。いずれにしても，あまり愉快なものではない。</u>

［下重暁子(著)　『家族という病』　幻冬舎新書　(2015)］

数　学

問題 　　　　　29年度

1. 次の □ にあてはまる適切な数値を解答欄に記入せよ。

(1) 大，中，小 3 個のさいころを同時に投げるとき，それぞれのさいころの出る目を a, b, c とする。出る目に応じて，得点を次のように定める。

　　・$a+b<c$ のとき，得点を $(a+b+c)$ 点とする。

　　・$a+b\geqq c$ のとき，得点を $2(a+b+c)$ 点とする。

このとき，得点が 5 点となる確率は $\boxed{(ア)}$ であり，得点が 8 点以下となる確率は $\boxed{(イ)}$ である。

(2) $\triangle$ABC に半径 2 の円が内接し，$\cos\angle\text{ABC}=\dfrac{3}{5}$, $\cos\angle\text{BCA}=\dfrac{5}{13}$ のとき，辺 BC の長さは $\boxed{(ウ)}$ であり，$\triangle$ABC の面積は $\boxed{(エ)}$ である。

2. m は定数で，$m > 1$ とする。関数 $f(x) = \displaystyle\int_x^{mx} \dfrac{|t-e|}{t}\,dt \ (x > 0)$ について，次の問いに答えよ。ただし，e は自然対数の底である。

(1) $f(x)$ を求めよ。また，$f(x)$ が最小値をとる x の値を a とするとき，a を m を用いて表せ。

(2) a を (1) で求めた値とする。曲線 $y = f(x)$ とその曲線上の点 $(e, f(e))$ における接線，および直線 $x = a$ で囲まれた部分の面積を $S(m)$ とするとき，極限 $\displaystyle\lim_{m \to \infty} S(m)$ を求めよ。必要ならば $\displaystyle\lim_{x \to \infty} \dfrac{\log x}{x} = 0$ を用いてよい。

3. 定数 p は素数とし，条件
$$a(ab - p^2) = c^2, \quad b \leqq 2c$$

をみたす自然数の組 $(a,\ b,\ c)$ を考える。a が素数であるとき，次の問いに答えよ。

(1) 自然数の組 $(a,\ b,\ c)$ の個数を，p を用いて表せ。

(2) $a,\ b,\ c$ の最大公約数が 1 となるような自然数の組 $(a,\ b,\ c)$ の個数を，p を用いて表せ。

4. 複素数平面上の 3 点 $A(\alpha)$, $B(\beta)$, $C(\gamma)$ は正三角形 ABC をなし, $\alpha\beta\gamma = -1$ をみたしている。$\triangle$ABC の重心 $D(\delta)$ が実軸上にあり $\delta > -1$ であるとき, 次の問いに答えよ。ただし, 複素数平面上で複素数 z を表す点 P を $P(z)$ と書く。

(1) $\triangle$ABC の外接円の半径 ℓ を δ の式で表せ。

(2) α, β, γ を δ の式でそれぞれ表せ。ただし, $-\pi \leqq \arg \alpha < \arg \beta < \arg \gamma < \pi$ とする。ここで $\arg z$ は複素数 z の偏角を表す。

物　理

問題

29年度

1. 半導体結晶の成長技術の進歩により，現在では，原子的に見て平らな2つの半導体の接合を作製できる。電子は接合境界近傍に閉じ込められ，境界に沿って広がる2次元の電子系が形成される。この半導体は電子を散乱する不純物をほとんど含まず，極低温では電子は $1\,\mu\mathrm{m}$ 以上の距離を散乱されることなく運動することができる。また，微細加工の技術の進歩により，電子を色々な形の領域に閉じ込めることができるようになっている。現在，市販されているコンピューターのプロセッサー(演算装置)の回路の線幅は $50\,\mathrm{nm}$ 以下になっている。

　　極低温では決まったエネルギー(フェルミエネルギーという)を持つ電子のみが伝導に寄与する(電流として流れる)。フェルミエネルギーから決定されるド・ブロイ波長は閉じ込め領域のサイズの数十分の一程度であり，このような状況では電子の波動性，干渉性を無視することはできない。実際，半導体内の電子が波動性，干渉性を示すことを観測した実験も報告されている。しかし，このような状況でも多くの現象がニュートンの運動の法則(古典力学)で説明できることも分かっている。

　　以下では，運動エネルギー E (位置エネルギーは考えない)の電子の2次元平面内の運動を考える。電子の電荷を $-e(e>0)$，質量を m，プランク定数を h として，以下の問いに答えなさい。ただし，電子の閉じ込めは電子を完全に反射する障壁によるものとして扱い，障壁の表面では電子波の振幅は0となっているとする。

　　まず，十分長く，細い領域(量子細線と呼ぶ)に電子が閉じ込められている場合を考え，図1の左図のように，障壁を配置し，障壁に垂直に x 軸を，障壁間の中心線に y 軸をとる。

　　量子細線内では電子は波のように振る舞い，x 方向には定在波が形成されている。

問 1. 図1の右図のように，幅 d の量子細線の両端のみに節を持つ電子波の x 方向の定在波の波長を求めなさい。

問 2. 幅 d の量子細線の x 方向に両端の他に，$n-1$ 個の節を持つ電子波(以下，第 n 横モードと呼ぶ)の x 方向の運動量 $p_{x,n}$ を全て求めなさい。x 方向には定在波となっていることに注意すること。ただし，n は自然数である。

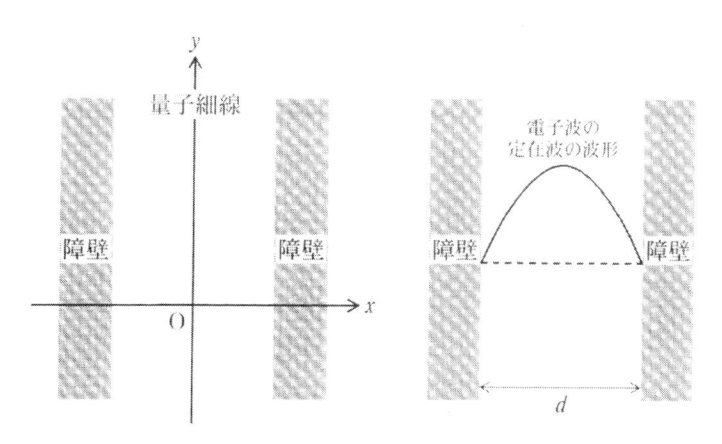

図1　障壁の間に形成される量子細線と電子波の定在波の例

問 3. 第 n 横モードの電子波の y 軸方向の運動量 $p_{y,n}(>0)$ を，電子のエネルギー E，n 等を用いて表しなさい。

問 4. 量子細線内を y 軸方向に伝播できる全ての横モードの指標 n が満たす不等式を求めなさい。

問 5. 量子細線内を y 軸正の向きに進む電子波に対応する質量 m の粒子としての電子を考える。$\left|\dfrac{p_{y,n}}{p_{x,n}}\right|=\dfrac{4}{3}$ として，原点 O から出発する電子の軌道を解答欄の図に描きなさい。

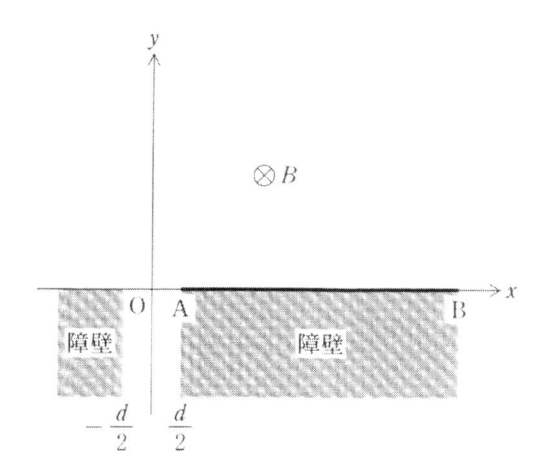

図2　量子細線$(y \leqq 0)$が接続された平面$(y>0)$

　　図2に示すような幅 d の量子細線が接続された領域 $(y>0)$ を考える。$y>0$ の領域には紙面表側から裏側に向かう向きに，磁束密度の大きさ B の一様な磁場が加えられている。以下の問いに答えなさい。

問 6.　$y>0$ の領域内で磁場から電子が受ける力の大きさを電子のエネルギー E 等を用いて表しなさい。

問 7.　量子細線から射出された電子は，$y>0$ の領域内において，障壁に衝突するまで円運動する。円運動の半径 R を電子のエネルギー E 等を用いて表しなさい。また，電子が障壁に衝突することなく円運動をするときの角振動数 ω を求めなさい。

問 8.　量子細線から原点 O を通って $y>0$ の領域に射出された電子が壁の A-B に初めて衝突する位置までの全ての軌道を描きなさい。ただし，量子細線内の y，x 方向の運動量の比を $\left|\dfrac{p_{y.n}}{p_{x.n}}\right|=\dfrac{4}{3}$，半径 $R=\dfrac{5}{2}d$ とし，図の特徴を明示すること。

問 9.　量子細線から原点 O を通って $y>0$ の領域に射出された電子が壁の A-B に初めて衝突する位置の x 座標を $p_{x.n}$，$p_{y.n}$，d，e，B のうち必要なものを用いて表しなさい。

問10.　量子細線から $p_{x.n}$，$p_{y.n}$ で射出された電子が壁の A-B に初めて衝突する範囲の幅を求めなさい。

問11.　量子細線から原点 O を通って射出された電子が壁の A-B に l 回目に衝突する位置の x 座標を l，$p_{x.n}$，$p_{y.n}$，d，e，B のうち必要なものを用いて表しなさい。

2. 　細胞膜はリン脂質を主要な成分とする脂質二重層と呼ばれる構造をもつ(図1)。リン脂質に導電性はなく，誘電体としての性質をもつ。細胞膜には，脂質の中に埋め込まれたり，脂質自体に結合した状態のタンパク質が存在する。タンパク質の中には細胞膜を貫通するトンネルをつくることで，細胞内外のイオンを選択的に通過させるイオンの通り道となっているものがあり，イオンチャネルと呼ばれる(図2)。リン脂質膜は絶縁体であり，細胞の内側と外側に正負のイオンを隔てることで，細胞膜はコンデンサーとして振る舞う。膜の内側と外側の間には電位差が生じ，膜の外側を基準にした内側の電位を膜電位という。

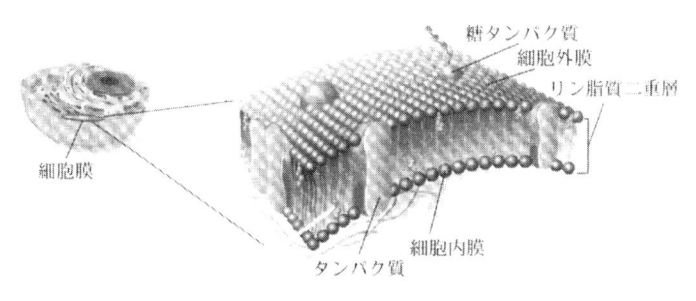

図1　細胞膜の構造

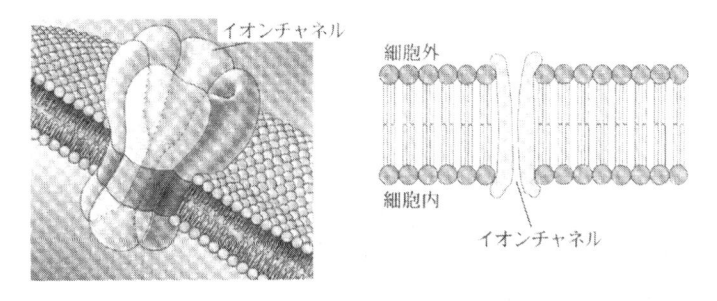

図2　イオンチャネル

　以下では，膜電位が変化しないとして，細胞膜を通して流れる電流のうちイオンチャネルをイオンが移動することによるイオン電流について考える。

　神経細胞を例にとると，膜の厚さは $7.5\,\mathrm{nm}$ であり，膜は $1.0\,\mathrm{m^2}$ あたり $0.20\,\Omega$ の抵抗をもつ。次の問いに答えなさい。ただし，電気素量の値は $e = 1.6 \times 10^{-19}\,\mathrm{C}$ とする。

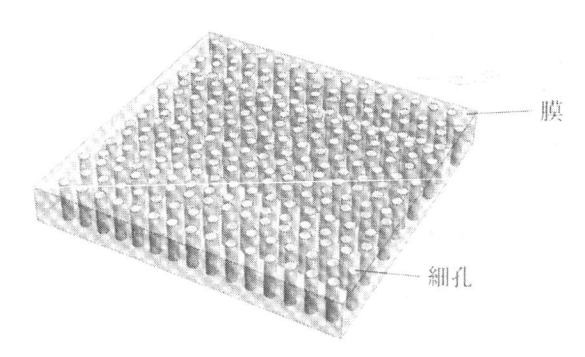

図3　細胞膜とイオンチャネルの物理模型

問 1.　膜の抵抗率を求めなさい。

問 2.　膜の抵抗は絶縁体の膜を貫通している円柱状の細孔（イオンチャネル）によって生じると仮定する（図3）。細孔の半径を $0.35\,\mathrm{nm}$ とし，細孔の長さは膜の厚さに等しいとする。細孔内を満たす液体の抵抗率を $0.15\,\Omega\cdot\mathrm{m}$，残りの膜部分は完全な絶縁体と考える。観測された抵抗値から $1.0\,\mathrm{m}^2$ あたりの細孔の数を求めなさい。

　　神経細胞が信号を受けると，細胞膜上にある Na^+ チャネル（ナトリウムイオンを選択的に通すイオンチャネル）が開き，時間が経過すると閉じる。神経細胞にある Na^+ チャネル1個が $1.5\,\mathrm{ms}$（ミリ秒）開いている間に，$2.0\times10^{-12}\,\mathrm{A}$ の電流が観測されたとする。

問 3.　この1個のチャネルを通って細胞内に流れ込んだ Na^+ の数を求めなさい。

問 4.　この細胞の膜電位を $-60\,\mathrm{mV}$ であるとして，Na^+ チャネル1個が開いている間に消費された電気エネルギーを求めなさい。

問 5.　ここで，脳には神経細胞が1500億個あり，各神経細胞には Na^+ チャネルが20万個ずつあるものとする。それぞれの Na^+ チャネルが，平均して1秒間に1回ずつ開閉するとし，膜電位が $-60\,\mathrm{mV}$ であると仮定して，脳全体の Na^+ チャネルが消費する電力を求めなさい。

3. 光子はエネルギーと共に運動量をもつ。したがって，光が壁に当たると壁は圧力を受ける。図のように，一辺の長さが L の立方体の箱の中に，一定の振動数 ν の光子が N 個入っている。この箱の内壁は光を完全に反射し，光子は，運動方向に偏りはなく，あらゆる方向に飛び交って，壁と弾性衝突を繰り返す。

　　光の速さを c，プランク定数を h，単位体積あたりの光のエネルギーを u として以下の問いに答えなさい。ただし，光子の数 N は十分に大きいものとする。

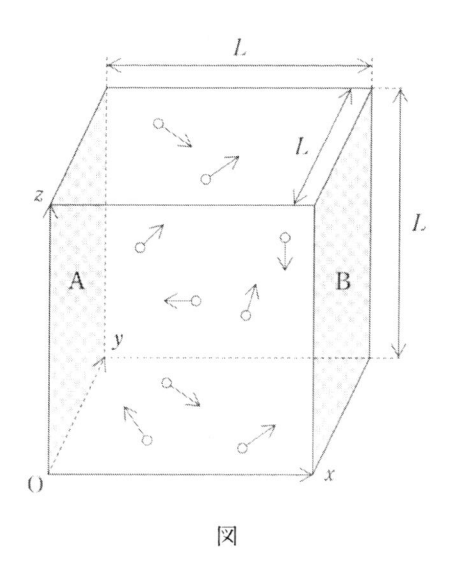

図

問 1. 箱の中に入っている光子の数 N を u を用いて表しなさい。

問 2. x 方向にだけ運動する（壁 A と壁 B の間を往復する）1 個の光子が，時間 t の間に壁 A に及ぼす力積を求めなさい。ただし，1 個の光子の運動量の大きさを p とする。

問 3. 壁 A が受ける圧力 P を，c，h，ν，u および光子の運動量の大きさ p で表しなさい。

問 4. 光子の運動量の大きさ p を c，h，ν で表しなさい。

問 5. 光の圧力 P を単位体積あたりの光のエネルギー u で表しなさい。

問 6. 単原子分子理想気体の圧力 P_g と単位体積あたりの内部エネルギー u_g の関係を示し，光との違いの理由を簡潔に説明しなさい。

化　学

問題

29年度

　答えは，すべて解答用紙に記入せよ。複数の解答が必要な場合には解答の順序は問わない。数値を解答する場合の有効数字のけた数は，特に指示がなければ，問題文にある条件をよく読んで適切なけた数で解答すること。構造式は，問題に現れる構造式にならって記せ。必要ならば，次の数値を用いよ。原子量：H：1.0，C：12，O：16，Cu：64，Zn：65。アボガドロ定数：6.0×10^{23}/mol。

1. 次の文を読み，下記の問い(問 1 ～問 3)に答えよ。

　近年，LED や LCD 等の光電子デバイスの開発利用が目覚ましいが，光電子デバイスでは発光部から光を取り出すために電極を透明にしなければならない。現在，透明電極として酸化インジウムスズ(ITO)という，第 ［ a ］ 周期 ［ b ］ 族の ［ c ］ 価の金属であるインジウム($_{19}$In)と第 ［ a ］ 周期金属のスズ(Sn)の，一種の混合酸化物材料が用いられている。インジウムは発見当初，イオンを含む溶液を高温で加熱したところ，［ ア ］ 反応が藍色(インジゴブルー)を呈色したことでその名がある。この可視光を透過する材料は，イオン結晶である酸化インジウム結晶に，やはりイオン結晶である酸化スズ(IV)を 10 ％ 程度混合して加熱成型することで得られる。酸化インジウムと酸化スズの反応の際に，いくらかの酸素分子が結晶から気化する。このとき，反応によって生じた電子はインジウムとスズの電気陰性度の関係からわかるように ［ A ］ イオンに吸収され，いくらかのイオンは ［ B ］ として存在する。この吸収された電子は，［ イ ］に強く引き付けられているわけではなく，金属結晶中の ［ ウ ］ 電子のように動きまわることができるので導電性が生じる。

　純粋な酸化スズ(IV)は，気体の塩化スズ(IV)と水蒸気を反応させて，(1)式のような熱化学方程式に基づいて合成することができる。

$$\text{SnCl}_4(気) + 2\,\text{H}_2\text{O}(気) = \text{SnO}_2(固) + 4\,\text{HCl}(気) - 10\,\text{kJ} \tag{1}$$

　また，塩化スズ(IV)(気)は，高温で熱分解し，スズ(液)と塩素(気)に分解する。その熱化学方程式は(2)式のとおりである。

$$\text{SnCl}_4(気) = \text{Sn}(液) + 2\,\text{Cl}_2(気) - 479\,\text{kJ} \tag{2}$$

　インジウムは希少金属元素であり，今後，利用が進むと価格が上昇する可能性が言われており，新しい透明導電性材料の開発が行われている。
①

問1 それぞれ，空欄 a ～ c に適する数字，空欄 A B に適する
   イオン式，空欄 ア ～ ウ に適する語句を答えよ。

問2 スズの融解には，7 kJ/mol の熱が必要である。また，水(気)および塩化水素(気)の生成熱
   は，それぞれ 242 kJ/mol，92 kJ/mol である。固体のスズの燃焼熱(固→固)を答えよ。

問3 下線部①の新規材料について，上記の原理に従って，その混合酸化物が透明導電性をもつ可
   能性がある X^{m+}/Y^{n+} イオン ($n > m$, $n + m$ が奇数) の二種類の金属イオンの適当な組み合
   わせを考えイオン式で答えよ。ただし，実際に透明導電性が発現するかどうかは問わない。

2. 次の文を読み，下記の問い(問 1 ～問 8)に答えよ。

　亜鉛(Zn)は，生体中の微量金属元素としては鉄に次いで多く存在する，生命には必須の元素である。その酸化物である酸化亜鉛(Ⅱ)は，硫化亜鉛(Ⅱ)を酸素とともに燃焼させ硫黄を除くことで得られる。しかし，この過程で生成する副生成物は有毒性の気体で，そのまま放出すると公害の原因になるので，水酸化ナトリウム水溶液のような塩基性水溶液に吸収させて除かなければならない。

　亜鉛の精製は酸化亜鉛(Ⅱ)を希硫酸に溶解しこの水溶液を，電圧を制御して電気分解する。陰極で亜鉛が析出し，陽極で　ア　が発生する。亜鉛は水素よりイオン化傾向が大きいのに亜鉛が電気分解で析出するのは，電極上での水素の生成が，大きな　イ　エネルギーを必要とし反応速度が遅いからである。十分高い電圧をかけたり，アルケンの水素付加反応でも　ウ　として用いられる白金を電極に用いて電気分解を行うと陰極で水素が生成する。他方，やはり亜鉛よりイオン化傾向が低い銅では状況が異なり，銅イオンを含む水溶液に過剰量の亜鉛粉末を加えてかくはんした後，沈殿をろ過・乾燥すると一種の合金である銅を含む亜鉛粉末をつくることができる。この粉末は非常に還元活性が高く有機化学でよく用いられる。

　酸化亜鉛(Ⅱ)の結晶構造はウルツ鉱型といい，図 1 の単位格子($a = b = 0.33 \times 10^{-9}$ m，$c = 0.52 \times 10^{-9}$ m，$\alpha = 60°$)に示すように，酸素が六方最密構造をしており，亜鉛は酸素から c 軸方向に $\frac{3}{8} \times c$ だけ移動してやはり六方最密構造を形成している。

　塩化亜鉛(Ⅱ)の水溶液は，塩の　エ　により難溶性の水酸化亜鉛(Ⅱ)を生成するので水溶液は弱酸性を示す。しかし，実際にはその水溶液の酸性度は予想される値より低い pH を示す。このように予想から外れるのは結合形成に伴うものである。このようなことは気体でもよく観察され，すべての実在気体は低温では理想気体ではなくなる。しかし，分子間力の違いから常温常圧(25 ℃，101 kPa)で気体の物質にも二種類存在し，比較的沸点の低い分子と比較的沸点の高い分子がある。

　生体中の亜鉛は，アルコールデヒドロゲナーゼのような酵素中に 4 配位の錯イオンのような構造で存在する。この酵素ではアミノ酸が配位子となり二つのシステインと一つのヒスチジンが亜鉛に配位していて，さらに基質であるアルコールのヒドロキシ基が配位することで反応が進行する。システイン配位子は H_2S，ヒスチジン配位子は NH_3，アルコールは H_2O を，それぞれ代わりとして使って書くと，錯イオン型分子[A]の生成は，

$$Zn^{2+} + 2H_2S + NH_3 + H_2O \rightarrow [A] + 2H^+ \tag{1}$$

と書ける。ただし，生成物[A]は分子全体の合計として，電荷をもたない。また，3 種類の配位子の酸としての電離定数は，それぞれ，$H_2S : 8.9 \times 10^{-8}$ mol/L，$NH_3 : 1.6 \times 10^{-30}$ mol/L，$H_2O : 2.0 \times 10^{-16}$ mol/L である。

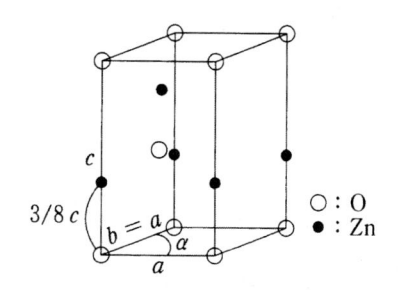

図1　ZnO の単位格子

問1　空欄　ア　～　エ　に適する物質名あるいは語句を記せ。

問2　(i)　下線部①の化学反応式を記せ。

　　　(ii)　下線部②の過程で水酸化ナトリウム水溶液を使う反応の化学反応式を記せ。

問3　銅を質量%で10％含む亜鉛—銅粉末を作りたい。アンモニア水で可溶化した 0.50 mol/L の塩化銅（Ⅰ）水溶液 100 mL に何 g の亜鉛粉末を加えればよいか。

問4　$\sqrt{3} = 1.7$ として固体の酸化亜鉛（Ⅱ）の密度（g/cm³）を求めよ。

問5　下線部③について，塩化亜鉛（Ⅱ）0.1 mol を水に溶解して 1 L の水溶液としたときの pH はいくらになると予想されるか。水酸化亜鉛（Ⅱ）の溶解度積 K_{sp} は 1×10^{-17} (mol/L)³ であるとする。

問6　下線部④の原因は，水溶性ではあるが水素イオン濃度を上昇させる陽イオンが生成するためである。生成する陽イオンをイオン式で記せ。

問7　(i)　下線部⑤のそれぞれの例をひとつずつ物質名で答えよ。

　　　(ii)　また，これら二種類の実在気体の性質の違いは，何が異なるために生じるのか 15 字以内で答えよ。

問8　(i)　配位結合は下記の例のように共有結合である。式(1)の生成物[A]の構造式を下記の例にならって記せ。

　　　(ii)　分子[A]中の亜鉛原子の酸化数を答えよ。

配位結合をもつイオン・分子の構造式の例：

$$H^+ + HBr \longrightarrow [H-Br-H]^+ \qquad Fe^{3+} + 6[N\equiv C]^- \longrightarrow \left[\begin{array}{c} \underset{\underset{C}{\overset{N}{\|}}}{} \\ Fe \end{array} \right]^{3-}$$

3. 次の文 I と II を読み，下記の問い（問 1 ～問 6 ）に答えよ。

I．化合物 A は，自然界に広く存在し，動植物の代謝過程で産生される。また，工業的にも，大規模に生産されており，多くの有機工業製品の原料として広い用途がある。実験室で化合物 A を使用する場合には，工業的に生産されたものを小分けした純度の高い市販品を利用することができる。化合物 A は，反応性の高いアルデヒド基を有すると同時に，沸点が 20.8 ℃と室温付近であるため，通常は冷暗所に保管しなければならない。長期間保管したあとに，試薬ビン内の成分を分析してみると，化合物 A のほかに，少量の化合物 B と化合物 C が不純物として生成していることがわかった。化合物 B は室温で安定な液体であるが，化合物 C（分子式：$C_8H_{16}O_4$）は不安定であり，化合物 C（ 1 分子）は徐々に化合物 A（ 1 分子）と化合物 B（ 1 分子）のみに分解する。化合物 A は，蒸留によって化合物 B および化合物 C から分離精製することができる。
　　化合物 B および化合物 C は，化合物 A のいくつかの分子が互いに反応して生成したものであり，ともに環状の構造を有する。これらの環状化合物が生成する反応は，平衡式(1)～(3)と関連しており，多段階で進行する。平衡式(1)：アルデヒド **1** のカルボニル基の炭素―酸素二重結合への水の付加反応が進行して化合物 **2** が生成する。平衡式(2)：カルボニル基に 1 分子のアルコールが付加すると化合物 **3** が生成する。平衡式(3)：アルコールが化合物 **3** と置換反応を起こすことにより化合物 **4** を生成する。ここで，化合物 **2** には二つのヒドロキシ基が存在することから，化合物 **2** は平衡式(2)あるいは平衡式(3)と同様の反応も起こすことができる。すなわち，少量の水が存在すれば，複数個のアルデヒド分子が互いに付加および置換反応を起こし，環状化合物を生成することができる。

Xは任意のアルキル基

　　化合物 B および化合物 C を分析したところ，分子構造として以下の二つの特徴があることがわかった。

(i)　化合物 B および化合物 C には，構造的に区別できないメチル基が，それぞれ，複数個存在する。

(ii)　化合物 B および化合物 C に存在する複数個の酸素原子は，いずれも構造的に区別ができない。

Ⅱ．化合物Ａに水酸化ナトリウム水溶液を作用させると2分子の化合物Ａが反応して化合物Ｄ（分子式：$C_4H_8O_2$）が生成する。化合物Ｄは，蒸留あるいは，希酸中で沸騰させると水が脱離し，炭素—炭素二重結合を有する化合物Ｅに変換される。化合物Ｄと化合物Ｅはフェーリング液と反応させると，いずれも赤褐色の沈殿が生じる。化合物Ｄは不斉炭素原子を持つが，化合物Ｅは不斉炭素原子を持たない。化合物Ｄはヨードホルム反応を示すが，化合物Ｅはヨードホルム反応を示さない。化合物Ｅには幾何異性体が存在するが，そのうち安定なトランス異性体が生成する。

問 1　化合物Ａの物質名を答えよ。

問 2　下線部①に関して，化合物Ａの沸点（20.8 ℃）は，ほぼ同じ分子量のエタノールの沸点（78 ℃）と大きく異なるが，その理由を 35 字以内で述べよ。

問 3　下線部③に関して，少量の水の存在下，化合物Ａのいくつかの分子が，互いに付加および置換反応を繰り返し起こして環状化合物となったものが化合物ＢとＣである。化合物ＢとＣの構造式を示せ。ただし，立体異性体を区別して考える必要はない。

問 4　化合物Ｄ，Ｅの構造式を示せ。ただし，化合物Ｄの立体異性体を区別する必要はない。

問 5　以下の分子の中で，ヨードホルム反応を示すものをすべて選び記号を答えよ。

問 6　下線部②に関して，化合物 A の蒸留を下図１のような実験装置を用いて行うことを考え
た場合，エタノール等の蒸留と比べて別段の配慮が必要である。必要な配慮２点について，
60 字以内で述べよ。

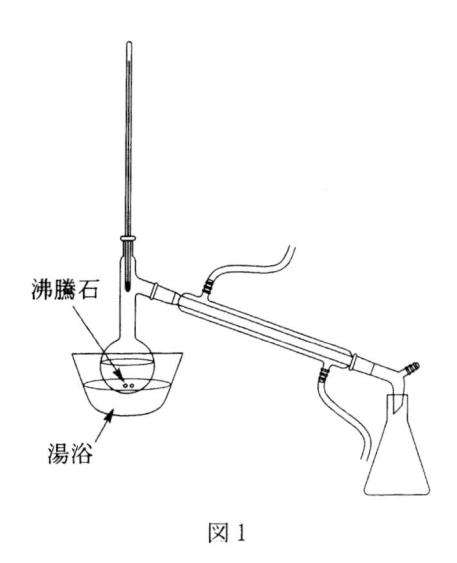

図 1

4. 次の問い（問 1 〜 問 2）に答えよ。なお，ベンゼン環の構造式は下に示すように表記せよ。

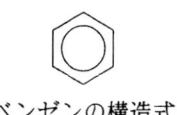

ベンゼンの構造式

問 1　化合物 A は C，H，O より成るベンゼン環を含む化合物で，その 30.5 mg を完全燃焼させると二酸化炭素 88.0 mg，水 22.5 mg を生じた。化合物 A の分子量は 200 以下である。化合物 A は水に溶けにくいが，水酸化ナトリウム水溶液にはよく溶ける。また，化合物 A の薄い水溶液に塩化鉄（Ⅲ）水溶液を加えると青紫色の呈色反応を示す。また，化合物 A のベンゼン環の水素原子を一つ塩素原子で置換した化合物には，2 種類の異性体が存在する。化合物 A の構造式として考えられるものをすべて示せ。

問 2　化合物 B はベンゼン環を含む組成式 C_6H_8O の分子量 250 以下の化合物で，光学異性体（鏡像異性体）を有する。化合物 B を水酸化ナトリウム水溶液と反応させた後に酸性にすると，ベンゼン環を含む化合物 C と，ベンゼン環を含まない化合物 D が得られる。化合物 C には光学異性体はない。化合物 C のベンゼン環の水素原子を一つ塩素原子で置換した化合物には，3 種類の異性体が存在する。また，化合物 C は水には少し溶けるにすぎないが，炭酸水素ナトリウム水溶液には気体を発生してよく溶解する。ベンゼン環を含まない化合物 D の構造式として考えられるものをすべて示せ。なお，不斉炭素原子は C＊で示せ。

生　物

問題　　　　　　　　29年度

1. 発酵と呼吸に関する各問いに答えよ。

Ⅰ. 解糖系は，8 ～ 9 種類の中間代謝産物を経てグルコース(C_6-1)がピルビン酸(C_3-6)に代謝される反応経路であり(図1)，乳酸発酵やアルコール発酵にも関与する。ある植物の解糖系，乳酸発酵，アルコール発酵に必要なすべての酵素(13 種類)のタンパク質をバイオテクノロジーの技術を用いて1つずつ作製し，氷冷下に保存した。各酵素溶液の一部を試験管に移し，基質と反応に必要な「金属などの無機物や有機物」を加え，25 ℃ で保温したところ30 分以上にわたり生成物がつくられ，各々が活性をもつことが確認された。そこで各酵素液を用いて以下の実験1 ～ 6を行った。なお，すべての実験において，上述の金属とともに無機リン酸とアルコール発酵に必要なチアミンピロリン酸を反応液に添加し，さらに緩衝液を加えて中性の条件で反応を開始した。また，各実験で使用した有機物A，有機物B，有機物Cは，図1の中間代謝産物やピルビン酸とは異なる物質である。

$$C_6-1 \rightarrow C_6-2 \rightarrow C_6-3 \rightarrow C_6-4 \rightarrow C_3-1a \rightarrow C_3-2 \rightarrow C_3-3 \rightarrow C_3-4 \rightarrow C_3-5 \rightarrow C_3-6$$

$$\searrow \quad \nearrow$$

$$C_3-1b$$

注：C_3，C_6 の数字は1 分子中の炭素数。

　　C_6-2，3とC_3-1a，1b，3，4，5はリン酸基を1つ，C_6-4とC_3-2は2つもつ。

―― 図1 ――

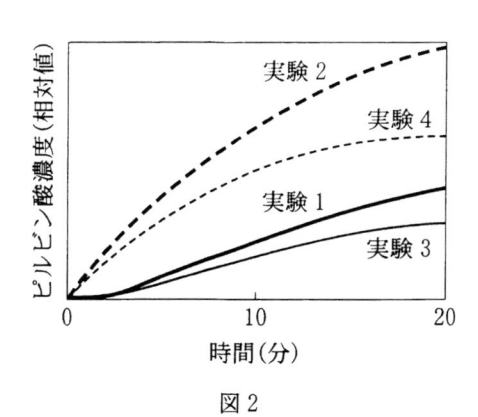

図 2

実験 1. 解糖系を構成するすべての酵素(10 種類)の溶液を混合後，グルコースを加え，さらに解糖系の酵素反応に必要な有機物A，有機物Bを添加後，25 ℃ に保温した。その結果，1 分以内にピルビン酸がつくられ，濃度が増加した(図2の太い実線)。

実験 2.　実験1と同じ反応液に有機物Cを追加して添加し，他はすべて同じ条件で反応させた。その結果，1分以内にピルビン酸がつくられ，濃度が増加した(図2の太い点線)。

実験 3.　実験1の反応条件の中で有機物Aの濃度だけを10％に減らし，他はすべて同じ条件で反応させた。結果は，図2の細い実線に示した。

実験 4.　実験2の反応条件の中で有機物Aの濃度だけを10％に減らし，他はすべて同じ条件で反応させた。結果は，図2の細い点線に示した。

実験 5.　解糖系，乳酸発酵，アルコール発酵を構成する13種類の酵素液を試験管内で混合後，実験1と同量のグルコース，有機物A，有機物Bを加え，25℃に保温した。その結果，1分以内に乳酸が検出され，10分後からエタノールがつくられ始めた。

実験 6.　実験5の反応液の中から有機物Bだけを除き，他はすべて同じ条件で反応させた。その結果，図1の中間代謝産物，ピルビン酸，乳酸，エタノールはどれもつくられなかった。

問 1.　下線部のバイオテクノロジーの技術では，大腸菌や酵母を用いて目的のタンパク質をつくる。この方法に関する以下の文章のア〜エの　　　　　に入る適切な語句を答えよ。

　　　大腸菌を使って他の生物のタンパク質をつくるには，まずそのタンパク質のアミノ酸配列に対応した塩基配列を含むDNAを用意する。次にそのDNAから　ア　を用いて必要な領域を切り出し，　イ　を使ってこれを　ウ　に組み込む。その後，この　ウ　を大腸菌に導入してタンパク質を発現させる。ただし，動植物の遺伝子をそのまま上述の方法で大腸菌内に移しても，大半の遺伝子は　エ　を含むため，翻訳の途上で1次構造が想定外のものとなる可能性が高い。

問 2.　実験1と実験2の結果(図2)を比較すると，前者よりも後者の方がピルビン酸濃度の増加率が高かった。この理由を説明する次の文章の　　　　　に入る適切な物質を図1から選び記号で答えよ.

　　　実験2では有機物Cを加えることで　　　　　以降の反応が促進され，実験1よりも効率的にピルビン酸が生成された。

問 3.　すべての実験の結果にもとづいて，有機物A，有機物B，有機物Cの名称を答えよ。

問 4.　実験5の結果を検証するため，緩衝液の緩衝作用を弱めた条件で同じ実験を行ったところ，乳酸は実験5と同じ時間経過で検出されたが，エタノールの生成は早まり，反応開始の3分後からつくられるようになった。これらの結果から，アルコール発酵が乳酸発酵よりも遅れて起こる理由を述べよ。

Ⅱ．酵母は乳酸発酵に必要な遺伝子を欠くが，遺伝子組換え技術によって<u>2 種類の遺伝子</u>を細胞内に導入して発現させたところ，好気的な環境での培養を維持しながら，効率的に乳酸が得られるようになった。すなわち，定期的に培地を交換することで，酵母を集めて破砕することなく，生成された乳酸の大半を培養液から回収できるようになった。またその際，酵母は良好に増殖し，細胞死などの異常は認められなかった。この遺伝子組換え酵母がどのような代謝経路を使ってグルコースを分解しているか調べるため，以下の 1）～ 4）の手順で実験を行った。

1）図 3 に示した容器を 2 つ用意し，一方の容器 A の副室には水，もう一方の容器 B の副室には水酸化カリウム溶液を入れた。

2）炭素栄養源としてグルコースだけを含む培地に遺伝子組換え酵母を懸濁した。

3）この酵母懸濁液 1 L をよく混ぜてから，容器 A と容器 B の各主室に半量ずつ入れた。

4）培養時の温度を 25 ℃ に制御した装置を利用して，両容器の酵母を同一の条件で同じ時間だけ培養した。

その結果，着色液の位置の移動量から算出した容器内の気体の体積は，容器 A において 28 mL 増加し，容器 B において 50.4 mL 減少した。また，培地のグルコースは両容器とも容器あたり 254 mg 消費された。

原子量は C＝12，H＝1，O＝16，気体 1 mol の体積は 22.4 L として各問いに答えよ。

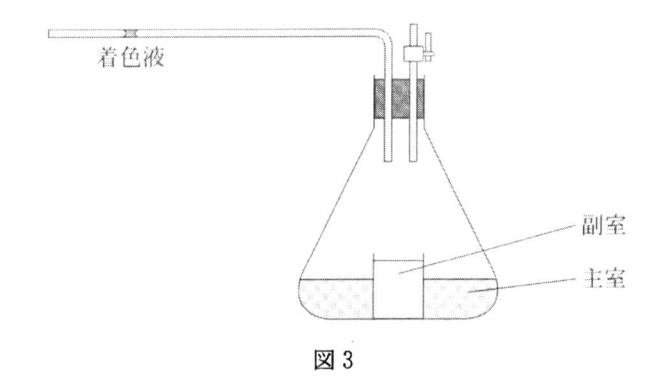

図 3

問 5.　下線部の 2 種類の遺伝子のうち，1 つはピルビン酸を乳酸に代謝する酵素の遺伝子である。もう一方の遺伝子によってつくられるタンパク質の機能を答えよ。

問 6.　この培養で発生した二酸化炭素は容器あたり何 mg か答えよ。

問 7.　呼吸によって減少したグルコースは容器あたり何 mg か答えよ。

問 8.　培養後の培地の乳酸濃度は最大何 mmol/L か。小数第 3 位を四捨五入して答えよ。

2. 生体防御に関する各問いに答えよ。

　ヒトの身体は，体内に侵入した異物を認識して排除する免疫のしくみによって守られている。免疫はその機構により，自然免疫と獲得免疫に分けられる。自然免疫では，好中球や　ア　がアメーバ運動により動き回り，体内に侵入した異物を食作用により消化・分解する。これらの細胞①は細胞膜上にいくつかの種類の　イ　をもつことで，ウイルスや細菌に特有の成分を認識している。感染部位においては，異物を取り込んだ　ア　などから情報伝達物質が分泌され，炎症②などの反応が起こる。一方，自然免疫で処理しきれなかった異物に対する生体防御として獲得免疫が機能する。獲得免疫には　X　性免疫と　Y　性免疫があり，その過程の概略を下図に示した。

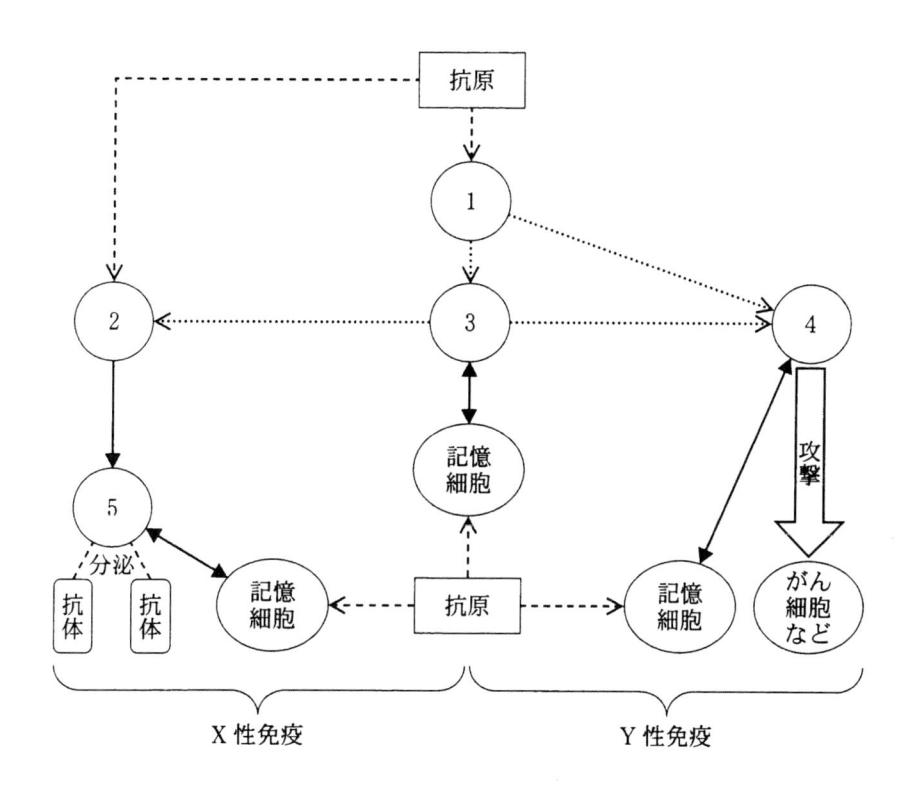

　（注）　説明書きのない矢印の意味は以下のとおり。

　　　　━━━━▶　細胞の分化や変化

　　　　┄┄┄┄▷　細胞間の情報伝達

　　　　－－－－▷　抗原刺激または抗原の取り込み

問 1.　文中のアおよびイの　□　に入る適切な語句を答えよ。

問 2.　下線部①において細胞の運動に関与する細胞骨格を答えよ。

問 3.　下線部②の食作用において消化・分解を行う細胞小器官の名称を答えよ。

問 4.　次のA～Eの文章のうち正しいものを選び記号で答えよ。

　　　A．自然免疫は脊椎動物に特有の現象である。

　　　B．自然免疫にはT細胞が必要である。

　　　C．自然免疫に抗体は関与しない。

　　　D．自然免疫ではウイルスに感染した細胞も除去される。

　　　E．自然免疫は2回目の感染の時に強く起こる。

問 5.　図中の1～4に該当する細胞の名称を1つずつ記入せよ。

問 6.　図中のY性免疫のYに入る適切な語句を解答欄Iに記入し，それと関係が深いものを次の
　　　A～Dからすべて選び解答欄IIに記号で答えよ。

　　　A．ツベルクリン反応

　　　B．不活化ワクチンによる予防接種

　　　C．血清療法

　　　D．臓器移植時の拒絶反応

問 7.　次の文章のアおよびイの　□　に入る適切な語句を記入せよ。

　　　抗体は病原体などの異種の抗原と結合することによってこれを　ア　する。また抗体が
　結合した抗原は　イ　などの細胞によって認識されやすくなり排除される。

問 8.　マウスの主要組織適合抗原(MHC)分子は第17染色体上にある5つの遺伝子群によってつく
　　られる。それぞれの遺伝子には多くの対立遺伝子が存在する。あるMHC遺伝子の組み合わせ
　　を持つ純系個体の雄に，それとは異なるMHC遺伝子の組み合わせを持つ純系個体の雌を交配
　　させて，次世代マウス(F_1)を得た。次にこれらの個体を用いて皮膚の移植実験を行った。次
　　のA～Eの実験のうち皮膚が生着するものをすべて選び，記号で答えよ。

　　　A．雄親の皮膚をF_1に移植した。

　　　B．雌親の皮膚をF_1に移植した。

　　　C．F_1の皮膚を雄親に移植した。

　　　D．F_1の皮膚を雌親に移植した。

　　　E．雄親の皮膚を雌親に移植した。

問 9.　次の文章の下線部の現象はどのような機構で起こるのか説明せよ。

　　　1つのB細胞は1種類の抗体しかつくらないため，体内には膨大な種類のB細胞が用意さ
　れている。ある抗原が体内に侵入すると，その抗原に対応するB細胞のみが増殖・分化して
　抗体をつくるようになる。

3. 感覚と学習に関する各問いに答えよ。

Ⅰ．ヒトは聴覚が正常であれば，20 Hz (注) の低音から 20000 Hz の高音までの範囲の音を聞き取ることができる。オージオメータを用いた一般的な聴覚の検査では，防音室でヘッドホンを装着した被験者に対して，周波数 125～8000 Hz の電子音を 0 ～100 デシベルの強さで断続的に繰り返し聞かせ，聞き取れた音の周波数と強さから聴力を判定する。3 名の成人男性 (被験者 A～C) の右耳を対象とした検査の結果から，各周波数において聞き取れた音の強さの最小値を求めて図 1 のグラフに示した。音の強さの目安については表にまとめた。

（注） Hz（ヘルツ）は音などの周波数の単位で 1 秒間の振動数を表す。

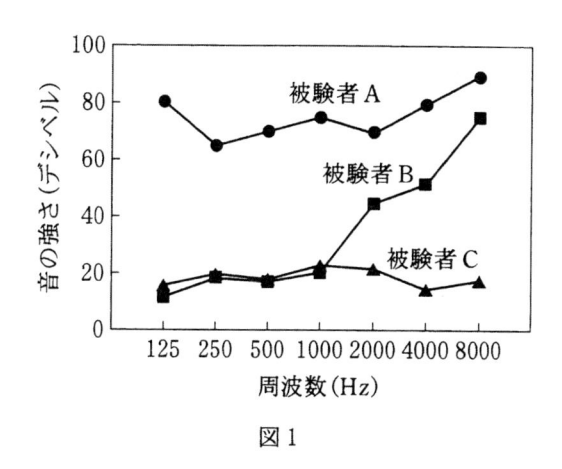

図 1

デシベル	音の強さの目安
100	電車通過時のガード下，自動車のクラクション
90	大声による独唱，騒々しい工場内，番犬の鳴き声
80	ピアノの音，窓を開けた地下鉄の車内
70	騒々しい街頭，掃除機の音
60	普通の会話，チャイム，時速 40 km で走る自動車の車内
50	エアコンの室外機，静かな事務所
40	静かな住宅地，深夜の市内，一般的な図書館
30	ささやき声，深夜の郊外
20	寝息，木の葉のふれあう音
10	呼吸音

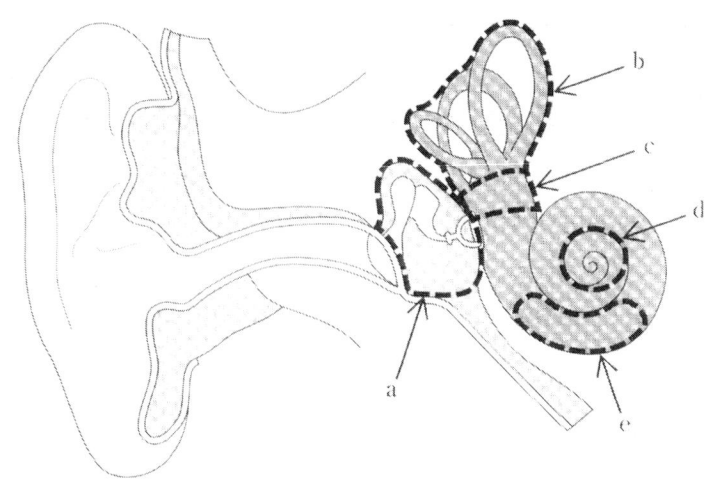

図2

問 1.　被験者A～Cの聴力を図1の結果にもとづいて分析し，何らかの異常があると判断される
　　　　場合，その内容を各被験者の欄に答えよ。特に異常が認められない場合は，「異常なし」と記
　　　　すこと。

問 2.　耳の内部の構造を示した図2の部位a～eの名称をそれぞれの解答欄に答えよ。また，各
　　　　部位が担う機能が損なわれることで生じる「感覚の異常」が問1で答えた被験者A～Cの異常
　　　　と一致する場合，該当する被験者の記号を解答欄の（　　　）内に記せ。

問 3.　聴覚に関する次の文章のアおよびイの　　　　　　　に入る適切な語句を答えよ。
　　　　　音波に出来する内耳の　　ア　　の振動は基底膜の振動に変換され，　　イ　　器の聴細
　　　　胞を興奮させる。この興奮は聴神経を介して聴覚中枢に伝達される。

Ⅱ．アメフラシは比較的単純な神経系をもつ無脊椎動物であり，外部からの刺激によって応答や行動が変化する。

　アメフラシの背中には海水や排泄物を排出するための水管と呼吸器のえらがあり，絵筆などで水管に接触刺激を与えると，防御のためえらの引き込み反射が起こる(図3)。ところがこの接触を繰り返すと徐々に応答が鈍る。すなわち，アメフラシの水管に連続10回触ると，えらの引き込み反射は数分間抑制されて起こらなくなる。また，この10回の接触刺激を数時間の間隔で4回以上繰り返すと，抑制期間が3週間程度まで延長する。こうした応答の変化を　ア　とよぶ。

　一方，このような　ア　を生じたアメフラシの尾部に強い電気ショックを与えると，上述の抑制が解除されてえらの引き込み反射が起こりやすくなり，尾への電気刺激を繰り返すとこの状態が長く持続する。この場合の応答の変化を　イ　とよぶ。

　さらに別の実験として，引き込み反射を起こさないようごく軽微にアメフラシの水管に触り，その直後のタイミングで尾に電気ショックを加える操作を何度か繰り返すと，きわめて効果的に応答が増強され，ごく弱い接触でもえらが強く引き込まれるようになる。

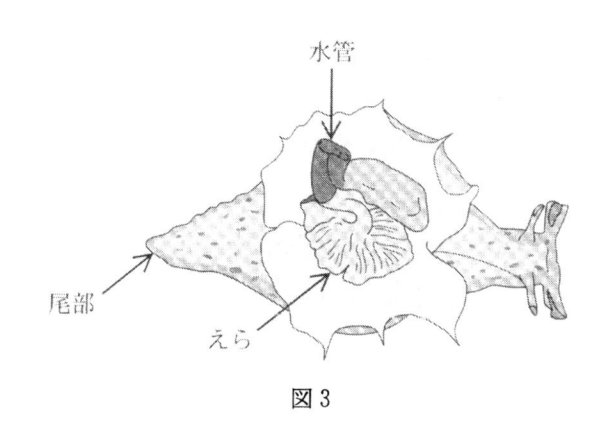

図3

問 4.　文中のアおよびイの　□　に入る適切な語句を答えよ。

問 5.　下線部①の現象を説明する記述として適切なものを次のA〜Eからすべて選び記号で答え
　　よ。ただし，記述中のaは水管の刺激を受容する感覚ニューロン，bはえらに引き込みの指
　　令を伝える運動ニューロンを意味する。

　　A．刺激を繰り返すとaからbに向けて放出される神経伝達物質の量が減少していく。

　　B．刺激を繰り返すとaの興奮に必要な膜電位の閾値が上昇していく。

　　C．刺激を繰り返すとab間においてシナプス小胞が開口する領域が縮小していく。

　　D．刺激を繰り返すとbがもつ電位依存性 K^+ チャネルの数が減っていく。

　　E．刺激を繰り返すとbの興奮に必要な膜電位の閾値が上昇していく。

問 6.　下線部②の現象を説明する記述として適切なものを次のA〜Eからすべて選び記号で答え
　　よ。ただし，記述中のcは尾の刺激を受け取る感覚ニューロンを意味し，aとbは問5と同
　　様とする。

　　A．cが繰り返し興奮するとaからbに興奮を伝達する領域が拡大していく。

　　B．cが繰り返し興奮するとaの興奮に必要な膜電位の閾値が低下していく。

　　C．cの興奮は介在神経を経由してaおよびbに影響を与える。

　　D．cが繰り返し興奮するとaからbに向けて放出される神経伝達物質の量が増えていく。

　　E．cが繰り返し興奮するとbの興奮に必要な膜電位の閾値が低下していく。

問 7.　「尾への電気刺激」を無条件刺激とみなして下線部③の現象の機構を説明せよ。

4. 植物の生殖に関する各問いに答えよ。

Ⅰ．被子植物は大小 2 種類の配偶子の接合により有性生殖を行う。受粉が成立すると花粉管は胚珠に向かって伸長を開始する。花粉管の先端が胚のうに到達すると，花粉管の中を移動してきた精細胞の 1 個が卵細胞と接合し受精卵ができる。この時もう 1 個の精細胞は中央細胞と融合する。このような受精の様式は ア 受精とよばれる。受精したそれぞれの細胞は種子の中に イ ，子葉， ウ ，幼根からなる胚と栄養組織である胚乳を形成する。

ある被子植物の胚のうの形成過程を調べるため，胚珠から様々な発達段階の「胚のう母細胞，胚のう細胞，または胚のう」を取り出し，1 つの胚珠から得られる核内 DNA の総量（全 DNA 量）を測定した。図 1 はその結果を発達段階の順に並べたものであり，a は G_1 期の胚のう母細胞を示しているが，成熟した胚のうである f の結果は表示していない。図 2 は成熟した胚のうの模式図である。また，この植物の根端細胞の G_1 期における染色体数は 12 本である。

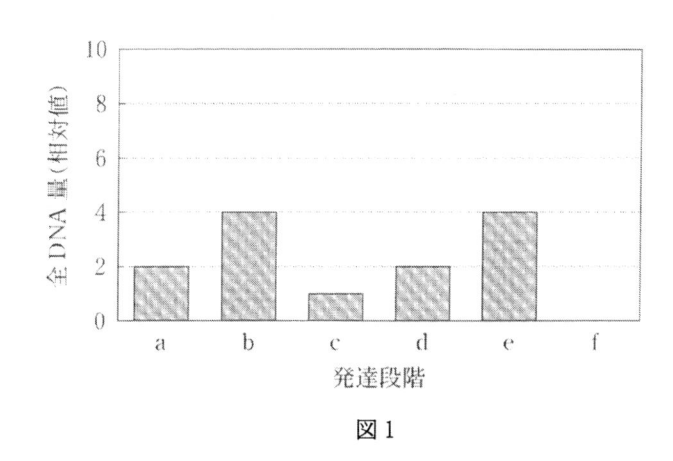

図 1

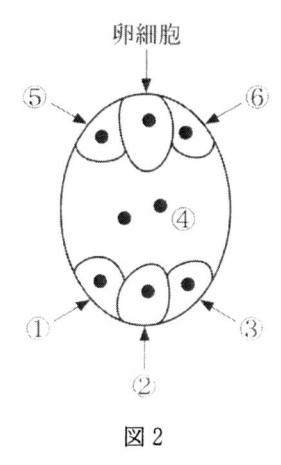

図 2

問 1.　文中のア～ウの　□　に入る適切な語句を答えよ。

問 2.　a の段階の細胞において核 1 個に含まれる染色体の総数を答えよ。

問 3.　b から c の段階で全 DNA 量が 4 分の 1 になった理由を述べよ。

問 4.　f の段階の胚のうに含まれる全 DNA 量を答えよ。

問 5.　図 2 の細胞①の核に含まれる DNA の本数を答えよ。

問 6.　次の A～E の文章から正しいものを選び記号で答えよ。

　　A．雄原細胞は生殖細胞である。

　　B．花粉四分子は配偶子である。

　　C．花粉管細胞が精細胞に分化する。

　　D．すべての種子植物は花粉管によって精細胞を運ぶ。

　　E．被子植物の花粉と胚のうはシダ植物の前葉体に相当する。

問 7.　次の A～E の文章から誤っているものをすべて選び記号で答えよ。

　　A．裸子植物の胚乳の核相は n である。

　　B．無胚乳種子は胚乳細胞を形成しない。

　　C．エンドウの種子は有胚乳種子である。

　　D．無胚乳種子では子葉が発達している。

　　E．受精した中央細胞は核分裂を繰り返した後，核の周辺に細胞膜を形成する。

Ⅱ．花粉管はめしべの花柱を通って胚のうに向かって伸長する。花粉管が胚のうに誘引されるしくみについて調べるため，胚のうが珠皮から外に裸出しているゴマノハグサ科のトレニアを用い次の実験1～4を行い，それぞれ結果を得た。

【実験1】花から胚珠を取り出し，培地上で伸長中の花粉管とともに培養した。その結果，胚珠の近くにある花粉管が胚珠に向かって伸長した。

【実験2】複数の胚珠を用意し，レーザーを用いて胚のう内にある4つの細胞（卵細胞および細胞④～⑥［前々頁(27ページ)図2]）を様々な組み合わせで破壊した。その後，それぞれの胚珠を実験1と同様に花粉管とともに培養し，花粉管が胚のうに誘引される頻度について調査し，結果を下表にまとめた。ただし，破壊した細胞は(×)，破壊せず残した細胞は(○)で表した。また，細胞①～③はすべての胚珠で破壊していない。

胚のうの状態	各細胞の状態（×破壊あり，○破壊なし）				誘引頻度(%)
	卵細胞	④	⑤	⑥	
破壊なし	○	○	○	○	98
1細胞破壊	×	○	○	○	94
	○	×	○	○	100
	○	○	×	○	71
2細胞破壊	×	×	○	○	93
	×	○	×	○	61
	○	×	×	○	71
	○	○	×	×	0

【実験3】胚のうを構成するある細胞で強く発現しているタンパク質Xを人工的に合成し，ゼラチンに混ぜてビーズ状に固めた。次にこのゼラチンビーズを培地上で伸長中の花粉管の近くに置いたところ，花粉管はゼラチンビーズの方向に伸長した。

【実験4】人工的に合成した「タンパク質X遺伝子のmRNAに選択的に結合する物質Y」を胚のうの中央細胞に注入し，その後，実験1と同様に培地上で伸長中の花粉管とともに培養したところ，ほとんどの花粉管は胚珠とは無関係の方向に伸長した。

問 8. 実験 1 と 2 の結果から導き出される結論として適切なものを次のA～Eからすべて選び記号で答えよ。

    A．卵細胞は花粉管の誘引に関与する。

    B．助細胞は花粉管の誘引に関与する。

    C．反足細胞は花粉管の誘引に関与しない。

    D．中央細胞は花粉管の誘引に関与しない。

    E．花粉管の誘引には少なくとも 2 種類の細胞が関与する。

問 9. 実験 1 ～ 4 の結果から導き出される結論として適切なものを次のA～Eからすべて選び記号で答えよ。

    A．物質 Y は細胞間を移動できる。

    B．助細胞がタンパク質 X を分泌する。

    C．花粉管の誘引伸長は化学傾性である。

    D．中央細胞がタンパク質 X を合成する。

    E．胚のう内でタンパク質 X を合成する細胞は 1 つである。

問10. 次の文章中のア～ウの　　　　に入る適切な語句を記入せよ．

    トレニアとアゼトウガラシはともにゴマノハグサ科に属する近縁種であるが，トレニアの花粉管はアゼトウガラシの胚珠に誘引されず，アゼトウガラシの花粉管もトレニアの胚珠に引き寄せられない。タンパク質 X のアミノ酸配列を比較すると近縁種の間でも配列全体の 10 ％ 以上に違いがあり，このタンパク質の　ア　の速度は速いと考えられる。また，トレニアの花粉管をトレニアのタンパク質 X とともに培養すると，花粉管の細胞膜にタンパク質 X が結合するようになるが，他種の花粉管との培養ではそうした結合を認めないため，トレニアのタンパク質 X は他種の植物のタンパク質 X に対する　イ　とは結合できないと考えられる。これらの結果から，被子植物の生殖において，タンパク質 X は　ウ　の配偶子間の受精を促すと推定される。

英　語

解答　29年度

I

〔解答〕

(A)　away　　(B)　janitor　　(C)　knelt (kneeled)

(D)　hold　　(E)　flew　　(F)　ends

〔出題者が求めたポイント〕

(A) fire away「何でも質問して下さい」通例、命令文で。

(B) janitor「用務員」

(C) kneel の過去形。knelt または kneeled

(D) I'll hold you to that. で「それ（約束）は、守ってね」という意味。

(E) fall「こける、倒れる」

(F) tie up a few loose ends「やりかけの仕事を片付ける」

〔全訳〕

(A) 学生：質問していいですか。

　　先生：何でも質問してください。

(B) アダム：聞いても良いかな、ロブは何をして生活しているの？

　　ベス：彼は学校で働いている用務員よ。教室、廊下、階段やトイレを掃除しているわ。

(C) テッド：何時痛みに気づきましたか。

　　リン：最初、お祈りをするために跪いたとき、右足首にかすかな痛みを感じました。

(D) アイザック：ヴィクター、昨日行けなくてごめん。今度の火曜日は君のエッセイ手伝うこと約束するよ。

　　ヴィクター：了解。それは、守ってね。

(E) メアリー：自分の赤ちゃんがこけるのを見たとき、彼女はすぐに赤ちゃんのところへ飛んで行ったし、彼女の夫もそうしたわ。

　　ジェーン：そこに彼らがいて良かったわね。

(F) ルース：ホワイトさんと連絡とらないの？

　　ジェフ：いいや。プロジェクトに関するやりかけの仕事いくつかを終わらせた後、彼に電話するよ。

II

〔解答〕

(1)　B　　(2)　D　　(3)　C　　(4)　D　　(5)　B

〔出題者が求めたポイント〕

(1) send for ～「～ を呼び寄せる」

(2) glare at ～「～ を睨む」。have it in for ～「～に恨みを持っている」

(3) in a little while「間もなく」。be by「そばにいる」

(4) get out and about「外に出て動き回る」

(5) bamboo shoots「筍」

〔全訳〕

(1) カギを持っている警備員を呼んでもらえますか。

(2) パットがトムを睨んでいるのを見たとき、私は彼女がトムに恨みを持っているのに気づいた。

(3) 看護婦が間もなく咳のクスリを持って来ます。

(4) 痛みにもかかわらず、彼はほぼ毎日外に出かけて動き回ってきた。

(5) 筍はセルロースの含有が多いので、食欲を促進し便秘を予防する。

III

〔解答〕

(1)　C　　(2)　B　　(3)　D　　(4)　A　　(5)　C

(6)　D

〔出題者が求めたポイント〕

(1) not the least of ～「～ の主要なもの」。come with ～「～ に付属する」

(2) be true to ～「～ に忠実である」

(3) raven wings「漆黒の翼」

(4) hurtful「傷つける」。concern for ～「～ に対する気遣い」

(5) from then on「その後ずっと」。have all the makings of ～「～ になる全ての素質がある」

(6) what we make it「我々がそれを人生にするもの」が直訳

〔全訳〕

正解文の和訳

(1) その邸宅にはいくつか長所があったが、その主要なものは付属する家具であった。

(2) あなたの中にある最善のものに、絶えず忠実であらねばならない。

(3) 我々は、漆黒の翼を持ちそれを広げているふりをしよう。

(4) どれはど私があなたを傷つけても、あなたは私に気遣いを示し続けてくれる。

(5) その時以降、甥の中に偉大な独裁者になる全ての素質があることを私は知った。

(6) 人生とは、一部は自分で作るものであり、一部は自分が選ぶ友人によって作られるものである。

IV

〔解答〕

問1

(1) our world

(2) (countless thousands of) novel substances

問2　D

問3　3

〔出題者が求めたポイント〕

問1

(1) 既出の単数名詞を探すが、そもそもこの文章のテーマが「世界のプラスチック化」

(2) 既出の複数名詞を探す

問2　挿入文「それはまた、進んで妥協をし、現実世界の対立に直面しようという姿勢を示している」の、「それ」は、全文の the movement's work を指し

ている。そして、この文の後に「現実世界の対立に直面」する具体例として DDT が来ているので、D に入れるのが適切

問3
〔全訳〕
　急速なプラスチック化ほど、今日の世界の家畜化をよりよく例証するものはたぶんない。プラスチックはあらゆる場にある。最深の海溝にペットボトルが大量の吹きだまりとなって静かに堆積している。潜水艇は、北極冠氷の下１マイルの海底上に、ビニール袋が不気味に浮かんでいるのを写真に撮ってきた。他の海域では、海底１ヘクタールにわたって１万もの人工物の散乱が発見されている。海からやって来たプラスチックがこなごなになり海岸に堆積する。英国プリマスの近くの海岸で採集した砂のサンプルは、目方で 10 パーセントのプラスチック粒子を含んでいた。
　離島では、海鳥の数がプラスチックゴミによって激減しつつある。太平洋のミッドウェイ環礁では、アホウドリが毎年合計５トンのプラスチックをひな鳥に食べさせていると見積もられ、結果として毎年、50 万羽のひな鳥のうち 20 万羽が、脱水症や胃穿孔や飢餓のために死ぬ。野生生物監視人がひな鳥の胃の中に典型的に発見するものは、タバコのライター、歯ブラシ、注射器、おもちゃの兵士、レゴそしてあらゆる種類の物品である。「環礁は、腐乱した遺骸、つまり、瓶のキャップ、プラスチックの恐竜、チェッカー駒、蛍光ペン、香水瓶、釣り糸そして小さい発泡スチロールボールからなるカラフルな山を取り巻く、羽根や骨のぞっとするような渦で汚染されている」と、来訪したジャーナリストは報告した。
　プラスチックの問題は、有毒廃棄物一般と同様、人工的に製造されたポリマーを生物的に分解する方法を、自然界が持たないことである。今人間はこれまで地上に見られたことのない、無数の新たな物質を発明し、そしてそれを自然界に放出している。その多くは、初回通過においては完全に無害に見える。しかし、地上であれ海中であれ、それが食物連鎖に入ると、事態は全く異なることが分かる。我々が生み出す毒物には、水銀のように自然発生するものがある。しかし人間活動はこうした毒を、他の種にとって、そして究極的には我々自身にとっても、潜在的に非常に害になるかたちで集め濃縮する。
　かなりの程度、現代の環境運動は毒物に対する懸念から生まれた。レイチェル・カーソンの画期的な書籍『沈黙の春』は、DDT のような農業殺虫剤の無慈悲な散布に注意を向けさせた。そしてそれが食物連鎖の上部にある、散布対象になっていない種に対して悪影響を及ぼすことを彼女は示した。グリーンピースや WWF（世界自然保護基金）を含めた多くの環境保護団体は、有毒化学物質の影響調査とその適切な規制キャンペーンに数十年を費やしてきた。私はここではこれら環境団体と論争するつもりはない。これら運動の働きは概して実際的で効果があった。それはまた、進んで妥協をし、現実世界の対立に直面しようという姿勢を示している。例えばDDT は、マラリアをコントロールするのに重要である。

だから、DDT の農業使用を禁止にする国際規制も、蚊の数を抑制するのに必要な利用は許している。これは、環境保護団体が理性的に支持している例外である。

V
〔解答〕
問1　(a) 4　(b) 1　(c) 3　(d) 2
問2　⑴ 1　⑵ 3
問3　女性をきちんと扱い、就労の機会を与えれば、出生率は低下するということ。
問4　3
問5　アメリカでエイズと診断される患者の数は、1995 年までに約 27 万人にまで増えるだろうと予測したとしても、この予測はあまり適切な予測ではなかっただろう。というのも、残念なことにその予測数値は低すぎたからだ。
〔出題者が求めたポイント〕
問1
(a) result from ～「～ から生じる」
(b) be concerned about ～「～ のことを心配する」
(c) issue ～「～ を出す」
(d) diagnose ～「～ を診断する」
問2
⑴ culprit「犯人」。 cause「原因」。outcome「結果」。subordinate「部下」。victim「犠牲者」
⑵ myriad「無数の」。inflexible「頑固な」。inherent「固有の」。innumerable「無数の」。intangible「無形の」
問3　this が指すのは、if you treat women decently and give them job opportunities, the fertility rate goes down の部分
問4
選択肢訳
1. 1940 年代、ロンドンの通りは馬の馬糞で９フィート埋っていた。
2. William Petty 卿は産業革命が起こることを極めて正確に予測していた。
3. Paul と Anne Ehrlich は 1970 年代に飢餓がはびこると予測した。
4. 補外法は、人口成長研究の分野では、めったに問題を引き起こさない。
5. 1980 年には、世界でたった 99 人のエイズ患者しかいなかった。
問5
〔全訳〕
　補外法（既知のことから未知のことを推理すること）は、予測をするための基本的な、通常あまりにも基本的な方法だ。それは、現在の傾向が未来に向けて無限に続くという仮説に基づく。よくある予測の失敗のいくつかは、この仮説をあまりにも自由に使用することから生じてきた。
　例えば 20 世紀の変わり目に、多くの都市計画者は、馬が引く馬車の使用の増加とその主な汚染物質である馬糞のことを心配した。この問題にどっぷり浸かり、ある

作家はロンドンの『タイムズ』誌上で、1940 年代までにロンドンのすべての通りは、これ（馬糞）に 9 フィート埋め尽くされるだろうと予言した。幸いなことに約 10 年後、ヘンリー・フォードがモデル T（自動車）の試作品を生産し始め、この危機は回避された。

　補外法はまた、人口増加に関連するいくつかの予測ミスの犯人であった。世界人口の増加を予測しようとするおそらく最初の真剣な努力は、1682 年英国の経済学者 William Petty 卿によってなされた。当時、人口統計は広く入手可能ではなかった。そして Petty は、17 世紀における人口増加率は相当鈍いということを「非常に正確に」推測するべく、大いに革新的な研究を多く行った。しかし、彼が間違っていたのは、事態は常に同じままであると推測したことであり、その予測が、地球人口は 2012 年に 7 億を少し越えるくらいだろうと示唆したことだ。1 世紀後産業革命が始まり、人口はより速い率で増加し始めた。実際の世界人口は 2011 年後半に 70 億を越えたが、これは Petty の予測よりほぼ 10 倍多い。

　スタンフォード大の生物学者 Paul R. Ehrlich とその妻 Anne Ehrlich による、物議を醸した 1968 年の本『人口爆弾』は逆のミスをした。つまり、1970 年代には何億人もの人が飢餓で死ぬだろうと全く誤って予測したのだ。この予測ミスの原因は、自分たちの主張に注目を集めようとして、最後の審判日の筋書きに焦点を当てようとする Ehrlich の傾向も含めて数多くある。しかし、ひとつの大きな問題は、1960 年代のフリー・ラブ時代における記録的な高出生率が永久に続くと想定していたことであり、これは、扶養する必要のある人間が増え続けるだろうということを意味していた。「私が『人口爆弾』を書いたとき、性と子供に対する我々の興味はあまりにも強いので、我々が家庭規模を変更するのは難しいだろうと思った」と、Paul Ehrlich は私との短いインタビューで語った。「もし女性をきちんと扱い、仕事の機会を与えれば、出生率は下がるということを我々は発見したのです」。当時、このような単純な仮説を立てていなかった他の学者も、このことに気づいた。1960 年代 70 年代にアメリカが出した人口予測は一般に、30 ないし 40 年後人口がどうなっているものかを予測するという良い仕事をした」。

　補外法は、人口増加や病気を含む様々な分野において大きな問題を引き起こす傾向にある。というのも、こうした分野では、あなたが研究したい数量が幾何級数的に増大するからだ。1980 年代初頭、アメリカでエイズと診断された患者の累積数が幾何級数的に増加していた。1980 年には患者は 99 人だった。そして 1981 年には 434 人だった。そして 1984 年には、最終的に 11,148 人になった。当時ある学者がやったように、この数字を表にし、将来のパターンを推定することが出来る。そうすることで、アメリカでエイズと診断される患者の数は、1995 年までに約 27 万人にまで増えるだろうという予測が生まれた。これはあまり適切な予測ではなかっただろう。というのも、残念なことにそれは低すぎたからだ。実際のエイズ患者の数は 1995 年までに 560,000——つまり予測の 2 倍以上になったのだ。

VI
〔解答〕

What makes me bored with talks about family members is that they are usually boasts, complaints, or frustrations, thus getting nowhere.

〔別解〕

Talking about your family members is boring because you end up boasting, complaining, or grumbling about them, which is quite unproductive.

数　学

解答

29年度

1

〔解答〕

(1) (ア) $\dfrac{1}{216}$　　(イ) $\dfrac{1}{18}$

(2) (ウ) 7　　(エ) 21

〔出題者が求めたポイント〕

(1) ルールの複雑な場合の数

　a, b, c は1から6の自然数になっていることから、すべて書き出してもあてはまるパターンがそれほど多くないことがわかる。

(2) 内心, 内接円の性質

〔解答のプロセス〕

(1)(ア) 得点が5点となるのは,
$$a+b+c=5,\ a+b<c$$
を満たすとき, これを満たす$(a,\ b,\ c)$の組は
$$(a,\ b,\ c)=(1,\ 1,\ 3)$$
のみである。
$$\therefore\ \frac{1}{6^3}=\frac{1}{216}$$

(イ) $a+b<c$をみたす場合, $(a,\ b,\ c)=(1,\ 1,\ 3)$が得点が最も小さく, 5点となる。

$a+b\geqq c$をみたす場合, $(a,\ b,\ c)=(1,\ 1,\ 1)$が得点が最も小さく6点となる。

よって最低点は5点であり,5〜8点となる(a,b,c)をすべて書き出すと,

5点：(1, 1, 3)

6点：(1, 1, 4), (1, 1, 1)

7点：(1, 1, 5), (1, 2, 4), (2, 1, 4)

8点：(1, 1, 6), (1, 2, 5), (2, 1, 5)
　　　(1, 1, 2), (1, 2, 1), (2, 1, 1)

よって, $\dfrac{12}{216}=\dfrac{1}{18}$

(2) 内接円の中心をI, AB, BC, CA と内接円との交点をそれぞれ D, E, F とすると
$$BC=BE+CE,\ IE=2$$

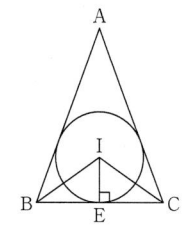

ここで,
$$\tan^2\angle IBE=\tan^2\frac{\angle ABC}{2}=\frac{1}{\cos^2\dfrac{\angle ABC}{2}}-1$$
$$=\frac{2}{1+\cos\angle ABC}-1$$
であるから, $\tan\angle IBE=\sqrt{\dfrac{2}{1+\dfrac{3}{5}}-1}=\dfrac{1}{2}$

ゆえに, $\tan\angle IBE=\dfrac{EI}{BE}=\dfrac{1}{2}$ より, $BE=4$

同様に, $CE=3$, 以上から, $BC=7$

さらに, $\tan^2\angle IAD=\dfrac{2}{1+\cos\angle BAC}-1$ で,
$$\cos\angle BAC=-\cos(\angle ABC+\angle BCA)$$
$$=-(\cos\angle ABC\cdot\cos\angle BCA-\sin\angle ABC\cdot\sin\angle BCA)$$
$$=-\left(\frac{3}{5}\cdot\frac{5}{13}-\frac{4}{5}\cdot\frac{12}{13}\right)=\frac{33}{65}$$
であることから,
$$\tan\angle IAD=\frac{4}{7}\qquad\therefore\quad AD=AF=\frac{7}{2}$$
よって, $\triangle ABC=\dfrac{1}{2}\cdot 2\cdot\left(\dfrac{13}{2}+\dfrac{15}{2}+7\right)=21$

2

〔解答〕

(1) $f(x)=\begin{cases}(1-m)x+e\log m & \left(x<\dfrac{e}{m}\right)\\[2mm] (m+1)x-2e\log x-e\log m & \left(\dfrac{e}{m}\leqq x\leqq e\right)\\[2mm] (m-1)x-e\log m & (e<x)\end{cases}$

$$a=\frac{2e}{m+1}$$

(2) $\displaystyle\lim_{m\to\infty}S(m)=e^2$

〔出題者が求めたポイント〕

絶対値を含む定積分

一見式は複雑に見えるが, セオリーに則って解くとすんなり解ける。

〔解答のプロセス〕

(1) (i) $mx<e$, すなわち $x<\dfrac{e}{m}$ のとき
$$f(x)=\int_x^{mx}\frac{-t+e}{t}dt$$
$$=\int_x^{mx}\left(-1+\frac{e}{t}\right)dt$$
$$=\Big[-t+e\log t\Big]_x^{mx}$$
$$=(1-m)x+e\log m$$

(ii) $x\leqq e\leqq mx$, すなわち, $\dfrac{e}{m}\leqq x\leqq e$ のとき
$$f(x)=\int_x^e\frac{-t+e}{t}dt+\int_e^{mx}\frac{t-e}{t}dt$$
$$=\Big[-t+e\log t\Big]_x^e+\Big[t-e\log t\Big]_e^{mx}$$
$$=(m+1)x-2e\log x-e\log m$$

(iii) $e<x$のとき

$$f(x) = \int_x^{mx} \frac{t-e}{t} dt$$

$$= \Big[t - e\log t \Big]_x^{mx} = (m-1)x - e\log m$$

$m > 1$ であるから，

$f(x) = (1-m)x + e\log m$ は単調減少，

$f(x) = (m-1)x - e\log m$ は単調増加である。

$f(x) = (m+1)x - 2e\log x - e\log m$ について

$f'(x) = (m+1) - \dfrac{2e}{x} = 0$ を解くと，$x = \dfrac{2e}{m+1}$

$m > 1$ であるので，$\dfrac{e}{m} < \dfrac{2e}{m+1} < e$ が成り立つから，

増減表は下のようになる

x		$\dfrac{e}{m}$		$\dfrac{2e}{m+1}$		e	
$f'(x)$	$-$		$-$	0	$+$		$+$
$f(x)$	↘		↘		↗		↗

増減表から，最小値を与える $x = a$ は $\dfrac{2e}{m+1}$

$$\therefore \quad a = \frac{2e}{m+1}$$

(2) $(e, f(e))$ における接線は，$y = (m-1)x - e\log m$
である

$$\therefore \quad S(m) = \int_a^e \{(m+1)x - 2e\log x - e\log m\}$$
$$- \{(m-1)x - e\log m\}$$

$$= \int_a^e (2x - 2e\log x) dx$$

$$= \Big[x^2 - 2ex(\log x - 1) \Big]_a^e$$

$$= \Big(e^2 - \frac{4e^2}{(m+1)^2} \Big) - \Big\{ -2e\frac{2e}{m+1}$$
$$\Big(\log\frac{2e}{m+1} - 1 \Big) \Big\}$$

$$= \frac{m^2 + 2m - 3}{(m+1)^2} e^2 +$$
$$\frac{4e^2}{m+1} \{\log 2 - \log(m+1)$$

$$= \frac{(m+3)(m-1)}{(m+1)^2} e^2 + \frac{4e^2\log 2}{m+1}$$
$$- 4e^2 \cdot \frac{\log(m+1)}{m+1}$$

$$\therefore \quad \lim_{m \to \infty} S(m) = \lim_{m \to \infty} \Bigg\{ \frac{\Big(1+\frac{1}{m}\Big)\Big(1-\frac{1}{m}\Big)}{\Big(1+\frac{1}{m}\Big)^2} e^2 + \frac{4e^2\log 2}{m+1}$$

$$- 4e^2 \frac{\log(m+1)}{m+1} \Bigg\}$$

$$= e^2$$

3

〔解答〕

(1) $2p-1$ 個

(2) $2p-2$ 個

〔出題者が求めたポイント〕

整数問題

「素数」や「整数」の特徴を利用するのがポイント。

例えば整数は分数にしたときにわり切れる＝分子が分母の倍数となる，などに気づけば（整数）＝（分数式）として a，b，c，p を絞り込めばよいことがわかる。

〔解答のプロセス〕

(1) $a(ab - p^2) = c^2$ を変形して

$$p^2 = \frac{a^2b - c^2}{a} = ab - \frac{c^2}{a}$$

p^2，ab は整数なので，$\dfrac{c^2}{a}$ も整数である。

すなわち，c^2 は a の倍数である。

a が素数であるので，c は a の倍数である。

$a(ab - p^2) = c^2$ を変形して，

$$b = \frac{c^2 + ap^2}{a^2} = \frac{c^2}{a^2} + \frac{p^2}{a}$$

b は整数で，$\dfrac{c^2}{a^2}$ も整数となるから，$\dfrac{p^2}{a}$ も整数である。

p は素数なので，p^2 の約数は 1，p，p^2 のみであるから，a の値もこのいずれかである。ただし，a も素数なので，$a = p$ である。

c は $a = p$ の倍数であるから，自然数 n を用いて，$c = np$ と表わせる。よって，

$$b = \frac{n^2p^2}{p^2} + \frac{p^2}{p} = n^2 + p, \quad b \leq 2c \leq 2np$$

$$\therefore \quad n^2 + p \leq 2np$$

これを n について解くと，

$$p - \sqrt{p^2 - p} \leq n \leq p + \sqrt{p^2 - p}$$

ここで，$\sqrt{(p-1)^2} < \sqrt{p^2 - p} < \sqrt{p^2}$ であるから，

$$0 < p - \sqrt{p^2 - p} < 1, \quad 2p - 1 < p + \sqrt{p^2 + p} < 2p$$

$\therefore \quad 1 \leq n \leq 2p-1$ となり，n は $1 \sim 2p-1$ の自然数をとる。

p 1 つに対して a 1 つが対応し，n は $2p-1$ 個存在する。

n 1 つに対して b，c は 1 つに定まるので，(a, b, c) の組は $2p-1$ 通り存在する。

(2) $(a, b, c) = (p, n^2 + p, np)$

(a, b, c) が互いに素であるためには，c が a の倍数であることから，a と b，b と c が互いに素であることを示せばよい。

$b = n^2 + p$ が $a = p$ と互いに素でないときは n が p の倍数のときである。$1 \leq n \leq 2p-1$ であるから，$n = p$ のときのみである。

$b = n^2 + p$ と $c = np$ が互いに素でないときは，b と p が互いに素であることを考えると，b と n が互いに素でないとき，すなわち p が n と互いに素でないときである。これは b と p が互いに素であることに矛盾する。

以上から，$1 \leqq n \leqq 2p-1$ をみたす自然数の中で，(a, b, c) が互いに素でないのは $n=p$ のときのみであるから，$2p-2$ 個

4

〔解答〕

(1) $l = \sqrt[3]{1+\delta^3}$

(2) $\alpha = \delta - \sqrt[3]{1+\delta^3}$

$$\beta = \left(\frac{\sqrt[3]{1+\delta^3}}{2} + \delta\right) - i\frac{\sqrt{3}\sqrt[3]{1+\delta^3}}{2}$$

$$\gamma = \left(\frac{\sqrt[3]{1+\delta^3}}{2} + \delta\right) + i\frac{\sqrt{3}\sqrt[3]{1+\delta^3}}{2}$$

〔出題者が求めたポイント〕

複素数平面

(1) 「外接円の半径を求める」ならば，手法がいくつかある（例えば正弦定理）ので，正しい解法にいかに早く着手できるかにかかっている。

(2) △ABC の重心 D を O に平行移動した △A′B′C′ をイメージすると解きやすい。

〔解答のプロセス〕

(1) △ABC は正三角形なので，重心 D と外心は一致する。

ゆえに $z = \alpha - \delta$ とすると $|z| = l$ である。

また $\omega = \cos\frac{2}{3}\pi + i\sin\frac{2}{3}\pi$ を用いて，

$\beta - \delta = \omega z$，$\gamma - \delta = \overline{\omega}z$ と表わされる。

$$\therefore \quad \alpha\beta\gamma = (z+\delta)(\omega z+\delta)(\overline{\omega} z+\delta)$$
$$= \omega\overline{\omega}z^3 + (\delta\omega\overline{\omega} + \delta\omega + \delta\overline{\omega})z^2$$
$$+ \delta^2(\omega\overline{\omega} + \omega + \overline{\omega})z + \delta^3 \quad \cdots(*)$$

ここで，$\omega\overline{\omega} = 1$，$\omega + \overline{\omega} = -1$ となるから，

$(*)\cdots \quad z^3 + (\delta - \delta)z^2 + \delta^2(1-1)z + \delta^3$

$= z^3 + \delta^3 = -1 \quad \therefore \quad z^3 = -1 - \delta^3$

$\delta > -1$ であるから，$-1-\delta^3 < 0$ で，実数である。

よって，$l = |z| = \sqrt{1+\delta^3}$

(2) z の偏角を θ とすれば，$(0 \leqq \theta < 2\pi)$

$$z = \sqrt[3]{1+\delta^3}(\cos\theta + i\sin\theta)$$

と表わせる。

ここで，$z^3 = (1+\delta^3)(\cos 3\theta + i\sin 3\theta) = -1-\delta^3$ であるから，$-1-\delta^3$ が実数であることから

$$\begin{cases} \cos 3\theta = -1 \\ \sin 3\theta = 0 \end{cases}$$

$$\therefore \quad 3\theta = (2n+1)\pi \quad \theta = \frac{2n+1}{3}$$

$0 \leqq \theta < 2\pi$ より，n の値は 0，1，2 のいずれかである。また，$n=0$，1，2 のときのそれぞれの $z+\delta$ の表す点は正三角形をなし，その重心は $D(\delta)$ である。すなわち，$z+\delta$ の表す点は A，B，C に対応する。

$n=0$ のとき

$$z+\delta = \sqrt[3]{1+\delta^3}\left(\cos\frac{\pi}{3} + i\sin\frac{\pi}{3}\right) + \delta$$

$$= \left(\frac{\sqrt[3]{1+\delta^3}}{2} + \delta\right) + i\frac{\sqrt{3}\sqrt[3]{1+\delta^3}}{2}$$

$n=1$ のとき $z+\delta = \sqrt[3]{1+\delta^3}\left(\cos\pi + i\sin\frac{\pi}{3}\right) + \delta$

$$= \delta - \sqrt[3]{1+\delta^3}$$

$n=2$ のとき

$$z+\delta = \sqrt[3]{1+\delta^3}\left(\cos\frac{5}{3}\pi + i\sin\frac{5}{3}\pi\right) + \delta$$

$$= \left(\frac{\sqrt[3]{1+\delta^3}}{2}\right) - i\frac{\sqrt{3}\sqrt[3]{1+\delta^3}}{2}$$

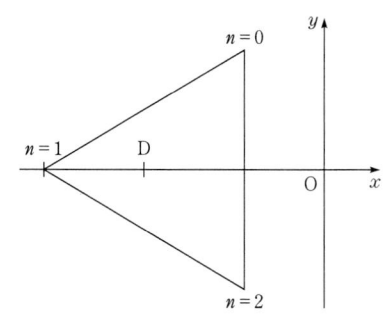

以上から，$n=0$，1，2 の表す点は図のように作図でき，

$$-\pi \leqq arg\alpha < arg\beta < arg\gamma < \pi$$

であることから，

A は $n=1$，B は $n=2$，C は $n=0$ に対応していることがわかる。

物　理

解答　　　　29年度

❶
〔解答〕

問1　$2d$　　問2　$\pm\dfrac{nh}{2d}$

問3　$\sqrt{2mE-\left(\dfrac{nh}{2d}\right)^2}$　　問4　$n<\dfrac{2d}{h}\sqrt{2mE}$

問5

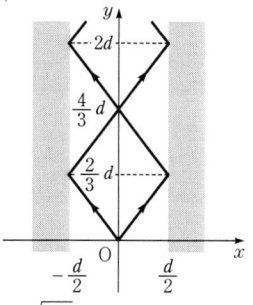

問6　$eB\sqrt{\dfrac{2E}{m}}$

問7　$R=\dfrac{\sqrt{2mE}}{eB}$,　$\omega=\dfrac{eB}{m}$

問8

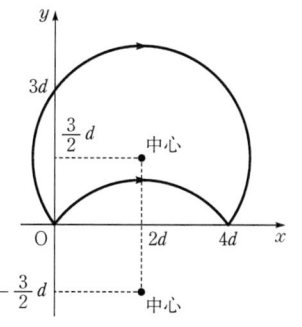

問9　$\dfrac{2p_{y,\,n}}{eB}$　　問10　d　　問11　$\dfrac{2p_{y,\,n}}{eB}l$

〔**出題者**が求めた**ポイント**〕
電子波の重ね合わせ，磁場中の電子の運動

〔**解答のプロセス**〕

問1　幅 d が電子波の波長 λ の $\dfrac{1}{2}$ 倍に相当するから

$$\dfrac{\lambda}{2}=d\quad\therefore\quad\lambda=2d\quad\cdots（答）$$

問2　第 n 横モードの電子波の波長を λ_n とおくと

$$n\cdot\dfrac{\lambda_n}{2}=d\quad\therefore\quad\lambda_n=\dfrac{2d}{n}$$

運動量が p の物質波の波長 λ は $\lambda=\dfrac{h}{p}$ より，x 方向の運動量 $p_{x,\,n}$ は

$$|p_{x,\,n}|=\dfrac{h}{\lambda_n}=\dfrac{nh}{2d}$$

x 方向の運動量は正負の 2 通りが考えられるから

$$p_{x,\,n}=\pm\dfrac{nh}{2d}\quad\cdots（答）$$

問3　電子の運動エネルギー E は

$$E=\dfrac{p_{x,\,n}{}^2}{2m}+\dfrac{p_{y,\,n}{}^2}{2m}$$

とかけるから

$$p_{y,\,n}{}^2=2mE-p_{x,\,n}{}^2=2mE-\left(\dfrac{nh}{2d}\right)^2$$

$$\therefore\quad p_{y,\,n}=\sqrt{2mE-\left(\dfrac{nh}{2d}\right)^2}\quad\cdots（答）$$

問4　y 軸方向の運動量をもつ条件は，$p_{y,\,n}{}^2>0$ より

$$2mE-\left(\dfrac{nh}{2d}\right)^2>0$$

$$\therefore\quad n<\dfrac{2d}{h}\sqrt{2mE}\quad\cdots（答）$$

問5　x 方向，y 方向の速度成分をそれぞれ v_x，v_y とすると

$$\left|\dfrac{p_{y,\,n}}{p_{x,\,n}}\right|=\dfrac{4}{3}\text{ のとき，}\ v_y=\pm\dfrac{4}{3}v_x$$

よって，原点 O から出発する電子の軌道は〔解答〕の図のようになる。

問6　電子の速さを v とすると

$$E=\dfrac{1}{2}mv^2\quad\therefore\quad v=\sqrt{\dfrac{2E}{m}}$$

よって，磁場から電子が受けるローレンツ力の大きさ F は

$$F=evB=eB\sqrt{\dfrac{2E}{m}}\quad\cdots（答）$$

問7　電子の円運動の方程式は

$$m\dfrac{v^2}{R}=evB$$

$$\therefore\quad R=\dfrac{mv}{eB}=\dfrac{\sqrt{2mE}}{eB}\quad\cdots（答）$$

また，$v=R\omega$ より

$$\omega=\dfrac{v}{R}=\dfrac{eB}{m}\quad\cdots（答）$$

問8　与えられた値のとき，原点 O から射出された電子の円運動の中心座標は $\left(2d,\ \pm\dfrac{3}{2}d\right)$ であり，軌道は〔解答〕のようになる。

問9　原点 O において，円の中心 C に向かうベクトル $\overrightarrow{OC}$ は運動量ベクトル $\vec{p}=(p_{x,\,n},\ p_{y,\,n})$ に垂直であるから，$\overrightarrow{OC}$ と x 軸のなす角 θ は $\vec{p}$ と y 軸のなす角に等しい。したがって

$$\cos\theta=\dfrac{p_{y,\,n}}{\sqrt{p_{x,\,n}{}^2+p_{y,\,n}{}^2}}$$

また，円の半径 R は

$$R=\dfrac{mv}{eB}=\dfrac{\sqrt{p_{x,\,n}{}^2+p_{y,\,n}{}^2}}{eB}$$

であるから，円の中心の x 座標 x_C は

$$x_C=R\cos\theta=\dfrac{p_{y,\,n}}{eB}$$

よって，電子が壁に初めて衝突する位置の x 座標 x_1 は

$$x_1 = 2x_C = \frac{2p_{y,\,n}}{eB} \quad \cdots (答)$$

問10　量子細線から飛び出す位置の範囲が

$$-\frac{d}{2} < x < \frac{d}{2} \text{ で，飛び出す方向は同じであるから，}$$

壁の A–B に初めて衝突する位置の範囲は

$$x_1 - \frac{d}{2} < x < x_1 + \frac{d}{2}$$

したがって，衝突する範囲の幅は d 　…(答)

問11　壁の A–B で弾性衝突した電子は，原点 O を飛び出したときと同じ速度で跳ね返るから，l 回目に衝突する位置の x 座標 x_l は

$$x_l = x_1 \times l = \frac{2p_{y,\,n}}{eB} l \quad \cdots (答)$$

2

〔解答〕

問1　$2.7 \times 10^7\ \Omega\cdot\mathrm{m}$　　問2　1.5×10^{10} 個/m^2

問3　1.9×10^4 個　　問4　1.8×10^{-16} J

問5　$5.4\ \mathrm{W}$

〔出題者が求めたポイント〕

細胞膜の電気抵抗

〔解答のプロセス〕

問1　膜の電気抵抗 R は，抵抗率を ρ，膜の厚さを L，面積を S とすると

$$R = \rho \frac{L}{S}$$

$$\therefore\ \rho = \frac{RS}{L} = \frac{0.20 \times 1.0}{7.5 \times 10^{-9}}$$
$$= 2.66\cdots \times 10^7$$
$$\fallingdotseq 2.7 \times 10^7\ [\Omega\cdot\mathrm{m}] \quad \cdots (答)$$

問2　1個の細孔の抵抗値 r は，液体の抵抗率を ρ_l，細孔の半径を a とすると

$$r = \rho_l \frac{L}{\pi a^2} = 0.15 \times \frac{7.5 \times 10^{-9}}{3.14 \times (3.5 \times 10^{-10})^2}$$
$$\fallingdotseq 2.92 \times 10^9\ [\Omega]$$

ここで，$1.0\ \mathrm{m}^2$ あたりの細孔の個数を N とおくと，r の抵抗が N 個並列につながって，$0.20\ \Omega$ の抵抗値になっていると考えられるから

$$\frac{r}{N} = 0.20$$

$$\therefore\ N = \frac{r}{0.20} = \frac{2.92 \times 10^9}{0.20}$$
$$\fallingdotseq 1.5 \times 10^{10}\ [個/\mathrm{m}^2] \quad \cdots (答)$$

問3　Na^+ 1個の電気量は e だから，電流 I が Δt の時間流れたときの Na^+ の個数 n は

$$n = \frac{I\Delta t}{e} = \frac{2.0 \times 10^{-12} \times 1.5 \times 10^{-3}}{1.6 \times 10^{-19}}$$
$$= 1.875 \times 10^4$$
$$\fallingdotseq 1.9 \times 10^4\ [個] \quad \cdots (答)$$

問4　$V = 6.0 \times 10^{-2}\ [\mathrm{V}]$ の電圧で I の電流が Δt の時間流れるから，消費されるエネルギー E は

$$E = VI\Delta t = 6.0 \times 10^{-2} \times 2.0 \times 10^{-12} \times 1.5 \times 10^{-3}$$
$$= 1.8 \times 10^{-16}\ [\mathrm{J}] \quad \cdots (答)$$

問5　脳全体で1秒間に開閉する Na^+ チャネルの個数 N_b は

$$N_b = 1.5 \times 10^{11} \times 2.0 \times 10^5 = 3.0 \times 10^{16}\ [個]$$

よって，脳全体での消費電力 P は

$$P = N_b E = 3.0 \times 10^{16} \times 1.8 \times 10^{-16}$$
$$= 5.4\ [\mathrm{W}] \quad \cdots (答)$$

3

〔解答〕

問1　$\dfrac{uL^3}{h\nu}$　　問2　$\dfrac{cpt}{L}$　　問3　$\dfrac{cpu}{3h\nu}$

問4　$\dfrac{h\nu}{c}$　　問5　$\dfrac{1}{3}u$

問6　$P_g = \dfrac{2}{3}u_g$，光子と単原子分子ではエネルギーと運動量の関係が異なるため。

〔出題者が求めたポイント〕

光子気体の圧力

〔解答のプロセス〕

問1　1個の光子のエネルギー E は

$$E = h\nu$$

一方，立方体中の光子全体のエネルギーは uL^3 であるから，箱の中に入っている光子の数は

$$N = \frac{uL^3}{h\nu} \quad \cdots (答)$$

問2　1回の衝突で光子の運動量は $2p$ だけ変化する。したがって，1個の光子が壁 A に1回衝突したときに壁に及ぼす力積の大きさは $2p$ となる。光子が壁 A に衝突した後，再び壁 A の位置に戻ってくるまでの時間は $\dfrac{2L}{c}$ であるから，時間 t の間に衝突する回数は

$$\frac{t}{2L/c} = \frac{ct}{2L}$$

よって，1個の光子が及ぼす力積の大きさ $f \cdot t$ は

$$f \cdot t = 2p \times \frac{ct}{2L} = \frac{cpt}{L} \quad \cdots (答)$$

問3　N 個の光子について，$x,\ y,\ z$ 方向に同等に運動するから，N 個の光子が壁 A に及ぼす力積の大きさ $F \cdot t$ は

$$F \cdot t = \frac{1}{3} N \times f \cdot t = \frac{cpuL^2 t}{3h\nu}$$

よって，N 個の光子が壁 A に及ぼす平均的な力の大きさ F は

$$F = \frac{cpuL^2}{3h\nu}$$

壁 A の面積は L^2 より，圧力 P は

$$P = \frac{F}{L^2} = \frac{c p u}{3 h \nu} \quad \cdots (\text{答})$$

問4　$p = \dfrac{E}{c} = \dfrac{h \nu}{c} \quad \cdots (\text{答})$

問5　問3，問4の結果から

$$P = \frac{1}{3} u \quad \cdots (\text{答})$$

問6　単原子分子理想気体では，内部エネルギー U_g は体積を V として

$$U_g = \frac{3}{2} P_g V$$

とかける。よって，単位体積あたりの内部エネルギー u_g を用いると

$$P_g = \frac{2}{3} \cdot \frac{U_g}{V} = \frac{2}{3} u_g \quad \cdots (\text{答})$$

ここで，光子のエネルギーが $E = pc$ で表されるのに対し，単原子分子のエネルギーは，速さ v と運動量 $p_g = mv$ を用いて

$$E = \frac{1}{2} m v^2 = \frac{1}{2} p_g v$$

で表され，エネルギーと運動量の関係が異なるため圧力と内部エネルギーの関係も違ってくる。

化　学

解答

29年度

❶

〔解答〕

問1　$\boxed{a}$ 5　$\boxed{b}$ 13　$\boxed{c}$ 3

　　　$\boxed{A}$ Sn^{4+}　$\boxed{B}$ Sn^{2+}（または Sn^{3+}）

　　　$\boxed{ア}$ 炎色　$\boxed{イ}$ 陽イオン

　　　$\boxed{ウ}$ 自由

問2　578 kJ/mol

問3　（例）$X^{m+}\cdots Zn^{2+}$，$Y^{n+}\cdots Al^{3+}$

〔出題者が求めたポイント〕

金属元素の性質（In と Sn の性質，透明導電性材料について），熱化学（Sn(固)の燃焼熱）

〔解答のプロセス〕

問1　$\boxed{a}$〜$\boxed{c}$　原子番号 49 であることよりわかる。

問2　$Sn(固) = Sn(液) - 7\ kJ$　……①

　　　$H_2(気) + \dfrac{1}{2} O_2(気) = H_2O(気) + 242\ kJ$　……②

　　　$\dfrac{1}{2} H_2(気) + \dfrac{1}{2} Cl_2(気) = HCl(気) + 92\ kJ$　……③

　　　$SnCl_4(気) + 2H_2O(気)$
　　　　$= SnO_2(固) + 4HCl(気) - 10\ kJ$　……④

　　　$SnCl_4(気) = Sn(液) + 2Cl_2(気) - 479\ kJ$　……⑤

　　　①＋②×2－③×4＋④－⑤より，

　　　$Sn(固) + O_2(気) = SnO_2(固) + 578\ kJ$

　　　なお，エネルギー図は以下の通り。

		$Sn(液) + 2Cl_2(気) + 2H_2(気) + O_2(気)$
$2×242kJ$	$7kJ$	$Sn(固) + O_2(気) + 2H_2(気) + 2Cl_2(気)$
$Sn(液) + 2Cl_2(気) + 2H_2O(気)$	xkJ	$SnO_2(固) + 2H_2(気) + 2Cl_2(気)$
$479kJ$	$4×92kJ$	$SnO_2(固) + 4HCl(気)$
$SnCl_4(気) + 2H_2O(気)$	$10kJ$	

問3　題意より，電気陰性度に差がある 2 種類の金属イオンの組み合わせを考えるとよい。$n > m$，$n + m$ が奇数の条件を満たせば解答以外にも他数組み合わせは考えられる。

❷

〔解答〕

問1　$\boxed{ア}$ 酸素　$\boxed{イ}$ 活性化　$\boxed{ウ}$ 触媒
　　　$\boxed{エ}$ 加水分解

問2　(i)　$2ZnS + 3O_2 \longrightarrow 2ZnO + 2SO_2$
　　　(ii)　$SO_2 + 2NaOH \longrightarrow Na_2SO_3 + H_2O$

問3　$3.0 × 10\ (g)$

問4　$5.4\ (g/cm^3)$

問5　6

問6　$[Zn(OH)(H_2O)_3]^+$（または $Zn(OH)^+$）

問7　(i)　沸点の低い分子…メタン
　　　　　沸点の高い分子…アンモニア
　　　(ii)　分子間での水素結合形成の有無。(15 字)

問8　(i)

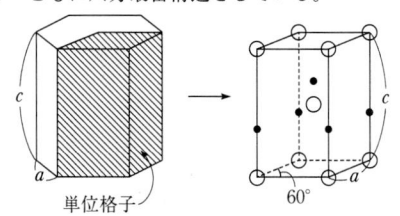

　　　(ii)　＋2

〔出題者が求めたポイント〕

　　金属元素の性質（Zn の単体と化合物，錯イオン），
　　電気分解，結晶の構造（ウルツ鉱型），電離平衡
　　（$Zn(OH)_2$ の溶解度積）

〔解答のプロセス〕

問1　$\boxed{ア}\boxed{イ}\boxed{ウ}$　陰極で水素が発生するには高い電圧（水素過電圧という）をかけたり，極板に白金などを使う必要がある。低電圧または Zn^{2+} 濃度を十分高くして電気分解をおこなうと，

　　　（陰極）　$Zn^{2+} + 2e^- \longrightarrow Zn$

　　　（陽極）　$2H_2O \longrightarrow O_2\uparrow + 4H^+ + 4e^-$

　　　の反応がおこる。

問3　問題文より，加える Zn は

　　　①　Cu^+ を Cu に還元するのに必要な Zn。

　　　②　合金中に含まれる Zn。

　　　であることがわかる。

　　　①　$2Cu^+ + Zn \longrightarrow 2Cu + Zn^{2+}$ より，

　　　（還元するのに必要な Zn）$= 0.50 × \underset{Cu^+ (mol)}{\dfrac{100}{1000}} × \underset{Zn(mol)}{\dfrac{1}{2}} × 65$

　　　　　　　　　　　　　　　$= 1.625\ (g)$

　　　②　亜鉛－銅粉末の 10％ が銅の質量に相当するので，90％分は亜鉛の質量となる。

　　　（合金中に含まれる Zn）$= 0.50 × \underset{Cu^+ (mol)}{\dfrac{100}{1000}} × \underset{Cu(g)}{64} × \underset{Zn(g)}{\dfrac{90}{10}}$

　　　　　　　　　　　　　　　$= 28.8\ (g)$

　　　よって，①＋②$= 30.425 \fallingdotseq 30\ (g)$

問4　問題文にもあるように，ウルツ鉱型では，Zn^{2+}，O^{2-} ともに六方最密構造をしている。

単位格子中には，Zn^{2+}，O^{2-} とも 2 個分のイオンが含まれるので，

　　　（単位格子中の ZnO の質量）

　　　$= (65 + 16) × \dfrac{2}{6.0 × 10^{23}}\ (g)$

また,

$$(\text{単位格子の体積}) = \underset{\text{底面積}}{\underline{a^2\sin 60°}} \times \underset{\text{高さ}}{c}$$

$$= (0.33 \times 10^{-9})^2 \times \frac{\sqrt{3}}{2} \times 0.52 \times 10^{-9}$$

$$= (0.33)^2 \times \frac{\sqrt{3}}{2} \times 0.52 \times 10^{-27} (\text{m}^3)$$

よって,

$$(\text{密度}) = \cfrac{(65+16) \times \cfrac{2}{6.0 \times 10^{23}} (\text{g})}{(0.33)^2 \times \cfrac{\sqrt{3}}{2} \times 0.52 \times 10^{-27} \times 10^6 (\text{cm}^3)}$$

$$= 5.40$$
$$\fallingdotseq 5.4 (\text{g/cm}^3)$$

問5　$Zn(OH)_2 \rightleftharpoons Zn^{2+} + 2OH^-$ より

$K_{sp} = [Zn^{2+}][OH^-]^2$

塩の加水分解より, $Zn(OH)_2$ の沈殿が生成しているので,

$$[OH^-] = \sqrt{\frac{K_{sp}}{[Zn^{2+}]}} = \sqrt{\frac{1 \times 10^{-17}}{0.1}}$$
$$= 1 \times 10^{-8} (\text{mol/L})$$

$$[H^+] = \frac{K_w}{[OH^-]} = 1 \times 10^{-6} (\text{mol/L}) \text{ より}$$

pH は6。(問題文より, 有効数字1桁とした。)

問6　Zn^{2+} の加水分解反応は, 次の2つの反応で表される。

$[Zn(H_2O)_4]^{2+} + H_2O$
$$\rightleftharpoons [Zn(OH)(H_2O)_3]^+ + H_3O^+ \quad \cdots\cdots ①$$
$[Zn(OH)(H_2O)_3]^+ + H_2O$
$$\rightleftharpoons [Zn(OH)_2(H_2O)_2]\downarrow + H_3O^+ \quad \cdots\cdots ②$$

$[Zn(H_2O)_4]^{2+}$, $[Zn(OH)(H_2O)_3]^+$ とも水溶性で, 水素イオン濃度を上昇させる陽イオンであるが,「生成する」という観点から考えると, $[Zn(OH)(H_2O)_3]^+$ と解答するのが妥当。

問7　問題文に「分子間力の違い」から, 気体は二種類あると読みとれるので, 解答ではその分子間力を「水素結合」と解釈した。

問8　酸の電離定数は H_2S が一番大きいことから, 2分子の H_2S より H^+ が電離し, 配位結合していると考えられる。H_2S, NH_3, H_2O それぞれの非共有電子対が配位結合に関与することに注意する。

③

〔解答〕

問1　アセトアルデヒド

問2　エタノールは分子間で水素結合を形成するが, 化合物 A は形成しないから。(34字)

問3　B :

C :

問4　D : $CH_3-\underset{\underset{OH}{|}}{CH}-CH_2-\underset{\underset{O}{\|}}{C}-H$

E : $\underset{H}{\overset{H_3C}{>}}C=C\overset{H}{\underset{\underset{O}{\|}}{<}}_{C-H}$

問5　(d), (f)

問6　アセトアルデヒドは揮発しやすいため, 三角フラスコを氷冷しながら捕集する点。また, 引火しやすいため, 火気に十分注意する点。(60字)

〔出題者が求めたポイント〕

脂肪族化合物(アセトアルデヒドの重合, アルドール反応, 蒸留実験など)

〔解答のプロセス〕

問3　化合物 B, C について
　　・環状構造である。
　　・化合物 C ⟶ 化合物 A + 化合物 B
　　　　　　　　　　　　(CH_3CHO)
　　・B, C が有するメチル基, 酸素原子は構造的に区別ができない。
　　　⟶ 対称形と予想。

以上の事をふまえて, (1), (2), (3)の反応を考える。

(1)

(2)
$\cdots(*)$

(3) 環状であることから, 分子内で脱水(置換)がおこると考えられる。

化合物 C が炭素数8, 化合物 A は炭素数2なので, 化合物 B は炭素数6であり, (*)のあと再度(2)式がおこり, (3)がおこると化合物 B が生成する

化合物 C も同様に考える。

なお，B をパラアルデヒド，C をメタアルデヒドという。

問4　＜化合物 D について＞　　分子式：$C_4H_8O_2$
・アセトアルデヒド(A)が2分子反応した化合物。
・フェーリング反応陽性より，アルデヒド基を有する。
・ヨードホルム反応陽性。
・不斉炭素原子を有する。

以上の条件より

（C^* は不斉炭素原子）

補足　2分子の A から D が生成する反応をアルドール反応という。

＜化合物 E について＞
・D から水を脱離し，炭素間二重結合が生成。
・D 同様，アルデヒド基を有する。
・幾何異性体が存在し，トランス異性体である。

以上の条件より，

・ヨードホルム反応陰性。
・C^* をもたない。

問5　　$CH_3-\underset{OH}{CH}-R$　　または　　$CH_3-\underset{O}{C}-R$　の構造を有する。（ただし，R は C 原子または H 原子）

問6　アセトアルデヒドは沸点20℃の物質なので，常温では気体になりやすく，捕集が難しい。よって，受け器(三角フラスコや試験管など)を氷水で冷却し液体として捕集する。また，エタノールに比べてより引火しやすい(引火点－39℃)ため，火気に注意

を要する。人体にも有毒なので，換気を十分に行うなどの留意点を答えても可。

4

〔解答〕

問1

問2

〔出題者が求めたポイント〕

芳香族化合物($C_8H_{10}O$ の構造決定，エステル $C_{12}H_{16}O_2$ の構造決定)

〔解答のプロセス〕

問1　　$©= 88 \times \dfrac{12}{44} = 24\,(mg)$

$Ⓗ= 22.5 \times \dfrac{2}{18} = 2.5\,(mg)$

$Ⓞ= 30.5 - (24 + 2.5) = 4.0\,(mg)$

$C : H : O = \dfrac{24}{12} : \dfrac{2.5}{1} : \dfrac{4.0}{16} = 8 : 10 : 1$

分子量 $M \leqq 200$ より，分子式 $C_8H_{10}O\,(M = 122)$

塩化鉄(Ⅲ)水溶液で呈色することから，フェノール性ヒドロキシ基を有する。

＜二置換体の場合＞

上記のように，ベンゼン環の水素原子の一つを塩素原子で置換した化合物は，↑で示した数だけ異性体が存在する。よって，該当するのは p 位のみ。

＜三置換体の場合＞

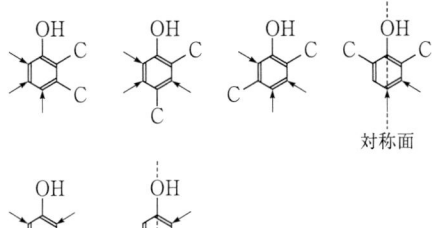

対称面

対称面

二置換体同様, ↑で示した数だけ異性体が存在する。
よって, 該当するのは対称面をもつ上記 2 つの構造。

問2　B は分子式 $(C_6H_8O)_n (M \leqq 250)$, NaOHaq と反応させると C, D に分解されていることから, B はエステルとわかる。

よって, $n = 2$ で分子式 $C_{12}H_{16}O_2 (M = 192)$ と求まる。

＜化合物 C について＞
・ベンゼン環を含む。
・C^* を持たない。
・$NaHCO_3aq$ と反応することから, カルボキシル基を有する。

＜化合物 D について＞
・ベンゼン環を含まない。
・化合物 C が C^* を持たないことから, 化合物 D は C^* を持つ。(化合物 B が C^* を持つことから。)
・化合物 C がカルボキシル基を有することから, 化合物 D はヒドロキシ基を有する。
　　→ D はアルコール。

以上の条件をふまえると, 考えられる化合物 C と化合物 D の炭素数の組み合わせは次の 2 通りとなる。

(ⅰ)　C_7 のカルボン酸＋C_5 のアルコール
　　　　C　　　　　　　D
(ⅱ)　C_8 のカルボン酸＋C_4 のアルコール
　　　　C　　　　　　　D

※　炭素数 3 個以下のアルコールは C^* を持たない。

(ⅰ)のとき
C は安息香酸　　　COOH　（置換した化合物は
　　$(C_7H_6O_2)$　　　　　　3 種類となる条件も
　　　　　　　　　　　　　満たす）

このとき,
$C_{12}H_{16}O_2 + H_2O \longrightarrow C_7H_6O_2 + D$
　B　　　　　　　　　　C
　　　　　　D = $C_5H_{12}O$
　　　　　　　（飽和一価のアルコール）

```
        C              C
C-C-C-C-C   C-C-C-C   C-C-C
↑ ↑ ↑ ↑       ↑ ↑ ↑ ↑     ↑
③ ② ①       ⑦ ⑥ ⑤ ④     C ⑧
```

上記の①〜⑧に −OH を付けたものが考えらえれるアルコールであるが, C^* を有するのは②, ④, ⑥ の 3 つ。

②　C-C-C-C^*-C　　　④　　　　　C
　　　　　OH　　　　　　　　　　C-C-C^*-C
　　　　　　　　　　　　　　　　　　OH

⑥　　　　　　C
　　C-C^*-C-C
　　　　OH

(ⅱ)のとき
　C はフェニル酢酸　　CH_2-COOH
　　$(C_8H_8O_2)$

このとき,
$C_{12}H_{16}O_2 + H_2O \longrightarrow C_8H_8O_2 + D$
　B　　　　　　　　　　C
　　　　　　D = $C_4H_{10}O$
　　　　　　　（飽和一価のアルコール）

```
              C
C-C-C-C   C-C-C
↑ ↑ ↑       ↑ ↑
② ①       ④ ③
```

C^* を有するアルコールは②に −OH をつけた構造のみ。

②　C-C-C^*-C
　　　　OH

生　物

解答　29年度

1

〔解答〕

Ⅰ.

問1　ア. 制限酵素
　　　イ. DNA リガーゼ
　　　ウ. プラスミド
　　　エ. イントロン

問2　$C_3 - 2$

問3　有機物 A：NAD^+
　　　有機物 B：ATP
　　　有機物 C：ADP

問4　緩衝作用を弱めた条件では，乳酸の増加に伴い酸性になりやすい。それによりエタノールの生成が早まったことから，アルコール発酵が乳酸発酵よりも遅れて起こるのは，酸性下で進行しやすいため。

Ⅱ.

問5　乳酸を細胞外へ放出する。

問6　154 mg

問7　67.5 mg

問8　1.64 mmol/L

〔出題者が求めたポイント〕

発酵と呼吸，バイオテクノロジー

〔解説〕

Ⅰ.

問1　ア．イ．制限酵素の本来のはたらきは，細菌がウイルス DNA 等を分解するための防衛機構である。DNA リガーゼは，DNA 複製や修復の際，切れ目をつなぐ。

　　　ウ．遺伝子組換えで用いられるプラスミドは，あらかじめ制限酵素の認識配列をもっている。

　　　エ．動植物の遺伝子では，転写される際，RNA スプライシングによってイントロン部分が除かれ，エキソン部分をつなぎ合わせて mRNA が成熟する。

問2　$C_3 - 2$ 以降の反応で，ADP がリン酸を受け取り，ATP を生じる。

問3　有機物 ABC は，ATP，ADP，NAD^+ のいずれかと考えられる。実験6から，有機物 B が存在しないと反応は進行しない。解糖系ではまず ATP を消費してグルコースを分解するが，ATP がないとこの過程が進行しない。実験5より，有機物 C は必須ではないが，存在すれば，問2のように $C_3 - 2$ 以降の反応が促進される。ATP の消費により徐々に供給される ADP だが，別に与えれば反応を促進すると考えられる。実験3と4から，有機物 A を減らすと反応速度は低下するところから，不可欠であるとまでは示されていないが，NAD^+ であると考えられる。

問4　緩衝液のはたらきは，pH の変化を起こりにくくするものであることから，解答のように考えられる。

Ⅱ.

問5　問題文中に，「酵母を集めて破砕することなく，生成された乳酸の大半を培養液から回収できるようになった」とある。

問6　容器 B では，O_2 が消費された分，気体の体積が減少し，CO_2 が放出された分は水酸化カリウム溶液に吸収され体積に変化を及ぼさない。したがって 50.4 mL は消費された O_2 の体積。容器 A では，O_2 が消費された分，気体の体積が減少し，CO_2 が放出された分，増加した。$50.4 + 28.0 = 78.4$ mL が放出された CO_2 の体積。

1 mol：22.4 L ＝ x mol：0.0784 L から CO_2 は 0.0035 mol，$44 × 0.0035 = 0.154$ mg。よって，これを mol 数に換算すると，0.0784 L/22.4 L ＝ 0.0035 mol。質量に換算して，$44 × 0.0035 × 1000 = 154$ mg。

問7　呼吸で消費された O_2 50.4 ml を mol 数に換算すると，0.0504 L/22.4 L ＝ 0.0025 mol。この 1/6 量のグルコースが消費されるので，その質量は $180 × 0.0025 × 1/6 = 0.0675$ g ＝ 67.5 mg。

問8　まず，培地中で乳酸発酵に消費されたグルコース量を求める。グルコース消費は呼吸とアルコール発酵と乳酸発酵によるものに分けられる。アルコール発酵による CO_2 の発生量は 28 mL。これを mol 数に換算すると，0.028 L/22.4 L ＝ 0.00125 mol。アルコール発酵では，この 1/2 量のグルコースが消費されるので，その質量を求めると，$180 × 0.00125 × 1/2 = 0.1125$ g ＝ 112.5 mg。したがって，乳酸発酵によるグルコースの消費量は，254 mg － 67.5 mg － 112.5 mg ＝ 74 mg。これを mol 数に換算すると，0.074 g/180 g ＝ 0.000411 … mol ≒ 0.411 mmol。乳酸はグルコースの 2 倍の mol 量生じ，それが 1/2 L の培養液中に生じるので，濃度は $0.411 × 2 × 2 = 1.644$ mmol/L。

2

〔解答〕

問1　ア. マクロファージ
　　　イ. Toll 様受容体(TLR，トル様受容体)

問2　アクチンフィラメント

問3　リソソーム

問4　C，D

問5　1. 樹状細胞(マクロファージ)
　　　2. B 細胞
　　　3. ヘルパー T 細胞
　　　4. キラー T 細胞

問6　Ⅰ. 細胞
　　　Ⅱ. A　D

問7　ア. 中和

イ．マクロファージ(好中球)

問8　A　B

問9　特定の抗原に対応する BCR をもつ B 細胞は，同じ抗原に反応する TCR をもちクローン選択により増殖したヘルパー T 細胞によって活性化され増殖し，抗体産生細胞となって抗体をつくる。

〔出題者が求めたポイント〕

生体防御

〔解説〕

問1　ア．炎症などの反応を起こす情報伝達物質はサイトカインである。

　　イ．自然免疫ではたらく樹状細胞やマクロファージは，細胞表面や食胞中にウイルスや細菌などの病原体の特徴となる細胞壁や DNA などの構成成分を認識する Toll 様受容体をもつ。Toll 様受容体以外にもこうした受容体が存在し，それらを総称してパターン認識受容体という。

問2　微小管は細胞内の物質輸送，中間径フィラメントは機械的な強度を，主に担う。

問3　食作用は，エンドサイトーシスによって異物を取り込み，リソソームと融合させ，リソソームが内包する酵素により分解する。殺菌作用と自己成分を分解する食作用を区別する場合もある。

問4　A．自然免疫は，様々な多細胞生物に見られる。

　　B．T 細胞は獲得免疫において働く。

　　C．抗体は獲得免疫で働く(体液性免疫)。

　　D．ウイルス感染細胞は獲得免疫(細胞性免疫)のほか，自然免疫ではたらくナチュラルキラー細胞(NK 細胞)によっても除去される。

　　E．自然免疫の強度はいつも同じである。

問5　1．T 細胞に抗原提示を行う。

　　2．抗体産生細胞に分化する。

　　3．B 細胞やキラー T 細胞を活性化する。

　　4．細胞性免疫では，感染細胞を認識して破壊する。

問6　A．ツベルクリン反応は結核菌に対する感染，または免疫記憶の有無を判別するために用いられる。結核菌に対して作用する免疫は細胞性免疫である。

　　B．生ワクチンが，生きた細菌やウイルスの毒性を弱めたものを指すのに対し，不活化ワクチンは，細菌やウイルスを殺して毒性をなくし，その特徴となる成分を取り出したものをいう。したがって，それは細胞への感染は生じないため，細胞性免疫ではなく，体液性免疫がはたらくことになる。

　　C．ウマなどの動物に，毒物を注射し抗体を作らせ，その血清を治療に用いる。

　　D．移植により起こる拒絶反応では，細胞性免疫が中心となってはたらく。

問7　ア．無毒化，不活性化でもよいだろう。

　　イ．抗体の定常部にはマクロファージの認識する部位があるため，抗体と結合した抗原はマクロファージによって捕食されやすくなる。

問8　雄親の遺伝子型を MM，雌親の遺伝子型を FF とすると，F_1 の遺伝子型は MF である。両親のもつ MHC 分子は，F_1 に伝わっているので，親の組織を F_1 に移植する場合は拒絶反応は起きない。逆に F_1 の組織を両親に移植する場合は，両親は F_1 の遺伝子型の半分しかもたないため，拒絶反応が起きる。両親間での移植では，まったく遺伝子型を共有しないので必ず拒絶反応が起きる。

問9．クローン選択とは，抗原の刺激により，特定の抗体を産生する B 細胞が選択的に増殖し，抗体産生細胞への分化を促進されることである。

3

〔解答〕

I.

問1　A．低音から高音まで，よく聞き取れない。

　　B．1000 Hz 以上は，高音ほど聞き取れない。

　　C．異常なし。

問2　a　鼓室(中耳)(A)

　　b　半規管

　　c　前庭

　　d　うずまき管(の先端部)

　　e　うずまき管(の基部)(B)

問3　ア．(外)リンパ(液)

　　イ．コルチ

II.

問4　ア．慣れ

　　イ．脱慣れ

問5　A　C

問6　A　C　D

問7　条件刺激である水管への軽微な接触と，その直後の無条件刺激である尾への電気ショックを加えることにより，水管からえらへの神経回路の興奮伝達が増強された。

(別解)鋭敏化により，水管からの感覚ニューロンとえらへの運動ニューロンの興奮伝達が増強された。

〔出題者が求めたポイント〕

感覚と学習

〔解説〕

I.

問1　A．は低音から高音まで，80 デシベル前後の大きな音でなければ聞き取れていない。B．は高音域のみ，A．と同様に大きな音でなければ聞き取れてない。

問2　耳小骨のある中耳で異常があった場合，内耳まで音が伝わりにくくなり全域が聞き取りにくくなる。e．うずまき管の卵円窓側は，高音により興奮する。この部分に異常があれば，高音域が聞き取りにくくなる。

II.

問5　B．E．膜電位には変化はない。

　　D．K^+ ではなく，Ca^{2+} チャネルの不活化が起きる。

問6 cの興奮により，その軸索末端からはセロトニンが分泌され，aの軸索末端ではK^+チャネルの不活性化が起こる。それにより，活動電位の持続時間が長くなり，Ca^{2+}チャネルの開口時間が長くなるため，Ca^{2+}の流入が続いて神経伝達物質の放出が増えることになる。

問7 無条件刺激は，特定の反射を引き起こす刺激。条件刺激は，中性刺激ともいい，条件づけをすることで反応が引き起こされる刺激。尾への電気刺激が無条件刺激，水管への軽微な接触が条件刺激である。

4

〔解答〕

Ⅰ.

問1 ア．重複受精
　　 イ．ウ．胚軸・幼芽

問2 12本

問3 減数分裂が起こり，生じた4個の細胞のうち3個が退化して消失したため。

問4 8

問5 6本

問6 E

問7 B C

Ⅱ.

問8 B D

問9 A B

問10 ア．分子進化(アミノ酸置換)
　　 イ．受容体
　　 ウ．同種

〔出題者が求めたポイント〕

植物の生殖

〔解説〕

Ⅰ.

問2 G_1期は，根端細胞のような体細胞と同様に$2n$の状態であるから，12本。

問4 3回の分裂が起こり，その都度2倍になっている。$2 \times 2 \times 2$で8倍量になった。

問5 ①は反足細胞であるが，核相はnである。したがって問2より，①の染色体数は6本。

問6 A．雄原細胞は，花粉管内で分裂し，精細胞となる。精細胞が生殖細胞である。
　　 B．花粉四分子は小胞子に該当し，この後，花粉管細胞と雄原細胞を生じる。

問7 B．無胚乳種子でも胚乳細胞は形成されるが，発達せず養分は子葉に蓄える。
　　 E．中央細胞では，細胞質分裂に核分裂が先行する。

Ⅱ.

問8 A．D．「破壊なし」と「1細胞破壊」の場合の比較から，差異はない。
　　 B．⑤，⑥の破壊があった場合には誘引頻度にはっきりした差を生じる。
　　 C．反足細胞については，破壊・非破壊の対比はでき

ないので，何もいえない。

問9 A．中央細胞に物質Yを注入した結果，⑤と⑥の細胞に影響を与え誘引ができなくなっているため，中央細胞から⑤と⑥の細胞へ物質Yが移動したと考えられる。
　　 B．助細胞が2つとも破壊されると誘引頻度が0%になる。
　　 C．化学傾性ではなく，化学屈性である。傾性は刺激の方向に関係なく起こるが，屈性は刺激源に向かうか，逆方向に向かうかで，正の屈性，負の屈性に分けられる。この場合は正の化学屈性である。
　　 D．中央細胞が破壊されても，誘引頻度に影響がないので，中央細胞はタンパク質Xを合成はしていない。
　　 E．⑤と⑥の2つの助細胞がタンパク質Xを合成している。

問10 ア．DNAの突然変異により塩基の非同義置換が起きると，アミノ酸置換を生じる。このようなタンパク質のアミノ酸配列の変化や，DNAの塩基配列の変化を分子進化という。
　　 イ．ウ．これらのタンパク質Xや受容体が，同種の認識機構として機能していると考えられる。

J A—17

受験番号		氏名（漢字）

数字は右つめて明瞭に書き空欄には0を記入する　例　0 4 7 7　悪い例：6 4 7 7

英　語　解　答　用　紙

※枠内に記入しないこと

5

I.　1 ＿＿＿＿＿＿　2 ＿＿＿＿＿＿　3 ＿＿＿＿＿＿

　　4 ＿＿＿＿＿＿　5 ＿＿＿＿＿＿　6 ＿＿＿＿＿＿

II.　(1) ＿＿＿＿　(2) ＿＿＿＿　(3) ＿＿＿＿　(4) ＿＿＿＿　(5) ＿＿＿＿

III.　(1) ＿＿＿＿　(2) ＿＿＿＿　(3) ＿＿＿＿　(4) ＿＿＿＿　(5) ＿＿＿＿　(6) ＿＿＿＿

IV.　問 1. (1) ＿＿＿＿＿＿＿＿　(2) ＿＿＿＿＿＿＿＿

　　問 2. ＿＿＿＿　問 3. ＿＿＿＿

V.　問 1. (a) ＿＿＿＿　(b) ＿＿＿＿　(c) ＿＿＿＿　(d) ＿＿＿＿

　　問 2. (1) ＿＿＿＿　(2) ＿＿＿＿

　　問 3. ＿＿＿＿＿＿＿＿＿＿＿＿＿＿＿＿＿＿＿＿＿＿＿＿＿＿＿＿

　　問 4. ＿＿＿＿

　　問 5. ＿＿＿＿＿＿＿＿＿＿＿＿＿＿＿＿＿＿＿＿＿＿＿＿＿＿＿＿

VI.　＿＿＿＿＿＿＿＿＿＿＿＿＿＿＿＿＿＿＿＿＿＿＿＿＿＿＿＿

この解答用紙は 153％に拡大すると、ほぼ実物大になります。

受験番号		氏名（漢字）

JA—17

数字は右つめで明瞭に書き空欄には0を記入する　例　0477　誤い例：6477

数 学 解 答 用 紙

※枠内に記入しないこと

4

1.

(1)		(2)	
(ア)	(イ)	(ウ)	(エ)

2.

問題3，4の解答はこの裏面に記入して下さい.

この解答用紙は182%に拡大すると、ほぼ実物大になります

この線より上には解答を記入しないで下さい.

3.

4.

受験番号　　　　　　　氏名（漢字）　　　　 ＪＡ—17

数字は右つめで明瞭に書き空欄には0を記入する　例：0477　悪い例：6477

物 理 解 答 用 紙

1.

問 1		問 2		問 3	
問 4		問 6		問 7	$R =$　　　　$\omega =$

問 5		問 8	

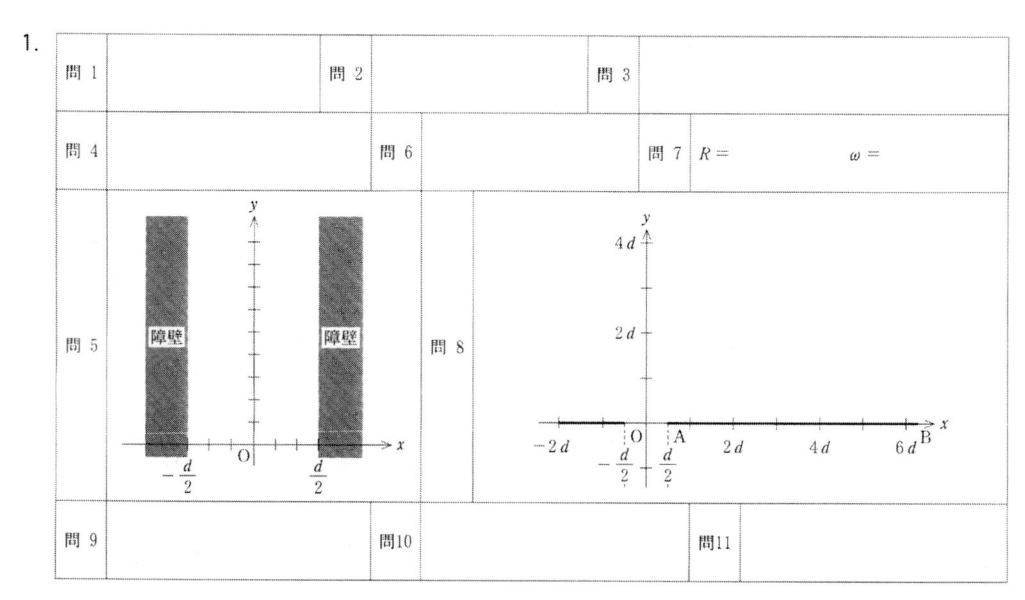

問 9		問10		問11	

2.

問 1		問 2	
問 3		問 4	
問 5			

3.

問 1		問 2	
問 3		問 4	
問 5		問 6	関係式
問 6	理　由		

この解答用紙は153％に拡大すると、ほぼ実物大になります

J A—17

受験番号		氏名（漢字）

数字は右づめて明瞭に書き空欄には0を記入する　例：0 4 7 7　悪い例：6 4 7 7

化　学　解　答　用　紙

※枠内に記入しないこと

2			

1.

問 1 a	b	c	A	B	ア	イ	ウ

問 2			問 3 X^{m+}	Y^{n+}

2.

問 1 ア	イ	ウ	エ

問 2（i）		（ii）	

問 3	問 6	問 8（i）

問 4	問 7（i）比較的沸点の低い気体	比較的沸点の高い気体	

問 5	（ii）		（ii）

3.

問 1	問 2	

問 3 B	C	問 4 D	E

問 5	問 6	

4.

問 1

問 2

この解答用紙は 153％に拡大すると、ほぼ実物大になります。

受験番号 ／ 氏名（漢字）

J A—17

数字は右つめで明瞭に書き空欄には0を記入する 例：0477 悪い例：6477

生 物 解 答 用 紙

※枠内に記入しないこと

3

1.

問1	ア	イ	ウ	エ
問2		問3 有機物A	有機物B	有機物C
問4			問5	
問6		問7	問8	

2.

問1	ア	イ	問2		問3	
問4		問5 1	2	3	4	
問6	I	II	問7 ア	イ	問8	
問9						

3.

問1	被験者A	被験者B	被験者C
問2	部位a （　　）	部位b （　　）	部位c （　　） 部位d （　　） 部位e （　　）

問3	ア	イ	問4 ア	イ
問5		問6	問7	

4.

問1	ア	イ	ウ	問2	問3	
問4		問5		問6	問7	
問8		問9	問10 ア	イ	ウ	

この解答用紙は153%に拡大すると、ほぼ実物大になります

平成28年度

問　題　と　解　答

英　語

問題　　　　　　　　　　28年度

Ⅰ．次の(A)〜(E)において，意味が通じるように，1 〜 5 のそれぞれの(　　　)に与えられた文字で始まる英語を 1 語ずつ書きなさい。

(A)　Karl:　Where have you been? Tom says he's been waiting out (f　1　) for an hour.

　　Dan:　Oh, I was in the building, waiting for him.

(B)　Adam:　Harry, what can you do about this situation?

　　Harry:　Nothing, I just have to grin and (b　2　) it.

(C)　Eddie:　Lucy, are you happy with your new school?

　　Lucy:　And (h　3　)! Everyone there is very kind to me.

(D)　Max:　Can you do a drug check with me if you are not busy?

　　Nina:　Sorry, Max. I'm (t　4　) up at the moment.

(E)　Scott:　Janet, tell me what has (b　5　) of Mary.

　　Janet:　Oh, she got married, and now she's having a baby.

Ⅱ．次の(1)〜(4)において，語法，文脈から判断して(　　　)に入る最も適当なものを(A)〜(D)より 1 つ選び，その記号を書きなさい。

(1)　Having tasted the (　　　) success, Mike is hungry for more.

　　(A)　spoils of　　　　(B)　damages from　　(C)　wastes in　　　　(D)　ruins on

(2)　Edward saw the patient (　　　) to watch as the doctor moved to the door.

　　(A)　eagle her eyeballs　　　　　　　(B)　crane her neck

　　(C)　swine her flue　　　　　　　　(D)　chick her eyes

(3)　How many people who expect clean sheets every day in a hotel launder (　　　) every day at home?

　　(A)　they do　　　(B)　wash them　　(C)　their own　　　(D)　soap theirs

(4)　I'll take you up (　　　) offer some other time.

　　(A)　in which　　　(B)　on that　　　(C)　with which　　(D)　by that

Ⅲ. 次の(ア)~(イ)において，語法，文脈から判断してそれぞれ下の(A)~(F)を並べかえて空所を補い，文を完成させなさい。解答は _(1)_ ~ _(4)_ に入れるものの記号のみを答えなさい。

(ア)　Tom _____ _(1)_ _____ _____ _(2)_ _____ an attempt to lose some weight.

(A)　in

(B)　to

(C)　long

(D)　took

(E)　running

(F)　distances

(イ)　I am in _____ _(3)_ _____ _____ _(4)_ _____ able to do in terms of energy and alternative fuels.

(A)　of

(B)　have

(C)　been

(D)　what

(E)　they

(F)　awe

IV. 次の(1)～(5)の各組の英文のうち，最も適当なものを1つ選び，その記号を書きなさい。

(1) (A) The boy raise up on the ground, being careful of his feet and right leg.

　(B) The boy favors on the ground raise it to his feet, caring his right leg.

　(C) The boy raise on to the grounds, being careful of his right foot and leg.

　(D) The boy on the ground carefully rose to his feet, favoring his right leg.

(2) (A) Jeff took a long absent of leaving to give it up personal matters.

　(B) Jeff took a short leave of absence to attend to personal business.

　(C) Jeff took a short absent of leaves to deal with personal business.

　(D) Jeff had a long leave of absent to get it on his personal matters.

(3) (A) What did one and another thing, it was very late in the evening when he returned to home.

　(B) What does one thing or another, it was very late in the evening when he got back to home.

　(C) What has one or another thing, it was quite late in the evening when he got back to home.

　(D) What with one thing and another, it was quite late in the evening when he returned home.

(4) (A) You may assume that your fitness will get most of before too late to senior age.

　(B) You might guess that your fitness will get in shave before your late senior age.

　(C) You might suppose that your health will get rid of before too late to senior age.

　(D) You may expect that your health will get worse well before your late senior age.

(5) (A) Our team of physicians diagnosis a similar set of criterial for marking sick.

　(B) Our team of doctors uses a specific set of criteria for making a diagnosis.

　(C) Our team of physicians adopts a specific set of criterial, making diagnose.

　(D) Our team of doctors diagnosis a similar set of criterion, marking a disease.

V. 次の英文を読み，設問に答えなさい。

A baby does what he can to attract and hold his mother's attention. A young son's distinctive cry, his unique scent and the way he curls his fingers around his mother's are just a handful of the sensations that shower down on her highly sensitized nervous system. (A)

Of all the senses, smell — olfaction — plays the largest role in reproduction. Females rely on their sense of smell from the very beginning to help them select their mates all the way through to the weaning of their young, during which scents act as a form of communication between mother and child. An extreme example of the power of smell is known as the Bruce effect, a phenomenon in which certain scents induce abortions in pregnant rodents. (B) Otherwise, chances are high that the interloper would end up killing and eating the pups, thereby obtaining a high-protein meal and removing a rival's genes in the bargain. In a kind of *"Sophie's choice" for rodents, the female is basically making a cold calculation — better to lose the young as embryos than as pups.

Because of our limited ability to peer into human brains, rodents help us approximate the changes that are taking place inside mothers such as *Liz. [X] During a rat's pregnancy, for example, we know that the *olfactory system starts churning out new neurons. The theory is that the extra neurons allow moms to become more adept at processing the cues hidden in infant odors. Indeed, mothers distinguish themselves quite obviously in how they react to smells. (C) Human mothers also demonstrate these effects, as psychologist Alison Fleming of the University of Toronto Mississauga and her colleagues reported. They found that mothers are much more likely to rate their infants' odors as pleasant, as compared with nonmothers.

To transform women's perceptions of smells, the olfactory system may rely on a region known as the medial amygdala, suggests neurobiologist Michael Numan of Boston College and his colleagues. This brain area could be acting as a hub for the olfactory system, with information arriving here to be processed for emotional content. The olfactory tweaks may aid in solidifying the mother-child bond by making babies' odors alluring. (D) But with the birth of her son, she discovered she had no problem stuffing her nose into his diaper to determine if he needed a change.

[Kinsley, Craig Howard and Elizabeth Meyer. "Maternal Mentality." *Scientific American Mind* 22. 3 (2011)]

(注)　*"Sophie's choice"：「ソフィーの選択」(ウィリアム・スタイロンの小説(1979)，およびそれを原作にした映画(1982)のタイトル。)

　　*olfactory：「嗅覚の」

　　*Liz：「リズ」(Elizabeth の愛称。ここでは共著者の Elizabeth Meyer のこと。)

問 1.　(A)～(D)に入る最も適切な文を，以下の(1)～(4)の中から選び，その番号を書きなさい。なお，それぞれの選択肢は1回ずつしか使えない。

(1)　Before she had her first child, Liz had avoided the smells of children, even those to whom she was related.

(2)　If a female's mate disappears after conception and an interloper starts hanging around, the new male's smell will inhibit the production of key hormones, causing the female's pregnancy to abort.

(3)　The infant creates a rich environment that stimulates the mother, pushing her brain into a higher gear.

(4)　Whereas virgin female rats find the odors of infants noisome, once they become pregnant, those smells attract them.

問 2.　[X]に入る最も適切な文を以下の(1)～(4)の中から1つ選び，その番号を書きなさい。

(1)　As the pups continue to suckle, the mother's core body temperature rises.

(2)　They found that on cognitive tests of memory for words and numbers, pregnant women and new mothers fared worse than nonpregnant women of about the same age.

(3)　If Liz devoted all her attention to her infant, however, both mother and child would perish.

(4)　What we have seen so far is that the mammalian brain possesses a dramatic ability to shape-shift when life demands it.

VI. 次の英文を読み，設問に答えなさい。

One of my favorite *Peanuts* cartoons shows Linus clutching his ever-present security blanket until Charlie Brown's little sister, Sally, crawls up and <u>distracts</u> him with a kiss, while Snoopy (1) grabs the blanket and runs off with it. 'If you can't trust dogs and little babies,' he sighs, 'who can you trust?'

Not many people, it would seem. The social dilemmas of game theory and the real world have their devastating effects because we can't, or just won't, trust each other. If we could, then many dilemmas would simply disappear. <u>With genuine trust, we could negotiate to</u> (2) <u>coordinate our strategies and produce cooperative solutions, secure in the knowledge that we could trust each other not to break agreements for individual advantage.</u> Instead, we often act on our belief that other parties are likely to cheat, and the strategies that we work out on that basis constantly draw us into *Nash equilibria.

When Sir Walter Raleigh reputedly took off his cloak and spread it across a muddy gutter so that Queen Elizabeth wouldn't get her feet wet while crossing, both of them won out through trust. He trusted that she would accept the gesture; she trusted that he wasn't playing some trick, such as pulling the cloak away at the last minute. It wouldn't work today.

I know. I've tried it. I went out into a London street on a rainy day and ceremoniously laid my jacket (an old one) over a puddle that a woman was trying to cross. She viewed my outstretched jacket with the utmost suspicion and then took a long detour to get around me and the puddle. When I repeated the experiment with other women and other puddles, the same thing happened. Not one of them would step on it, fearing some trick. Several of <u>them</u> even (3) looked around for the hidden television cameras. Unlike Queen Elizabeth, they didn't trust my good intentions at all. When a friend of mine tried a similar experiment in New York at my <u>behest</u>, he fared even worse. Some women laughed at him, and a mistrustful policeman even (4) asked him to move on and stop bothering people.

What could we have done to persuade them that we were trustworthy? Maybe we should have taken lessons from Lucy van Pelt, who <u>invariably</u> persuaded Charlie Brown that she was (5) not going to pull the football away when he ran up to kick it. 'Look at the innocence in my eyes,' she said on one occasion. 'Don't I have a face you can trust?' 'She's right,' <u>muses</u> Charlie. 'If a (6) girl has innocent-looking eyes, you simply have to trust her'— and he lands flat on his back yet again. 'What you have learned today, Charlie Brown,' she says, looking down at him, 'will be of immeasurable value to you for many years to come.'

What most of us seem to have learned is that mistrust, rather than trust, is the strategy that more often *pays dividends. Sometimes we are right. More often than we realize, though, we've got it terribly wrong. We need trust. Without it, our societies couldn't function at all.

According to Barbara Misztal, author of *Trust in Modern Societies*, trust performs three functions: it makes social life more predictable, it creates a sense of community, and it makes it easier for people to work together. The trust that we offer freely to friends, family, and loved ones eases our paths through life. The communities that we live in are built on trust and often collapse when that trust goes missing. We are even happy to put our trust in little bits of paper with green printing on them. We can't eat them, build with them, ride on them, or even use them as hats or umbrellas to protect us from the elements. We nevertheless trust that complete strangers will accept them in exchange for things that we can genuinely use, like food, housing, transportation, and consumer goods. The more that we can trust, the easier and more fruitful our life becomes.

[Adapted from Fisher, Len. *Rock, Paper, Scissors*. (2008)]

（注）　＊Nash equilibria：「ナッシュ均衡（ゲーム理論における基本的概念のひとつ）」
　　　　＊pays dividends：「（後になって）利益や好結果を生む」

問 1.　下線部(1), (4), (5), (6)の語の本文中での意味と最も近い意味を表す語を，それぞれ 1 ～ 4 の
　　　中から 1 つずつ選び，その番号を書きなさい。

(1)　distracts	1.　bribes	2.　diverts	
	3.　hastens	4.　immunizes	
(4)　behest	1.　disgust	2.　knowledge	
	3.　observation	4.　request	
(5)　invariably	1.　without difficulty	2.　without exception	
	3.　without reason	4.　without warning	
(6)　muses	1.　apologizes	2.　jests	
	3.　mourns	4.　ponders	

問 2.　下線部(3)の them が示す内容を<u>本文中の英語で</u>書きなさい。

問 3.　下線部(7)の it が示す内容を<u>本文中の英語で</u>書きなさい。

問 4.　本文の内容と一致する内容を持つ文を，1〜5の中から1つ選び，その番号を書きなさい。

    1.　Sally prevents Snoopy from snatching Linus's ever-present security blanket.

    2.　Many dilemmas will not disappear because we can't trust each other.

    3.　The author laid his jacket over a puddle that a woman was trying to cross in New York.

    4.　Mistrust is the most helpful strategy without which our society couldn't function.

    5.　The author is willing to put his trust in the paper with black printing on it.

問 5.　下線部(2)を日本語に訳しなさい。

Ⅶ.　次の日本語の文の下線部を英語に訳しなさい。

　市場の主役は，五十年代の「三種の神器」から六十年代の「三C」を経て，七十年代になると無形商品に移っていきます。（中略）　クルマや電化製品と違って，旅行は何回しても，家の中で別に場所をとるわけじゃないからリピートがきく。物事の"物"じゃない"事"のほうなので，これをコト商品と言ってもいいでしょう。

〔天野祐吉（著）『成長から成熟へ』(2013)〕

数 学

問題　28年度

1. 次の □ にあてはまる適切な数値を解答欄に記入せよ。

(1) 1から4までの番号をつけた4個の箱と，1から4までの番号をつけた4枚のカードがある。最初は，1, 3番の箱に赤玉が1個ずつ，2, 4番の箱に白玉が1個ずつ入っている。4枚のカードから同時に2枚を取り出し，取り出したカードの番号と同じ番号の2つの箱に入っている玉を入れかえた後，カードをもとに戻す。この試行を2回繰り返すとき，1, 3番の箱に赤玉，2, 4番の箱に白玉が入っている確率は **(ア)** であり，1, 2番の箱に赤玉，3, 4番の箱に白玉が入っている確率は **(イ)** である。

(2) 複素数 $z = \cos\theta + i\sin\theta + \sqrt{3}(i\cos\theta - \sin\theta)$ において，θ が $0 \leqq \theta \leqq \dfrac{2}{3}\pi$ の範囲を動くとき，$|\sqrt{2}z - 1 + i|$ の最大値は **(ウ)** である。ただし，i は虚数単位とする。

2． xy 平面上において，半径 2 の円板が x 軸に接しながら正の方向にすべることなく回転するとき，円板上の定点 P が描く曲線 C_1 を考える。時刻 $t = 0$ における円板の中心 D の位置を点 $(0,\ 2)$，P の位置を点 $(0,\ 1)$ とする。時刻 t において D が点 $(t,\ 2)$ の位置にあるように円板が回転していくとき，次の問いに答えよ。問い (1)(i) では □ にあてはまる適切な式を解答欄に記入せよ。

(1)　(i) 時刻 t における P の座標 $(x,\ y)$ を t を用いて表すと，$(x,\ y) = ($ 　**(エ)**　, 　**(オ)**　$)$ である。

　　(ii) $x,\ y$ の t に関する増減をそれぞれ調べよ。

(2)　時刻 t に対応する点 $\mathrm{P}(x,\ y)$ における C_1 の法線 ℓ が x 軸と交わる点を M とし，M が線分 PQ の中点となるような ℓ 上の点を Q とおく。Q の座標を t を用いて表せ。ただし，$t = 0$ のときは Q を点 $(0,\ -1)$ とする。

(3)　点 Q が描く曲線を C_2 とする。2 曲線 C_1, C_2 と y 軸，および $t = 3\pi$ のときの (2) における法線 ℓ で囲まれた部分の面積 S を求めよ。

3. a を 3 以上の奇数の定数とする。方程式 $ax - 2y = 1$ をみたす自然数の組 (x, y) について、次の問いに答えよ。

(1) 組 (x, y) は無数に存在することを示せ。

(2) 組 (x, y) の列 $(x_1, y_1), (x_2, y_2), \cdots, (x_n, y_n), \cdots$ が、条件「$n \geqq 2$ について x_n は、$x_1, x_2, \ldots, x_{n-1}$ のどの項とも異なる」をみたすとする。このとき、極限値

$$\lim_{n \to \infty} \frac{1}{n} \left(\frac{y_1}{x_1} + \frac{y_2}{x_2} + \cdots + \frac{y_n}{x_n} \right)$$

を a を用いて表せ。必要ならば、$\displaystyle \lim_{n \to \infty} \frac{\log n}{n} = 0$ を利用してよい。

4. 正四面体 ABCD があり，三角形 ABD 上に $\overrightarrow{AP} = \dfrac{1}{8}\overrightarrow{AB} + \dfrac{1}{4}\overrightarrow{AD}$ をみたす点 P をとる。三角形 ACD の重心を G，直線 GP と平面 ABC の交点を Q とする。線分 AB 上の点 R を，三角形 PQR が PQ を斜辺とする直角三角形となるようにとるとき，線分 AR，AB の長さの比の値 $\dfrac{AR}{AB}$ を求めよ。

物 理

問題

28年度

1. スポーツも力学現象の一つと捉えられ，物理学の研究対象である。近年では競泳や長短距離走，投てき，走高跳といった陸上競技，体操競技など，様々な種目のスポーツが科学的に研究され，科学的根拠に基づく練習方法や競技法が考え出され，記録更新等に貢献している。ここでは，陸上競技の一つ，走り幅跳びについて物理的に考察する。

　選手が水平上を助走し，左足で踏み切る場合を考える。助走する方向に x 軸，鉛直上方に y 軸を取り，選手の踏み切る直前の速度を $\vec{v}_1 = (v_{1x}, v_{1y})$，直後の速度を $\vec{v}_2 = (v_{2x}, v_{2y})$，踏切時間（踏み切る動作の継続時間）を Δt とする（図1）。

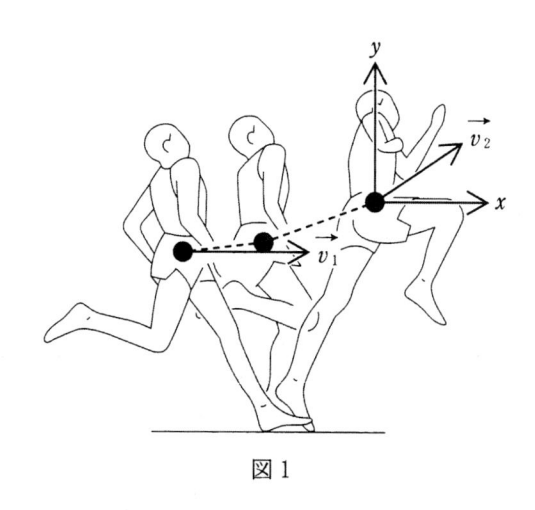

図1

　選手が踏み切っているときに働く力は，重力，垂直抗力（大きさ N），静止摩擦力（大きさ f）の3つである。左足が地面から受ける抗力（大きさ R）は垂直抗力と静止摩擦力の合力で，これらの力は踏み切る間は変わらないとする。また，選手の身長を h，体重（質量）を m，重力加速度の大きさを g として，以下の問いに答えよ。ただし，空気抵抗は考えない。

問 1. 踏み切っているとき，選手の加速度を $\vec{a} = (a_x, a_y)$ として，選手の x，y 方向の運動方程式をそれぞれ書きなさい。

問 2. 図2のように，踏み切った後の運動は，身体の半分の位置（高さ $\dfrac{h}{2}$）に全体重が集中している質点の運動とみなせるものとする。踏み切ってから着地するまでに質点が移動した水平距離を求めなさい。ただし，着地とは質点が水平面に接することを言う。

問 3. 加速度 $\vec{a}$ と x 軸とのなす角を θ として，$\tan\theta$ を求めなさい。また，静止摩擦力の大きさ f を求めなさい。ただし，解答には $\vec{v}_1$，$\vec{v}_2$ の成分を用いて表すこと。

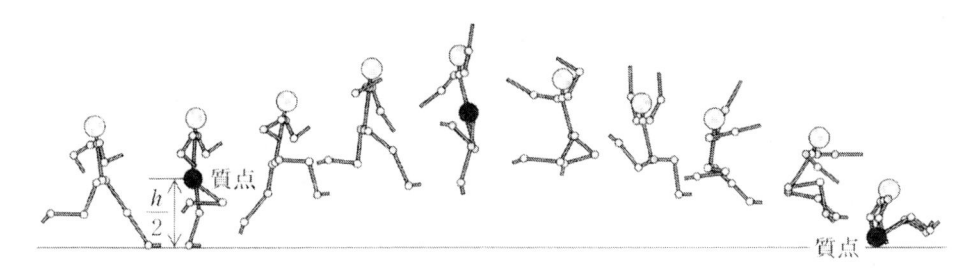

図 2

問 4. 踏み切る時に左足が受けた垂直抗力の大きさ N および垂直抗力と静止摩擦力の合力の大きさ R を求めなさい。ただし，解答には $\vec{v_1}$, $\vec{v_2}$ の成分を用いて表すこと。

問 5. 足がすべらないでジャンプできるために必要な足（靴底）と踏み切り地点との静止摩擦係数 μ の最小値を，$\vec{v_1}$, $\vec{v_2}$ の成分を用いて表しなさい。

問 6. 1991 年の世界陸上で，マイク・パウエル選手（身長 188 cm，体重 77 kg）が走り幅跳びの世界記録 8.95 m を出したとき，$v_{1x} = 11.0$ m/s，$v_{1y} = 0.0$ m/s，$v_{2x} = 9.1$ m/s，$v_{2y} = 3.7$ m/s，$\Delta t = 0.12$ s と測定されている。これまでの考察をもとに，この条件で跳躍できる水平距離を求めなさい。ただし，$g = 10$ m/s^2 とせよ。

2. パソコン，スマートフォンにもカメラが搭載され，写真や動画が気軽に撮影できるようになった。動画の撮影時には音声も同時に録音されている。音声の録音にはマイクロフォン（マイク）が用いられるが，マイクにはいくつか異なる方式のものがあり，それぞれ特性も異なる。

　2つの異なる方式の小さなマイクC，D について，その特性を物理的に考える。マイクC，D の動作原理は以下のようなものである。

Cの動作原理：コンデンサーの電気容量の変化を利用したもの。平行平板コンデンサーの片方の極板に半永久的に帯電した薄膜を用いて振動板とする。振動板が振動するとコンデンサーの電気容量が変化し，極板間の電圧も変わる。その電圧と空気の変位がないときの電圧の差の時間的な変化を測定する。

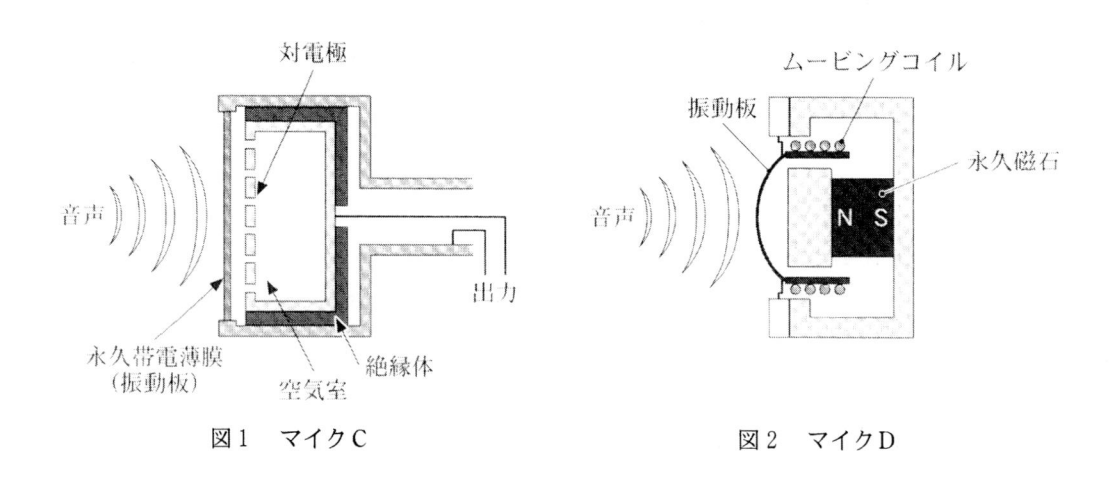

図1　マイクC　　　　　図2　マイクD

Dの動作原理：電磁誘導を利用したもの。磁石の近くにコイルをおき，コイルは振動板に固定されている。音波を受けて振動板が振動するとコイルに誘導起電力が生じ，その電圧の時間的な変化を測定する。

　図3は，単一波長λの音波がx軸の正方向に進行しているとき，ある時刻での空気の密度を濃淡および等高線で表したものである。横軸はx軸方向を表し，縦軸はx軸に垂直な方向を表す。横軸の値はx座標を波長λで割ったものである。ただし，空気の密度は，音がない場合の空気の密度からの差をその最大値で割った（規格化した）値で表している。図中の数字は規格化した空気密度の値である。

　マイクC，D を用いてx軸上のいろいろな点で出力電圧を測定した。測定において，マイクの振動板の変位と音による空気の変位は完全に同期（同位相で振動）しており，電気回路の信号の遅延はないものとする。空気の変位がない状態から単調に増加したとき，いずれのマイクも出力電圧は正であった。マイクの大きさは無視できるものとして，以下の問いに答えよ。

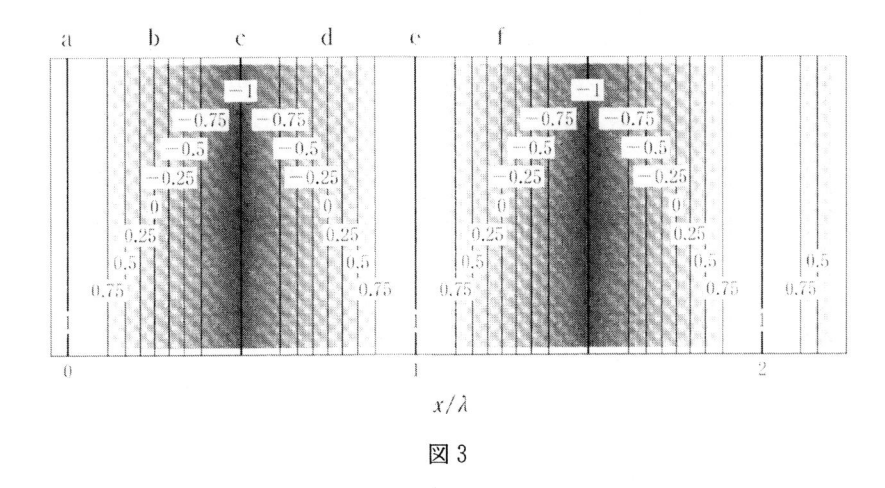

図3

問 1. 図3のaからfの範囲の空気の変位のx/λに対するグラフの概形を描きなさい。ただし，変位はその最大値で割ったもので表しなさい。

問 2. マイクC，Dの出力電圧は振動板の変位もしくは振動板の速度のいずれを表しているか。理由も簡潔に記しなさい。

問 3. 図3の瞬間において，マイクC，Dをそこに置くと出力電圧が0になる位置をそれぞれ記号a－fで全て答えなさい。

問 4. 図3の瞬間において，マイクC，Dをそこに置くと出力電圧が正で最大になる点をそれぞれ記号a－fで全て答えなさい。

問 5. これまで，マイクの振動板の変位と音による空気の変位は完全に同期していると仮定してきた。しかしながら，現実には構造の力学的特徴からそれぞれマイクの特性が異なる。可動部分の質量の違いに注目して，高音域(振動数の大きい音)に使用するのに向いていると考えられるマイクはどちらか。理由も簡潔に記しなさい。

3. 中性子は物質波(ド・ブロイ波)として波動性を示し，干渉する。一様な重力のもとでの中性子波の干渉について考える。シリコン結晶を図1のように切り出すと中性子波を透過(直進)するものと，結晶により回折するものの二手に分けることができる。図1に示す干渉計において，点 A に入射した波長λの中性子波を二手に分け，点 D で再び合わせることにより干渉させる。点 A，B，C，D においてシリコン結晶の板状の部分は十分薄く，厚みは無視でき，中性子波の経路は図2⒜のように表される。

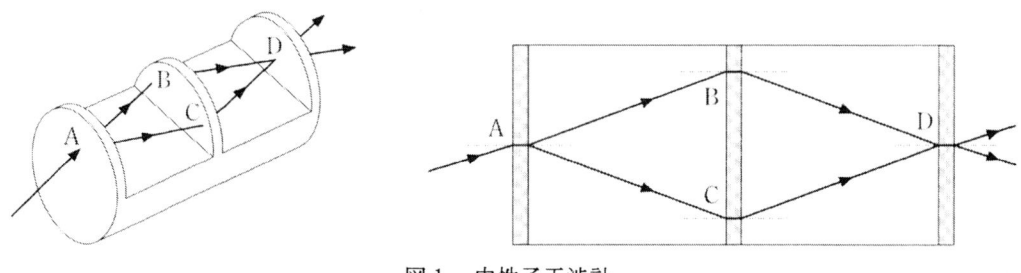

図1　中性子干渉計

　中性子波の干渉に及ぼす重力の影響を調べるために，図2⒜の長さ l の経路 AB，CD をそれぞれ水平に保ち，図2⒝の平行四辺形 ABCD が鉛直となす角 θ を変えて，AB と CD の高さの差 z を変化させながら，点 D で中性子の強度を計測する。重力加速度の大きさを g，中性子の質量を m，プランク定数を h として，以下の問いに答えなさい。

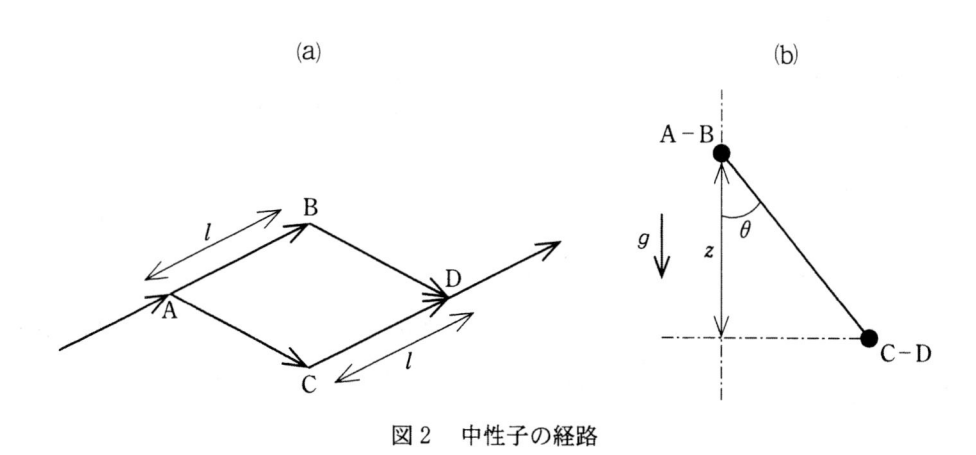

図2　中性子の経路

問 1.　入射中性子の運動エネルギーを求めなさい。

問 2.　経路 CD における中性子の波長 λ' を求めなさい。

問 3.　経路 CD の屈折率 n を，中性子の経路 CD における速さに対する経路 AB における速さの比と定義するとき，n を求めなさい。

問 4. 波長 λ と屈折率 n を用いて，D で中性子波が強め合う条件を求めなさい。

問 5. 平行四辺形 ABDC の面積を $1.0 \times 10^{-3}\,\mathrm{m^2}$，入射中性子波の波長 $\lambda = 1.4 \times 10^{-10}\,\mathrm{m}$，重力加速度の大きさ $g = 9.8\,\mathrm{m/s^2}$，中性子の質量 $m = 1.7 \times 10^{-27}\,\mathrm{kg}$，プランク定数 $h = 6.6 \times 10^{-34}\,\mathrm{J \cdot s}$ とする。面 ABDC が鉛直となす角 θ を $0°$ から $90°$ まで変化させたとき，D における中性子の強度の谷は何回見られるか。ただし，この間の波長の変化は非常に小さい。また，$|x| \ll 1$ のとき，$(1 + x)^a \fallingdotseq 1 + ax$ であることを用いてよい。

化　学

問題　　　　　　　　　28年度

　答えは，すべて解答用紙に記入せよ。複数の解答が必要な場合には解答の順序は問わない。数値を解答する場合の有効数字のけた数は，特に指示がなければ，問題文にある条件をよく読んで適切なけた数で解答すること。構造式は，問題に現れる構造式にならって記せ。必要ならば，次の数値を用いよ。原子量：C：12.0　H：1.00　O：16.0

1. 次の文を読み，下記の問い(問1〜問4)に答えよ。

　家庭で漂白剤・殺菌剤として用いられる塩素系漂白剤と呼ばれる製品がある。この漂白剤の主成分は次亜塩素酸($HClO$)のナトリウム塩である次亜塩素酸ナトリウム($NaClO$)であり，この水溶液に界面活性剤と，ある化合物①が添加されている。塩素系漂白剤の機能を担う成分は次亜塩素酸イオン(ClO^-)であり，その酸化力によって漂白・殺菌作用を発揮する。次亜塩素酸には次のような性質がある。

　次亜塩素酸は弱酸であり，A式の電離平衡が成り立つ。
$$HClO \rightleftharpoons H^+ + ClO^- \tag{A}$$
　次亜塩素酸は水溶液中では安定ではなく，ゆっくりとではあるがB式の分解反応が進行する。
$$2\,HClO \longrightarrow 2\,HCl + O_2 \tag{B}$$
　次亜塩素酸は水中でC式の平衡関係が存在している。
$$HClO + HCl \rightleftharpoons Cl_2 + H_2O \tag{C}$$

　次亜塩素酸は塩素のオキソ酸の一種である。次亜塩素酸における塩素原子の酸化数は　ア　である。次亜塩素酸イオンが漂白・殺菌作用を示すときには，塩素原子の酸化数が　ア　から　イ　に変化する。塩素原子は他の酸化数を取ることもできる。

　また，塩酸は，塩素の水素酸である。市販の濃塩酸は約 12 mol/L の塩化水素水溶液であり，実験室で汎用される試薬のひとつである。塩酸も硫酸と同じく　ウ　であるので，0.1 mol/L HCl 水溶液の pH は1となる。濃塩酸も濃硫酸も，皮膚や粘膜を激しく侵すので，取扱時には防護手袋と保護めがねを装着する必要がある。一方，塩化水素の沸点は− 85 ℃ であるために，濃硫酸を取り扱う場合にはなく，濃塩酸を取り扱う場合に気をつけるべき性質は，塩化水素の高い　エ　である。

　以上のように，日常生活においても化学実験においても，化合物の正しい取扱知識に基づいた安全対策を実施することは重要である。

問1　空欄　ア　〜　エ　に適する数字あるいは語句を答えよ。
問2　次亜塩素酸の酸電離定数は 3×10^{-8} (mol/L)である。次亜塩素酸水溶液に緩衝液を加えて，水溶液の pH を 6.3 としたとき，ClO^- の濃度は $HClO$ の濃度の何倍であるか，有効数字1桁で答えよ。ただし次亜塩素酸の分解は考慮しなくてよい。また，必要な場合は，$\log_{10} 2 = 0.3$，$\log_{10} 3 = 0.5$，$\log_{10} 5 = 0.7$ の各値を用いよ。

問 3　下線部①のある化合物は，この漂白剤・殺菌剤の安全な使用を確保するために添加されている。⑴この化合物として適切なものを以下の候補より選び，記号で答えよ。また，⑵この化合物が安全な使用のために添加される理由を，次亜塩素酸の性質と関連させて 80 字以内で答えよ。

　　下線部①の化合物：⒜塩酸，⒝水酸化ナトリウム，⒞酢酸，⒟塩化ナトリウム

問 4　次のA群の物質のうち，取り扱いに注意が必要な物質と，その注意事項の組合せを 3 つ選べ。答えは，物質をA群から，注意事項をB群から，それぞれ記号と数字の組合せで答えよ（解答例：g−7）。ただし，各記号と数字は 1 回のみ使うことができ，それぞれの項目に最も適合する相手を選択すること。

　　A群：⒜　アルゴン　⒝　エタノール　⒞　カリウム　⒟　希硫酸

　　　　　⒠　アセチルサリチル酸　⒡　オゾン

　　B群：⑴　引火性（ガスバーナーの火を近づけると燃焼する）

　　　　　⑵　爆発性（振動すると爆発する）

　　　　　⑶　禁水性（水と接触すると発熱的に反応する）

　　　　　⑷　強い酸化力に基づく毒性

　　　　　⑸　水への溶解熱が大きい

　　　　　⑹　融解熱が大きい

2. 次の文Ⅰ・Ⅱを読み，下記の問い（問 1 〜問 7 ）に答えよ。

Ⅰ．化学反応には，瞬間的に完了する速い反応から，何年もかかる遅い反応まで様々なものがある。反応速度は，反応物あるいは生成物の　ア　あたりの　イ　の変化と定義される。

　塩化トリフェニルメチル（構造式は(1)式中の 1 ：化合物 1 ）の加水分解反応は(1)式に従って進行し，トリフェニルメタノール(2)および塩酸を生成する。この反応の反応速度を決定するため，以下のような実験を行った。塩化トリフェニルメチルの初濃度を 7.2×10^{-3} mol/L とし，水・アセトン（体積比率：20：80）混合溶媒中，温度を 30 ℃ に保って，反応の進行とともに遊離してくる塩酸をある時間ごとに滴定にて定量することによって反応を追跡した。

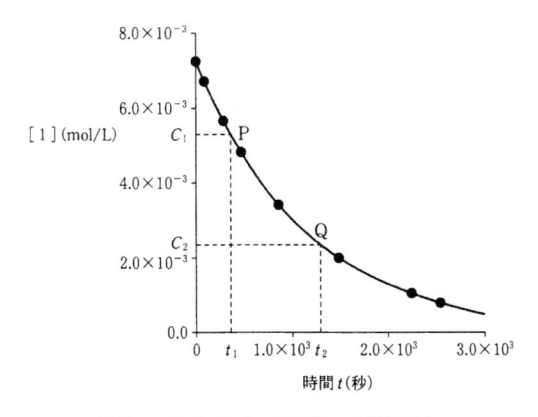

$$\text{1} \quad \text{C—Cl} + H_2O \longrightarrow \text{2} \quad \text{C—OH} + HCl \quad (1)$$

　発生した塩酸の量から，各時間 t（秒）における未反応の塩化トリフェニルメチルの濃度①［ 1 ］(mol/L)を求め，［ 1 ］と t の関係をプロットしたものが図 1 である。

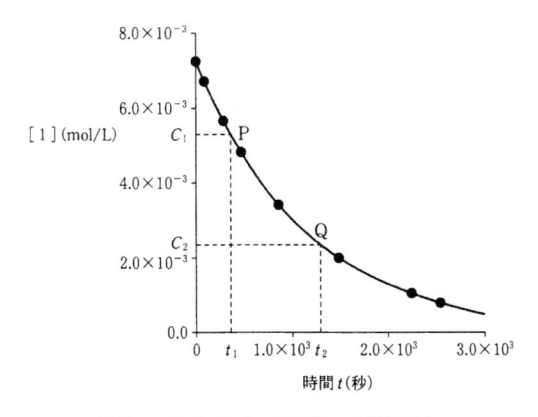
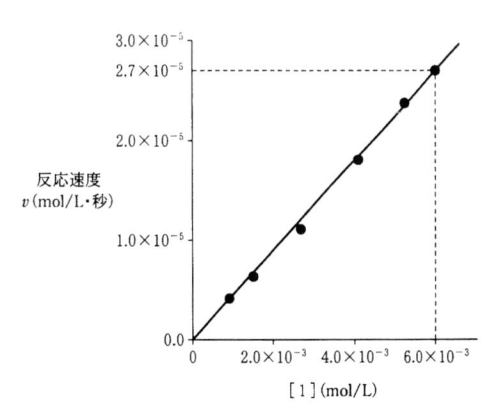

図 1　化合物 1 の濃度の経時変化　　　　図 2　化合物 1 の濃度と反応速度の関係

　図1において，t_1，t_2秒後の化合物1の濃度(mol/L)をそれぞれ C_1 と C_2 とすると，t_1 秒後から t_2 秒後における平均の反応速度 v は，

$$v = \boxed{ウ} \ (\text{mol/L·秒}) \tag{2}$$

と，表される。t_2 を t_1 に近づけることで，点 P における反応速度 v(mol/L·秒)を近似的に求めることができる。

　図1から反応速度 v を求め，塩化トリフェニルメチルの濃度[1]との関係をグラフに表すと図2のようになった。図2が直線関係を示すことから，塩化トリフェニルメチル(1)の加水分解の速度 v(mol/L·秒)は，比例定数 k を用いて(3)式のように表すことができる。このときの比例定数 k を反応速度定数という。反応速度定数は，一般に，条件として $\boxed{エ}$ が同じならば一定の値となる。

$$v = k \cdot [1] \tag{3}$$

問 1　空欄 $\boxed{ア}$ $\boxed{イ}$ $\boxed{エ}$ に適する語句を記せ。

問 2　下線部①に関して，ある時間 t における塩酸の生成量を[HCl](mol/L)としたとき，未反応の塩化トリフェニルメチルの濃度[1]は[HCl]を使って計算することができる。[1]と[HCl]の関係を式に表せ。

問 3　空欄 $\boxed{ウ}$ に適する式を記せ。

問 4　図2より塩化トリフェニルメチルの加水分解の反応速度定数 k を計算し，単位とともに記せ。

Ⅱ．再結晶は，純粋な固体化合物を得るもっとも優れた分離法のひとつである。一般に，次の(1)〜(6)の一連の操作により行われる。(1)試料を適当な溶媒の沸点付近で溶かし飽和溶液を作る。(2)得られた熱溶液に必要に応じて脱色剤を加える。(3)熱溶液をろ過し不純物を除く。(4)ろ液を静置し，室温付近までゆっくり温度を下げることで結晶を析出させる。(5)析出した結晶を分離する。(6)少量の冷たい溶媒で得られた結晶の表面を洗う。
　②

　再結晶に際して，溶媒の選択は重要であり，次の(7)〜(10)の条件を満たすものがよく用いられる。(7)目的物の溶解度が熱時に　A　，冷時に　B　，その比が大きい。(8)不純物を　C　でよく溶かすか，または　D　においてもほとんど溶かさない。(9)溶質と反応しない。(10)精製物から容易に除くことができる。

　トリフェニルメタノールを精製するために以下のようにエタノール溶媒で再結晶することを考える。78 ℃ の飽和溶液 150 g を 20 ℃ まで冷却して静置するという方法で結晶を析出させる。結晶を取り出した後，残った溶液（母液）からさらにトリフェニルメタノールを得るため，溶液を加熱してエタノールを除き，再び 20 ℃ まで冷却して静置することで結晶を析出させる。
　③

問 5　空欄 $\boxed{\text{A}}$ ～ $\boxed{\text{D}}$ に適切な語句を(あ)～(え)から選び，記号を記せ。ただし，同じものを繰り返し用いてもよい。

　　(あ) 熱　時　　　　(い) 室　温　　　　(う) 小さく　　　　(え) 大きく

問 6　下線部②の状態の溶媒を使う理由を60字以内で記せ。

問 7　エタノール100 g 当たりのトリフェニルメタノールの溶解度を5.0 g(20 ℃)，25 g(78 ℃)とする。

　(i)　78 ℃ の飽和溶液150 g には，トリフェニルメタノールは何 g 溶けているか。

　(ii)　はじめの再結晶で得られるトリフェニルメタノールは何 g か。

　(iii)　最初の飽和溶液に溶けているトリフェニルメタノールのうちの90 % を合計2回の再結晶で取り出すためには，下線③の操作において，溶液(母液)を何 g まで濃縮すればよいか。

3. 次の文を読み，下記の問い(問1〜問3)に答えよ。

　グルコース$(C_6H_{12}O_6)$は，ほとんどの生物に共通するエネルギー源物質であり，高等生物では酸素と反応することでアデノシン三リン酸(ATP)を生合成し，そのエネルギーを生命の維持に用いている。グルコースの酸化反応は，実際には多くの段階を経て行われるが，まとめると，(1)式のように書ける。

$$C_6H_{12}O_6 + 6O_2 \longrightarrow 6CO_2 + 6H_2O \tag{1}$$

　この反応の前後で，グルコース・二酸化炭素・水の各分子中の水素原子と酸素原子の酸化数はそれぞれ$+1$，-2で変わらないので，1分子のグルコースが酸化反応で完全に水・二酸化炭素に変化するとき，合計で24個の電子が6個の酸素分子に与えられる。したがって，グルコースに含まれる炭素原子の平均の酸化数は$\boxed{\text{i}}$である。これらの電子は，最初から酸素分子に移動するのではなく，酸素と反応する前に種々の酸化性物質(電子受容性物質)に移動する。イオン反応式で酸化反応を表すと，生体内で起こるグルコースの酸化反応の初期の段階では，(2)式のようにグルコース1分子から酢酸2分子と二酸化炭素2分子が生成する。

$$C_6H_{12}O_6 + 2H_2O \longrightarrow 2CH_3COOH + 2CO_2 + 8e^- + 8H^+ \tag{2}$$

　実際には，グルコースから生成するのは，酢酸と等価なエステルの同族化合物であるが，ここでは炭素原子の酸化数が変わらないので酢酸で代表して示す。また，以下の化学反応式でも，エステル化合物はすべてカルボン酸で表す。

　エネルギー源として消費されずに残った酢酸は，脂肪酸に変換され，最終的に脂肪酸は$\boxed{\text{ア}}$とエステル化されて油脂として蓄積される。(3)式〜(6)式は，飽和脂肪酸の生合成の1サイクルを上と同様に，エステル構造の反応物や生成物を酢酸やカルボン酸を使って表した，一連の化学反応式・イオン反応式である。酢酸2分子がその脱水縮合反応((3)式)と二段階の還元反応((4)式(6)式)，脱水反応((5)式)を連続的に受けて，酪酸(化合物 E)1分子に変換される。

$$\underset{\text{A}}{CH_3\overset{O}{\overset{\|}{C}}\!\!-\!\!OH} + \underset{}{H\!\!-\!\!CH_2COOH} \longrightarrow \underset{\text{B}}{CH_3\overset{O}{\overset{\|}{C}}CH_2COOH} + H_2O \tag{3}$$

$$CH_3\overset{O}{\overset{\|}{C}}CH_2COOH + 2e^- + 2H^+ \longrightarrow \underset{\text{C}}{CH_3\overset{OH}{\overset{|}{C}H}CH_2COOH} \tag{4}$$

$$\underset{\text{D}}{CH_3\overset{OH}{\overset{|}{C}H}CH_2COOH} \longrightarrow C_4H_6O_2 + H_2O \tag{5}$$

$$C_4H_6O_2 + 2e^- + 2H^+ \longrightarrow \underset{\text{E}}{CH_3CH_2CH_2COOH} \tag{6}$$

　生成した酪酸(化合物 E)には，引き続き，酢酸が順次縮合して炭素鎖が延びていき長鎖アルキル基をもつ脂肪酸が生成する。ショ糖はグルコースとフルクトースからなる二糖であり，ショ糖を摂取すると単糖に加水分解され，フルクトースもグルコースと同様に反応し，最終的には酢酸と二酸化炭素・水および還元性化合物に変換され脂肪酸を生成する。したがって，ショ糖から C_{16} 飽和脂肪酸のパルミチン酸($C_{15}H_{31}COOH$)ができるときの総化学反応式は，全体の反応には酸化還元両過程が含まれることに注意すると，(7)式のようになる。

$$\boxed{\text{ii}}\ C_{12}H_{22}O_{11} \longrightarrow C_{15}H_{31}COOH + \boxed{\text{iii}}\ H_2O + \boxed{\text{iv}}\ e^- + \boxed{\text{iv}}\ H^+ + \boxed{\text{v}}\ CO_2 \qquad (7)$$

　つまり，100 g のショ糖を摂取してすべてがパルミチン酸になるとすると $\boxed{\text{vi}}$ g のパルミチン酸が生産されることになる。

　油脂を，$\boxed{\quad\text{イ}\quad}$ を使ってケン化すると，石けんが生成する。石けんは親水基と疎水基を有する両親媒性物質で水中では会合して $\boxed{\quad\text{ウ}\quad}$ というコロイド状態を形成する。石けんの洗浄作用は，このコロイド内部に疎水性の汚れ物質を取り込むことができることが原因である。生物の細胞膜も同様な両親媒性物質であるリン脂質からできており，石けんには細菌のような微生物の細胞膜を破壊する作用がある。

問 1　空欄 $\boxed{\quad\text{ア}\quad}$ $\boxed{\quad\text{イ}\quad}$ に適する物質名，空欄 $\boxed{\quad\text{ウ}\quad}$ に適する語句，空欄 $\boxed{\text{i}}$ ～ $\boxed{\text{vi}}$ に適する数字を答えよ。ただし，$\boxed{\text{vi}}$ の解答は有効数字を 2 桁とせよ。

問 2　酪酸(E)と酢酸(A)による，(3)式の反応と同じ脱水縮合反応では，反応は一方のカルボン酸のカルボニル基のとなりの炭素原子ともう一方のカルボン酸のカルボニル基の炭素原子間で起こるが，3-ケトヘキサン酸($CH_3CH_2CH_2COCH_2COOH$)以外に，もう一つの構造異性体の生成が考えられる。生成の可能性があるもう一つのカルボン酸の構造式を記せ。立体異性体が存在しても区別する必要はない。

問 3　(5)式の化合物 D は立体異性体の存在が考えられるカルボン酸化合物である。立体異性体を区別し，予想される互いに立体異性体である二つの生成物の構造式を記せ。

4.　次の文を読み，下記の問い(問1〜問4)に答えよ。

　　最近，抗菌性をうたった薬用石けんが市販されているが，抗菌成分として図1中に示すようなト
リクロサン(1)という物質が配合されていることが多い。トリクロサンの合成は比較的容易で，図1
のようなプロセスで合成が可能である。すなわち，フェノール(2)の塩素化(反応1)で得られる
2,4-ジクロロフェノール(3)と，p-ジクロロベンゼン(4)の　　ア　　と硫酸の混合液によるニトロ化
(反応2)でできる2,4-ジクロロニトロベンゼン(5)を，強塩基を使って反応させる(反応3)と，
エーテル6が得られる。6のニトロ基は塩酸酸性下，　　イ　　を還元剤として用いてアミノ基に
変え(反応4)，塩酸酸性下の亜硝酸ナトリウムによるジアゾ化(反応5)とその後の加水分解(反応
6)でトリクロサンが得られる。しかし，この方法では反応6の際に猛毒の化合物として知られて
いるダイオキシンの一種が副生するため，工業的には別の方法で生産されている。また，反応3は
ベンゼン環上にニトロ基のような活性化基がないと起こらないが，高温ではニトロ基がなくても起
こる。トリクロサンは，それ自体では低温でダイオキシンに変化しないと言われているが，ゴミ焼
却炉内のような，ある程度高温の環境では反応3と同じ反応が，一つのトリクロサン分子の中で起
こることが予想され，ダイオキシンが生成する可能性が指摘されている。
　　　　　　　　　　　　　　　　　　　①
　　人間や環境に必ずしも無害とは言えないトリクロサンが環境に放出されてしまうと，この物質が
フェノールの性質をすべて示すわけではないので，その分析は困難になる。しかし，試料水に含ま
②
れるトリクロサンの反応により橙色に呈色するアゾ色素を生成させることができるので，色の濃さ
　　　　　　　　　　　　　　　　　　　③
を使って濃度を定量する比色分析に使えると考えられる。トリクロサンと反応させる化合物は，ス
ルファミン酸(8)を反応5と同じ反応条件で処理すると得られる。

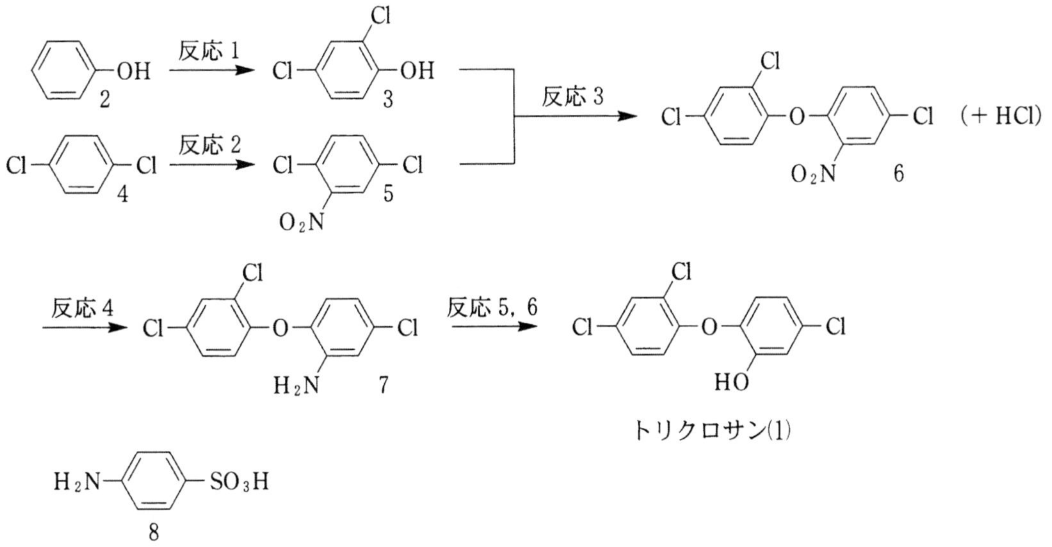

図1

問 1　空欄　ア　・　イ　に適する物質名を答えよ。

問 2　下線部①の反応でトリクロサンから生成することが予想されるダイオキシン化合物（$C_{12}H_6Cl_2O_2$）の構造式を記せ。

問 3　次の(a)〜(e)のうち，下線部②のフェノールの性質として考えられないものを二つ選び記号で答えよ。

　(a)　フェーリング液を加えて加熱すると赤褐色の沈殿を生成する。

　(b)　金属ナトリウムと反応して塩を生成する。

　(c)　硫酸触媒で無水酢酸と反応してエステルを生成する。

　(d)　ジエチルエーテル溶液から希塩酸で抽出できる。

　(e)　水溶液に塩化鉄(Ⅲ)水溶液を加えると紫色に変色する。

問 4　下線部③のアゾ色素の生成反応は，トリクロサンのヒドロキシ基のパラ位の炭素原子上で起こる。生成するアゾ色素の構造式を記せ。

生　物

問　題　　　　　　　　　　28年度

1. 細胞膜を介した物質輸送に関する各問いに答えよ。

Ⅰ. 細胞はリン脂質二重層からなる細胞膜で囲まれており，そこには<u>特定の物質を輸送するタンパ</u><u>ク質</u>などがモザイク状に埋め込まれている。ヒトの赤血球は細胞小器官をもたない細胞であり，細胞膜の研究によく用いられる。赤血球の細胞膜(赤血球膜)を介した物質輸送について次の実験を行った。ただし，赤血球の細胞内液と血しょうのイオン濃度は表のとおりである。

	赤血球内液	血しょう
Na^+	3.3	31.1
K^+	31.1	1.0

赤血球の細胞内液と血しょうのイオン濃度(相対値)

【実験】

　操作 1. 取り出したヒトの赤血球を血しょうと同じイオン組成の溶液に浮遊させ，4℃の冷蔵庫で数日間放置した。

　操作 2. 赤血球の浮遊液を冷蔵庫から37℃の恒温槽に移動させ，24時間放置した。

　操作 3. 操作2に引きつづき，温度を37℃に保ったまま，赤血球の浮遊液にグルコースを加えた。

問 1. ヒトの赤血球は成人の場合どこで作られるか。

問 2. 血しょうに関する記述として，正しいものをすべて選び記号で答えよ。

　ア. 血しょうの重さの25%以上がタンパク質である。

　イ. グルコースや無機塩類を含む。

　ウ. リンパ球を含む。

　エ. 血しょう中でもっとも量の多いタンパク質はアルブミンである。

　オ. ヘモグロビンを含む。

問 3. 次の記述のうち，誤っているものをすべて選び記号で答えよ。

　ア. リン脂質分子は赤血球膜内を移動することができる。

　イ. リン脂質二重層の内部は親水性を示す。

　ウ. イオン分子はリン脂質二重層を通過しにくい。

　エ. 脂質に溶けやすい物質は赤血球膜を通過しやすい。

　オ. リン脂質二重層を通過する分子の透過性は分子の大きさに関係しない。

問 4. 各種細胞において細胞膜に分布するタンパク質には，下線部の物質輸送とは異なる機能を
　　　もつものがある。細胞膜に存在する膜タンパク質の機能を物質輸送以外に2つ答えよ。

問 5. 操作1において赤血球の浮遊液を冷蔵庫で放置したところ，赤血球内のK^+濃度は減少し
　　　た。その理由として適切な記述をア～オの中からすべて選び，記号で答えよ。

　　　ア．ATP分解酵素の活性が低下した。　　　イ．受動輸送が起こった。

　　　ウ．細胞膜が全透性をもつように変化した。　エ．エキソサイトーシスが起こった。

　　　オ．多量の水が赤血球内に入った。

問 6. 操作2の結果，赤血球内のK^+濃度はどのようになるか。ア～ウの中から1つ選び，解答
　　　欄Iに記号で答えよ。また，その理由を解答欄IIに述べよ。

　　　ア．濃度はほとんど変化しない。　　　　　イ．ある濃度まで増加した後，減少する。

　　　ウ．ある濃度まで増加した後，変化しなくなる。

問 7. 操作3において浮遊液にグルコースを加えると，赤血球内のK^+濃度は変化した。グル
　　　コースの代わりにATPを加えたところK^+濃度に変化は見られなかった。グルコースと
　　　ATPで効果に違いが生じた理由を述べよ。

問 8. 操作3で浮遊液にグルコースを加える代わりに，赤血球内に直接ATPまたはピルビン酸
　　　を注入すると赤血球内のK^+濃度はどのようになると考えられるか。ア～カの中から2つ選
　　　び記号で答えよ。

　　　ア．ATPの注入によって増加する。　　　　イ．ピルビン酸の注入によって増加する。

　　　ウ．ATPの注入によって減少する。　　　　エ．ピルビン酸の注入によって減少する。

　　　オ．ATPの注入では変化しない。　　　　　カ．ピルビン酸の注入では変化しない。

II. 酸素や二酸化炭素などの分子は，リン脂質のすき間を通過して拡散するが，水はほとんど通過
　できない。そのため，カエルの卵母細胞は蒸留水に入れても膨張しない。しかし，赤血球膜には
　水を通過させるアクアポリンが存在するため，赤血球を蒸留水の中に入れると細胞が膨張し，や
　がて　ア　が起こる。そこで卵母細胞にアクアポリンの遺伝子の　イ　を人工的に注入
　したところ，細胞膜にアクアポリンが形成され，赤血球と同じように細胞が膨張するようになっ
　た。

問 9. アとイの　　　　　に入る適切な語句を答えよ。

問10. アクアポリンに関する記述として誤っているものをすべて選び，記号で答えよ。

　　　ア．拡散によって水を輸送する。

　　　イ．生体膜を貫通する小さな孔を形成する。

　　　ウ．ATPのエネルギーを使って水を輸送する。

　　　エ．ポンプの一種である。

　　　オ．チャネルの一種である。

2. 遺伝子の発現に関する各問いに答えよ。

Ⅰ．野生型の大腸菌では，炭素栄養源として取り込んだグルコースによってラクトースオペロンの発現が抑制されることが知られている。大腸菌 a 株はラクトースオペロンの発現調節においてこの性質だけを失った突然変異株であり，ラクトースがあればグルコースの有無にかかわらずラクトースオペロンが発現する。次に遺伝子組み換え技術によって，a 株にある遺伝子を導入し，常に細胞内にラクトースを取り込む性質をあわせもつ A 株を得た。この A 株に紫外線を照射してさらに突然変異を引き起こし，様々な条件下の培養を繰り返して 5 種類の変異体(B~F 株)を選別した。実験 1 ～ 4 では，炭素栄養源や添加薬剤が異なる 4 種類の寒天培地(表 1)の上に適量の各菌体溶液を引き伸ばして培養し，菌の増殖で現れる点状のコロニー(菌の集合体)の数や色調を調べた。実験 5 では各菌株のゲノムを分析した。実験の内容と結果を以下に記載する。コロニー形成に関する結果は表 2 にまとめた。

寒天培地名	炭素栄養源 注1	X-gal の添加 注2
培地 G	グルコース	な　し
培地 L	ラクトース	な　し
培地 GX	グルコース	あ　り
培地 LX	ラクトース	あ　り

注 1：菌が利用する炭素栄養源として記載した糖のみを含む。
注 2：X-gal は β-ガラクトシダーゼによって分解されて青色の物質に変わる。

表 1

【実験 1】培地 G を用いて各株を培養したところ，すべての株がほぼ同数の白色のコロニーを形成した。一方，培地 L を用いて培養したところ，A 株と D 株と F 株で同様のコロニーを認めたものの，B 株，C 株，E 株はコロニーを形成しなかった。

【実験 2】培地 GX と培地 LX を用いて各株を培養したところ，実験 1 と同様のパターンでコロニーが観察され，その中で培地 GX では D 株，F 株が，培地 LX では A 株，D 株，F 株が青色のコロニーを形成した。他のコロニーはすべて白色だった。

【実験 3】遺伝子組換え技術を用いて，ある遺伝子(遺伝子 I とよぶ)を D 株と F 株に導入し，常に発現する状態にした上で，培地 GX で培養したところ，F 株のコロニーは実験 2 と同様の青色だったが，D 株のコロニーは白色に変わった。

【実験 4】遺伝子組換え技術を用いて，別の遺伝子(遺伝子 II とよぶ)を B 株，C 株，E 株に導入し，常に発現する状態にした上で，培地 L で培養したところ，すべての株が白いコロニーを形成した。また，各コロニーを採取して菌内のタンパク質を分析したところ，B 株においてのみラクトースオペロン由来の 2 種類のタンパク質が見出された。

【実験 5】各菌株のゲノム DNA の塩基配列をすべて解読したところ，B~F 株すべてにおいて，A 株にはない1塩基置換の変異がラクトース代謝およびその調節に関与する『遺伝子または DNA 領域(特定の機能をもった塩基配列の単位)』に 1 ヶ所発見された。その中で D 株と E 株
(a)

の変異は同じ遺伝子内の別の塩基で起きていたが，他はすべて別の遺伝子やDNA領域に見出
(b)
された。また，これらの変異によって実験1～4の結果がもたらされていた。

菌　株	実験 1		実験 2		実験 3	実験 4
	培地 G	培地 L	培地 GX	培地 LX	培地 GX (遺伝子 I 発現)	培地 L (遺伝子 II 発現)
A	W	W	W	B		
B	W	×	W	×		W
C	W	×	W	×		W
D	W	W	B	B	W	
E	W	×	W	×		W
F	W	W	B	B	B	

(注)　W：白色コロニーを形成　　　B：青色コロニーを形成　　　×：コロニー形成なし
　　　空欄：培養対象外

表 2

問 1.　β-ガラクトシダーゼはラクターゼともよばれる酵素であり，ラクトースを分解して2種
　　　類の糖を生成する。それらの糖の名称を答えよ。

問 2.　ラクトースオペロンに関するア～オの記述の中から正しいものをすべて選び記号で答え
　　　よ。
　　　ア．オペロンの発現によってグルコースが取り込まれる。
　　　イ．リプレッサーの構造の変化によって発現が調節される。
　　　ウ．オペレーターはプロモーターに隣接している。
　　　エ．調節遺伝子の発現によってRNAポリメラーゼがつくられる。
　　　オ．オペロンの転写にはDNAヘリカーゼが必要である。

問 3.　実験3と実験4で用いた遺伝子 I，遺伝子 II は，ラクトース代謝およびその調節に関与す
　　　る遺伝子に属する。これらの作用について次の問いに答えよ。
　　　⑴　遺伝子 I の発現によってD株の性質はどのように変化したか述べよ。
　　　⑵　遺伝子 I と遺伝子 II をD株に同時に導入し，ともに発現させて培地GXで培養した場
　　　　合，何色のコロニーが形成されるか答えよ。

問 4.　B株，C株，D株，F株において下線部(a)の変異はどの『遺伝子またはDNA領域』にある
　　　か。その名称をア～オの中からそれぞれ1つ選び，記号で答えよ。
　　　ア．調節タンパク質(リプレッサー)遺伝子　　　　　イ．オペレーター
　　　ウ．RNAポリメラーゼ遺伝子　　　　　　　　　　エ．プロモーター
　　　オ．β-ガラクトシダーゼ遺伝子

問 5.　D株とE株は同じ遺伝子内での変異によって生じたにもかかわらず，実験結果での表現
　　　型はまったく異なっていた。E株において下線部(b)の遺伝子からつくられるタンパク質の
　　　性質は下線部(a)の変異によってどのように変化したか述べよ。

Ⅱ．ショウジョウバエの *pri* 遺伝子は，真核生物の遺伝子としては例外的な特徴をもち，転写される1つの領域の中にアミノ酸配列を指定する領域(コード領域)が重複せずに複数存在する。そのため，そのmRNAからは4種類のペプチドがつくられると報告されている。逆転写酵素を用いてこの遺伝子のmRNAからDNAを調製し，全長1534塩基対の配列を解読した。その中から図1に示す481番目から720番目までの塩基配列を遺伝暗号表(表3)にもとづいて分析したところ，ペプチドをコードする独立した領域が2ヶ所見い出された。上流側(センス鎖の5'末端側)に位置するコード領域からつくられるものをペプチドA，下流側(センス鎖の3'末端側)のコード領域からつくられるものをペプチドBとよぶ。

```
     5'
481  TAGACCTCTT  TTAGAAAATC  CAATAAATCA  CAGATCTTCG  CCATGGCCGC  CTATCTGGAT
     ATCTGGAGAA  AATCTTTTAG  GTTATTTAGT  GTCTAGAAGC  GGTACCGGCG  GATAGACCTA

541  CCCACTGGTC  AGTACTGAAG  TTGGAGCAAG  CAAGCAGAAG  CAGCAATATT  TTGAGTTCCA
     GGGTGACCAG  TCATGACTTC  AACCTCGTTC  GTTCGTCTTC  GTCGTTATAA  AACTCAAGGT

601  AGCCGAAAGT  TATTTAAAAC  AGTATCAAAA  TGTCGCACGA  TTTGGACCCC  ACTGGCACCT
     TCGGCTTTCA  ATAAATTTTG  TCATAGTTTT  ACAGCGTGCT  AAACCTGGGG  TGACCGTGGA

661  ACTAAGGTTC  TATCGCAAGA  ACTCCACATA  GCCAAGCATT  CTAAGGCTGA  ATACTATACC
     TGATTCCAAG  ATAGCGTTCT  TGAGGTGTAT  CGGTTCGTAA  GATTCCGACT  TATGATATGG
```

※注意　10塩基ごとに空白で区切り，60塩基単位で改行している。また，左端の数字は5'末端からの塩基対の数を示し，上側の配列は遺伝子のセンス鎖に相当する。

図1

	U	C	A	G	
U	UUU Phe / UUC Phe UUA Leu / UUG Leu	UCU / UCC / UCA / UCG Ser	UAU Tyr / UAC Tyr UAA 終止コドン / UAG 終止コドン	UGU Cys / UGC Cys UGA 終止コドン / UGG Trp	U C A G
C	CUU / CUC / CUA / CUG Leu	CCU / CCC / CCA / CCG Pro	CAU His / CAC His CAA Gln / CAG Gln	CGU / CGC / CGA / CGG Arg	U C A G
A	AUU / AUC / AUA Ile AUG Met	ACU / ACC / ACA / ACG Thr	AAU Asn / AAC Asn AAA Lys / AAG Lys	AGU Ser / AGC Ser AGA Arg / AGG Arg	U C A G
G	GUU / GUC / GUA / GUG Val	GCU / GCC / GCA / GCG Ala	GAU Asp / GAC Asp GAA Glu / GAG Glu	GGU / GGC / GGA / GGG Gly	U C A G

表3

問 6. ペプチド A について以下の設問 (1)～(3) に答えよ。

　(1)　アミノ酸配列を答えよ。ただし，N 末端を左側にすること。

　(2)　N 末端から 8 番目のアミノ酸の和名を答えよ。

　(3)　N 末端から 8 番目のアミノ酸を運搬する tRNA のアンチコドンの塩基配列を答えよ。
　　　ただし，5' 末端を左側にすること。

問 7. ペプチド B のコード領域で 1 塩基が置換する変異が生じ，本来よりも大きいペプチドが
　　つくられるようになった。そのペプチドを構成するアミノ酸の数を答えよ。

3. 動物の発生と進化に関する各問いに答えよ。

Ⅰ．アフリカツメガエルの初期発生を2台のカメラ（カメラ L，M）で記録した。すなわち，図1のように水槽の上部と下部にカメラを設置し，一台で受精卵の上側をもう一台で下側を8細胞期まで撮影した。図2は，第1，第2，第3卵割の直後の撮影像を模式的に描いたものである。その際，新たな卵割面を太い線で書き表したが，第3卵割の割面は胚の上下を結ぶ線に直交するように起きたため描写しなかった。また，卵割で生じた細胞（割球）を識別するため，表1にしたがってそれぞれの名称を記入した。

　別のアフリカツメガエルの受精卵を用意し，細胞の位置関係が図2と同じになるように置いた初期胚を用いて，以下の実験1～3を行った。

【実験1】第1卵割で生じた細胞Aと細胞Bを分離した。

【実験2】第2卵割の割面で胚を分割し，細胞集団（Aa，Bc）と細胞集団（Ab，Bd）に分離した。

【実験3】第3卵割の割面で胚を分割し，細胞集団（Aa1，Ab3，Bc5，Bd7）と細胞集団（Aa2，Ab4，Bc6，Bd8）に分離した。

　分離した細胞および細胞集団を継続して観察したところ，実験1では順調に発生が進み，両細胞から正常な尾芽胚が得られた。一方，実験2と実験3で分離した細胞集団からは，表2に記載した特徴をもつ異常な胚が形成された。

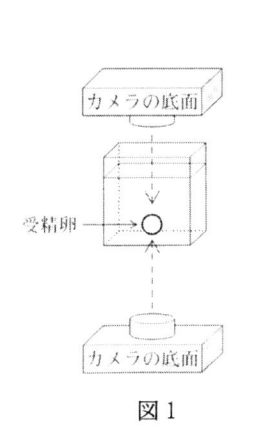

図1

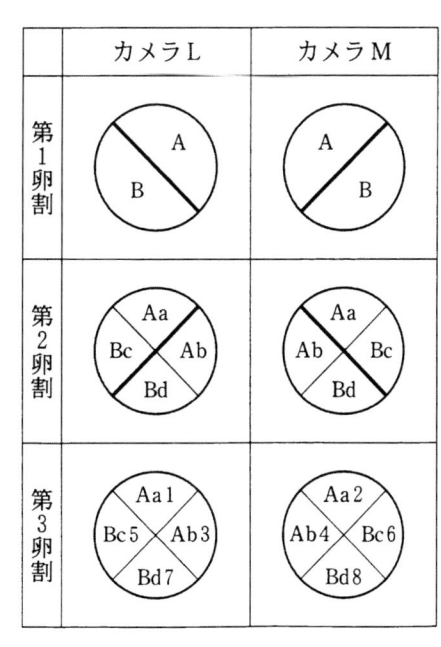

図2

	第1卵割	第2卵割	第3卵割
細胞の名称	A	Aa	Aa1
			Aa2
		Ab	Ab3
			Ab4
	B	Bc	Bc5
			Bc6
		Bd	Bd7
			Bd8

表1

	細胞・細胞集団	形成された胚
第1卵割	A	正常な尾芽胚
	B	正常な尾芽胚
第2卵割	Aa，Bc	大半が腹部以外の組織からなる胚
	Ab，Bd	大半が腹部の組織からなる胚
第3卵割	Aa1，Ab3，Bc5，Bd7	表皮を欠く尾芽胚
	Aa2，Ab4，Bc6，Bd8	表皮のかたまり

表2

問 1.　卵割に関する次の文章のア～ウの　□□□　に入る適切な語句を答えよ。

　　　カエルの受精卵を地球に見立てたとき，第1卵割と第2卵割を　ア　割，第3卵割を　イ　割とよぶ。卵割によって生じた胚の表層の細胞は　ウ　期の直前まで大きく位置を変えない。

問 2.　受精卵を上から撮影したのは，カメラL，Mのどちらか答えよ。また，その理由を説明せよ。

問 3.　解答欄の8細胞期の模式図に，精子が侵入した部位を"×"で，原口が形成される部位を"△"で示せ。

問 4.　解答欄の8細胞期の模式図に，第3卵割によって生じた細胞の境界線を描き加えよ。

Ⅱ. 生物は形態の特徴などから様々なグループに分類されてきた。近年，様々な遺伝子の塩基配列
にもとづく解析が進み，分類やグループ間の類縁関係が見直されている。図はそのような解析に
もとづく動物界の系統樹と原生生物に属する K との関係を示したものである。A，E，F，J のグ
ループに関しては，所属する生物の代表例を記した。

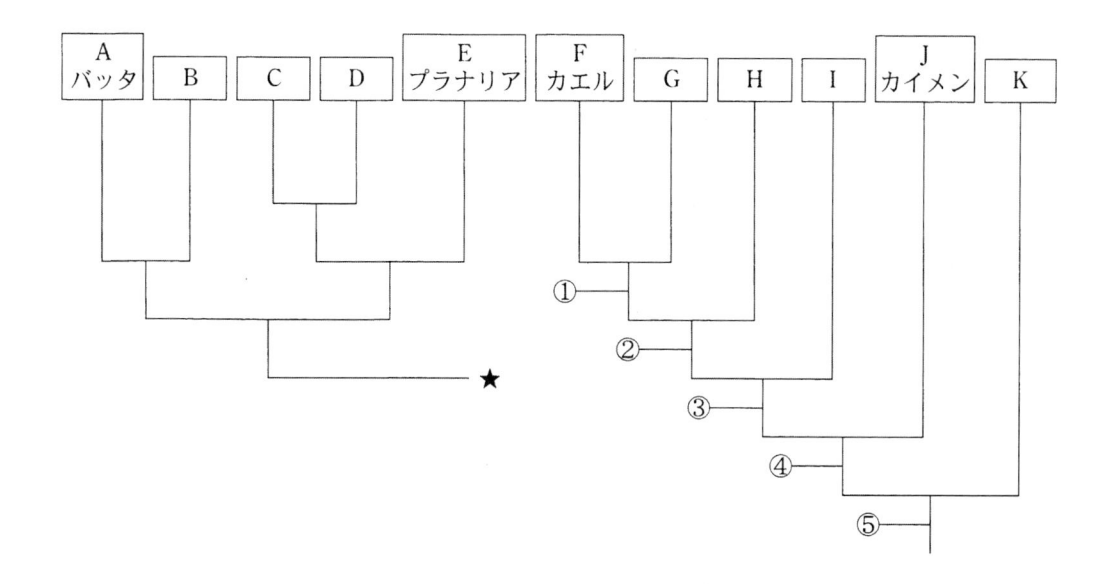

問 5. 次の動物は，B～D および G～I のどこに属するか，記号で答えよ。

    ア．ウ　ニ

    イ．イソギンチャク

    ウ．カタツムリ

    エ．ホ　ヤ

    オ．センチュウ

    カ．ミミズ

問 6. A～J の中から冠輪動物に属するものをすべて選び，記号で答えよ。

問 7. 星印の分岐点が接続する位置を①～⑤の中から選べ。

問 8. 外胚葉が形成されない生物を A～K の中からすべて選び，記号で答えよ。

問 9. I に属する動物はどのような神経系をもつか。その名称を答えよ。

問10. 海綿動物の体内の体壁細胞に類似した形態をもつ K に該当する原生生物の名称を答え
    よ。

4. 生物多様性に関する各問いに答えよ。

Ⅰ. 現在，地球上に生息する多種多様な生物も，もとをたどれば30数億年前に生まれた共通の祖先に由来している。生物は長い時間をかけて地球上の様々な環境に適応しながらいろいろな種に分かれてきた。現在一般に支持されている種の概念によると，「種とは共通した ［ ア ］ 的・生理的な特徴をもつ個体の集まりで，同種内では自然状態での ［ イ ］ が可能であり，［ ウ ］ 能力をもつ子孫をつくることができる」とされる。自然界では同種の生物の集団が山脈や海などの障壁に阻まれて自由な ［ イ ］ が行えなくなることがある。そのため，遺伝子流動が全く起こらなくなるとその集団の遺伝子プールは分断されることになる。このような現象を地理的隔離という。地理的隔離により他の集団との ［ イ ］ を阻むような ［ ウ ］ 的隔離が成立することにより別種が生じる。このように，1つの種から新しい種ができたり，1つの種が複数の種に分かれたりすることを種分化という。

　問 1. ア～ウの ［　　　］ に入る適切な語句を答えよ。

　問 2. 下線部①に示した種の概念は，すべての生物に適用できるわけではなく，微生物などでは適用できない場合が多い。その理由を述べよ。

　問 3. 下線部②を引用し改変した次の文章の ［　　　］ に入る適切な語句または文章を答えよ。
　　　　地理的な隔離がなくても ［　　　］ 変化により他の集団との ［ イ ］ を阻むような ［ ウ ］ 的隔離が成立することがある。

II．生物多様性の維持のためには，個体群を維持する必要がある。しかし個体群は常に安定して存在できるわけではなく，生息地の分断化や消失などにより絶滅する可能性がある。イリノイ州のソウゲンライチョウは農地開拓などによる個体群の細分化により，1993 年には 50 羽未満になっていることが明らかになった。一般的に 50 個体以下の個体群は絶滅の危険性が高い。そこで，イリノイ州，カンザス州，ネブラスカ州のソウゲンライチョウの DNA を用い，6 つの遺伝子座について対立遺伝子数を調査した。また，それぞれの集団における卵のふ化率についても調査を行った。下表は実験の結果をまとめたものである。

場 所	年	集団の個体数 （羽）	1 遺伝子座あたりの 対立遺伝子数（平均値）	卵のふ化率 （%）
イリノイ州	1960	25,000	5.2	93
	1993	50	3.7	< 50
カンザス州	1998	750,000	5.8	99
ネブラスカ州	1998	200,000	5.8	96

問 4．1993 年のイリノイ州のソウゲンライチョウ集団では，1960 年に存在していた対立遺伝子のうち，いくつの対立遺伝子を失っていたか。

問 5．イリノイ州の小集団において，対立遺伝子の数が減少した理由を 1 つ答えよ。

問 6．1993 年のイリノイ州の集団において，卵のふ化率が低い理由を考察せよ。

問 7．イリノイ州のソウゲンライチョウのふ化率を増加するにはどのようにしたらよいか。

問 8．カンザス州のソウゲンライチョウの集団において，ある劣性遺伝病が 4 万羽に 1 羽の頻度で発生している。原因遺伝子が常染色体上にあり，ハーディ・ワインベルグの法則が成立すると仮定した場合，いとこの関係にある雌雄間の交配で生まれる個体が発病する確率はどのように求められるか。次の文章のア〜オの　　　に入る適切な数字を答えよ。ただし，各数字は分数の分母または分子であり，小数点以下は切り捨てて整数にすること。

　　この集団において，ヘテロ接合体の頻度は約 $\dfrac{1}{\boxed{ア}}$ であるため，両親のどちらかがヘテロ接合体である確率は約 $\dfrac{1}{\boxed{ア}}$ となる。一方，いとこは同じ遺伝子を $\dfrac{\boxed{ウ}}{\boxed{イ}}$ の確率でもつため，配偶者がヘテロ接合体である確率は $\dfrac{\boxed{ウ}}{\boxed{イ}}$ となる。これに常染色体劣性遺伝病の発現率を考慮すると，いとこ交配での発病率は約 $\dfrac{\boxed{オ}}{\boxed{エ}}$ となる。

英　語

解答

Ⅰ

〔解答〕
(A) front　(B) bear　(C) how (D) tied
(E) become

〔出題者が求めたポイント〕
〔解説〕
(A) out front「建物の前で」。場所を聞いている質問に対する答え
(B) grin and bear it「笑って耐える」
(C) And how!「もちろん！」
(D) tied up「（忙しくて）手が離せない」
(E) what has become of ～「～はどうしたのか」

〔全訳〕
(A) カール：どこにいたの？　トムは建物の前で1時間待ってたと言ってるよ。
　　ダン：あ～、僕は彼を待ってビルの中にいたんだ。
(B) アダム：ハリー、この状況について君は何ができる？
　　ハリー：何も。笑って耐えるしかないよ。
(C) エディー：ルーシー、新しい学校楽しい？
　　ルーシー：もちろん！　学校のみんな、とてもボクに親切なんだ。
(D) マックス：忙しくなければ、ボクとクスリの検査してくれる？
　　ニーナ：ごめん、マックス。今、手が離せないんだ。
(E) スコット：ジャネット、メアリーどうしたか教えて。
　　ジャネット：あ～、彼女は結婚したよ。そして今、妊娠中。

Ⅱ

〔解答〕
(1)　(A)　(2)　(B)　(3)(C)　(4)　(B)

〔出題者が求めたポイント〕
〔解説〕
(1) spoils「戦利品、利益」
(2) crane one's neck「首を伸ばす」
(3) launder ～「～を洗濯する」。How many people が主語で、launder が動詞
(4) take you up on that offer「あなたのその申し出に応じる」

〔全訳〕
(1) 成功の利得を味わって、マイクはさらに多くを求めている。
(2) 医者がドアへ移動する際、見ようとして患者が首を伸ばしているのをエドワードは見た。
(3) ホテルで毎日洗濯したシーツを求める人の何人が、自宅で毎日シーツを洗っているだろうか。
(4) また別のときに、あなたの申し出に応じたいと思います。

Ⅲ

〔解答〕
(ア)(1)　(B)　(2)　(F)
(イ)(3)　(A)　(4)　(B)

〔出題者が求めたポイント〕
〔解説〕
take to ～ ing「～するようになる」
in awe of ～「～に畏敬の念を持つ」

〔解答の英文〕
(ア) took to running long distances in
(イ) awe of what they have been

Ⅳ

〔解答〕
(1)　(D)　(2)　(B)　(3) (D)　(4)　(D)
(5)　(B)

〔出題者が求めたポイント〕
〔解説〕
(1) (A)は、raise が他動詞なので目的語が必要。(B)は、favors が他動詞なので on が不要。(C)も、(A)と同様 raise が他動詞なので目的語が必要。
(2) (A)は、absent が形容詞なので took の目的語になれない。(C)も、(A)と同様 absent が形容詞なので took の目的語になれない。(D)も、absent が形容詞なので of の目的語になれない。
(3) (A)は、What did one and another thing の意味が不明。また、returned to home で to が不要。(B)は、What does one thing or another の意味が不明。また、got back to home で to が不要。(C)は、what has one or another thing の意味が不明。また、go back to home で to が不要。(D)の What with one thing and another は「あれやこれやで」の意味の慣用表現。
(4) (A)は、get most of に目的語がない。(B)は、get in shave が意味不明。(C)は、get rid of に目的語がない。
(5) (A)は、文に動詞がない。diagnosis は名詞。動詞は diagnose。(C)は、criterial が形容詞なので adopts の目的語になれない。名詞は criteria。(D)も、(A)と同様で動詞がない。

〔全訳〕
(1) 地面の少年は、右足をかばって注意深く立ち上がった。
(2) ジェフは個人的用件に対応するため、短期の休暇を取った。
(3) あれやこれやで、彼が家に戻ったのは夜とても遅くだった。
(4) あなたは、健康が後期老齢になる前に悪化することを予想するかも知れない。
(5) 我々の医師チームは、診断を下すのに一連の明確な基準を用いる。

V

〔解答〕

問1　(A) (3)　　(B) (2)　　(C) (4)　　(D) (1)

問2　(4)

〔出題者が求めたポイント〕

〔解説〕

問1

(A) 第2パラグラフの内容を導く(3)が正解。

(B) 前文の内容をより具体的に言い換えた(2)が正解。

(C) 前文の抽象的内容を具体的に説明し、次の人間に関する説明へとつなげる(4)が正解。

(D) 次の文、But ～と反対の内容の(1)が正解。

〔全訳〕

　赤ちゃんは、母親の注意を引き、かつそれを保つために自分ができることをする。小さな息子の独自な泣き声、独特の臭い、そして指を母親の指に巻きつける巻きつけ方は、とても敏感になった母親の神経系に降り注ぐ感覚の、ほんの一握りのものにすぎない。幼児は母親を刺激して、彼女の脳のギアを上げるための豊かな環境を生み出す。

　すべての感覚の中で、臭い―嗅覚―が、生殖において最大の役割を果たす。女性は、配偶者選びの手助けとするごく初期から、子供との乳離れに至るまでずっと、自分の嗅覚に頼る。この乳離れの期間の間、臭いは母と子のコミュニケーションの一形態として働く。臭覚の力の極端な例は、ブルース効果として知られる。これは、ある臭いが妊娠したネズミの流産を引き起こす現象である。もしも妊娠後にメスの配偶者が消え、侵入者があたりをうろつき始めると、この新たなオスの臭いがカギとなるホルモンの生産を抑制し、メスの妊娠を中絶させる。さもないと、侵入者が子供を殺し食べてしまうことで高タンパク食を得るだけでなく、さらにはライバルの遺伝子を除去してしまう可能性が高くなる。ネズミにとっての、ある種の「ソフィーの選択」により、このメスは基本的に冷徹な計算―子供よりは胎児を失う方がましだという計算―をしているのだ。

　人間の脳をのぞき込む我々の能力が限られているため、ネズミのおかげで我々は、リズのような母親の内部で起こっている変化のおおよそを見積もることができる。これまでに我々が見てきたことは、哺乳類の脳が生命を求めるとき、形態を変える劇的な能力を持っている、ということだ。例えば、ネズミの嗅覚系は妊娠中、新たなニューロンを生み出し始める。その仕組みは、余分なニューロンのおかげで、母親は子供の臭いに隠された手がかりを処理するのがより上手になる。事実、母親は臭いに対してどのように反応するかにおいて、極めて明白に卓越する。メスの処女ネズミは、幼児の臭いを不快に思うが、一旦妊娠すると、この臭いが彼女らを引きつける。トロント・ミシサーガ大学の心理学者、アリソン・フレミングと同僚が報告したように、人間の母親もまた、こうした結果を示す。彼らは、母親は母親でない者に比べて、自分の子供の臭いを心地よいとより見なしがちであることを発見した。

　女性の嗅覚を変えるために、嗅覚系は内側扁桃体として知られる部位に依存するかも知れない、とボストン大学の神経学者、マイケル・ニューマンと彼の同僚は示唆する。脳のこの部位は、嗅覚系の中心として機能し、ここに届いた情報が加工されて感情の中身になっている可能性がある。嗅覚系の調整が、赤ちゃんの臭いを魅力的なものにすることで、母と子の絆を固いものにする手助けをするのかも知れない。最初の子を持つ前、リズは子供の臭いを、たとえ彼女の親戚の子供でさえ、避けていた。しかし、息子の誕生で、彼女はおしめを替える必要があるかどうか決めるため、おしめの中に鼻を突っ込むことさえ苦にならなくなったことを発見した。

問1　選択肢の全訳

(1) 最初の子を持つ前、リズは子供の臭いを、たとえ彼女の親戚の子供でさえ、避けていた。

(2) もしも妊娠後にメスの配偶者が消え、侵入者があたりをうろつき始めると、この新たなオスの臭いがカギとなるホルモンの生産を抑制し、メスの妊娠を中絶させる。

(3) 幼児は母親を刺激して、彼女の脳のギアを上げるための豊かな環境を生み出す。

(4) 処女のメスネズミは、幼児の臭いを不快に思うが、一旦妊娠すると、この臭いが彼女らを引きつける。

問2　選択肢の全訳

(1) 子が乳を飲み続けると、母親の体心温度が上昇する。

(2) 彼らは、語彙と数字の記憶認知テストに関して、妊娠している女性と母になったばかりの女性は、同年代の妊娠していない女性よりも成績がよくないことを発見した。

(3) しかしながら、もしもリズが自分の子供に全ての注意を向けるなら、母も子も死ぬだろう。

(4) これまでに我々が見てきたことは、命にかかわるときには、哺乳類の脳が、形態を変える劇的な能力を持っている、ということだ。

VI

〔解答〕

問1　(1) 2　　(4) 4　　(5) 2　　(6) 4

問2　other women

問3　trust

問4　2

問5　本物の信頼があれば、個々の利益のために協力をやぶることはないと、互いを信頼し安心していられるので、我々は戦略を調整し協調的な解決策を生み出すように交渉することができるだろう。

〔出題者が求めたポイント〕

〔解説〕

問1

(1) distract「(人)の気を散らす」。1 bribe「～にわいろを贈る」2 divert「～をそらす」3 hasten「～を急がせる」4 immunize「(人)に免疫をつける」

(4) behest「依頼」。1 disgust「嫌悪感」2 knowledge「知識」3 observation「観察」4 request「依頼」

(5) invariably「変わることなく」。1 without difficulty「容易に」2 without exception「例外なく」3 without reason「理由なく」4 without warning「警告なく」

(6) muse「熟考する」。1 apologize「謝罪する」2 jest「あざける」3 mourn「悼む」4 ponder「熟考する」

問2　この them は前文の them を指し、それはさらに前文の複数名詞 other women を指す。

問3　このパラグラフは trust の3つの機能を説明するので、この it も trust を指す。

問4

1. 第1パラグラフ第1文に不一致。サリーはスヌーピーがライナスから毛布を奪うのを妨げるのではなく、うながしているので×。

2. 第6パラグラフ最終文に一致。また全文の要旨に一致しているので○。

3. 第4パラグラフ第3文に不一致。New York ではなく London なので×。

4. 第6パラグラフ最終文に不一致。Mistrust ではなく Trust がなければ社会は機能しないので×。

5. 第7パラグラフ第4文に不一致。black ではなく green の紙、つまり紙幣を信頼しているので×。

問5　With 〜「〜があれば」negotiate「交渉する」coordinate 〜「〜を調整する」strategy「戦略」secure「安心できる」ここでは、being が省略された分詞構文なので、「安心できるので」といった訳出が適当

〔全訳〕

　私の好きなマンガ『ピーナッツ』には、ライナスがいつものお守り毛布をしっかり握っているところへ、チャーリー・ブラウンの妹のサリーがよじ登って、キスでライナスの気持ちを動転させ、そこでスヌーピーがこの毛布をつかんで走り去っていくところが描かれている。「もしも犬と小さな赤ちゃんが信じられないなら、いったい誰が信頼できるんだ？」と彼はため息をつく。

　あまり多くの人は信頼できないと思えるだろう。ゲーム理論の社会的ジレンマと現実社会は圧倒的な影響を持つ。なぜなら、我々はお互いを信頼できないし、また、まったく信頼しないだろうからだ。もしも我々がお互いを信頼できるならば、多くのジレンマはたやすく解消されるだろう。本物の信頼があれば、個々の利益のために協力をやぶることはないと、互いに信頼し安心していられるので、我々は戦略を調整し、協調的な解決策を生み出すように交渉することができるだろう。そうする代わりに我々はしばしば、相手側がインチキを働く可能性があるという信念に基づいて行動し、そして、これを元に考え出した戦略は、常に我々をナッシュ均衡へと導く。

　通説が語ることだが、ウォルター・ローリー卿が自分のマントを脱いで、エリザベス女王が渡るときに足が濡れないように、泥の溝にサッと広げたとき、彼ら二人ともが信頼によって勝利を収めたと言える。彼は女王が身振りを受け入れてくれることを信じていた。一方、女王も彼がいたずらを働いている、例えば、最後の瞬間にマントを引っ張るのではないと信じていた。こうしたことは、今日ではうまくいかないだろう。

　私は分かっている。私もこれを試したことがあるからだ。雨の日にロンドンの通りに出かけて、女性が渡ろうとしている水たまりの上に、私のジャケット（古いもの）を儀式ばって置いた。彼女は私の広げたジャケットをあらん限りの疑惑の目で見て、それから私と水たまりを避けるべく長い遠回りをした。私が他の女性と他の水たまりでこの実験を繰り返したとき、同じことが起こった。何らかのいたずらを恐れて、彼女らの誰一人としてその上を踏もうとはしなかった。彼らのうちの何人かは、隠しテレビカメラを探して、あたりを見回しさえした。エリザベス女王とは違って、彼女らは私の善意を全く信用しなかったのだ。私の友人の一人が、私の依頼に応じて、ニューヨークで同様の実験を試みたとき、もっとひどいことになった。何人かの女性が彼を笑い、信用しない警察官は彼に、移動して人に迷惑をかけるのは止めるように要求さえした。

　我々は信頼できると彼らを説得するのに、我々は何をすることができたであろうか。おそらく我々は、チャーリー・ブラウンが走ってフットボールを蹴ろうとするときに、ボールは取らないと彼を必ず説得するルーシーから教訓を得るべきだったのだろう。「私の目の純真を見て」と彼女はあるとき言った。「私、信頼できる顔をしていない？」「彼女は正しい」とチャーリーは考える。「もしも少女が純真な目をしていたら、絶対に彼女を信頼すべきだ」―そして今回もまた、彼は仰向けにひっくり返る。「今日あなたが学んだことは、チャーリー・ブラウン」と、彼を見下ろしながら彼女は言う。「今後何年間も、あなたにとって計り知れない価値があるでしょう」。

　我々多くが学んだように思えることは、信頼ではなく不信が、しばしば後に良い結果を生む戦略だということだ。時に我々は正しい。しかしながら、我々が思うよりもしばしば、ひどく間違っているのだ。我々は信頼を必要とする。それがなければ、我々の社会は全く機能することができないだろう。

　『現代社会における信頼』の著者である、Barbara Misztal によれば、信頼は3つの機能を果たす。信頼は社会生活をより予測可能にし、共同体の感覚を生み、そして、人々が共に働くことをより容易にする。我々が友人、家族、そして愛する人に惜しみなく与える信頼は、我々の人生の道を楽なものにする。我々が暮らす共同体は、信頼のもとに成り立ち、信頼がなくなるとしばしば崩壊する。我々は表面に緑色が印刷された紙切れ（紙幣）を信頼できると幸せすら感じる。我々はそれを食べることはできない、それを用いて建築もできない、それに乗ることもできない、あるいは、雨風から身を守る帽子や傘として使うこともできない。しかしながら我々は、全くの他人がそれを、我々が実際に使用するもの、例えば食べ物や住宅や輸送や消費財と交換に受け入れてくれるだろうことを信頼する。我々が信頼できればできるほど、我々の生活はより容易に、またより実り多いものになるのだ。

問4　選択肢の全訳
1. サリーは、スヌーピーがライナスのいつものお守り
　毛布をひったくるのを邪魔する。
2. 我々がお互いを信頼できないので、多くのジレンマ
　は消えないだろう。
3. 筆者はニューヨークで、女性が越えようとした水た
　まりの上にジャケットを敷いた。
4. 不信は、それがなければ我々の社会が機能できない
　だろう最も役立つ戦略だ。
5. 筆者は、表面に黒が印刷された紙に信頼を置くこと
　をいとわない。

Ⅶ
〔解答〕
Unlike cars and electric appliances, travels don't
occupy any space in our house no matter how many
times we may travel, so we can travel again and
again.
〔出題者が求めたポイント〕
〔解説〕
「～と違って」unlike。「電化製品」electric appliance。「場
所をとる」occupy space

数　学

解答

28年度

❶

〔解答〕

(1)(ア)　$\dfrac{2}{9}$　　(イ)　$\dfrac{1}{6}$

(2)(ウ)　$3\sqrt{2}$

〔出題者が求めたポイント〕

(1)　確率

ルールがやや難しいが，基本に従って数え上がるのが早い。

(2)　三角関数

複素数の数え方を用いているが，鍵となるのは三角関数の合成。

〔解答のプロセス〕

(1)　最初の状態から変わらないためには

(i)　1と3，または2と4が2回くり返し選ばれる。

(ii)　2回続けて同じ番号を引く。

のパターン。

(i)　$\dfrac{2}{{}_4C_2} \times \dfrac{1}{{}_4C_2} = \dfrac{1}{18}$

(ii)　$\dfrac{{}_4C_2}{{}_4C_2 \times {}_4C_2} = \dfrac{1}{6}$　　$\therefore$　$\dfrac{1}{18} + \dfrac{1}{6} = \dfrac{2}{9}$

2番と3番だけを入れかえるには，

(i)　1回目に2と3を引き，2回目は1と2または3と4

(ii)　1回目に1と3または2と4，2回目に2と3

のパターン。

(iii)　1回目に1と2，2回目に1と3

(iv)　1回目に3と4，2回目に2と4

(i)　$\dfrac{1}{{}_4C_2} \times \dfrac{2}{{}_4C_2} = \dfrac{1}{18}$

(ii)　$\dfrac{2}{{}_4C_2} \times \dfrac{1}{{}_4C_2} = \dfrac{1}{18}$

(iii)　$\dfrac{1}{{}_4C_2} \times \dfrac{1}{{}_4C_2} = \dfrac{1}{36}$

(iv)　$\dfrac{1}{{}_4C_2} \times \dfrac{1}{{}_4C_2} = \dfrac{1}{36}$

$\therefore$　$\dfrac{1}{18} + \dfrac{1}{18} + \dfrac{1}{36} + \dfrac{1}{36} = \dfrac{1}{6}$

(2)　$z = (\cos\theta - \sqrt{3}\sin\theta) + i(\sqrt{3}\cos\theta + \sin\theta)$

$= 2\cos\left(\theta + \dfrac{\pi}{3}\right) + 2i\sin\left(\theta + \dfrac{\pi}{3}\right)$　より，

$|\sqrt{2}z - 1 + i|$

$= \left| \left\{2\sqrt{2}\cos\left(\theta + \dfrac{\pi}{3}\right) - 1\right\} + i\left\{2\sqrt{2}\sin\left(\theta + \dfrac{\pi}{3}\right) + 1\right\} \right|$

$= \sqrt{\left\{2\sqrt{2}\cos\left(\theta + \dfrac{\pi}{3}\right) - 1\right\}^2 + \left\{2\sqrt{2}\sin\left(\theta + \dfrac{\pi}{3}\right) + 1\right\}^2}$

$= \sqrt{8 + 2 - 4\sqrt{2}\cos\left(\theta + \dfrac{\pi}{3}\right) + 4\sqrt{2}\sin\left(\theta + \dfrac{\pi}{3}\right)}$

ここで，

$\sin\left(\theta + \dfrac{\pi}{3}\right) - \cos\left(\theta + \dfrac{\pi}{3}\right) = \sqrt{2}\sin\left\{\left(\theta + \dfrac{\pi}{3}\right) - \dfrac{\pi}{4}\right\}$

であるから，

$0 \le \theta \le \dfrac{2}{3}\pi$ のとき，$\dfrac{\pi}{12} \le \left(\theta + \dfrac{\pi}{3}\right) - \dfrac{\pi}{4} \le \dfrac{3}{4}\pi$ であることに注意すると，

$|\sqrt{2}z - 1 + i| \le \sqrt{8 + 2 + 4\sqrt{2} \cdot \sqrt{2}} = 3\sqrt{2}$

❷

〔解答〕

(1)(i)　エ　$t - \sin\dfrac{t}{2}$　　オ　$2 - \cos\dfrac{t}{2}$

(ii)　略(プロセス参照)

(2)　$Q\left(t + \sin\dfrac{t}{2},\ \cos\dfrac{t}{2} - 2\right)$

(3)　$S = \dfrac{49}{4}\pi + 4$

〔出題者が求めたポイント〕

(1)　サイクロイド(応用)

位置ベクトルの考え方を用いると，比較的簡単に式が作れる。

(2)，(3)　媒介変数表示の微分・積分

(3)で C_1 の積分と C_2 の積分では同じ変数 x を用いて積分の式が作れるが，$\dfrac{dx}{dt}$ が異なるため，一つに統合できないことに注意。

〔解答のプロセス〕

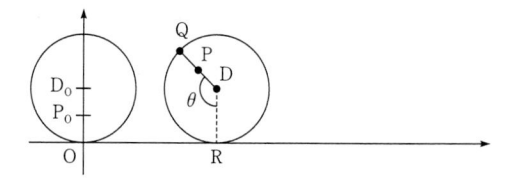

(1)　DP の延長と円 C の交点を Q，C と x 軸の交点を R，$\angle QDR = \theta$ とおくと，OR $= \overset{\frown}{QR}$ で，OR $= t$，$\overset{\frown}{QR} = 2\theta$ となるので，$\theta = \dfrac{t}{2}$

$\overrightarrow{DP} = \left(\cos\left(\dfrac{3}{2}\pi - \theta\right),\ \sin\left(\dfrac{3}{2}\pi - \theta\right)\right)$，$\overrightarrow{OD} = (t,\ 2)$ より，

$\overrightarrow{OP} = \overrightarrow{OD} + \overrightarrow{DP}$

$= \left(t + \cos\left(\dfrac{3}{2}\pi - \theta\right),\ 2 + \sin\left(\dfrac{3}{2}\pi - \theta\right)\right)$

ここで，$t + \cos\left(\dfrac{3}{2}\pi - \theta\right) = t + \left(\cos\dfrac{3}{2}\pi\cos\theta\right.$

$$+ \sin \frac{3}{2}\pi \sin\theta \Big)$$

$$= t - \sin\frac{t}{2}$$

$$2 + \sin\left(\frac{3}{2}\pi - \theta\right) = 2 + \sin\frac{3}{2}\pi\cos\theta$$

$$- \cos\frac{3}{2}\pi\sin\theta$$

$$= 2 - \cos\frac{t}{2}$$

$\dfrac{dx}{dt} = 1 - \dfrac{1}{2}\cos\dfrac{t}{2}$, $\dfrac{dy}{dt} = \dfrac{1}{2}\sin\dfrac{t}{2}$ であるから，

$0 \leqq t \leqq 4\pi$ で増減表をつくると下のようになる。

$4\pi < t$ においても，この増減をくり返す。

t	0		2π		4π
$\dfrac{dx}{dt}$		$+$		$+$	
x	0	$\rightarrow$	2π	$\rightarrow$	4π
$\dfrac{dy}{dt}$	0	$+$	0	$-$	0
y	1	$\uparrow$	3	$\downarrow$	1

(2) P における C_1 の法線の傾きは

$$-\frac{dx}{dy} = -\frac{\dfrac{dx}{dt}}{\dfrac{dy}{dt}} = -\frac{1 - \dfrac{1}{2}\cos\dfrac{t}{2}}{\dfrac{1}{2}\sin\dfrac{t}{2}}$$

$$= \frac{\cos\dfrac{t}{2} - 2}{\sin\dfrac{t}{2}}$$

よって，法線の式は，

$$y - \left(2 - \cos\frac{t}{2}\right) = \frac{\cos\dfrac{t}{2} - 2}{\sin\dfrac{t}{2}}\left\{x - \left(t - \sin\frac{t}{2}\right)\right\}$$

$$y = \frac{\cos\dfrac{t}{2} - 2}{\sin\dfrac{t}{2}}x - t\cdot\frac{\cos\dfrac{t}{2} - 2}{\sin\dfrac{t}{2}}$$

この直線と x 軸との交点は，$(t,\ 0)$

よって，$\mathrm{Q}(q_x,\ q_y)$ とおくと，

$$q_x = 2t - \left(t - \sin\frac{t}{2}\right) = t + \sin\frac{t}{2}$$

$$q_y = 0 - \left(2 - \cos\frac{t}{2}\right) = \cos\frac{t}{2} - 2$$

(3) C_1，C_2，l のグラフを描くと図のようになる。

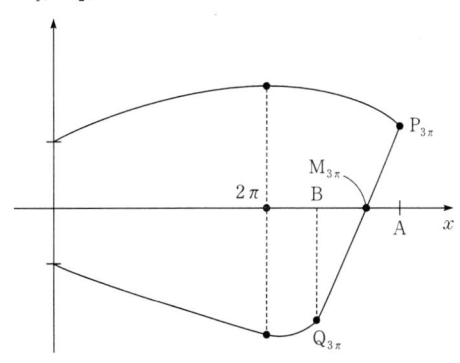

$t = 3\pi$ のときの P，M，Q をそれぞれ $\mathrm{P}_{3\pi}$，$\mathrm{M}_{3\pi}$，$\mathrm{Q}_{3\pi}$ とおき，$\mathrm{P}_{3\pi}$，$\mathrm{Q}_{3\pi}$ から x 軸へ下ろした垂線の足を A，B とおくと，$\triangle\mathrm{P}_{3\pi}\mathrm{AM}_{3\pi} \equiv \triangle\mathrm{Q}_{3\pi}\mathrm{BM}_{3\pi}$ であるから，面積 S について，

$$S = \underbrace{\int_0^{3\pi+1}\left(2 - \cos\frac{t}{2}\right)dx}_{\mathrm{C}_1 \text{についての積分}} - \underbrace{\int_0^{3\pi-1}\left(\cos\frac{t}{2} - 2\right)dx}_{\mathrm{C}_2 \text{についての積分}}$$

と計算すればよい。ここで

$$\int_0^{3\pi+1}\left(2 - \cos\frac{t}{2}\right)dx$$

$$= \int_0^{3\pi}\left(2 - \cos\frac{t}{2}\right)\cdot\frac{dx}{dt}\cdot dt$$

$$= \int_0^{3\pi}\left(2 - \cos\frac{t}{2}\right)\cdot\left(1 - \frac{1}{2}\cos\frac{t}{2}\right)dt$$

$$= \frac{1}{2}\int_0^{3\pi}\left(2 - \cos\frac{t}{2}\right)^2 dt$$

$$= \frac{1}{2}\int_0^{3\pi}\left(4 - 4\cos\frac{t}{2} + \cos^2\frac{t}{2}\right)dt$$

$$= \frac{1}{2}\left[4t - 8\sin\frac{t}{2} + \frac{1}{2}t + \frac{1}{2}\sin t\right]_0^{3\pi}$$

$$= \frac{1}{2}\left(\frac{27}{2}\pi + 8\right)$$

$$\int_0^{3\pi-1}\left(\cos\frac{t}{2} - 2\right)dx$$

$$= \int_0^{3\pi}\left(\cos\frac{t}{2} - 2\right)\left(1 + \frac{1}{2}\cos\frac{t}{2}\right)dt$$

$$= \frac{1}{2}\int_0^{3\pi}\left(\cos^2\frac{t}{2} - 4\right)dt$$

$$= \frac{1}{2}\left[\frac{1}{2}t + \frac{1}{2}\sin t - 4t\right]_0^{3\pi}$$

$$= \frac{1}{2}\left(-\frac{21}{2}\pi\right)$$

$$\therefore\ S = \frac{1}{2}\left(\frac{27}{2}\pi + 8\right) - \frac{1}{2}\left(-\frac{21}{2}\pi\right) = \underline{12\pi + 4}$$

3

〔解答〕

(1)　略(プロセス参照)

(2) $\dfrac{a}{2}$

〔出題者が求めたポイント〕

(1) 整数問題

「無数に存在する」証明は難しいが，プロセスの解法のように，「無数に代入できる数のある文字で x と y を表せる」ことを証明すればよい。途中，y の正負を調べているのは，「どんな自然数を入れても必ず y は自然数になる」，つまり m に条件がないことを確かめている。

(2) はさみうちの原理

途中，$1 + \displaystyle\int_1^h \dfrac{1}{x}\,dx < \sum_{k=1}^n \dfrac{1}{k} < \int_1^{n+1} \dfrac{1}{x}\,dx$ を証明なしで用いているが，積分と面積の関係を利用した有名な式なので，覚えておきたい。

〔解答のプロセス〕

(1) x が偶数であるとすると，$ax,\ 2y$ がともに偶数であり，$ax - 2y$ は偶数もしくは0となるので，$ax - 2y = 1$ に矛盾する。ゆえに，x は奇数である。

すなわち，自然数 m を用いて，$x = 2m - 1$ と書ける。ここで，$ax - 2y = 1$ を変形して，

$$y = \frac{ax - 1}{2} = \frac{2am - a - 1}{2} = am - \frac{a+1}{2}$$

a は3以上の奇数であるから，$\dfrac{a+1}{2}$ は整数である。

さらに，$\dfrac{a+1}{2} < a \leqq am$ となるので，任意の自然数 m で，$y > 0$ となる。以上より，任意の自然数 m に対して，$ax - 2y = 1$ を満たす自然数の組 $(x,\ y)$ を作ることができるので，$(x,\ y)$ は無数に存在する。

(2) $ax - 2y = 1$ を変形して，$y = \dfrac{ax - 1}{2}$ であるから，

$$\frac{y_n}{x_n} = \frac{\dfrac{ax_n - 1}{2}}{x_n} = \frac{a}{2} - \frac{1}{2x_n}$$

すなわち，$\displaystyle\lim_{n\to\infty} \frac{1}{n}\left(\frac{y_1}{x_1} + \frac{y_2}{x_2} + \cdots\cdots + \frac{y_n}{x_n}\right)$

$$= \lim_{n\to\infty} \frac{1}{n}\left(\frac{a}{2}\cdot n - \frac{1}{2}\sum_{k=1}^n \frac{1}{x_k}\right)$$

ここで，(1)から x が奇数のみであることに注意すると

$$\lim_{n\to\infty} \sum_{k=1}^n \frac{1}{x_k} = \lim_{n\to\infty}\left\{\sum_{k=1}^n \frac{1}{k} - \left(\frac{1}{2}\right)\cdot\left(\frac{1}{2}\right)^{n-1}\right\}\cdots *$$

と表せる。

さらに，$1 + \displaystyle\int_1^n \frac{1}{x}\,dx < \sum_{n=1}^n \frac{1}{k} < \int_1^{n+1} \frac{1}{x}\,dx$ を用いると，

$$\lim_{n\to\infty} \frac{1}{n}\left(1 + \int_1^n \frac{1}{x}\,dx\right) = \lim_{n\to\infty}\frac{1}{n}(1 + \log n) = 0$$

$$\lim_{n\to\infty} \frac{1}{n}\left(\int_1^{n+1} \frac{1}{x}\,dx\right) = \lim_{n\to\infty}\frac{\log(n+1)}{n} = 0 \ \text{より},$$

$$\lim_{n\to\infty} \frac{1}{n}\sum_{k=1}^n \frac{1}{k} = 0$$

ゆえに，

$$\lim_{n\to\infty} \frac{1}{n}\left(\frac{a}{2}\cdot n - \frac{1}{2}\sum_{k=1}^n \frac{1}{x_k}\right)$$

$$= \frac{a}{2} - \lim_{n\to\infty}\frac{1}{2n}\sum_{k=1}^n \frac{1}{x_k}$$

$$= \frac{a}{2} - \frac{1}{2}\cdot\lim_{n\to\infty}\left\{\frac{1}{n}\sum_{k=1}^n \frac{1}{k} - \frac{1}{n}\cdot\left(\frac{1}{2}\right)\cdot\left(\frac{1}{2}\right)^{n-1}\right\}$$

$$= \frac{a}{2} - \frac{1}{2}(0 - 0) = \underline{\frac{a}{2}}$$

※ …の変形で，本来は

$$\sum_{k=1}^n \frac{1}{x_k} = \sum_{k=1}^{2n-1} \frac{1}{k} - \left(\frac{1}{2}\right)\left(\frac{1}{2}\right)^{n-1}$$

とするべきであるが，n を ∞ に近付けたときについての変形なので，このようにしている。

４

〔解答〕

$$\frac{1 + \sqrt{5}}{8}$$

〔解答のプロセス〕

$\overrightarrow{\mathrm{AP}} = \dfrac{1}{8}\overrightarrow{\mathrm{AB}} + \dfrac{1}{4}\overrightarrow{\mathrm{AD}}$ で，$\overrightarrow{\mathrm{AG}} = \dfrac{1}{3}\overrightarrow{\mathrm{AC}} + \dfrac{1}{3}\overrightarrow{\mathrm{AD}}$ であるから

$$\overrightarrow{\mathrm{PG}} = \overrightarrow{\mathrm{AG}} - \overrightarrow{\mathrm{AP}}$$

$$= \left(\frac{1}{3}\overrightarrow{\mathrm{AC}} + \frac{1}{3}\overrightarrow{\mathrm{AD}}\right) - \left(\frac{1}{8}\overrightarrow{\mathrm{AB}} + \frac{1}{4}\overrightarrow{\mathrm{AD}}\right)$$

$$= -\frac{1}{8}\overrightarrow{\mathrm{AB}} + \frac{1}{3}\overrightarrow{\mathrm{AC}} + \frac{1}{12}\overrightarrow{\mathrm{AD}}$$

$$\overrightarrow{\mathrm{AQ}} = \overrightarrow{\mathrm{AP}} + \overrightarrow{\mathrm{PQ}} = \overrightarrow{\mathrm{AP}} + k\overrightarrow{\mathrm{PG}} \quad (k \text{ は実数})$$

$$= \left(\frac{1}{8}\overrightarrow{\mathrm{AB}} + \frac{1}{4}\overrightarrow{\mathrm{AD}}\right)$$

$$\qquad + k\left(-\frac{1}{8}\overrightarrow{\mathrm{AB}} + \frac{1}{3}\overrightarrow{\mathrm{AC}} + \frac{1}{12}\overrightarrow{\mathrm{AD}}\right)$$

$$= \left(\frac{1}{8} - \frac{k}{8}\right)\overrightarrow{\mathrm{AB}} + \frac{k}{3}\overrightarrow{\mathrm{AC}} + \left(\frac{1}{4} + \frac{k}{12}\right)\overrightarrow{\mathrm{AD}}$$

Q は $\triangle\mathrm{ABC}$ と同一平面上にあるので，$\dfrac{1}{4} + \dfrac{k}{12} = 0$

$$\therefore \quad k = -3$$

ゆえに $\overrightarrow{\mathrm{AQ}} = \left(\dfrac{1}{8} - \dfrac{-3}{8}\right)\overrightarrow{\mathrm{AB}} - \dfrac{3}{3}\overrightarrow{\mathrm{AC}} = \dfrac{1}{2}\overrightarrow{\mathrm{AB}} - \overrightarrow{\mathrm{AC}}$

よって，$\overrightarrow{\mathrm{AR}} = l\overrightarrow{\mathrm{AB}} \quad (l \text{ は実数}, \ 0 \leqq l \leqq 1)$

$$\overrightarrow{\mathrm{RP}}\cdot\overrightarrow{\mathrm{RQ}} = (\overrightarrow{\mathrm{AP}} - \overrightarrow{\mathrm{AR}})\cdot(\overrightarrow{\mathrm{AQ}} - \overrightarrow{\mathrm{AR}})$$

$$= \overrightarrow{\mathrm{AP}}\cdot\overrightarrow{\mathrm{AQ}} - \overrightarrow{\mathrm{AP}}\cdot\overrightarrow{\mathrm{AR}} - \overrightarrow{\mathrm{AR}}\cdot\overrightarrow{\mathrm{AQ}} + |\overrightarrow{\mathrm{AR}}|^2$$

ここで，$\overrightarrow{\mathrm{AP}}\cdot\overrightarrow{\mathrm{AQ}} = \left(\dfrac{1}{8}\overrightarrow{\mathrm{AB}} + \dfrac{1}{4}\overrightarrow{\mathrm{AD}}\right)\cdot\left(\dfrac{1}{2}\overrightarrow{\mathrm{AB}} - \overrightarrow{\mathrm{AC}}\right)$

$$= \frac{1}{16}|\overrightarrow{\mathrm{AB}}|^2 - \frac{1}{8}\overrightarrow{\mathrm{AB}}\cdot\overrightarrow{\mathrm{AC}}$$

$$\qquad + \frac{1}{8}\overrightarrow{\mathrm{AB}}\cdot\overrightarrow{\mathrm{AD}} - \frac{1}{4}\overrightarrow{\mathrm{AD}}\cdot\overrightarrow{\mathrm{AC}}$$

$$= -\frac{1}{16}|\overrightarrow{\mathrm{AB}}|^2 (\because \quad \mathrm{ABCD} \text{ は正四面体})$$

$$\overrightarrow{AP} \cdot \overrightarrow{AR} = \left(\frac{1}{8}\overrightarrow{AB} + \frac{1}{4}\overrightarrow{AD}\right) \cdot l\overrightarrow{AB}$$

$$= \frac{l}{8}|\overrightarrow{AB}|^2 + \frac{l}{4}\overrightarrow{AB} \cdot \overrightarrow{AD} = \frac{l}{4}|\overrightarrow{AB}|^2$$

$$\overrightarrow{AR} \cdot \overrightarrow{AQ} = \left(\frac{1}{2}\overrightarrow{AB} - \overrightarrow{AC}\right) \cdot l\overrightarrow{AB}$$

$$= \frac{l}{2}|\overrightarrow{AB}|^2 - l\overrightarrow{AB} \cdot \overrightarrow{AC} = 0$$

$$|\overrightarrow{AR}|^2 = l^2|\overrightarrow{AB}|^2$$

$$\therefore \quad \overrightarrow{RP} \cdot \overrightarrow{RQ} = -\frac{1}{16}|\overrightarrow{AB}|^2 - \frac{l}{4}|\overrightarrow{AB}|^2 - 0 + l^2|\overrightarrow{AB}|^2$$

$$= |\overrightarrow{AB}|^2 \left(l^2 - \frac{l}{4} - \frac{1}{16}\right)$$

ここで，$RP \perp RQ$ であるから，$l^2 - \dfrac{l}{4} - \dfrac{1}{16} = 0$

$$\therefore \quad l = \frac{1 \pm \sqrt{5}}{8}$$

$0 \leqq l \leqq 1$ であるから，$l = \dfrac{1 + \sqrt{5}}{8}$

$$\frac{AR}{AB} = \frac{l|\overrightarrow{AB}|}{|\overrightarrow{AB}|} = \frac{1 + \sqrt{5}}{8}$$

物　理

解答　28年度

1

〔解答〕

問1　x方向：$ma_x = -f$　　　y方向：$ma_y = N - mg$

問2　$\dfrac{v_{2x}(v_{2y} + \sqrt{v_{2y}^2 + gh})}{g}$

問3　$\tan\theta = \dfrac{v_{2y} - v_{1y}}{v_{2x} - v_{1x}}$　　　$f = \dfrac{m(v_{1x} - v_{2x})}{\Delta t}$

問4　$N = m\left(\dfrac{v_{2y} - v_{1y}}{\Delta t} + g\right)$

$R = m\sqrt{\left(\dfrac{v_{1x} - v_{2x}}{\Delta t}\right)^2 + \left(\dfrac{v_{2y} - v_{1y}}{\Delta t} + g\right)^2}$

問5　$\dfrac{v_{1x} - v_{2x}}{v_{2y} - v_{1y} + g\Delta t}$

問6　8.6 m

〔出題者が求めたポイント〕

速度・加速度，重力による運動，摩擦力

〔解答のプロセス〕

問1　重力はy軸の負方向，垂直抗力はy軸の正方向に働く。また，静止摩擦力はx軸の負方向に働くと考えられる。よって，x，y方向の運動方程式は

x方向：$ma_x = -f$　…（答）……①
y方向：$ma_y = N - mg$　…（答）……②

問2　時刻tにおける地上からの高さyは

$$y = \frac{h}{2} + v_{2y}t - \frac{1}{2}gt^2$$

着地する時刻をt_0とおくと，$y = 0$として

$$0 = \frac{h}{2} + v_{2y}t_0 - \frac{1}{2}gt_0^2$$

∴　$gt_0^2 - 2v_{2y}t_0 - h = 0$

$t_0 > 0$より

$$t_0 = \frac{v_{2y} + \sqrt{v_{2y}^2 + gh}}{g}$$

よって，着地までに移動した水平距離xは

$$x = v_{2x}t_0 = \frac{v_{2x}(v_{2y} + \sqrt{v_{2y}^2 + gh})}{g} \quad \cdots\cdots（答）$$

問3　加速度$\vec{a} = \dfrac{\vec{v_2} - \vec{v_1}}{\Delta t}$であるから，$\vec{a}$の各成分は

$$a_x = \frac{v_{2x} - v_{1x}}{\Delta t}, \quad a_y = \frac{v_{2y} - v_{1y}}{\Delta t}$$

∴　$\tan\theta = \dfrac{a_y}{a_x} = \dfrac{v_{2y} - v_{1y}}{v_{2x} - v_{1x}}$　…（答）

また，①式より

$$f = -ma_x = \frac{m(v_{1x} - v_{2x})}{\Delta t} \quad (>0) \quad \cdots（答）$$

問4　②式より

$$N = m(a_y + g) = m\left(\frac{v_{2y} - v_{1y}}{\Delta t} + g\right) \quad \cdots（答）$$

また，合力の大きさは

$$R = \sqrt{f^2 + N^2}$$

$$= m\sqrt{\left(\frac{v_{1x} - v_{2x}}{\Delta t}\right)^2 + \left(\frac{v_{2y} - v_{1y}}{\Delta t} + g\right)^2}$$

$\cdots$（答）

問5　すべらない条件は，静止摩擦力fが最大摩擦力μNを超えないことだから

$$\frac{m(v_{1x} - v_{2x})}{\Delta t} \leq \mu m\left(\frac{v_{2y} - v_{1y}}{\Delta t} + g\right)$$

∴　$\mu \geq \dfrac{v_{1x} - v_{2x}}{v_{2y} - v_{1y} + g\Delta t}$　…（答）

問6　問2の結果に数値を代入して

$$x = \frac{9.1 \times (3.7 + \sqrt{3.7^2 + 10 \times 1.88})}{10}$$

$\fallingdotseq 8.6$[m]　…（答）

2

〔解答〕

問1　変位／最大変位

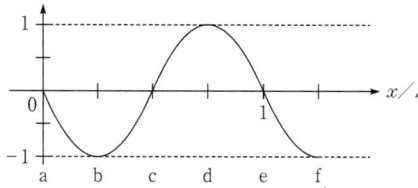

問2　C：変位

理由…振動板と対電極との距離で電圧が決まるため

D：速度

理由…コイルの動く速度で誘導起電力が決まるため

問3　C：a, c, e　　D：b, d, f

問4　C：d　　　D：a, e

問5　C

理由…Cの方が可動部分の質量が小さく，慣性が小さいため，速い振動に応答しやすい。

〔出題者が求めたポイント〕

コンデンサー型およびムービングコイル型のマイクロフォンの原理，音波の進行

〔解答のプロセス〕

問1　密度が最大・最小の点で変位は0，音がない場合の密度との差が0の点で変位の大きさは最大となる。

問2　C：コンデンサーの電圧V_Cは，蓄えられた電気量Qと$Q = CV_C$の関係にあり，電気容量Cは極板間の距離によって決まるため，出力電圧は振動板の変位を表す。

D：コイルに生じる誘導起電力V_Lは，コイルを貫く磁束ϕの時間変化率$\dfrac{\Delta\phi}{\Delta t}$で決まるため，出力電圧は振動板の速度を表す。

問3　C：問1のグラフで，変位 0 の点。
　　　D：問1のグラフで，変位が最大の点。
問4　C：問1のグラフで，変位が正で最大の点。
　　　D：媒質の速度が正の向きに最大の点。
問5　可動部分の質量が大きくなると，慣性が大きくなり，高音域すなわち激しい振動の音波に対して応答しづらくなっていく。このため，高音域では C の方が使用に適している。

❸

〔解答〕

問1　$\dfrac{h^2}{2m\lambda^2}$

問2　$\dfrac{h\lambda}{\sqrt{h^2+2m^2\lambda^2 gz}}$

問3　$\dfrac{h}{\sqrt{h^2+2m^2\lambda^2 gz}}$

問4　$\left(\dfrac{1}{n}-1\right)l=k\lambda$　$(k=0,\ 1,\ 2,\ \cdots)$

問5　9 回

〔出題者が求めたポイント〕

中性子波の干渉

〔解答のプロセス〕

問1　中性子の運動量を p とすると，中性子波の波長は
$$\lambda=\frac{h}{p}\quad\therefore\quad p=\frac{h}{\lambda}$$
よって，中性子の運動エネルギー K は
$$K=\frac{p^2}{2m}=\frac{h^2}{2m\lambda^2}\quad\cdots(\text{答})$$

問2　経路 CD での運動エネルギーを K' とすると，力学的エネルギー保存則より
$$K'=K+mgz$$
ここで，
$$K'=\frac{h^2}{2m\lambda'^2}$$
であるから
$$\frac{h^2}{2m\lambda'^2}=\frac{h^2}{2m\lambda^2}+mgz$$
$$\frac{1}{\lambda'^2}=\frac{h^2+2m^2\lambda^2 gz}{h^2\lambda^2}$$
$$\therefore\quad \lambda'=\frac{h\lambda}{\sqrt{h^2+2m^2\lambda^2 gz}}\quad\cdots(\text{答})$$

問3　経路 AB，CD での中性子の速さをそれぞれ v_{AB}，v_{CD} とおくと
$$\lambda=\frac{h}{mv_{\mathrm{AB}}},\quad \lambda'=\frac{h}{mv_{\mathrm{CD}}}$$
とかけるから，屈折率 n は
$$n=\frac{v_{\mathrm{AB}}}{v_{\mathrm{CD}}}=\frac{\lambda'}{\lambda}=\frac{h}{\sqrt{h^2+2m^2\lambda^2 gz}}\quad\cdots(\text{答})$$

問4　AB 間を中性子が進むのに要する時間を Δt とおくと，2 つの経路の差 ΔL は

$$\Delta L=v_{\mathrm{CD}}\Delta t-v_{\mathrm{AB}}\Delta t=\left(\frac{1}{n}-1\right)v_{\mathrm{AB}}\Delta t$$
$$=\left(\frac{1}{n}-1\right)l$$
よって，強め合う条件は
$$\left(\frac{1}{n}-1\right)l=k\lambda\quad(k=0,\ 1,\ 2,\ \cdots)\quad\cdots(\text{答})$$

問5　平行四辺形 ABCD の高さを d とおくと，
$$z=d\cos\theta$$
また，平行四辺形の面積 $S=l\times d$ より
$$ld=1.0\times10^{-3}[\mathrm{m}^2]$$
ここで，問3の結果および $\lambda'\fallingdotseq\lambda$ とした近似を用いて
$$\frac{1}{n}=\sqrt{1+\frac{2m^2\lambda^2 gz}{h^2}}\fallingdotseq 1+\frac{m^2\lambda^2 gz}{h^2}$$
$$\therefore\quad \Delta L=\frac{m^2\lambda^2 gd\cos\theta}{h^2}l$$
弱め合う条件は
$$\Delta L=\left(k+\frac{1}{2}\right)\lambda\quad(k=0,\ 1,\ 2,\ \cdots)$$
$$\therefore\quad \frac{m^2\lambda^2 gd\cos\theta}{h^2}l=\left(k+\frac{1}{2}\right)\lambda$$
$$\therefore\quad \cos\theta=\left(k+\frac{1}{2}\right)\frac{h^2}{m^2\lambda gdl}$$
θ を $0°$ から $90°$ まで変化させるとき，$0<\cos\theta<1$ より
$$0<\left(k+\frac{1}{2}\right)\frac{h^2}{m^2\lambda gdl}<1$$
$$0<k+\frac{1}{2}<\frac{m^2\lambda gdl}{h^2}\quad\cdots\cdots①$$
ここで，
$$\frac{m^2\lambda gdl}{h^2}=\frac{(1.7\times10^{-27})^2\times1.4\times10^{-10}\times9.8\times1.0\times10^{-3}}{(6.6\times10^{-34})^2}$$
$$\fallingdotseq 9.1$$
よって，①式より　$-0.5<k<8.6$
これを満たす整数 k は 9 個あるから，谷が見られる回数は，9 回　$\cdots(\text{答})$

化　学

解答

28年度

❶

〔解答〕

問1　ア：＋1　　イ：－1　　ウ：強酸　　エ：揮発性

問2　$6×10^{-2}$(倍)

問3　(1) (b)

(2) pH が小さくなると A 式の平衡が左へ移動することで，B 式や C 式の反応が右へ進み，有毒な気体の塩素が発生してしまう。よって，pH を大きく保つ目的のため，添加される。(80 文字)

問4　b-1，c-3，f-4

〔出題者が求めたポイント〕

無機総合(次亜塩素酸に関する性質，薬品の取り扱い)，電離平衡(緩衝溶液の濃度計算)

〔解答のプロセス〕

問1　ア，イ：次亜塩素酸イオンは強い酸化剤としてはたらき，漂白・殺菌作用を示す。

$$ClO^- + 2H^+ + 2e^- \longrightarrow Cl^- + H_2O$$

問2　電離定数を K_a とおくと，A 式より，

$$K_a = \frac{[H^+][ClO^-]}{[HClO]}$$

pH＝6.3 のとき，$[H^+] = 1.0×10^{-6.3}$(mol/L) なので，

$$\frac{[ClO^-]}{[HClO]} = \frac{K_a}{[H^+]} = \frac{3×10^{-8}}{1.0×10^{-6.3}}$$
$$= 3×10^{-1.7}$$
$$= 3×10^{0.3}×10^{-2}\text{(mol/L)}$$

ここで $\log_{10}2 = 0.3$ より，$10^{0.3} = 2$ なので，

$$\frac{[ClO^-]}{[HClO]} = 3×2×10^{-2} = 6×10^{-2}\text{(mol/L)}$$

問3　NaCl は安全性に影響はないが，HCl や CH_3COOH が加わると，有毒な塩素が発生し，大変危険である。

問4　(b) エタノールは，有機溶媒，有機合成原料，また近年は石油の代替燃料としても使われている。可燃性があるので，火の近くでの取り扱いには十分注意が必要である。

(c) カリウムなどのアルカリ金属は反応性が大きい。カリウムを水に溶かすと激しく発火しながら反応する。またこのとき発生した H_2 に引火し，爆発する危険もある。

(f) オゾンは，F_2 につぐ強い酸化力をもつ。

$$O_3 + 2H^+ + 2e^- \longrightarrow O_2 + H_2O$$

高濃度では猛毒である。

近年では，水道水の殺菌に塩素の代わりにオゾンが用いられている。

❷ Ⅰ.〔解答〕

問1　ア：単位時間　　イ：モル濃度　　エ：温度

問2　$[1] = 7.2×10^{-3} - [HCl]$

問3　$-\dfrac{C_2 - C_1}{t_2 - t_1}$

問4　$k = 4.5×10^{-3}$(/秒)

〔出題者が求めたポイント〕

反応の速さ(反応速度の定義，反応速度式に関する計算)

〔解答のプロセス〕

問1　ア・イ：反応速度は，単位時間あたりの反応物の濃度減少量，または生成物の濃度増加量で表す。

エ：反応速度式とは，反応速度と反応物の濃度の関係を表す式である。

(例)　$aA + bB \longrightarrow cC$
$$v = k[A]^x[B]^y$$

このとき，比例定数 k を反応速度定数といい，温度と触媒の有無によって変化する。また，$x+y$ を反応の次数といい，実験によって決められる数である。

参考　アレーニウスの式
$$k = Ae^{-\frac{Ea}{RT}}$$

$\begin{cases} A & ：頻度因子(反応によって決まっている定数) \\ Ea & ：活性化エネルギー \\ R & ：気体定数 \\ T & ：絶対温度 \\ e & ：自然対数の底 \end{cases}$

問2　[1](mol/L) は時間 t における未反応の塩化トリフェニルメチルの濃度なので，

(未反応の分)＝(はじめの分)－(反応した分)

より求められる。(1)式より，係数比を考えて，

(反応した塩化トリフェニルメチル)＝(生成した塩酸)

問4　図2より，速度 v は化合物 1 の濃度[1] (の 1 乗) に比例することがわかるので，

$$v = k \cdot [1]　(反応の次数：1 次)$$

と表せる。よって，図2の数値を代入すると，

$$k = \frac{2.7×10^{-5}}{6.0×10^{-3}} = 4.5×10^{-3}$$

$\left(\begin{array}{l} 実際は，いくつかデータがわかるのであれば，各 \\ データより k を求め，その平均値を答えとする。\end{array}\right)$

また，単位について，

$$k = \frac{v}{[1]} = \frac{mol/(L \cdot 秒)}{mol/L} = \frac{1}{秒}$$

❷ Ⅱ.〔解答〕

問5　A：え　　B：う　　C：い　　D：あ

問6　表面の不純物を洗い落とす目的だが，多量の溶媒や温度が高い溶媒を用いると，析出した結晶までも溶かしてしまうから。(55 字)

問7　(i) 30(g)　　(ii) 24(g)　　(iii) 63(g)(または66(g))

〔出題者が求めたポイント〕

溶液の性質(再結晶に関する知識・計算，溶媒の条件)

〔解答のプロセス〕

問5　A, B：再結晶とは，温度による溶解度の差を利用するため，熱時と冷時の差が小さいものは，再結晶で純物質として得るには不向き。

　　　C, D：目的物を不純物と分離するには，室温時であれば，溶媒中で目的物だけ結晶化し，不純物は溶けた状態であればよい。この場合，再結晶により分離できる。また，熱時であれば，目的物は溶媒に溶け，不純物は溶けていない状態であればよい。この場合，ろ過により分離できる。

問7　溶解度をSとすると，飽和溶液の質量について，

溶質：溶媒：溶液$= S : 100 : (S+100)$

が成立する。

(i) 溶けているトリフェニルメタノールをx(g)とすると，78℃で飽和していることより，

$$\frac{溶質}{溶液} = \frac{x}{150} = \frac{25}{25+100} \quad \therefore x = 30 \text{(g)}$$

(ii) はじめの再結晶は，20℃まで冷却して静置するので，析出量をy(g)とすると，

$$\left.\begin{array}{ll} 溶質 & 30-y \quad \text{(g)} \\ 溶媒 & 120 \quad\quad \text{(g)} \\ \hline 溶液 & 150-y \quad \text{(g)} \end{array}\right\} \begin{array}{l}これが20℃の\\飽和溶液とな\\るので，\end{array}$$

$$\frac{溶質}{溶媒} = \frac{30-y}{120} = \frac{5}{100} \quad\quad y = 24 \text{(g)}$$

(iii) 最初の飽和溶液に溶けているトリフェニルメタノールは，(i)より30g。このうちの90%，つまり，$30 \times 0.90 = 27$(g)を2回の再結晶で取り出す。1回目の再結晶では，(ii)より24(g)取り出せたので，あと$27-24=3$(g)取り出せばよい。加熱したことで蒸発したエタノールをz(g)とすれば，

$$\begin{array}{lcc} & 残った溶液（母液） & 変化 \\ 溶質 & 6 & -3 \quad \text{(g)} \\ 溶媒 & 120 & -z \quad \text{(g)} \\ \hline 溶液 & 126 & -z-3 \quad \text{(g)} \end{array}$$

これが20℃の飽和溶液となるので，

$$\frac{溶質}{溶媒} = \frac{6-3}{120-z} = \frac{5}{100} \quad z = 60 \text{(g)}$$

$$\left(\begin{array}{l} \boxed{別解} \text{ あと3g析出させればよいので，20℃に} \\ \text{おいて3gの溶質が溶けていた分に相当する} \\ \text{溶媒が蒸発すると考えればよい。よって，} \\ \quad \dfrac{3}{z} = \dfrac{5}{100} \quad \therefore z = 60 \text{(g)} \end{array}\right)$$

このとき，

$$\begin{array}{lcl} 溶質 & 6 & -3 = 3 \quad \text{(g)} \\ 溶媒 & 120-60 & = 60 \quad \text{(g)} \\ \hline 溶液 & 126-60 & -3 = 63 \quad \text{(g)} \end{array}$$

となり，溶液（母液）は63(g)まで濃縮されている。

$$\left(\begin{array}{l} \text{加熱により，エタノール60(g)が蒸発した直} \\ \text{後は，}126-60=66\text{(g)であるため，66gも} \\ \text{解答としては可。} \end{array}\right)$$

3

〔解答〕

問1　ア：グリセリン　イ：水酸化ナトリウム
　　　ウ：ミセル
　　　i：0　ii：2　iii：4　iv：4　v：8　vi：37

問2

$$\begin{array}{c} \quad\; O \quad\; O \\ \quad\; \| \quad\;\; \| \\ CH_3CCHCOH \\ \quad\;\;\; | \\ \quad\;\; CH_2CH_3 \end{array}$$

問3

〔出題者が求めたポイント〕

有機総合(生体内のグルコースの反応，脂肪酸に関する多段階反応，セッケンに関する知識)

〔解答のプロセス〕

問1　イ：セッケンとは，高級脂肪酸のアルカリ金属塩のことなので，水酸化カリウムなども解答としては可。

　　　i：グルコース中の炭素原子の酸化数をxとする。
24個の電子がO_2分子に与えられ，

$$\underset{x}{C_6H_{12}O_6} \longrightarrow \underset{+4}{6CO_2}\text{と酸化数が変化したと考えると，}$$

$$x \times 6 - (-24) = 6 \times (+4)$$

$$\therefore x = 0$$

$$\left(\begin{array}{l} \boxed{別解}\; \underset{x}{C_6H_{12}O_6}\text{において，H：}+1\;\;O：-2 \\ \text{の酸化数を考えると，} \\ \quad x \times 6 + 12 \times (+1) + 6 \times (-2) = 0 \\ \quad \therefore x = 0 \end{array}\right)$$

　　　ii～v：(3)式＋(4)式＋(5)式＋(6)式より

$$\boxed{CH_3COOH} + CH_3COOH + 4e^- + 4H^+ \\ \longrightarrow \underset{酪酸}{C_4H_8O_2} + 2H_2O$$

これが順次おこっていく。

$$\boxed{C_4} + CH_3COOH + 4e^- + 4H^+ \longrightarrow C_6 + 2H_2O$$
$$\boxed{C_6} \qquad\qquad\qquad\qquad\qquad \longrightarrow C_8$$
$$\vdots \qquad\qquad\qquad\qquad\qquad\qquad\quad \vdots$$
$$\boxed{C_{14}} \qquad\qquad\qquad\qquad\qquad \longrightarrow C_{16}$$

両辺あわせて，

$$8CH_3COOH + 28e^- + 28H^+ \\ \longrightarrow C_{16}H_{32}O_2 + 14H_2O \quad \cdots①$$

また，

$$C_6H_{12}O_6 + 2H_2O \\ \longrightarrow 2CH_3COOH + 2CO_2 + 8e^- + 8H^+ \\ \cdots(2)式$$

$$C_{12}H_{22}O_{11} + H_2O \longrightarrow 2C_6H_{12}O_6 \quad \cdots②$$

CH_3COOH, $C_6H_{12}O_6$を消去することを考えて，
①＋(2)×4＋②×2より，

$$2C_{12}H_{22}O_{11} \\ \longrightarrow C_{16}H_{32}O_2 + 4H_2O + 4e^- + 4H^+ + 8CO_2$$

vi：100g のショ糖（分子量 342）から得られるパル
ミチン酸（分子量 256）を xg とすると，(7)式の
係数比より，

$$\frac{100}{342} : \frac{x}{256} = 2 : 1 \quad \therefore x = 37.4\cdots \fallingdotseq 37\,(g)$$

ショ糖　　パルミチン酸

問2　「一方のカルボン酸のカルボニル基のとなりの炭
素原子（以下 $\overset{\cdot}{C}$ で表記）ともう一方のカルボン酸の
…」とあるので，組みあわせは次の 2 通り考えられ
る。

$$CH_3-CH_2-CH_2-\overset{O}{\overset{\|}{C}}-\fbox{OH+H}-\overset{\cdot}{C}H_2-\overset{O}{\overset{\|}{C}}-OH$$

$$\longrightarrow CH_3-CH_2-CH_2-\overset{O}{\overset{\|}{C}}-CH_2-\overset{O}{\overset{\|}{C}}-OH$$

（3-ケトヘキサン酸）

$$CH_3-\overset{O}{\overset{\|}{C}}-\fbox{OH+H}-\overset{\cdot}{C}H-\overset{O}{\overset{\|}{C}}-OH$$
$$\quad\quad\quad\quad\quad\quad\quad CH_2-CH_3$$

$$\longrightarrow CH_3-\overset{O}{\overset{\|}{C}}-CH-CH-\overset{O}{\overset{\|}{C}}-OH$$
$$\quad\quad\quad\quad\quad\quad\quad CH_2-CH_3$$

問3　(5)式はアルコールの脱水反応なので，脱水の仕方
は次の 2 通り。

$$\begin{array}{c} CH_2-CH-CH-COOH \\ \fbox{H}\ \ \fbox{OH}\ \fbox{H} \\ \textcircled{2}\ \ \textcircled{1} \end{array}$$

①の方で脱水：$CH_3-CH=CH-COOH$
　　　　　　　（シストランスあり）

②の方で脱水：$CH_2=CH-CH_2-COOH$
　　　　　　　（シストランスなし）

4

〔解答〕

問1　ア：硝酸　イ：スズ
問2

問3　(a)，(d)
問4

〔出題者が求めたポイント〕

有機総合（トリクロサンの合成および反応，ダイオキシ
ンの構造，フェノールの性質，アゾ色素の構造）

〔解答のプロセス〕

問1　ア：混酸によりニトロ化される。
　　イ：ニトロベンゼンからアニリンを合成する試薬で
あることに気づければよい。鉄を解答としても可。
問2　「一つのトリクロサン分子の中で」「反応 3 と同じ
反応が」起こるとヒントがある。

(3)　　　　　(5)

$$\xrightarrow[反応3]{} {}^{(6)} + HCl$$

よって，$-OH$ と $-Cl$ が反応することがわかる
のでトリクロサンの構造を考えて，

$$\longrightarrow$$ ダイオキシン $+HCl$

問3　(a)　アルデヒドの性質。

(b) $$2\ \text{〈フェノール〉}OH + 2Na \longrightarrow 2\ \text{〈フェノール〉}ONa + H_2$$

ナトリウムフェノキシドという塩を生成する。

(c)

$$\xrightarrow[アセチル化]{} \text{〈フェニル〉}O-\overset{O}{\overset{\|}{C}}-CH_3 + CH_3COOH$$

酢酸フェニルというエステルを生成する。
(d)　フェノールは希塩酸には溶けないので抽出でき
ない。
(e)　フェノールの代表的な検出反応である。

問4　スルファミン酸(8)を反応 5（ジアゾ化）と同じ反
応で処理すると

$$H_2N-\text{〈ベンゼン環〉}-SO_3H \xrightarrow[ジアゾ化]{} Cl^-N\equiv N^+-\text{〈ベンゼン環〉}-SO_3H$$

ジアゾニウム塩

これがトリクロサンとカップリング反応を起こ
す。問 4 に記載があるように，ヒドロキシ基のパラ
位に起こることに注意する。

生　物

解答　28年度

1　（細胞膜を介した物質輸送）
〔解答〕
Ⅰ
問1　骨髄
問2　イ，エ
問3　イ，オ
問4　情報伝達，細胞接着，自己・非自己の識別，化学反応の触媒など
問5　ア，イ
問6　Ⅰ　イ
　　　　Ⅱ　酵素の最適温度に近づけることでナトリウムポンプの活性が高まり，K$^+$が能動輸送で取り込まれるが，細胞内のグルコースが消費されるとATP合成ができずにポンプが停止し，K$^+$が受動輸送で細胞外に拡散するため。
問7　グルコースは細胞内に輸送されるが，ATPは取り込まれないため。
問8　ア，カ
Ⅱ
問9　ア　溶血　　イ　mRNA
問10　ウ，エ
〔解説〕
Ⅰ
問1　ヒトの赤血球は成人の場合，骨髄でつくられ，肝臓とひ臓で破壊される。
問2　血液は血球と血しょうに分けられる。血しょうは，約90％が水で，残り10％がタンパク質，アミノ酸，糖，脂肪などの栄養分，そして無機塩類，ホルモン，ビタミンなどから成る。血しょうに含まれるタンパク質のうち，最も多いものがアルブミンで約60％を占めている。よって，イ，エが正しく，ア，ウ，オは誤りである。
問3　リン脂質二重層は，水平方向に移動可能なリン脂質分子が疎水部どうしを向き合わせて形成されている。リン脂質二重層に対する透過性は，物質の大きさや性質によって大きく異なっている。O$_2$やCO$_2$などの極性のない小さい分子や脂溶性分子は透過速度が大きく，電荷をもつイオンやタンパク質のように大きい分子はほとんど透過しない。よって，イとオが誤りである。
問4　細胞膜に分布するタンパク質には，ポンプやチャネル，輸送体などの物質輸送に関わるもの，ホルモンの受容体などの情報伝達を行うもの，カドヘリンやインテグリンなどの細胞接着を形成するもの，細胞内に存在するタンパク質を提示するMHCタンパク質などさまざまな働きを行うものがある。
問5　赤血球内外のK$^+$の濃度差は，ATP分解酵素活性をもつナトリウムポンプの作用により，K$^+$が細胞内へと取り込まれることで維持されている。低温下に

赤血球を放置するとATP分解酵素活性が低下し，K$^+$漏洩チャネルからK$^+$が流出する一方になるため，赤血球内のK$^+$濃度は低下する。
問7　グルコース，ATPともに高分子でリン脂質部分の透過はできないが，グルコースは膜中に輸送体タンパク質が存在する。
問8　赤血球にはミトコンドリアは存在せず，解糖によりATPを得ている。そのため，ATPの注入ではナトリウムポンプの働きが活性化するが，ピルビン酸では変化が起こらない。
Ⅱ
問9　赤血球を蒸留水中に入れておくと，浸透圧差による吸水が続き，やがて膜が破れて内部のヘモグロビンが流出する溶血が起こる。
問10　アクアポリンは「水チャネル」とも呼ばれ，ATPを消費せずに水分子を透過するチャネルの一種である。

2　（遺伝子の発現）
〔解答〕
Ⅰ
問1　グルコース，ガラクトース
問2　イ，ウ
問3　(1)　ラクトース非存在下では β-ガラクトシダーゼが合成されなくなった。
　　(2)　青色
問4　B株：オ　　C株：エ　　D株：ア　　E株：イ
問5　ラクトース存在下でも常にオペレーターに結合するように変化した。
Ⅱ
問6　(1)　Met-Ala-Ala-Tyr-Leu-Asp-Pro-Thr-Gly-Gln-Tyr
　　(2)　トレオニン（スレオニン）　　(3)　AGU
問7　24
〔解説〕
Ⅰ
　大腸菌はグルコースを主要な炭素栄養源としている。野生型の大腸菌では代謝効率の低下を避けるために，グルコース存在下でラクトースオペロンの発現を抑制するとともに，ラクトースの取り込みそのものを抑制するしくみが働いている。この問題では，それらの要素を考慮に入れなくてもよいように，常にラクトースの取り込みを行う大腸菌A株を作成し，それから変異体を作出するという設定となっている。
　大腸菌のラクトースオペロンは，β-ガラクトシダーゼなどの3種類のラクトース代謝に関わる酵素の構造遺伝子群の上流に，転写を制御する調節タンパク質であるリプレッサーが結合するDNA領域であるオペレーター，さらにその上流に，転写をつかさどるRN

A ポリメラーゼの結合する DNA 領域であるプロモーターが隣接する構造となっている。リプレッサーは常に調節遺伝子からの転写・翻訳によって合成され，菌内にラクトースが存在しないときはオペレーターと結合し，RNA ポリメラーゼの結合を妨げて転写抑制に働くが，ラクトースが存在すると，その誘導物質が結合することでリプレッサーの立体構造は変化し，オペレーターに結合できなくなる。すると，RNA ポリメラーゼがプロモーターに結合できるようになり，ラクトース分解酵素の遺伝子が転写され，ラクトースが代謝に利用されるようになる。

問1　ラクトース(乳糖)は，グルコース1分子とガラクトース1分子とからなる二糖類である。

問2　グルコースの取り込みにはオペロンの発現は必要としないので，アは誤りである。また，調節遺伝子は調節タンパク質であるリプレッサーの遺伝子を指すので，エも誤りである。なお，真核生物の転写では，DNA ヘリカーゼ活性をもつ基本転写因子の一つが DNA の二重らせんをほどく働きをし，それによりRNA ポリメラーゼが働けるようになるが，大腸菌のRNA ポリメラーゼは直接 DNA と結合して二重らせん構造をほどくことができるので，オも誤りとなる。よって，イとウが正しい。

問3〜問5

実験1，実験2の結果は，A 株はラクトース存在下でのみ，D 株と F 株はラクトース非存在下でもラクトース分解酵素を合成し，B 株，C 株，E 株はラクトース存在下でもラクトース分解酵素の合成をしないことを示している。このことから，D 株と F 株ではリプレッサー遺伝子またはオペレーターに，B 株，C 株，E 株ではプロモーター，β− ガラクトシダーゼ(ラクトース分解酵素)遺伝子のいずれかに突然変異が起こり，その機能が失われたことがわかる。なお，問4の選択肢にある RNA ポリメラーゼ遺伝子に突然変異が起こると，全遺伝子の転写に影響が出るので，それは考えなくてよい。

また，実験3の結果は，遺伝子Iの導入により D 株はラクトース存在下でのみ β− ガラクトシダーゼ合成が行われるようになることを示している。これは，D 株ではリプレッサー遺伝子(調節遺伝子)が変異し，その産物のリプレッサーがオペレーターへ結合しなくなっていたが，正常なリプレッサー遺伝子である遺伝子Iが導入され，正常なリプレッサーが合成されるようになったと考えると説明できる。このとき，F 株では表現型には変化が見られないことより，F 株に起きた突然変異はオペレーターに起きたものであるとわかる。

一方，実験4の結果は，遺伝子IIを導入すると B 株，C 株，E 株ともにラクトース存在下で正常な β− ガラクトシダーゼを合成したことを示すので，遺伝子IIはβ− ガラクトシダーゼ遺伝子であると考えられる。このとき，B 株のみ見いだされたラクトースオペロン由来の2種類のタンパク質は，正常な β− ガラクトシダ

ーゼとその変異体と考えると説明することができ，B 株では β− ガラクトシダーゼ遺伝子に変異が起きていたことがわかる。

よって，β− ガラクトシダーゼ遺伝子である遺伝子IIと，リプレッサー遺伝子である遺伝子Iを同時にD 株に導入して発現させると，β− ガラクトシダーゼが常に合成されることになる。それを培地 GX で培養すると青色のコロニーが形成される。

さらに，実験5の結果から，E 株も D 株と同様にリプレッサー遺伝子(調節遺伝子)が変異していたとわかるので，E 株ではラクトース存在下でもオペレーターから外れなくなる変異がリプレッサーに起きていたと考えられる。

こうして B 株，E 株，F 株に起きた突然変異はどの遺伝子や DNA 領域に起きたものかがわかり，C 株に起きた突然変異はそれらとは別のものであることから，C 株の変異はエのプロモーターに起きたものであるとわかる。

II

問6　mRNA への転写は DNA 二本鎖のうちのアンチセンス鎖が鋳型となって行われ，mRNA のヌクレオチド鎖は 5′ 末端側から 3′ 末端側へと伸長する。ペプチド鎖への翻訳は「AUG」を開始コドンとして，mRNAの 5′ 末端側から 3′ 末端側へと行われ，「UAA」「UGA」「UAG」のいずれかの終止コドンが出現すると停止する。このときペプチド鎖は N 末端(アミノ基末端)側から C 末端(カルボキシル基末端)側へと伸長されることになる。

したがって，図1では二本鎖 DNA のうちの下側の塩基配列が鋳型となって，mRNA 鎖が合成され，ペプチド A に相当する部分は 523 番目の塩基から読み始めて 558 番目までの塩基で終了し，ペプチド B に相当する部分は 629 番目の塩基から読み始めて，665番目までの塩基で終了することになる。これに基づいて考えればよい。

問7　ペプチド B の本来の翻訳は 665 番目までの塩基で終了するが，題意からその部分の終止コドンが変異してアミノ酸を指定するようになったことがわかる。そのため，次に終止コドンが出現する 704 番目の塩基までのアミノ酸数をカウントする。

3　(動物の発生と進化)
〔解答〕
I
問1　ア 経　イ 緯　ウ 原腸胚
問2　カメラ：M
　　　理由：第3卵割の割面で分離された Aa2，Ab4，Bc6，Bd8 の割球からなる胚が表皮のかたまりへと分化することから予定外胚葉とわかり，こちらが動物極側であることがわかるから。

問3

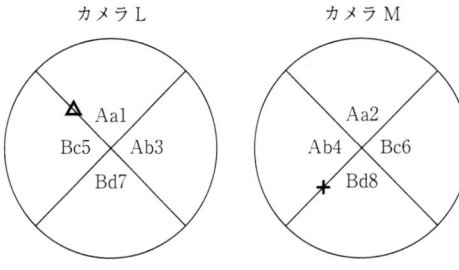

問4

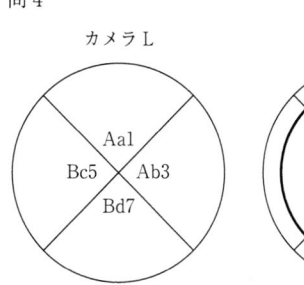

Ⅱ
問5　ア　H　イ　I　ウ　C（またはD）
　　エ　G　オ　B　カ　D（またはC）
問6　C，D，E
問7　②
問8　J，K
問9　散在神経系
問10　エリベンモウチュウ（えり鞭毛虫）
〔解説〕
Ⅰ
問1　カエルなどの両生類の卵は卵黄が比較的多く含まれ，植物極側に多く分布する端黄卵である。卵割の様式は全割の不等割で，第1卵割と第2卵割が経割，第3卵割は動物極側に偏った緯割が行われる。その後，卵割が繰り返されて1個1個の割球が小さくなるが，胞胚期の間は細胞の移動がなく，原腸胚期に入ると表層部の細胞が原口から胚内部へと陥入する。

問2　フォークトの原基分布図より，動物極側の割球は表皮や神経へと分化する予定外胚葉が中心であることから判断する。

問3　両生類の卵は卵黄が少ない動物極側から精子の侵入が起こり，そのとき表層回転によって精子侵入点の反対側に灰色三日月環が形成される。第1卵割の割面は，通常は灰色三日月環を二等分するように形成され，その後，灰色三日月環の部分に原口が形成され，そちらが胚の背側となる。
　　以上のことから，精子侵入点は第一卵割の割面上にあり，原口はその割面上でちょうど反対側にあることがわかる。

問4　第3卵割の卵割面は動物極よりに形成されることから，動物極側の割球は植物極側よりも小さくなることから考える。

Ⅱ
問5・問6　Aのバッタは節足動物であり，Bは線形動物のセンチュウが該当し，両者を合わせて脱皮動物という。C，Dは一方が軟体動物のカタツムリ，もう一方が環形動物のミミズが該当する。C，D，Eは発生の過程でトロコフォア幼生の段階を経ることから冠輪動物と呼ばれる。Fのカエルは脊椎動物であり，Gは原索動物のホヤが該当する。また，Hは棘皮動物のウニ，Iは刺胞動物のイソギンチャクが該当する。Jのカイメンは海綿動物，Kには原生動物のえり鞭毛虫類が該当する。

問7　A～Eの各グループは原口がそのまま口になる旧口動物である。したがって，★印が接続する箇所は，原口またはその周辺が肛門になる新口動物との分岐点となる。新口動物はF～Hが該当するので，②が正解となる。

問8　外胚葉が形成されない生物とは，組織の分化が見られない生物のこととなる。したがって，JとKが該当する。

問10　群体状のえり鞭毛虫類は，海綿動物がもつ「えり細胞」に似た形態をもつことから，動物の祖先ではないかとする説が提唱されてきた。近年の分子系統学的な研究からも動物の祖先がえり鞭毛虫類に近縁な生物であるとする説が支持されている。

4　（生物の多様性）
〔解答〕
Ⅰ
問1　ア　形態　イ　交配（交雑）　ウ　生殖
問2　有性生殖を行わず，無性生殖で繁殖することもあるから。
問3　繁殖時期や繁殖行動，生殖器官の構造などの
Ⅱ
問4　9
問5　遺伝的浮動
問6　近親交配により，劣性致死遺伝子のホモ接合体を生じる確率が高くなったため。
問7　他地域の個体を集団に加える。
問8　ア　100　イ　8　ウ　1　エ　3200
　　オ　1
〔解説〕
Ⅰ
問1　現在，最も広く使われている「種」の定義とは，「互いに自由に交配して子孫を残し，他の同様な集団から生殖的に隔離されている自然集団」というものであり，生物学的種概念と呼ばれる。マイアにより定義された。
問3　生殖的な隔離が生じるには必ずしも地理的な隔離を必要とせず，交雑できない状況があればよく，さまざまなケースがある。
Ⅱ
問4　6つの遺伝子座における総対立遺伝子数がいくつ減少したのかを考える。すると，

（1960 年の総対立遺伝子数）−（1993 年の総対立遺伝子数）＝ 5.2×6 − 3.7×6 ＝ 9.0（個）となる。

問5　対立遺伝子間に生存や繁殖に関しての差はなく，自然選択は働いていないと考えられるので，対立遺伝子数の減少は農地開拓によって個体群が細分化されたことでびん首効果が働き，遺伝的浮動が生じた結果であると考えられる。

問6　集団の個体数が減少すると，近親交配の起こる割合が高まる。それにより，個体数が十分に多い場合にはさほど影響しない劣性の致死遺伝子がホモになる確率が高まる。卵のふ化率の低下はそれにより起こっていると考えられる。

問7　他地域の個体を集団に加えると，異なる対立遺伝子がもたらされ，劣性の致死遺伝子がホモになる確率が低下すると期待される。

問8　劣性遺伝病の発生頻度より，この劣性遺伝子の頻度を q とおくと，$q^2 = 1/40000$ より，$q = 1/200$ となる。よって，優性の対立遺伝子の遺伝子頻度は $p = 1 − 1/200 = 199/200$ となるので，ヘテロ接合体の頻度および両親のどちらかがヘテロ接合体である確率（注1）は，　$2×1/200×199/200 = 398/40000 ≒ 1/100$ となる。

　一方，ある個体とそのいとこが同じ特定の遺伝子をもつ場合を考える。そのためには，ある個体といとこの兄弟姉妹関係にあたる親同士が，いま注目している遺伝子を祖父母の一方からともに受け継がなければならない。さらにそれらの遺伝子をある個体といとこがともに受け継ぐことが必要である。この特定の遺伝子が祖父由来の場合を考えると，その遺伝子をある個体といとこがともにもつ確率は，
（ある個体の親が受け継ぐ確率）×（いとこの親が受け継ぐ確率）×（ある個体が受け継ぐ確率）×（いとこが受け継ぐ確率）＝ 1/2×1/2×1/2×1/2 = 1/16 となる。

　また，この特定の遺伝子が祖母由来の場合についても同様に考えられるので，
（ある個体とそのいとこが同じ特定の遺伝子をもつ確率）＝ 1/16 ＋ 1/16 = 1/8 となる。

　したがって，題意の常染色体劣性遺伝病の遺伝子をいとこ同士がヘテロでもつ確率は，
$1/100×1/8 = 1/800$ となるので，その子供がこの遺伝子をホモでもち，劣性遺伝病を発病する確率は，
$1/100×1/8×1/2×1/2 = 1/3200$ となる。

（注1）「両親のどちらかがヘテロ接合体である確率」は次のように求められる。
（全確率）−｛（両親ともに優性ホモ接合体の確率）＋（両親ともに劣性ホモ接合体の確率）｝
＝ 1 −｛199/200×199/200 ＋ 1/200×1/200｝
＝ 1 − 39602/40000 = 398/40000 ≒ 1/100

平成27年度

問 題 と 解 答

英　語

問題

27年度

Ⅰ． 次の(A)～(E)において，意味が通じるように，1～5のそれぞれの(　　)に与えられた文字で始まる英語を1語ずつ書きなさい。

(A)　Thomas:　James, what do you think of Anna?

　　　James:　I think she has what it (t　1　) to be a great nurse practitioner.

(B)　Joe:　Beth, have you started your essay?

　　　Beth:　Yes, I have. Dr. Porter gave me the (g　2　) light to proceed with my topic.

(C)　Teacher:　Are all of you ready for the most important exam?

　　　Student:　Yes. With so much at (s　3　), we cannot afford to make mistakes.

(D)　Tom:　Lynn, do you know Harry?

　　　Lynn:　Yeah, I do. We exchange e-mails every (n　4　) and then.

(E)　Jack:　Betty, have you looked over all the material?

　　　Betty:　No way. I am just overwhelmed by the sheer (v　5　) of it.

Ⅱ． 次の(1)～(6)において，語法，文脈から判断して(　　)に入る最も適当なものを(A)～(D)より1つ選び，その記号を書きなさい。

(1)　He saw Jill this morning, (　　　) she looked straight through him.

　　(A)　similar　　　　(B)　equally　　　　(C)　but　　　　(D)　likely

(2)　The President was very clear in his intention to (　　　) with larger countries.

　　(A)　curry favor　　(B)　dishes plant　　(C)　sauce plan　　(D)　flavor spice

(3)　The chair (　　　) the meeting be adjourned.

　　(A)　suggested for　　(B)　orders at　　(C)　persuades in　　(D)　moved that

(4)　They will have to declare those goods when they go (　　　).

　　(A)　better habit　　　　　　　(B)　through customs

　　(C)　set forth　　　　　　　　(D)　bad routines

(5)　She found the (　　　) was gone from her locker.

  (A)　robber steal　　　(B)　fur stole　　　(C)　thief stolen　　　(D)　stealing thieves

(6)　As a practicing lawyer I tried my (　　　) best to win my cases.

  (A)　dead level　　　(B)　live wire　　　(C)　high court　　　(D)　legal judge

Ⅲ．　左の(1)から(4)につづく英語として，語法，文脈から判断して最も適当なものを右の(A)〜(D)より 1
つ選び，その記号を書きなさい。なお，(A)から(D)はそれぞれ 1 回のみ使用可能とします。

(1)　Mr. Woods has made　　　　　　(A)　over a new leaf.

(2)　Mr. Smith has his head　　　　　(B)　quickly over the last decade.

(3)　Education has evolved　　　　　(C)　it out of the house safely.

(4)　The child has turned　　　　　(D)　in the clouds.

IV. 次の(1)〜(5)の各組の英文のうち，最も適当なものを1つ選び，その記号を書きなさい。

(1) (A) A TV network withhold an interview of men who claim to know about the suspect.

   (B) A TV network broadcast an interview with a man claiming to know the suspects.

   (C) A TV network hold with an interview with a man claiming to know the suspects.

   (D) A TV network transmit an interview with men who claim to be known the suspect.

(2) (A) Put the context on air, and don't with who you are.

   (B) Be contain with who you are, and not be put air on.

   (C) Be content with who you are, and don't put on airs.

   (D) Put the air on the contends and not on who you are.

(3) (A) According to the guidebook, the waves have hollowed out caves along the cliff.

   (B) The guidebook says that the wives have hallowed of a carve along the cliff.

   (C) The guidebook says that the wave has been hollowed in carve along the cliff.

   (D) According to the guidebook, woven has been hallowed a cave along the cliff.

(4) (A) The similarities between the two are notwithstanding the very obvious differences.

   (B) The differences do not withstands, the similarities between the two are obvious.

   (C) The similarities between the two are so obvious that the difference do not withstand.

   (D) These differences notwithstanding, the similarities between the two are obvious.

(5) (A) There were a number of different ways to cure pork with a salt-based mixture.

   (B) There is a number of different heals to mend sick with a salt-based mixture.

   (C) There were numbers of different ways to ill sicken with salt-based mixtures.

   (D) There is a number of different solution to illness with a salt-based mixture.

V. 次の英文を読み，設問に答えなさい。

　　Adam Smith's invisible hand is one of the most celebrated ideas in economics. Smith was the first to see clearly how the pursuit of individual self-interest in the marketplace often promotes the greatest good for all. For example, producers adopt cost-saving innovations 〔 A 〕 to earn higher profits, only to discover that when rival firms follow suit, the ultimate benefits accrue to consumers in the form of lower prices.

　　Unlike many economists today who celebrate the invisible hand, Smith harbored no illusion that unbridled competition always produces the greatest good for all. (W) In *The Wealth of Nations*, for example, he advances a more limited claim about the consequences of self-interested behavior on the part of a business owner: 'By pursuing his own interest, he frequently promotes that of the society more effectually than when he really intends to promote it.'

　　It fell to Charles Darwin — the father of evolutionary biology and a man strongly 〔 B 〕 by the writings of Adam Smith, Thomas Malthus and other economists — to identify a deep and wide-ranging conflict between individual and group interests. Darwin's central claim was that natural selection favors traits and behaviors that increase individual reproductive success. Whether they serve any positive purpose for the species as a whole is largely beside the point. (X) Some traits, such as intelligence, not only contribute to individual reproductive success but also serve the broader interests of the species. Other traits serve individual interests only to harm the larger group. The prodigious antlers of male elk are a clear illustration of the latter.

　　Like bull elephant seals and males in most other polygynous species, male elk battle one another for access to females. Their antlers are their principal weapons in these battles, and an elk with larger antlers than its rival is more likely to prevail. (Y) Antlers thus became the focus of a runaway evolutionary arms race.

　　Although big antlers help 〔 C 〕 access to females, they also make it harder to escape from wolves and other predators in densely wooded areas. Elk would thus have good reasons to prefer that each animal's rack of antlers be reduced by half. After all, it is relative antler size that 〔 D 〕 in battle. So if all males had smaller antlers, each fight would be resolved as before, yet each animal would enjoy increased security from predators.

　　Natural selection, which is the source of the problem, cannot be its solution. True, a mutant elk with smaller antlers would enjoy relative immunity from predators. (Z) But he wouldn't command access to a harem. So copies of his genes wouldn't make it into the next generation, which is the only payoff that matters in the Darwinian framework.

〔Adapted from Robert H. Frank, *The Economic Naturalist*, 2007〕

問 1.　下線部(1), (2), (4), (5)の語の本文中での意味と最も近い意味を表す語を, それぞれ 1 ～ 4 の
　　　中から 1 つずつ選び, その番号を書きなさい。

　　　(1)　celebrated　　　1.　fascinated　　　　　　　2.　convincing

　　　　　　　　　　　　　 3.　cultivated　　　　　　　 4.　acclaimed

　　　(2)　harbored　　　　1.　cherished　　　　　　　 2.　conveyed

　　　　　　　　　　　　　 3.　forswore　　　　　　　　4.　greeted

　　　(4)　prodigious　　　 1.　enormous　　　　　　　 2.　productive

　　　　　　　　　　　　　 3.　masculine　　　　　　　 4.　skeletal

　　　(5)　runaway　　　　 1.　happening from time to time

　　　　　　　　　　　　　 2.　happening in a specific season

　　　　　　　　　　　　　 3.　happening uncontrollably

　　　　　　　　　　　　　 4.　happening slowly but constantly

問 2.　語法, および前後関係から考えて, 〔　A　〕, 〔　B　〕, 〔　C　〕, 〔　D　〕に入れるのに
　　　最も適切なものを 1 ～ 4 の中から 1 つ選び, その番号を書きなさい。なお, 1 ～ 4 はそれぞれ
　　　1 回のみ使用可能とします。

　　　1.　counts　　　　　 2.　gain　　　　　　　 3.　hoping　　　　　　 4.　influenced

問 3.　下線部(3)の he は誰を示しているか。本文中の英語で書きなさい。

問 4.　下線部(6)の they は何を示しているか。本文中の英語で書きなさい。

問 5.　次の文を（　W　）,（　X　）,（　Y　）,（　Z　）のいずれかに挿入する場合, どこが最も
　　　適切な箇所か。1 つ選び, その記号を書きなさい。

　　　So elk with bigger antlers win more mates, causing their antler genes to appear in the
　　　next generation with higher frequency.

問 6. 筆者の趣旨と内容が一致する文を，1〜5の中から1つ選び，その番号を書きなさい。

 1. Adam Smith believed the greatest good for all would promote the pursuit of individual self-interest in the market place.

 2. Natural selection favors traits and behaviors serving any positive purpose for the species as a whole.

 3. Traits increasing individual reproductive success do not always serve the broader interests of the species.

 4. Through the invisible hand, bull elephant seals cooperate with one another for access to females.

 5. If all male elk had smaller antlers, other animals would be more secure from the attack of predators.

問 7. 下線部(7)を日本語に訳しなさい。

Ⅵ. 次の日本語の文の下線部を英語に訳しなさい。

 子供のころから死ぬことが怖かった。それは，自分が死んだあとでも人々は生活し，人類は繁栄し，宇宙は綿々と続くことに，我慢ならなかったからである。そのような豊かな世界を後にして自分が無になること，その不当さが耐え難かったからである。

       ［中島義道 (著)『非社交的社交性　大人になるということ』(2013)］

数 学

問題

27年度

1. 次の ☐ にあてはまる適切な数値を解答欄に記入せよ。

(1) A, Bの2人が次のようなゲームを行う。

赤玉2個，白玉1個が入っている袋から玉を1個取り出し，色を調べてからもとに戻す。取り出した玉の色により，赤玉のときはAが1点を得て，白玉のときはBが2点を得る。この試行を繰り返し，先に3点以上得た方を勝ちとしてゲームを終了する。

このとき，Bが勝つ確率は ☐(ア) である。また，ゲームが3回目の試行により終了する確率は ☐(イ) である。

(2) 四面体 ABCD において，$AB = 3$, $BC = \sqrt{13}$, $CA = 4$, $DA = DB = DC = 3$ とし，頂点 D から $\triangle ABC$ に垂線 DH を下ろす。このとき，DH の長さは ☐(ウ) ，四面体 ABCD の体積は ☐(エ) である。

2. a を正の実数の定数とし，xy 平面上の 2 曲線

$$C_1 : y = xe^{-x}, \quad C_2 : y = ae^{-x}$$

を考える。このとき，次の問いに答えよ。ただし，e は自然対数の底である。

(1) 関数 $y = xe^{-x}$ の増減，極値，グラフの凹凸および変曲点を調べて，その
グラフの概形を xy 平面上に描け（xy 平面は解答用紙にある）。ただし，
必要ならば $\lim_{x \to \infty} xe^{-x} = 0$ を用いてよい。

(2) $1 \leqq x \leqq 2$ の範囲で，C_1，C_2 と 2 直線 $x = 1$，$x = 2$ で囲まれた部分の
面積 $S(a)$ を a を用いて表せ。

(3) a が $a > 0$ の範囲を動くとき，$S(a)$ が最小となる a の値を求めよ。

3. n を 2 以上の整数の定数とする。xy 平面上に定点 A$(1, 0)$ がある。y 軸上の点 P を通り x 軸に平行な直線上で，AP $+$ PQ $\leqq n$ をみたす点 Q を考える。P が y 軸上を動くとき，Q の存在範囲を $D(n)$ とする。このとき，次の問いに答えよ。問い (1) では $\boxed{}$ にあてはまる適切な式を解答欄に記入せよ。

(1) $D(n)$ は不等式 $\boxed{(\text{オ})}$ をみたす点 (x, y) 全体である。また，$D(2)$ を xy 平面上に図示せよ（xy 平面は解答用紙にある）。

(2) xy 平面上で x 座標と y 座標がともに整数である点を格子点と呼ぶ。$D(n)$ に含まれる格子点の個数 $S(n)$ を n を用いて表せ。また，$\displaystyle\lim_{n \to \infty} \frac{S(n)}{(2n+1)^2}$ の値を求めよ。

4. O を原点とする xyz 空間に定点 $A(2, 1, 2)$ がある。点 P が条件「2つの ベクトル $\overrightarrow{OA}$, $\overrightarrow{OP}$ のなす角は $\dfrac{\pi}{3}$ かつ $\left|\overrightarrow{OA}\right| = \left|\overrightarrow{OP}\right|$」をみたしながら動く とき, 次の問いに答えよ。問い (1) では $\boxed{}$ にあてはまる適切な座標または 数値を解答欄に記入せよ。

(1) 点 P から直線 OA に垂線 PC を下ろすとき, P の位置によらず点 C の座標 は $\boxed{(\mathbf{カ})}$ である。また, C を通り, 直線 OA に垂直な平面 α 上に, 2 点 $G(0, 0, s)$, $H(1, 2, t)$ があるとき, s, t の値は $s = \boxed{(\mathbf{キ})}$, $t = \boxed{(\mathbf{ク})}$ である。

(2) $P(x, y, z)$ について, $y - 2x$ のとり得る値の範囲を求めよ。

物 理

問題 27年度

1. 紙玉鉄砲という竹の筒から紙で作った玉を打ち出す玩具がある。紙玉鉄砲は，竹から細長い円筒を切り出したものをシリンダーとし，その両端に水で濡らし，丸めた紙(吸水性の良い新聞紙など)を詰める。シリンダーの内径よりやや細い竹の棒で手元側に詰めた紙玉(紙玉A)を押し，ピストンとする。ピストンをある程度押し込んだところで，内部の空気圧のために先端に詰めた紙玉(紙玉B)が弾き出され，飛んで行く。

   紙玉鉄砲の動作原理，性能の向上について以下のように単純化した模型で考える。竹筒および紙玉の半径を a，2つ紙玉を詰めたときの紙玉の中心間の距離を L_0 とする。紙玉の質量を m，紙玉と竹筒の間の静止摩擦係数を μ，動摩擦係数を μ' とする。空気は理想気体とみなせるものとし，初めの状態では空気の圧力および温度はそれぞれ P_0，T_0 であったとする。紙玉と竹筒の間から空気の漏れはないものとして，以下の問いに答えなさい。

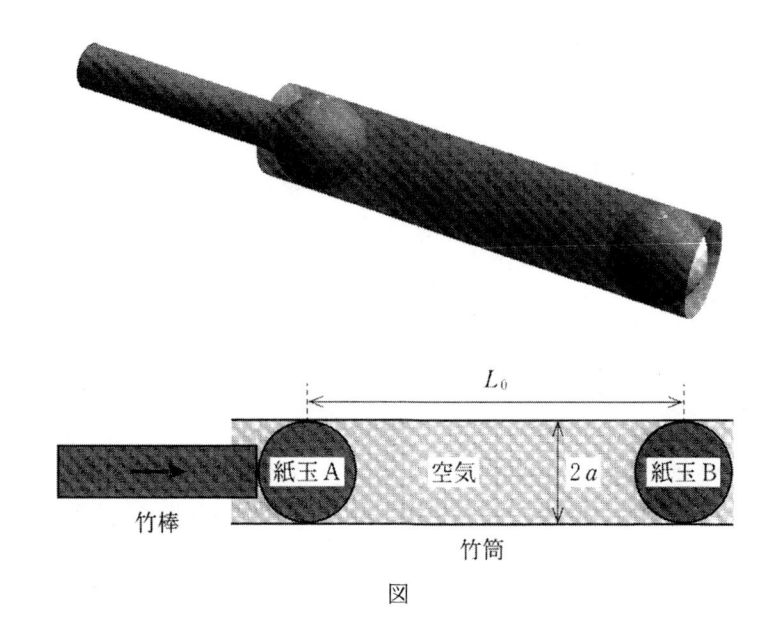

図

   問 1. 初めの状態で2つの紙玉にはさまれたシリンダ内の空気の体積を求めなさい。

   問 2. 竹棒を押し，紙玉Aを押し込むとき，空気の圧力 P と体積 V が

$$PV^\gamma = 一定$$

   の関係を満たすとする。ここで，γ は定数である。

   (1) $\gamma = 0$ のとき，気体の状態変化は何変化か。

   (2) $\gamma = 1$ のとき，気体の状態変化は何変化か。

   (3) 2つの紙玉の中心間の距離が L になったとき，空気の圧力と温度を求めなさい。

問 3. 2つの紙玉の中心間の距離が L' になったとき，先端の紙玉 B が動き始めたとすると，紙玉 B が竹筒から受けている垂直抗力の大きさ N を求めなさい。

問 4. 紙玉 B が動き始めてから竹筒から受ける摩擦力を求めなさい。

問 5. 紙玉 B が飛び出すまでの移動距離，（すなわち，紙玉の半径 a）は L_0 に比べて十分小さく，この間の空気の圧力の変化を無視する。このとき，紙玉 B の加速度を N を用いて表しなさい。

問 6. 紙玉 B が竹筒から飛び出すときの速さを N を用いて表しなさい。

問 7. 以上のことから，より紙玉を遠くに飛ばせる紙玉鉄砲の設計と使い方に関し，摩擦係数，竹筒の半径，玉の詰め方，ピストンの押し方の4点，それぞれについて簡潔に記述しなさい。

2. 棒状の電極 A と円筒容器型の電極 B とからなる図1のような装置がある。A は B の中に挿入され，絶縁体 D により固定されている。絶縁体 D は非常に大きな電気抵抗の物質でできているが，A と B の間にわずかに漏れ電流が発生する。容器内は真空に保たれている。電極 A の先端に放射性物質（β 線源）が付いていて，放射される電子（電気量 $-e$）は全て電極 B に吸収される。それにともない A の帯電量が増加していくが，同時に，絶縁体 D を通って A から B へ流れる電流も増加していく。

A と B で構成されるコンデンサーの容量を C，A から B へ流れる電流に対する D の電気抵抗を R，β 線源が単位時間あたりに放射する電子数を N とする。β 線源の半減期は十分長く，N は一定とみなしてよいものとする。

時刻 t の A の帯電量を Q，D を A から B へ流れる電流を I として以下の問いに答えなさい。必要であれば $e = 1.6 \times 10^{-19}$ C を用いよ。

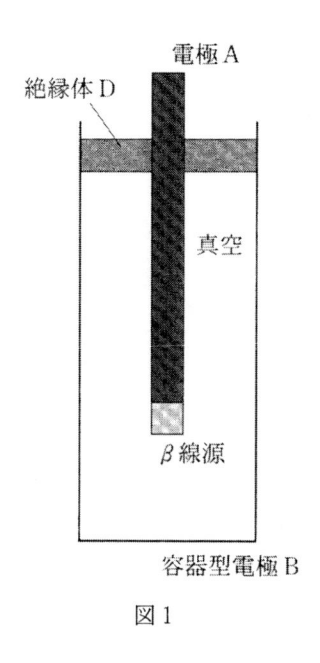

図1

問 1. Q の時間的変化率 $\Delta Q/\Delta t$ を与える式を N, e, I を用いて表しなさい。

問 2. Q と I との関係を示す式を，R, C を用いて表しなさい。

問 3. 十分に時間が経った後，AB 間の電位差はある一定値 V_0 になっているとみなすことができる。V_0 を R, C, N, e のうち必要なものを用いて表しなさい。

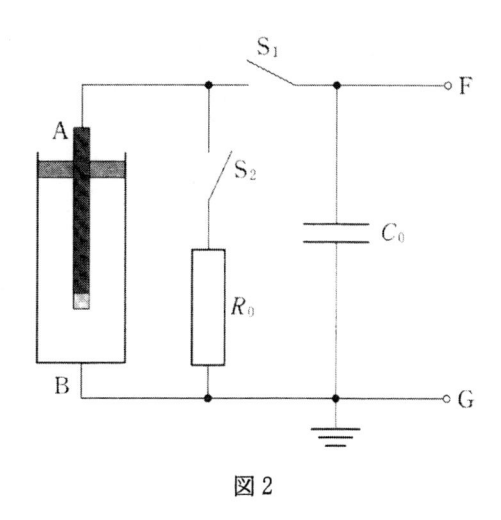

図 2

　この装置の C, R, N の値を調べるために，図 2 のような回路に接続する。ただし，

$$C_0 = 4.0 \times 10^{-7}\,\text{F}, \quad R_0 = 2.0 \times 10^{8}\,\Omega$$

である。次の 3 つの操作はいずれも，スイッチ S_1，S_2 を開いて，十分に時間が経ってから，また，電気容量 C_0 のコンデンサーを放電させてから開始する。各操作の終了後，ただちに端子 G に対する端子 F の電位を測定すると，次の表のような結果を得た。以下の問いに答えなさい。

操　　作	操作後の端子 F の電位
I　S_1 を閉じて十分に時間が経ってから開く	6.0 V
II　S_1 を閉じてすぐに開く	2.0 V
III　S_1 と S_2 を閉じて十分に時間が経ってから，S_1 を開く	1.5 V

問 4. C の値を求めなさい。

問 5. R の値を求めなさい。

問 6. N の値を求めなさい。

3. 自然界にはカナブン，玉虫，モルフォチョウ，カワセミ，孔雀など，金属光沢をもつ鮮やかな色の生物がいる。この色は色素で発色しているわけではなく，表皮のキチン質[1]などの構造による光の干渉によるもので，構造色と呼ばれている。

　日本に生息するあるカメムシの表皮の断面は電子顕微鏡画像（図1）のように，およそ20層の多層構造をしている。

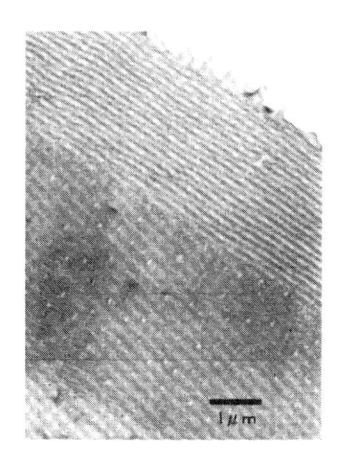

図1　カメムシの表皮の断面の電子顕微鏡画像

（獨協医科大学宮本潔氏，小作明則氏提供）

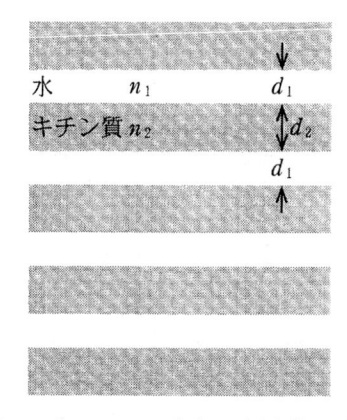

図2　カメムシの表皮の多層膜モデル

　この多層構造を図2のようにキチン質の層と水の層の多層膜としてモデル化して，このカメムシが何色に見えるのか考える。水の層の厚みを d_1，屈折率を n_1，キチン質の厚みを d_2，屈折率を n_2（$n_2 > n_1$）として，まず，上下を水の層に挟まれたキチン質の薄膜での反射光について考える。

　図3のように水の層からキチン質の層に入射角 θ_1 で入射する平面波の光を考える。キチン質の層にあたった光の一部は表面で反射するが，残りは屈折してキチン質の層に入射する。

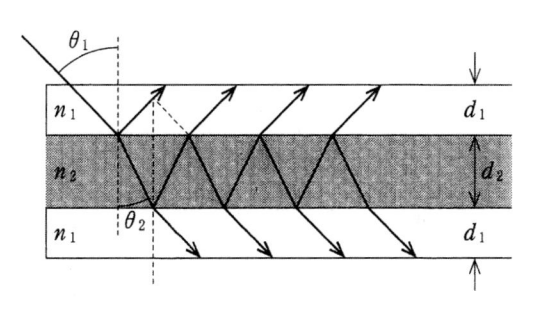

図3　薄膜による多重反射

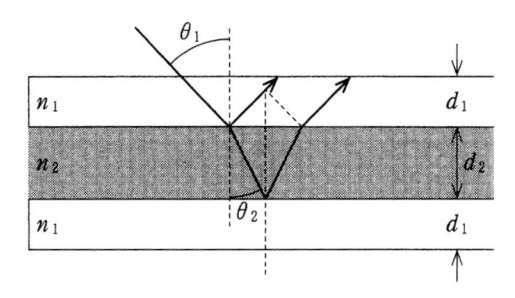

図4　薄膜による主要反射

　キチン質の層内で光は直進し，キチン質の層と水の層の境界面で再び反射するものと屈折して透過するものとに分かれる。このようにキチン質の層内で反射と透過を繰り返す現象が起きる。

　しかし，キチン質の層の上下端での反射率が低いときには，図4のようにキチン質の層の上端で反射される光とキチン質の層と水の層の境界面で反射する光の2つのみを考えればよい。以下の問いに答えなさい。ただし，考える光の真空(空気)中での波長を λ とし，キチン質，水の屈折率の波長依存性は無視できるものとする。

　　†キチン質：節足動物や甲殻類の外皮など多くの無脊椎動物の体表を覆うクチクラなどの主成
　　　　　分である。

問 1. 図4において，屈折角 θ_2 と入射角 θ_1 の満たす関係式を屈折率 n_1, n_2 を用いて表しなさい。

問 2. 図4において，キチン質の層の上面で反射した光と下面で反射した光の光路差を求めなさい。

問 3. 図4において，キチン質の層の上下の端面で反射した2つの光が強め合う条件式を書きなさい。ただし，必要であれば自然数を m と表しなさい。

問 4. キチン質の層と水の層を 1 組の層として取り出し（図 5 破線部分），キチン質の層から光が入射した場合を考える。キチン質の層の上面と水の層の下面で反射される光の光路差を求めなさい。

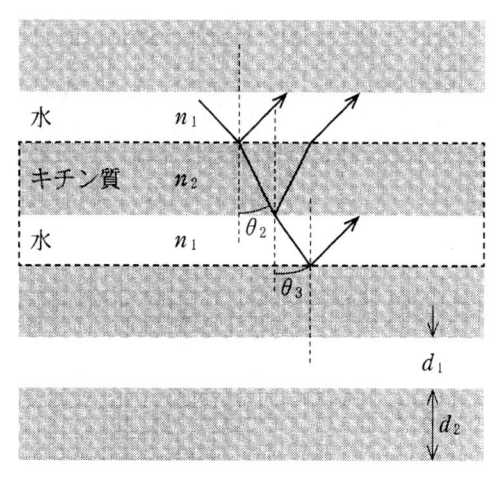

図 5　多層膜による干渉

問 5. キチン質の層の上面と水の層下面で反射される光が強め合う条件式を書きなさい。ただし，必要であれば自然数を l と表しなさい。

問 6. $n_1 = 1.33$, $d_1 = 80.0\,\mathrm{nm}$, $n_2 = 1.58$, $d_2 = 110\,\mathrm{nm}$ として，問 5 の条件から，光が表皮に垂直に入射するとき，このカメムシは何色に見えるか。ただし，光の色と波長の関係は以下のように与えられる。

波長[nm]	380—430	430—490	490—550	550—590	590—640	640—770
色	紫	青	緑	黄	橙	赤

国立天文台編：平成 26 年理科年表（丸善，2014 年）より

化 学

問題

27年度

　答えは，すべて解答用紙に記入せよ。複数の解答が必要な場合には解答の順序は問わない。数値を解答する場合の有効数字のけた数は，特に指示がなければ，問題文にある条件をよく読んで適切なけた数で解答すること。必要ならば，次の数値を用いよ。原子量：Al：27，Br：80.0。ファラデー定数：9.7×10^4 C。気体定数：$R = 8.3 \times 10^3$ Pa·L/mol·K。

1. 次の文を読み，下記の問い（問1～問5）に答えよ。

　水は，水素の酸化物であり，水素の燃焼反応の熱化学方程式は，式(1)のとおりである。

$$H_2(気) + \frac{1}{2}O_2(気) = H_2O(気) + 242\,kJ \qquad (1)$$

　地球環境保護の観点からこのエネルギーを使って発電する燃料電池（図1）を自動車に搭載した燃料電池自動車の開発が盛んである。現在の燃料電池の電解質には主にリン酸等の酸性物質が使われている。

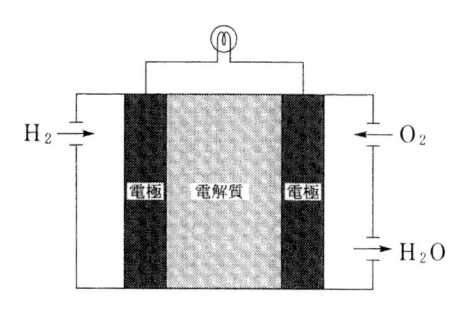

図1　燃料電池の構造

　自動車に搭載するためには電池をできるだけ軽くした方が効率がよいので，軽量なイオン交換樹脂が，水を含むと電離する固体電解質として用いられる。このとき，電解質内では，原理的には陽イオン交換樹脂を用いれば　ア　イオンが移動し，陰イオン交換樹脂を用いれば　イ　イオンが移動する。水素ガスのための重い圧力容器や負極電極を除いてさらに軽量化するために，負極活物質として，水素のかわりにアルミニウムのような軽量な金属をそのまま電極材料に用いることもできる。水酸化アルミニウム($Al(OH)_3$)（固）の生成熱は$1.28 \times 10^3\,kJ$と非常に大きい。アルミニウムが「電気の缶詰」といわれるように，理論的には負極活物質$1.00\,kg$あたり　ウ　Cの電気を取り出すことができる。この値は最もモル質量が小さい金属である　エ　の値に匹敵する。この空気(酸素)アルミニウム電池は例えば式(2)のように構成される。

$$(-)Al\,|\quad A \quad aq\,|\,O_2 \cdot C(+) \qquad (2)$$

　燃料電池に水素の利用を考えるとき，二酸化炭素を発生させないでどのように水素を製造するかという問題がある。太陽光発電による水の電気分解が最も環境に配慮した方法であるといわれるが，太陽熱の直接的な利用でも水の分解を行うことができると期待されている。すなわち，巨大な集光器を使って太陽光を集め，その太陽熱で水蒸気を数千度に加熱すると，ルシャトリエの原理①から，高温低圧の反応条件では，式(3)の平衡が移動して右式の方向に傾くことを利用するというもの

である。例えば4000 ℃ では 64 ％ の水が分解し，2000 ℃ でも 2 ％ の水が分解するという。しか
し，実際にはこのような高温は実現できないので，より低温で反応を起こすために，反応熱がより
小さいいくつかの吸熱・発熱反応を組み合わせることが考えられている。たとえば，水蒸気と単体
ハロゲン X_2(X = Cl，Br，I）の反応からは，理論的には熱化学方程式(4)～(6)の反応で水素の製造が
可能である。

$$2 H_2O \;\rightleftharpoons\; 2 H_2 + O_2 \qquad\qquad (3)$$

$$H_2O（気）+ X_2（気）= \boxed{\text{B}} + \boxed{\text{C}} - Q_1 kJ \qquad (4)$$

$$2 \boxed{\text{B}} = 2 \boxed{\text{C}} + O_2（気）- Q_2 kJ \qquad (5)$$

$$2 \boxed{\text{C}} = H_2（気）+ X_2（気）- Q_3 kJ \qquad (6)$$

しかし，式(5)の反応は複雑であり実際には選択的に起こらないので，実用化のために，ヨウ素と
二酸化硫黄を組み合わせた逐次的なプロセスが提案されている。

問 1　空欄 $\boxed{\text{ア}}$ ～ $\boxed{\text{エ}}$ に適する物質名あるいは数値を答えよ。

問 2　式(2)の空欄 $\boxed{\text{A}}$ には水溶液中で電離し良好に電流を通す物質が用いられる。しかし，
　　　負極で水素を発生させないようにしなければならない。空欄 $\boxed{\text{A}}$ に適する物質の化学式
　　　を一つ考えよ。

問 3　式(3)の平衡反応で，下線部①のルシャトリエの原理から反応温度を高温から低温に下げる
　　　と，下線部②のように平衡が移動し生成した水素と酸素が消費されて減少してしまうはずであ
　　　る。しかし，高温で反応させた後，急激に冷却して温度を下げると，水素も酸素もほとんど消
　　　費されることなくそれらの混合気体が得られる。温度を下げても水素と酸素がほとんど消費さ
　　　れない理由を 50 文字以内で述べよ。

問 4　下線部③の反応で X = Cl とするとき次の(i)(ii)に答えよ。
　　(i)　化合物Bおよび化合物Cの物質名を答えよ。
　　(ii)　化合物Bおよび化合物Cの生成熱はそれぞれ 79 kJ，92 kJ である。熱量 Q_1，Q_2，Q_3 のう
　　　　ち吸熱量が最大のものに○をつけその値(kJ)を答えよ。

問 5　下線部④のプロセスで重要な反応のひとつに，式(4)の化合物B(X：ヨウ素)の二酸化硫黄に
　　　よる還元反応がある。この反応の反応物には水蒸気も含まれるがその化学反応式を記せ。

2. 次の文を読み，下記の問い（問1〜問7）に答えよ。数値の解答は指示がなければ有効数字2けた
とせよ。

　水道の浄水器に用いられている「逆浸透膜」と呼ばれる膜材料は，水やアンモニアのような非イオ
ン性の小分子を透過させ，イオン性の粒子を透過させない半透膜としての性質をもつ。図1のよう
なU字管の中央に逆浸透膜を張り，U字管のAB両室に水を加えた後，どちらかの液室に水溶性
の溶質を加えて時間をおくと，透過できるものは熱運動によりAB両室に　　ア　　するのでAB
両室の濃度は等しくなるが，透過できないものは加えられた液室内に留まる。このとき，透過でき
ない粒子を多く含む液室は他方から浸透圧を受ける。透過できない粒子の濃度をc(mol/L)，温度
をT(K)，気体定数をRとすると，浸透圧Π(Pa)は，ファントホッフによれば，

$$\Pi = cRT \qquad\qquad (1)$$

である。

　図1のようなU字管の中央に逆浸透膜を張り，U字管のAB両室に水1.00Lずつを温度27℃
で加えた後，以下の連続する操作(1)〜(4)を行った。

(1)　U字管のA室に，硫酸銅(Ⅱ)2.00mmol(1mmol＝1×10^{-3}mol)を溶解させるとA室の液面
　　とB室の液面に高低差ができるのでA室の液面に圧力P₁(kPa)を加えるとAB両室の液面は一
　　　　　　　　　　　　　　　　　　　　　　　　　　　　①
　　致した。

(2)　次に，上のA室の淡青色水溶液に水酸化ナトリウムx(mmol)を溶解させると，A室内に沈殿
　　　　　　　　　　　　　　　　　　　②
　　(2.00mmol)が生成した。AB両室の液面の高低差は操作(1)のときより大きくなり，A室に圧力
　　P₁の2倍の圧力(2×P₁(kPa))を加えると液面が一致した。

(3)　今度は，A室の水溶液や沈殿はそのままに，B室にアンモニア155mmolを加えると，A室の
　　沈殿は溶解して，錯イオンである　　イ　　イオンが生成し，AB両室の液面の高低差は操作(2)
　　のときよりさらに大きくなり，A室に圧力P₂(kPa)を加えると液面が一致した。
　　　　　　　　　　　　　　　　　④
(4)　最後に，B室の水溶液に0.100mol/L塩酸y(mL)を加えるとAB両室の液面は圧力を加えなく
　　　　　　　　　　　　　　⑤
　　ても一致した。

　アンモニアの電離定数K_bは(2)式で表され，$K_b = 10^{-5}$mol/Lとすると，操作(4)で塩酸を加える
前のB室でのアンモニアの電離度は1.0×10^{-2}である。一方，A室はこのときすでに塩基性であ
り，アンモニアはA室ではほとんど電離しないとする。

$$K_b = \frac{[\mathrm{NH_4^+}][\mathrm{OH^-}]}{[\mathrm{NH_3}]} = 10^{-5}\,\mathrm{mol/L} \qquad (2)$$

　近似的に，溶質を加えても水溶液の体積は変化せず，沈殿が生成してもその体積は0.0cm³であ
ると考えよ。アンモニアの錯イオン形成の平衡定数は10^{12}(mol/L)$^{-4}$で非常に大きい。

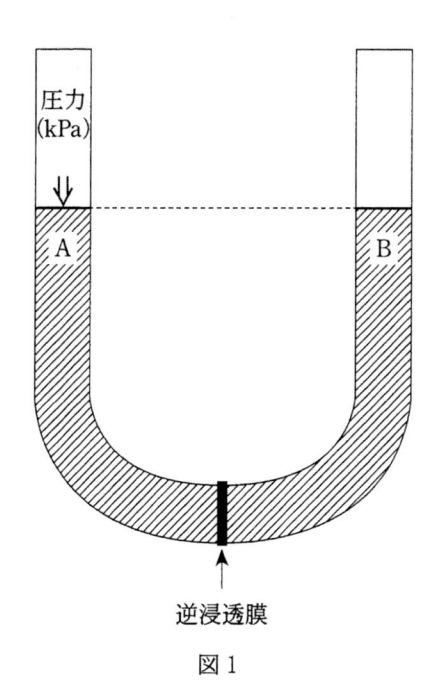

図1

問 1　空欄　　ア　　に適する語句を答えよ。

問 2　下線部①の圧力 P_1(kPa) を求めよ。

問 3　下線部②で溶解させた水酸化ナトリウムの物質量 x(mmol) を答えよ。

問 4　空欄　　イ　　に入るイオン式を答えよ。

問 5　下線部④の圧力 P_2(kPa) を求めよ。

問 6　下線部⑤で加えた塩酸の体積 y(mL) を求めよ。

問 7　式(2)をもとに最終的な B 室での pH を整数値で答えよ。

3. 次の文を読み，下記の問い（問1〜問4）に答えよ。構造式は記入例にならって記せ。

> 構造式の記入例
>
> $\overset{H}{\underset{H}{}}C=C\overset{CH_3}{\underset{CH_2CHCH_3}{}}$
>
> $\qquad\qquad\qquad\quad OH$

　不飽和結合として二重結合を含む化合物A〜Dについて，分子内の二重結合の数を調べた。化合物A 0.0200 モルを含む無色の溶液に臭素分子 3.20 g に相当する臭素溶液を加えたところで，溶液が赤褐色になった。他の化合物B〜Dも，化合物Aと同数の二重結合が分子内にあることがわかった。

　分子内に二重結合をもつ化合物にオゾンや過マンガン酸カリウムなどの酸化剤を作用させて，生成した開裂生成物から二重結合をもつ化合物の構造を決定できる。ここでは一般式を用いて，式(1)に硫酸酸性の過マンガン酸カリウム水溶液を用いる方法により二重結合が開裂したとき生じる生成物を，四角で囲った左の部分についてだけ示した。なお，右の部分も同じように反応する。式(1)において，R^1とR^2がアルキル基の場合はケトンを，R^1がアルキル基でR^2が水素原子の場合はカルボン酸を，R^1とR^2が水素原子の場合は二酸化炭素と水を，生成する。

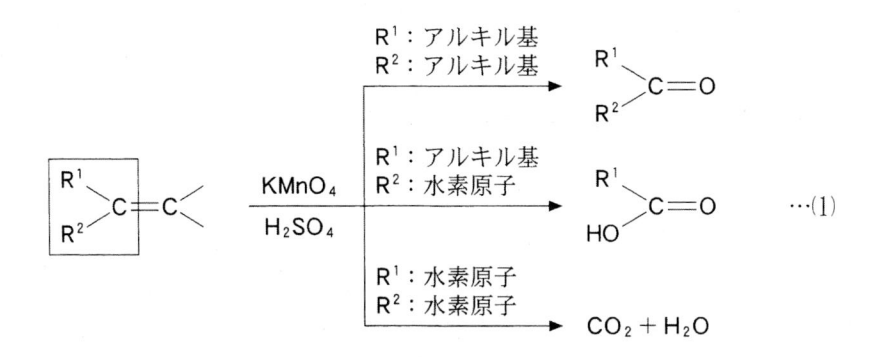

　いま，化合物A〜Dの構造を調べるために，これらの化合物を硫酸酸性の過マンガン酸カリウム水溶液中で反応させたところ以下のようなことがわかった。化合物Aを酸化すると，分子式 $C_3H_6O_2$ のカルボン酸と分子式 C_3H_6O のケトンが得られた。化合物Bの酸化では二酸化炭素と水が得られた。化合物Cを酸化すると，分子式 C_4H_8O のケトン，二酸化炭素および水が生成した。化合物Dを酸化すると化合物Eだけが得られた。化合物Eを十酸化四リン P_4O_{10} と加熱して得られる生成物は，有機化合物にアセチル基を導入する試薬として用いられる。

次に，化合物 A～D を水の存在下で酢酸水銀(Ⅱ)Hg(CH₃COO)₂ と反応させて生じる有機水銀
①
化合物を単離することなく，続いて水素化ホウ素ナトリウム NaBH₄ で還元すると，二重結合を形
成する炭素原子に水素原子とヒドロキシ基が結合してアルコールが得られた。この反応の例を，
一般式を用いて式(2)に示した。この反応では，二重結合を形成する炭素原子のうち，水素原子の多
い方の炭素原子に水素原子が結合し，もう一方の水素原子の少ない方の炭素原子にヒドロキシ基が
結合したアルコールが生成物として得られる。

R：アルキル基

問 1　化合物 A の構造式を示せ。

問 2　化合物 B を触媒(PdCl₂，CuCl₂)の存在下で酸化すると得られる化合物の名称を記せ。

問 3　化合物 A～D の中で，立体異性体が可能な化合物について，その立体異性体の構造式をす
　　べて示せ。

問 4　化合物 A～D に対して，下線部①の反応をおこなった。このとき得られるアルコールにつ
　　いて，以下の設問(ⅰ)～(ⅲ)に答えよ。

　(ⅰ)　化合物 A～D より得られるアルコールの中で，ヨードホルム反応を示し，立体異性体が
　　　可能でないアルコールの構造式を示せ。

　(ⅱ)　化合物 C から得られるアルコールと同じアルコールを，下線部①の反応だけをおこなっ
　　　て生成する C 以外の化合物の構造式を示せ。

　(ⅲ)　化合物 D より得られるアルコールには，この得られたアルコールも含めていくつの構造
　　　異性体があるか。その数を記せ。

4.　次の文を読んで下記の問い（問 1 ～問 7 ）に答えよ。

　環状の単糖であるグルコースは，開環したアルデヒド構造を介して二種類の異性体が混合物として存在し，分子模型図・構造式の図 1 A と 1 B に示したものを α－グルコース，図 2 A と 2 B に示したものを β－グルコースという。図 1 ～ 4 中（　）内の数字は炭素原子に付した位置番号である。

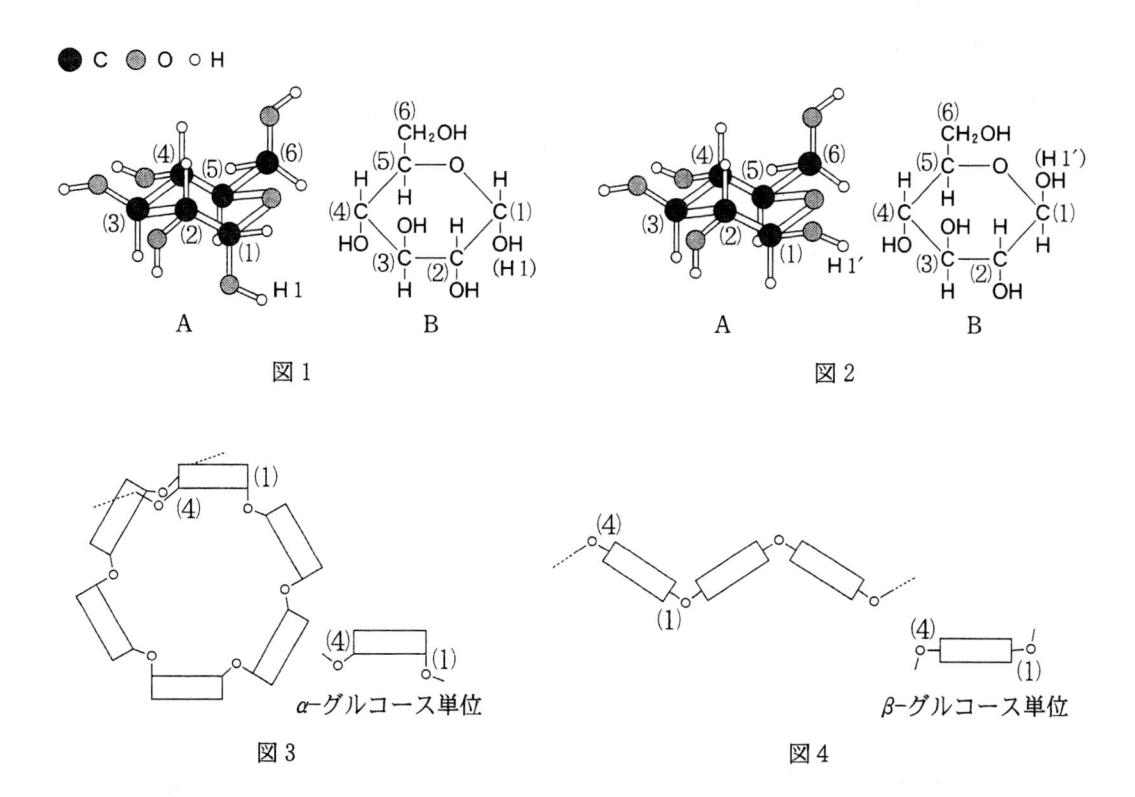

図 1　　　　　　　　　　　　　　図 2

図 3　　　　　　　　　　　　　　図 4

　C(1)炭素原子上のヒドロキシ基は，アルコール性ヒドロキシ基と脱水縮合することで H 1 水素あるいは H 1′ 水素が炭素原子と置換したグリコシド結合をもつ化合物（グリコシド）が生成し，それぞれを α－グリコシド，β－グリコシドという。<u>α－グルコースと β－グルコースでは，β－グルコースが安定で平衡混合物中にもより多く存在するが，グリコシドになると α－グリコシドのほうが安定になる傾向がある</u>。_①二分子のグルコースは縮合してグリコシド結合を形成しいくつかの二糖を生成する。グルコースの C(4)炭素原子上のヒドロキシ基と縮合したグルコースの二糖のうち α－1 , 4 －グリコシドをマルトース，β－1 , 4 －グリコシドをセルビオースという。また，グルコース 2 分子から C(1)炭素原子上のヒドロキシ基間の縮合によって生成する二糖をトレハロースという。したがって，<u>トレハロースは還元糖ではない</u>。_②

　多数のグルコースが脱水縮合して高分子化した化合物に，デンプンとセルロースがある。デンプンにはアミロースとアミロペクチンがあり，いずれもマルトースと同じ部分構造の α－1 , 4 －グリコシド結合をもつ。さらに，<u>アミロペクチンはアミロース鎖のところどころで，C(6)炭素原子上のヒドロキシ基がグルコースと縮合し α－1 , 6 －グリコシド結合をつくっているため枝分かれした構</u>_③

造をとる。これに対してセルロースはセルビオースの β-1，4-グリコシドが連続した構造をとる。分子模型図１Ａ２Ａからわかるように，<u>α-グルコースでは C(1)-OH 結合と C(4)-OH 結合は平行ではなく，β-グルコースでは C(1)-OH 結合と C(4)-OH 結合は，概ね平行である。</u>④ したがって，アミロースではグルコース単位は一定角度で曲がって重合しているため，グルコース単位が弧状に湾曲してつながり輪状になることでらせん構造を形成する(模式図３)。しかし，セルロースではグルコース単位は直線状に並ぶことができる(模式図４)。デンプンの定性反応であるヨウ素デンプン反応はアミロース鎖のらせん空孔にヨウ素分子が取り込まれて起こると説明されるが，必ずしも選択的にヨウ素分子のみが取り込まれる理由とはいえない。アミロースのらせん空孔には，らせんの中心に向かって，グルコース単位の C($\boxed{a}$)・C($\boxed{b}$)炭素原子から，グルコース単位の湾曲した面の内側にある $\boxed{ア}$ 性のない C-H 結合が延びているので，その内部は非常に疎水的である。ヨウ素分子の単結合には $\boxed{ア}$ 性がないのでヨウ素は $\boxed{イ}$ 性物質であり，また，らせん空孔の大きさがヨウ素の原子直径に適しているので，ヨウ素分子は水のような $\boxed{ア}$ 性溶媒中ではアミロースに選択的に取り込まれ易い。さらに，青紫〜赤紫色に発色するのは別の理由である。

デンプンに対し，直線状構造のセルロースは繊維材料として利用される。セルロースを硫酸触媒存在下で酢酸と無水酢酸で処理するとトリアセチルセルロースが生成する。多くのヒドロキシ基をもつセルロースもヒドロキシ基をもたないトリアセチルセルロースも分子間で強く結びついているため水にも有機溶媒にも溶解しない。<u>一部加水分解したジアセチルセルロースはいずれの分子間力</u>⑤ も減少するので有機溶媒に溶けやすくなりアセテート繊維として紡糸され利用される。

問１　下線部①を考慮してグルコースとメタノールからできる安定なグリコシドの構造式を図のＢにならって記せ(炭素原子の位置番号は必要ない)。

問２　下線部②の還元糖とは，還元性を示す糖のことであるが，還元糖であることを示す実験的な方法を記せ。

問３　下線部③の構造的特徴から考えて，アミラーゼとマルターゼを組み合わせて用いてアミロペクチンを完全に加水分解したときの生成物のうち，グルコース以外で分子量が最小になる化合物の構造式を図のＢにならって記せ(炭素原子の位置番号は必要ない)。ただし，下線部①の条件も考慮すること。

問４　メタンの炭素原子が４水素原子のつくる正四面体構造の中心に位置していることと同じ理由から，下線部④のように環状グルコースにはいくつかの平行に並んだ結合の組が存在する。仮に C-C 結合と C-O 結合の結合距離が等しいとすると，図１Ａには，α-グルコースの C(4)-OH 結合と平行に固定されている結合が三か所あるがそれはどれか。該当するすべての結合について，解答欄の構造式中の価標に下の例のように「×」印を記せ。ただし，OH 結合のように価標が示されていない結合には必要ない。

例：C———C ⟶ C—×—C

問 5　空欄 a b に適する数字を答えよ。

問 6　空欄 ア イ に適する語句を答えよ。

問 7　セルロースとトリアセチルセルロースでは分子を結び付けている下線部⑤の分子間力は異な

　　る。それぞれの分子を結び付けている主要な分子間力は何か。

　　　〔i〕　セルロース　　　　〔ii〕　トリアセチルセルロース

生 物

問題　　　　　　　　27年度

1. 遺伝子と DNA に関する各問いに答えよ。

Ⅰ. 肺炎双球菌には病原性のS型菌と非病原性のR型菌が存在する。固形の栄養培地で培養する
とS型菌は滑らかなコロニーをつくり，R型菌はざらざらしたコロニーを形成する。この違い
は，S型菌に存在する炭水化物の鞘（莢膜）がR型菌にはないことによる。また，S型菌の培養を
続けているとごくまれにざらざらしたコロニーが出現してR型菌が得られることがある。この
ような各型の菌をマウスに注射すると，S型菌はマウスの体内で増殖することで致死性の肺炎を
引き起こすが，R型菌は健康に影響を与えない。しかし，R型菌に熱処理で死滅させたS型菌の
抽出液を加えてつくった混合物をマウスに注射したところ，マウスは肺炎を発症した。

問 1. 下線部(a)において，どのようにしてS型菌からR型菌が生じるか述べよ。

問 2. 下線部(b)について(1)〜(3)の問いに答えよ。

　(1)　混合物をつくる際，ある酵素でS型菌の抽出液を処理してからR型菌と混ぜると肺炎
　　　発症の効果が失われた。この酵素の名称を答えよ。

　(2)　肺炎の発症は，R型菌の性質の変化を意味する。このような方法によって生物の形や性
　　　質が変わることを何と呼ぶか。

　(3)　同様の原理で植物の表現型を変えるには，どのような細菌を使えばよいか。細菌の名称
　　　を答えよ。

問 3. 栄養培地を入れた2枚のペトリ皿AとBを用意し，皿Aには下線部(b)の混合物を，皿B
　　　には下線部(b)の肺炎発症マウスから得た血液を接種し，同じ条件で培養した。その後出現す
　　　る肺炎双球菌のコロニーはどのようになると予想されるか，次のa〜eからひとつ選び記号
　　　で答えよ。

　a．皿A，皿Bともほとんどのコロニーが滑らかなものとなる。

　b．皿A，皿Bともほとんどのコロニーがざらざらしたものとなる。

　c．皿A，皿Bとも滑らかなコロニーとざらざらしたコロニーが同程度に観察される。

　d．皿Aより皿Bの方が全コロニー数に対する滑らかなコロニー数の割合が高い。

　e．皿Aより皿Bの方が全コロニー数に対するざらざらしたコロニー数の割合が高い。

II．ヒトのゲノム中には，短い塩基配列が連続してくり返し現れる反復配列が存在する。たとえ
ば，第 5 染色体にある CSF1R 遺伝子のイントロンの領域には 5'-AGAT-3' を 1 単位とした反復
配列 CSF1PO がある。この配列を詳しく調べるため，ある国の複数の地域の大集団を対象に調
査を行った。すなわち，PCR 法を用いて，少量の白血球より抽出した DNA から CSF1PO を含
む領域を増幅し，電気泳動で分離後，シークエンサーで解析した。ある試料から得た塩基配列を
下図に示す。その結果，CSF1PO にはくり返し数 7 ～15 回からなる 9 種類の配列があり，個人
差が認められた。そこでこの 9 種類の配列を対立遺伝子とみなし，遺伝子頻度を求めたところ，
表 1 の結果が得られた。この遺伝子頻度には地域や世代による違いはなく，ハーディ・ワインベ
ルグの法則が適用できる。さらに同様の方法により，血縁関係にある 3 世代 9 名（父親と母親，
子供 4 名，父親の兄，父方の祖父と祖母）の CSF1PO を調べ，くり返し数の組み合わせを明らか
にした（表 2）。ただし，試料番号④は父方の祖母，⑨は父親の兄である。

```
 5'-

   1  TTCCACACAC  CACTGGCCAT  CTTCAGCCCA  TTCTCCAGCC  TCCAGGTTCC

  51  CACCCAACCC  ACATGGTGCC  AGACTGAGCC  TTCTCAGATA  CTATCTCCTG

 101  GTGCACACTT  GGACAGCATT  TCCTGTGTCA  GACCCTGTTC  TAAGTACTTC

 151  CTATCTATCT  ATCTATCTAT  CTATCTATCT  ATCTATCTAT  CTATCTATCT

 201  ATCTAATCTA  TCTATCTTCT  ATCTATGAAG  GCAGTTACTG  TTAATATCTT

 251  CATTTTACAG  GTAGGAAAAC  TGAGACACAG  GGTGGTTAGC  AACCTGCTAG

 301  TCCTTGGCAG  ACTCAGGTT-3'
```
※注意　10 塩基ごとに空白で区切り，50 塩基単位で改行している。
　　　　左端の数字は 5' 末端からの塩基の数を示している。

図 1

くり返し数 (回)	遺伝子頻度
7	0.008
8	0.003
9	0.052
10	0.215
11	0.221
12	0.402
13	0.083
14	0.013
15	0.003
合　計	1.000

表 1

試料番号	くり返し数（回）の組み合わせ
①	9，10
②	10，12
③	12，13
④	12，12
⑤	7，13
⑥	7，12
⑦	7，10
⑧	10，13
⑨	9，12

表 2

問 4. 図1の結果にもとづき，PCR 法に用いた2種類のプライマーの配列を 5' 末端から 8 塩基
分，左から右の方向に記せ。

問 5. PCR 法に関する次の文章のア～ウの ☐ に適切な語句を答えよ。

　　　プライマーは DNA 複製の ☐ア☐ となる。DNA の2本鎖を解離させる際の反応条件
を考慮すると DNA ポリメラーゼには ☐イ☐ が求められる。DNA 合成の基質として4
種類の ☐ウ☐ が必要である。

問 6. 9 種類の配列が確認された CSF1PO のように，同じ生物種の同じ遺伝子座に異なる塩基
配列が複数存在することを何と呼ぶか。

問 7. 図1の塩基配列における CSF1PO のくり返し数はいくつか。途切れることなく連続した
反復配列の中で最長のものについて答えよ。

問 8. 調査した国において，くり返し数 10 と 11 の組み合わせの CSF1PO をもつ国民の頻度は
表1のデータから $2 \times 0.215 \times 0.221$ と計算される。同様の推定により，総人口1億2千万
人の中で 5,760 人だけが有するくり返し数の組み合わせをすべて答えよ。

問 9. 母親のくり返し数の組み合わせを表2の試料番号で答えよ。

問10. 4名の子供のくり返し数の組み合わせ中でもっとも頻度が高いものはどれか。表2の試料
番号で答えよ。

2. 細胞に関する各問いに答えよ。

　　ラットの膵臓をグルタールアルデヒドと四酸化オスミウムで固定後，エタノールで脱水して樹脂に埋め，切片を作製した。図1は染色した切片を光学顕微鏡で観察した際のスケッチである。次に同じ切片を電子顕微鏡で観察したところ，ア〜ウの細胞内には多くの小胞が存在し，そのなかには微小管に結合しているものや，<u>細胞膜に融合して内容物を細胞外に放出している</u>ものが観察された。また，　　　　　　　タンパク質であるキネシンの分布を調べたところ多くの小胞の分布と一致していた。図2は電子顕微鏡で観察した細胞アの模式図であり，点線で示した矢印は小胞が移動する方向を示している。

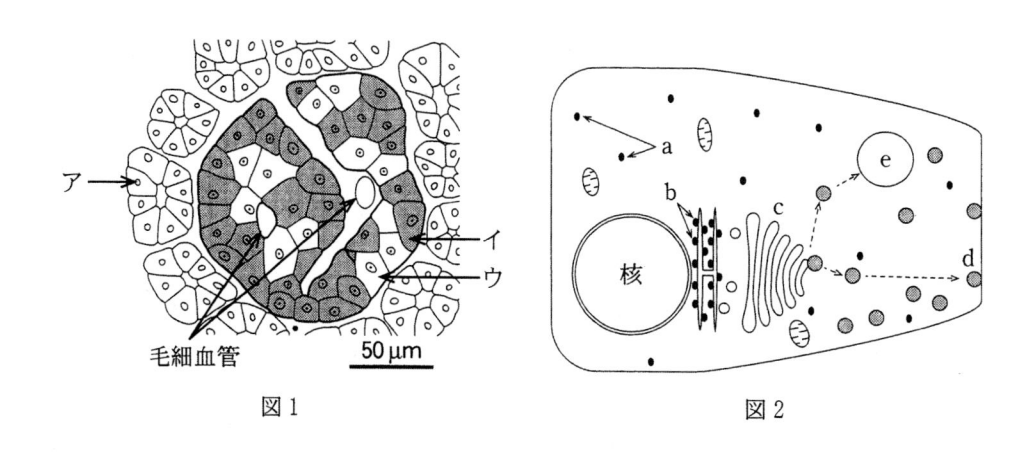

図1　　　　　　　　　　　　　　　　　　図2

問1. 文中の　　　　　　に適切な語句を答えよ。

問2. 細胞アから分泌され，膵臓から離れたところで働く物質を2つ選び記号で答えよ。

　　a．ペプシン　　　　　　　　b．アミラーゼ　　　　　　c．トリプシン

　　d．セクレチン　　　　　　　e．セルラーゼ

問3. 次の文章のA，Bの　　　　　に適切な語句を答えよ。

　　細胞イが障害を受けると糖尿病を発症する。一方，細胞イの機能が正常であっても糖尿病になることがあるのは，　A　細胞の　B　に対する反応性が低下するためであると考えられる。

問4. 細胞イが分泌する物質について調べるため，膵臓全体をすりつぶしてから抽出しようとしたが，うまく取り出すことができなかった。その理由を考察せよ。

問5. リボソームを構成している物質を2つ答えよ。

問6. 図2のaとbはリボソームを，dは細胞膜と融合している分泌小胞を，eは一重の生体膜に囲まれた直径0.4〜数μmの細胞小器官を示している。dに含まれるタンパク質の合成過程において翻訳が完了するのはどこか，図2のa〜eの中からひとつ選び，記号で答えよ。

問 7.　図 2 の e の名称を解答欄 I に，その働きを解答欄 II に答えよ。

問 8.　下線部①のような現象を何というか，答えよ。

問 9.　微小管に関する以下の記述で正しいものをすべて選び，記号で答えよ。

　　　ア．チューブリンと呼ばれる球状のタンパク質からできている。

　　　イ．ミオシンフィラメントと結合する。

　　　ウ．アクチンフィラメントより細い。

　　　エ．紡錘体の構成要素である。

　　　オ．中空の構造をしている。

　　　カ．原形質流動に関与する。

問10.　下線部②でキネシンと小胞の分布が一致しているのはなぜか，説明せよ。

問11.　図 1 の細胞ウについて，核の直径を測ったところスケッチ上で 1.2 mm であった。また，同じ図の 50 μm を示す横線（バー）の長さは 1.25 cm であった。実際の核の直径を答えよ。

3. 刺激の受容と反応および体内環境の維持のしくみに関する各問いに答えよ。

Ⅰ. ひざから下の足の動きは，図1に示したひざを伸ばす筋肉(筋肉 A)，ひざを曲げる筋肉
(筋肉 B)，およびこれらの働きに深く関与する複数の神経で制御される。特定の刺激が無意識の
うちに引き起こすすばやい反応を調べるため，足が床につかない高さの机に被験者を座らせ，リ
ラックスした状態でひざ関節の直下を適度の強さでたたいた。するとただちに足が前方に跳ね上
がった(図2)。撮影した映像の解析から，たたいてから足が動き出すまでの時間は 30 ミリ秒で
あった。この反応の機構は，次のように説明される。『たたいた刺激は筋肉 A の中にある
　ア　で受容されて感覚神経を興奮させる。この神経の軸索は　イ　を通って脊髄に入
り，　ウ　を介して運動神経に興奮を伝える。運動神経の軸索は　エ　を通って脊髄か
ら出て筋肉 A に到達して興奮を伝達する。その結果，筋肉 A が収縮して足が前の方に動く』，こ
の反応の経路を　オ　と呼ぶ。

　この反応において筋肉 B は弛緩しているため，筋肉 B を支配する神経の様子を調べたとこ
ろ，たたいた刺激によってこの神経が強く抑制され，一時的に興奮しない状態に変化することが
わかった。また，この変化は，筋肉 A を支配する神経の変化よりもわずかに遅れて生じること
も判明した。

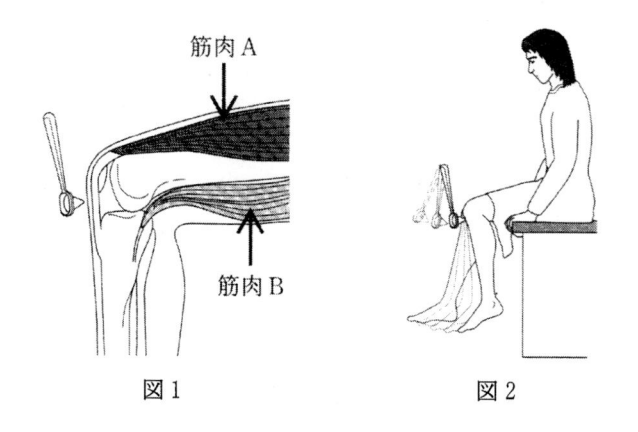

図1　　　　　図2

問 1. 文中のア～オの　　　　　に適切な語句を答えよ。

問 2. 下線部(a)の感覚神経に関する以下の記述で正しいものをすべて選び，記号で答えよ。

　　ア．強くたたくほど神経細胞の活動電位の最大値が大きくなる。

　　イ．たたく前の細胞内電位の維持には ATP が必要である。

　　ウ．たたくことで生じた神経の興奮は自律神経と同じ通路で脊髄に入る。

　　エ．たたくことで筋肉 A が収縮して神経が興奮する。

　　オ．たたく刺激は神経細胞の細胞内電位を一過性に上昇させる。

問 3．下線部(b)の筋肉 A の収縮に関する以下の記述で正しいものをすべて選び，記号で答え
よ。

　ア．筋細胞の中に細胞外から Ca^{2+} が流入することが必要である。

　イ．収縮には筋細胞内のミオシン頭部への Ca^{2+} の結合が必要である。

　ウ．収縮に先立って神経から筋肉にアセチルコリンが放出される。

　エ．この場合の筋肉の収縮は強縮に該当する。

　オ．収縮は筋細胞に活動電位が発生した後に起こる。

問 4．下線部(c)の現象に関する次の文章のア，イの [　　　　] に適切な語句を答えよ。

　　この現象は，筋肉 A からの情報を伝える感覚神経と筋肉 B を支配する運動神経との間に
　　[ア] 性の [イ] ニューロン（[イ] 神経）が存在することで生じる。

Ⅱ．2匹のカエルを用意し，片方からは心臓とこれにつながっている神経のうち1本を傷つけない
　ように一緒に取り出した（心臓A）。一方，残りの1匹からは，神経を除いた心臓を取り出した
　（心臓B）。図のように，各心臓には各々のタンクからリンガー液（体液に似た組成の塩類を含む
　液）を流して，心臓の拍動（くり返す自発収縮）によって出てきた液が再びタンクに戻るようにし
　た。2つの心臓の拍動を観察したところ，いずれの心臓もほぼ同じ速さで，規則的に拍動してい
　た。実験でタンクに様々な液を入れる場合は，液面が一定の高さになるように，同じ容量の液を
　とり除いてから加えた。実験ごとに新しいリンガー液で心臓を何度か洗い流し，タンクの液を新
　しいリンガー液にとりかえた。この装置を用いて以下の実験1～5を行い，それぞれ結果を得
　た。

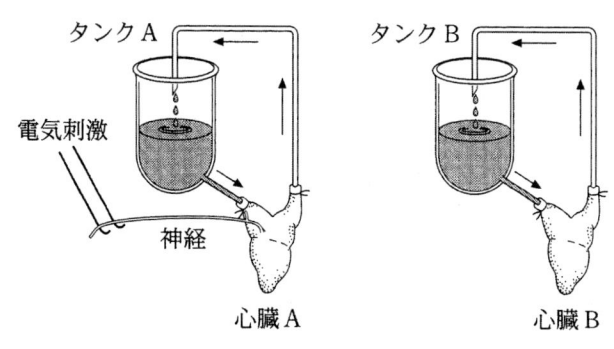

──→はリンガー液の流れの方向を示す

図

【実験1】　心臓Aの神経を10秒間，電気刺激すると心臓Aの拍動は遅くなったが，電気刺激を
　止めると拍動はすぐに回復した。心臓Aの神経を1分間，前より強く電気刺激すると心臓A
　の拍動は著しく遅くなり，電気刺激を止めてもしばらく遅いままであった。心臓Aの神経を
　1分間，強く電気刺激した直後のタンクAの液をタンクBに入れると心臓Bの拍動は遅く
　なった。

【実験2】　タンクAのリンガー液に微量の物質Xを加えたが心臓Aの拍動には変化がみられな
　かった。ところが，心臓Aの神経を10秒間，電気刺激すると心臓Aの拍動は著しく遅くな
　り，電気刺激を止めても遅いままであった。このときのタンクAの液をタンクBに入れると
　心臓Bの拍動は遅くなった。そこでタンクBに微量の物質Yを加えたところ，心臓Bの拍動
　は回復した。タンクBの液をタンクAに戻すと心臓Aの拍動も回復した。次に心臓Aの神経
　を10秒間，電気刺激したが心臓Aの拍動は変化しなかった。

【実験3】　タンクBのリンガー液に微量のアセチルコリンを加えると心臓Bの拍動は遅くなっ
　た。タンクBの液を新しいリンガー液にとりかえてから微量のXを加え，その後に前と同量
　のアセチルコリンを加えると心臓Bの拍動は前よりも著しく遅くなった。そこでタンクBに
　微量のYを加えたところ心臓Bの拍動は回復した。その後，タンクBに同量のアセチルコリ
　ンを加えたが心臓Bの拍動の速さは変化しなかった。

【実験4】　タンクＡのリンガー液に微量のＹを加えたが心臓Ａの拍動には変化がみられなかった。次に心臓Ａの神経を10秒間，電気刺激したが心臓Ａの拍動は変化せず，さらにタンクＡに実験3と同量のアセチルコリンを加えたが心臓Ａの拍動は変化しなかった。

【実験5】　タンクＢのリンガー液に微量のノルアドレナリンを加えると心臓Ｂの拍動は速くなった。そこでタンクＢに微量のＸを加えたが心臓Ｂの拍動は変化せず，次に微量のＹを加えても心臓Ｂの拍動は変化せず，速いままであった。その後，タンクＢに実験3と同量のアセチルコリンを加えたが心臓Ｂの拍動の速さはほとんど変化しなかった。

問 5.　実験1から実験5の結果だけでは結論することができないのはどれか。以下のア～オの中からひとつ選んで記号で答えよ。

　　ア．心臓Ａの神経から放出される物質はアセチルコリンである。

　　イ．心臓Ａの神経の電気刺激もアセチルコリンも心臓の拍動を遅くする。

　　ウ．心臓Ａの神経の電気刺激の効果もアセチルコリンの作用もＸがあると強くなる。

　　エ．心臓Ａの神経の電気刺激の効果もアセチルコリンの作用もＹがあると消失する。

　　オ．ノルアドレナリンの作用はＸに影響されない。

問 6.　(1)と(2)の問いに以下のア～カの中からそれぞれひとつ選んで記号で答えよ。

　　(1)　Ｘの働きを実験結果と矛盾なく説明するのはどれか。

　　(2)　Ｙの働きを実験結果と矛盾なく説明するのはどれか。

　　ア．神経末端から物質が放出されるのを妨げる。

　　イ．神経末端から物質が放出されるのを促進する。

　　ウ．神経末端から放出された物質の分解を妨げる。

　　エ．神経末端から放出された物質の分解を促進する。

　　オ．神経末端から放出された物質と同じ働きをもつ。

　　カ．神経末端から放出された物質が心臓に働くのを妨げる。

問 7.　ほ乳類で体内にＸを注射すると心拍数は減少し，Ｙを注射すると心拍数は軽度増加した。ＸとＹがほ乳類の他の自律神経の末端のシナプスでも同様に働くと考えた場合，Ｙをほ乳類の体内に注射したときにおこると予想されるのはどれか。ア～オの中から，2つ選んで記号で答えよ。

　　ア．瞳孔が拡大する。

　　イ．立毛筋が収縮する。

　　ウ．胃や腸の運動が促進される。

　　エ．アドレナリンの分泌が促進される。

　　オ．食後のインスリンの分泌が抑えられる。

4. 花の形態形成に関する各問いに答えよ。

Ⅰ．野生型のシロイヌナズナの花は外側から中心に向かってがく片，花弁，おしべ，めしべの順番に配列しており，それぞれの位置を領域1，2，3，4と呼ぶ。本来花弁ができる場所にがく片ができるなど，花の構造が変化した突然変異体を用いた研究から，花の形態分化はAクラス遺伝子，Bクラス遺伝子，Cクラス遺伝子と呼ばれる3つのクラスの遺伝子の相互関係によって決まるというABCモデルが広く支持されている。ABCモデルによると花が形成されるときには次のルールが成り立つ。

⑴　花芽の分裂組織のもっとも外側の領域1ではAクラス遺伝子が働き，がく片が分化する。

⑵　領域2ではAクラス遺伝子とBクラス遺伝子が一緒に働き，花弁が分化する。

⑶　領域3ではBクラス遺伝子とCクラス遺伝子が一緒に働き，おしべが分化する。

⑷　もっとも内側の領域4ではCクラス遺伝子が働き，めしべが分化する。

⑸　Cクラス遺伝子は分裂組織の活動を停止させ，花の形成を終わらせる働きを持つ。

⑹　Aクラス遺伝子とCクラス遺伝子は互いの発現を抑制する。たとえばAクラス遺伝子が働かなくなるとCクラス遺伝子が分裂組織全体で働くようになる。

問 1．次の文章のア～ウの　　　　　に適切な語句を答えよ。

　　　花芽形成で光受容体として働いているのは，葉に存在する　ア　と呼ばれる色素タンパク質である。オナモミでは一定の暗期を感知すると　イ　と呼ばれる物質が葉でつくられ，これが　ウ　を通って茎頂分裂組織に移動して花芽の分化を誘導すると考えられている。

問 2．ABCモデルにもとづいて考えたときに，変異体の花はどのような部分からなるか。次のア～オの中から生じる可能性があるものをすべて選び，記号で答えよ。

　　ア．がく片とめしべのみ

　　イ．がく片とおしべのみ

　　ウ．おしべとめしべのみ

　　エ．花弁とめしべのみ

　　オ．おしべのみ

問 3．あるクラスの遺伝子が働かなくなった変異体と別のクラスの遺伝子が働かなくなった変異体を用いた交配実験によって，めしべのみから構成される花をつくりたい。ABCモデルにもとづいて，どのような変異体を用いればよいか，答えよ。

問 4．A，B，Cすべてのクラスの遺伝子が働かなくなった変異体では，花の構造はどのように変化すると考えられるか。

問 5．次の文章のア，イの □ に適切な語句を答えよ。

　　　A，B，Cの各クラスの遺伝子は，ショウジョウバエの □ア□ 遺伝子と同様，□イ□ を制御する働きをもつ調節遺伝子である。調節遺伝子の種類と組み合わせが分化の方向を決定している。

Ⅱ．シロイヌナズナの花は野生型では一重咲きである。ある一重咲きの個体を自家受精させ，得られた種子をすべてまいて育てた。その結果，次世代（F_1）には一重咲きの個体の他に，多数のがく片と花弁のみから構成される八重咲きの個体が含まれていた。一重咲きか八重咲きかは1対の対立遺伝子 M と m で決まり，M は m に対して優性である。

問 6．M（m）遺伝子は ABC モデルのどのクラスの遺伝子と考えられるか。

問 7．F_1 のうち八重咲きの花を付ける個体は何％か。

問 8．F_1 を自家受精させて得られた種子をすべてまいた時，一重咲きの個体と八重咲きの個体の比率を答えよ。ただし，F_1 の自家受精において，それぞれの個体は等しい数の種子をつくるものとする。

英　語

解答　27年度

Ⅰ

〔解答〕

(A) (1) takes　　(B) (2) green　　(C) (3) stake
(D) (4) now　　(E) (5) volume

〔出題者が求めたポイント〕

〔解説〕

(A) take ～「～を必要とする」の意味がある。
(B) a green light「ゴーサイン、許可」。
(C) at stake「賭けられた、危うくなって」。
(D) every now and then「ときどき」。
(E) volume「量」。

〔全訳〕

(A) トーマス：ジェームズ、アナのことどう思う？
　　ジェームズ：彼女は上級看護師になるのに必要なものは持っていると思うよ。
(B) ジョー：ベス、エッセイ書き始めた？
　　ベス：ええ、始めたわ。ポーター博士が私のテーマで書き始めて良いと言ってくれたの。
(C) 先生：みんな、一番大事な試験の準備は出来ている？
　　生徒：はい。あまりにも多くがかかっているので、失敗が許されません。
(D) トム：リン、ハリーって知ってる？
　　リン：ええ、知ってるわ。ときどきメールのやり取りをしてるの。
(E) ジャック：ベティー、資料全部に目を通した？
　　ベティー：いや全然。その量だけでまったく圧倒されているわ。

Ⅱ

〔解答〕

(1) (C)　　(2) (A)　　(3) (D)　　(4) (B)
(5) (B)　　(6) (A)

〔出題者が求めたポイント〕

〔解説〕

(1) 文と文をつなぐには、接続詞が必要。ここでは接続詞は(C)の but のみ。
(2) curry favor with ～「～の機嫌を取る、顔色を伺う」。dish plant「さらに盛る」。sauce plan「ソースをかける」。flavor spice「風味を加える」。
(3) move that ～「～を動議として提案する」。
(4) customs「税関」。
(5) fur stole「毛皮のストール」。
(6) try one's dead level「最善を尽くす」。live wire「活動的な人」。high court「最高裁判所」。

〔全訳〕

(1) 彼は今朝ジルに会ったが、彼女は彼を完全に無視した。
(2) 大統領は大国の機嫌を取ろうという意図を明確にした。
(3) 議長は会議を一時休止する動議を出した。
(4) 彼らは税関を通るとき、それらの物品を申告しなければならないだろう。
(5) 彼女は毛皮のショールが自分のロッカーからなくなっているのに気づいた。
(6) 開業弁護士として、訴訟に勝つべく最善を尽くした。

Ⅲ

〔解答〕

(1)　(C)　　(2)　(D)　　(3)　(B)　　(4)　(A)

〔出題者が求めたポイント〕

〔解説〕

(1) make it out of ～「～からうまく抜け出る」
(2) have one's head in the clouds「空想にふけっている」
(3) evolve「進化する」
(4) turn over a new leaf「心機一転して出直す」

〔全訳〕

(1) ウッド氏は無事家から脱出した。
(2) スミス氏は夢想にふけっていた。
(3) 教育は過去10年間で急速に進化した。
(4) その子供は心機一転まじめになった。

Ⅳ

〔解答〕

(1)　(B)　　(2)　(C)　　(3)　(A)　　(4)　(D)
(5)　(A)

〔出題者が求めたポイント〕

〔解説〕

(1) broadcast「放送する」。with は、付帯状況の with。
(2) put on airs「お高くとまる、気取る」。
(3) wave「波」。hollow out「～をえぐって穴を開ける」。
(4) ～ notwithstanding「～にもかかわらず」。
(5) cure pork「豚を塩漬けにする」。

〔全訳〕

(1) あるテレビ局が容疑者を知っているという男のインタビューを放送した。
(2) 今の自分で満足し、お高くとまるのはやめよ。
(3) ガイドブックによれば、波が崖沿いに洞くつをえぐった。
(4) これらの違いはあるが、両者の類似点は明らかだ。
(5) 塩水で豚肉の塩漬けを作る数多くの色々な方法があった。

Ⅴ

〔解答〕

問1　(1) 4　　(2) 1　　(4) 1　　(5) 3
問2　[A] 3　　[B] 4　　[C] 2　　[D] 1
問3　a business owner
問4　big antlers
問5　Y
問6　3

問7　ゆえに、突然変異で角が小さくなったヘラジカの遺伝子は次世代へは伝わらないだろう。そしてこのことが、ダーウイン進化論の枠組みの中の唯一重要な結論なのだ。

〔出題者が求めたポイント〕
〔解説〕
問1　1　celebrated「著名な」。fascinated「魅了された」。convincing「説得力のある」。cultivated「教養ある」。acclaimed「高く評価された」。

　　　2　harbor ～「～を心に抱く」。cherish ～「～（のイメージ）を抱く」。convey ～「～を伝達する」。forswear「～を偽証させる」。greet ～「～にあいさつする」。

　　　3　prodigious「並外れた」。enormous「非常に大きい」。productive「生産力のある」。masculine「男らしい」。skeletal「骸骨のような」。

　　　4　runaway「暴走する、手に負えない」。

問2　(A) hoping ～「～を望んで」。分詞構文。
　　　(B) influenced「影響された」。the man を修飾する。
　　　(C) gain access to ～「～に近づく」。
　　　(D) counts「重要である」。

問3　文脈上、直近の人間は、a business owner。
問4　この段落に既出の複数名詞は、big antlers だけ。
問5　elk「角」に注目する。個としてのヘラジカ進化をテーマとしている段落を選ぶ。
問6　進化における個と集団の矛盾が本文のテーマ。
問7　make it into ～「～まで進む、たどり着く」。payoff「結末」。matter「重要である」。

〔全訳〕
　アダム・スミスの「見えざる手」は、経済学における最も著名な考えのひとつだ。スミスは、市場における個人の自己利益の追求が、どのようにしばしば全体の最大の利益を促進することを明瞭に理解した最初の人である。たとえば生産者は、より多くの利益を得ることを期待して経費を削減する新しい技術を採用するが、結局ライバル企業がそれに倣えば、最終的な利益は価格の低下という形で消費者が得る。

　「見えざる手」を信奉する今日の多くの経済学者とは違って、スミスは拘束なき競争が、必ず全体にとって最大の利益を生むとの幻想を抱いてはいなかった。たとえば『諸国民の富』で彼は、経営者の自己利益的行動の結末について、より限定的な主張をしている。「自分自身の利益を追求することで、彼はしばしば社会の利益を促進することを実際に意図した場合よりも、より効果的に社会の利益を促進している」。

　個人と集団の利害をめぐる深淵かつ広範な対立を確認する仕事は、進化生物学の父であり、アダム・スミス、トーマス・マルサス、その他の経済学者に強い影響を受けた、チャールズ・ダーウインの肩にかかった。ダーウインの中心的な主張は、自然淘汰は個体の繁殖を増加させる特性や行動を支持するというものだった。それが種全体にとって好ましい目的に役立つかどうかはほぼ論点ではなかった。知性といったような特性は、個体の繁殖に貢献するのみならず、より広範な種の利益にも役立つ。他の特性は個体の利益にはなるが、結局より大きな集団には害になる。オスのヘラジカの巨大な角は後者を明瞭に説明する。

　オスのゾウアザラシや他の一雄多雌種のオスのように、オスのヘラジカはメスを得ようと互いに争う。彼らの角はこの戦いにおける主な武器であり、相手より大きな角を持ったヘラジカが勝つ可能性が高い。だから、大きな角を持つヘラジカがより多くの配偶者を得ることができ、彼らの角の遺伝子がより多くの頻度で次の世代に発現する。それゆえ角は、暴走的進化における武器競争の焦点となった。

　大きな角はメスを得るのに役立つが、密林の中でオオカミや他の捕食動物から逃れるのを困難にもする。ゆえにヘラジカには個々の枝角を半分に減らすことを好む十分な理由がある。結局のところ、戦いにおいて重要なのは相対的な角の大きさだ。だから、もしすべてのオスが小さな角を持っているなら、それぞれの戦いは以前同様決着がつくだろうし、しかも個々のヘラジカの捕食動物からの安全確保は増加するだろう。

　自然淘汰はこの問題の源であるが、それに解答を与えることはない。確かに、小さな角を持った突然変異のヘラジカは捕食者から逃れる可能性は高いだろう。しかし、このヘラジカはハーレムには入れない。ゆえに、突然変異で角が小さくなったヘラジカの遺伝子は次世代へは伝わらないだろう。そしてこのことが、ダーウイン進化論の枠組みの中の唯一重要な結論なのだ。

問6　選択肢の全訳
1.　アダム・スミスは、全員にとっての最大善が市場における個人の自己利益追求を促進すると信じた。
2.　自然淘汰は、種全体にとっての良き目的に益する特性や行動を支持する。
3.　個体の繁殖を増加する特性は、必ずしもより広範な種全体の益とならない。
4.　「見えざる手」を通し、オスのゾウアザラシはメスを求めて互いに協力する。
5.　すべてのオスのヘラジカがより小さな角を持っていれば、他の動物は捕食動物の攻撃からより身を守れるだろう。

VI
〔解答〕
That was because I couldn't stand the fact that other people would go on living, human beings would prosper, and the universe would continue to exist forever.

〔出題者が求めたポイント〕
〔解説〕
　「繁栄する」prosper。「綿々と続く」continue to exist forever。「我慢がならなかった」couldn't stand。

数　学

解答

27年度

❶

〔解答〕

(1)(ア) $\dfrac{11}{27}$　(イ) $\dfrac{4}{9}$　(2)(ウ) $\dfrac{\sqrt{14}}{3}$　(エ) $\sqrt{14}$

〔出題者が求めたポイント〕

(1)　(ア)反復事象の計算。

(2)　余弦定理，外心と正弦定理。

〔解答のプロセス〕

(1)

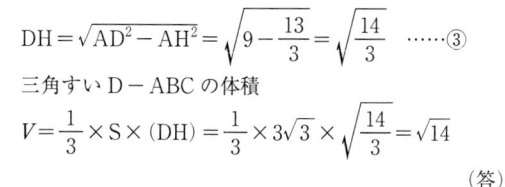

赤球を取り出す確率 $\dfrac{2}{3}$ ，白玉… $\dfrac{1}{3}$

Bが勝つのは

1回 2回		1回 2回	3回		1回 2回 3回	4回
B　B	or	(ABの反復)	B	or	(AABの反復)	B

のいずれかである。

よって $\left(\dfrac{1}{3}\right)^2 + {}_2C_1 \times \dfrac{2}{3} \times \dfrac{1}{3} \times \dfrac{1}{3} + {}_3C_2 \times \left(\dfrac{2}{3}\right)^2 \times$

$\dfrac{1}{3} \times \dfrac{1}{3} = \dfrac{1}{9} + \dfrac{4}{27} + \dfrac{4}{27} = \dfrac{11}{27}$　（答）

3回目に終了するのは

1回 2回 3回		1回 2回	3回
A　A　A	or	(ABの反復)	B

のどちらか。

$\left(\dfrac{2}{3}\right)^3 + {}_2C_1 \times \dfrac{2}{3} \times \dfrac{1}{3} \times \dfrac{1}{3} = \dfrac{8}{27} + \dfrac{4}{27} = \dfrac{4}{9}$　（答）

(2)　余弦定理より

$\cos A = \dfrac{9+16-13}{2 \times 3 \times 4} = \dfrac{1}{2}$

$\therefore A = 60°$

△ABC の面積 S は

$S = \dfrac{1}{2} \times 3 \times 4 \times \sin 60°$

$= 3\sqrt{3}$　……①

AD = BD = CD = 3 なので

△DAH ≡ △DBH ≡ △DCH

これより　HA = HB = HC となり，

H は△ABC の外心になる。

外接円の半径 R = AH は，

正弦定理を使って

$2R = \dfrac{BC}{\sin A}$　代入すると

$R = \dfrac{\sqrt{13}}{2\sin 60°} = \sqrt{\dfrac{13}{3}}$　……②

△ADH は直角三角形なので

$DH = \sqrt{AD^2 - AH^2} = \sqrt{9 - \dfrac{13}{3}} = \sqrt{\dfrac{14}{3}}$　……③

三角すい D−ABC の体積

$V = \dfrac{1}{3} \times S \times (DH) = \dfrac{1}{3} \times 3\sqrt{3} \times \sqrt{\dfrac{14}{3}} = \sqrt{14}$

（答）

❷

〔解答〕

(1)　下記の〔解答のプロセス〕を参照。

(2) $\begin{cases} 0 < a \leqq 1 \text{ のとき}　S(a) = \dfrac{1-e}{e^2}a + \dfrac{2e-3}{e^2}, \\[2mm] 1 \leqq a \leqq 2 \text{ のとき}　S(a) = 2e^{-a} + \dfrac{e+1}{e^2}a - \dfrac{2e+3}{e^2} \\[2mm] 2 \leqq a \text{ のとき}　S(a) = \dfrac{e-1}{e^2}a - \dfrac{2e-3}{e^2} \end{cases}$

(3) $a = \log 2 + 2 - \log(e+1)\left(\text{あるいは } a = \log \dfrac{2e^2}{e+1}\right)$

〔出題者が求めたポイント〕

(1)　グラフの概形　(2) a による場合分け

(3) $S(a)$ の増減をしらべる。

〔解答のプロセス〕

(1) $C_1 : y = f(x) = xe^{-x}$ とおく。

$f'(x) = 1 \cdot e^{-x} + x \cdot (-e^{-x}) = (1-x)e^{-x}$ の符号をしらべると

(i) $x < 1$　$f(x)$は（増加）$f'(x) > 0$

(ii) $x > 1$　$f(x)$は（減少）$f'(x) < 0$　となる。

$f''(x) = -e^{-x} + (1-x)(-e^{-x}) = (x-2)e^{-x}$ の符号をしらべる。

x		1		2	
$f'(x)$	+	0	−	−	−
$f''(x)$	−	−	−	0	+
$f(x)$	↗	$\dfrac{1}{e}$	↘	$\dfrac{2}{e^2}$	↘

$x < 1$ で $f(x)$ は増加　$1 < x$ で減少する

極大値 $= f(1) = \dfrac{1}{e}$

$x < 2$ で $f(x)$ は上に凸　$2 < x$ で $f(x)$ は下に凸

変曲点 $\left(2, \dfrac{2}{e^2}\right)$

$\lim_{x \to \infty} xe^{-x} = 0$　$\lim_{x \to \infty} xe^{-x} = -\infty$ を用いて $y = f(x)$ の概形をかくと

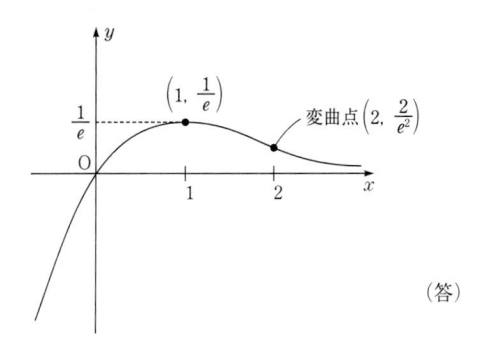

（答）

(2) $C_1 : y = f(x) = xe^{-x}$　$C_2 : y = g(x) = ae^{-x}$ とおく

$(a > 0)$　C_1 と C_2 の交点は $e^{-x} > 0$ より　$x = a$

$g(x)$ は減少関数ゆえに, $1 \leqq x \leqq 2$ の範囲の C_1 と C_2 の形は次の3ケースがある

（ア）$0 < a \leqq 1$

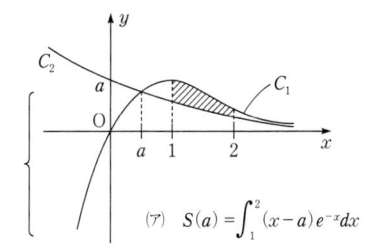

（ア）$S(a) = \displaystyle\int_1^2 (x-a)e^{-x}dx$

（イ）$1 \leqq a \leqq 2$

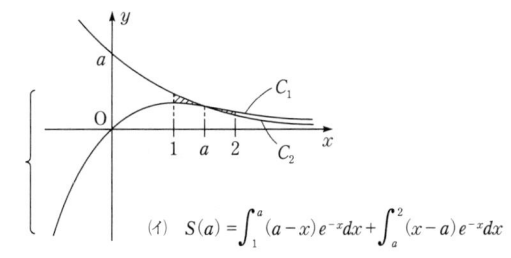

（イ）$S(a) = \displaystyle\int_1^a (a-x)e^{-x}dx + \int_a^2 (x-a)e^{-x}dx$

（ウ）$2 \leqq a$

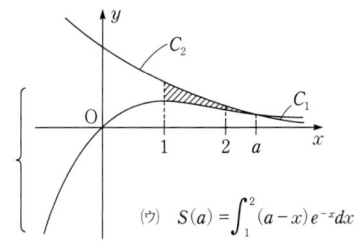

（ウ）$S(a) = \displaystyle\int_1^2 (a-x)e^{-x}dx$

この計算をするために

$$\int (x-a)e^{-x}dx = -(x-a)e^{-x} + \int e^{-x}dx$$
$$= (a-x)e^{-x} - e^{-x} + C$$
$$= (a-x-1)e^{-x} + C \quad \cdots\cdots①$$

（ア）のとき

$$S(a) = \Big[(a-x-1)e^{-x} \Big]_1^2$$
$$= (a-3)e^{-2} - (a-2)e^{-1}$$
$$= \Big(\frac{1-e}{e^2} \Big)a + \frac{2e-3}{e^2}$$

（イ）のとき

$$S(a) = \Big[(x+1-a)e^{-x} \Big]_1^a + \Big[(a-x-1)e^{-x} \Big]_a^2$$
$$= 2e^{-a} + \frac{e+1}{e^2}a - \frac{2e+3}{e^2}$$

（ウ）のとき

$$S(a) = \Big[(x-a+1)^{-x}e \Big]_1^2$$
$$= \frac{e-1}{e^2}a - \frac{(2e-3)}{e^2}$$

になる。

$$\begin{cases} 0 < a \leqq 1 \text{ のとき}　S(a) = \dfrac{1-e}{e^2}a + \dfrac{2e-3}{e^2}, \\[2mm] 1 \leqq a \leqq 2 \text{ のとき}　S(a) = 2e^{-a} + \dfrac{e+1}{e^2}a - \dfrac{2e+3}{e^2} \\[2mm] 2 \leqq a \text{ のとき}　S(a) = \dfrac{e-1}{e^2}a - \dfrac{2e-3}{e^2} \quad \text{（答）} \end{cases}$$

(3)　$0 < a \leqq 1$ で $\dfrac{1-e}{e^2} < 0$ より　$S(a)$ は減少している。

また, $2 \leqq a$ では $\dfrac{e-1}{e^2} > 0$ なので　$S(a)$ は増加する。

よって $1 \leqq a \leqq 2$ における $S(a)$ の増減をしらべれば O.K

$S'(a) = -2e^{-a} + \dfrac{e+1}{e^2}$ は a の増加関数なので

$S'(a) = 0$ となる a を境にして符号が $-$ から $+$ に変化する。$S'(a) = 0$ となる a を求めれば O.K

$S'(a) = 0 \iff 2e^{-a} = \dfrac{e+1}{e^2} \iff e^a = \dfrac{2e^2}{e+1}$

$e < \dfrac{2e^2}{e+1} < e^2$ $(e \fallingdotseq 2.718)$ なので $a = \log \dfrac{2e^2}{e+1}$ は

$1 < a < 2$ をみたしている。（適する）

$a = \log 2 + 2 - \log(e+1)$

$\Big($あるいは, $a = \log \dfrac{2e^2}{e+1}\Big)$　（答）

3

〔解答〕

(1)(オ)　$\sqrt{1+y^2} + |x| \leqq n$

(2)　$2n^2 - 2n + 1$, $\dfrac{1}{2}$

〔出題者が求めたポイント〕

(1)　$Q(x, y)$ とおいて式を変形する。双曲線と不等式。

(2)　$m-1 \leqq \sqrt{m^2-1} < m$ （m は自然数）　Σ 計算

〔解答のプロセス〕

(1)　$n \geqq 2$,　$A(1, 0)$　$Q(x, y)$ とおき xy 平面上に図

示する。

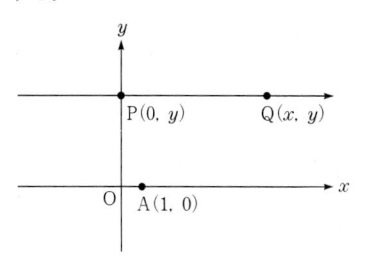

P$(0, y)$なので　AP$=\sqrt{1+y^2}$　PQ$=|x|$
よって　AP$+$PQ$\leqq n \iff \sqrt{1+y^2}+|x|\leqq n$

$$\cdots\cdots ① (オ)$$

(オ)式をさらに変形すると　$0<\sqrt{1+y^2}\leqq n-|x|$
よって　$n-|x|>0$　かつ　$(1+y^2)\leqq(n-|x|)^2$
D(n)をわかりやすく表示する。

$$\begin{cases} x\geqq 0 のとき (n-x)^2-y^2\geqq 1 \\ x<0 のとき (n+x)^2-y^2\geqq 1 \\ \qquad -n<x<n \end{cases} \left(\begin{array}{l} これを(オ)と \\ してもよい \end{array}\right)$$

D(2)に対しては

$-2<x<2$　かつ　$\begin{cases}(x-2)^2-y^2\geqq 1 \ (x\geqq 0) \\ (x+2)^2-y^2\geqq 1 \ (x<0)\end{cases}$　を図

示する。
$(x-2)^2-y^2=1$は中心$(2, 0)$の双曲線
$(x+2)^2-y^2=1$は中心$(-2, 0)$の双曲線
図の斜線部。境界をふくむ。

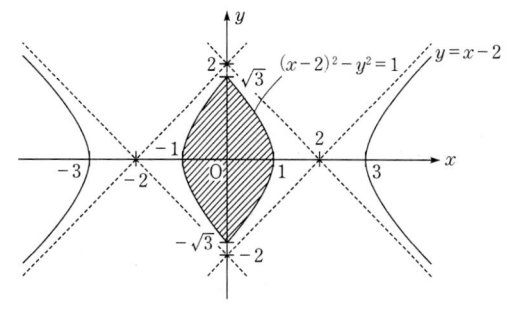

(2)　D(n)の概形を図示すると，D(n)はy軸対称かつx軸対称。

そこで，$n=k$ $(0\leqq k\leqq n-1)$上のD(n)内部にある格子点の個数をa_k $(k=0, 1\cdots(n-1))$とかくと

$$S(n)=a_0+2\sum_{k=1}^{n-1}a_k \quad\cdots\cdots ②で求まる。$$

$n=k$と$(x-n)^2-y^2=1$の交点

$$\begin{cases}R_k(k, \sqrt{(n-k)^2-1}) \\ T_k(k, -\sqrt{(n-k)^2-1})\end{cases}$$

mが整数 $(m\geqq 0)$のとき　$m-1\leqq\sqrt{m^2-1}<m$なので線分R_kT_k上にある格子点の個数
$a_k=2(n-k-1)+1=2n-1-2k$
$(k=0, 1, 2\cdots n-1)$
②に代入すると

$$S(n)=2n-1+2\sum_{k=1}^{n-1}(2n-1-2k)$$

$$=2n-1+2(2n-1)(n-1)-4\times\frac{1}{2}(n-1)n$$

$$=2n^2-2n+1 \quad (n\geqq 2) \quad (答)$$

よって　$\displaystyle\lim_{n\to\infty}\frac{S(n)}{(2n+1)^2}=\lim_{n\to\infty}\frac{2n^2-2n+1}{4n^2+4n+1}$

$$=\lim_{n\to\infty}\frac{2-\dfrac{2}{n}+\dfrac{1}{n^2}}{4+\dfrac{4}{n}+\dfrac{1}{n^2}}$$

$$=\frac{2}{4}=\frac{1}{2} \quad (答)$$

4

〔解答〕

(1)(カ)　$\left(1, \dfrac{1}{2}, 1\right)$　(キ)　$\dfrac{9}{4}$　(ク)　$\dfrac{1}{4}$

(2)　$\dfrac{-3-6\sqrt{3}}{2}\leqq y-2x\leqq\dfrac{-3+6\sqrt{3}}{2}$

〔出題者が求めたポイント〕

(1)　図形を考えれば容易。内積$=0$
(2)　2次方程式の実数条件。計算が煩しい。

〔解答のプロセス〕

(1)　$\overrightarrow{OA}=(2, 1, 2)$なので
$|\overrightarrow{OA}|=\sqrt{4+1+4}=3=|\overrightarrow{OP}|$

$\angle AOP=\dfrac{\pi}{3}$　ゆえ
$\triangle OAP$は正三角形になり
図のC $(PC\perp OA)$は
OAの中点になる
$\overrightarrow{OC}=\dfrac{1}{2}\overrightarrow{OA}=\dfrac{1}{2}(2, 1, 2)$

$\qquad=\left(1, \dfrac{1}{2}, 1\right)$より

C$\left(1, \dfrac{1}{2}, 1\right)$　(答)

G$(0, 0, s)$のとき$\overrightarrow{CG}=\left(-1, -\dfrac{1}{2}, s-1\right)\perp\overrightarrow{OA}$
なので$\overrightarrow{CG}\cdot\overrightarrow{OA}=0$

$\iff \overrightarrow{OG}\cdot\overrightarrow{OA}=-2-\dfrac{1}{2}+2(s-1)=0$

$s=\dfrac{9}{4}$

H$(1, 2, t)$のとき
$\overrightarrow{CH}=\left(0, \dfrac{3}{2}, t-1\right)\perp\overrightarrow{OA}=(2, 1, 2)$より

$\overrightarrow{CH}\cdot\overrightarrow{OA}=0+\dfrac{3}{2}+2(t-1)=2t-\dfrac{1}{2}=0$

$t=\dfrac{1}{4}$　(答)

(2)　P(x, y, z)とおく
$OP=\sqrt{x^2+y^2+z^2}=3 \iff x^2+y^2+z^2=9 \quad\cdots\cdots ①$

$\overrightarrow{\text{CP}}\perp\overrightarrow{\text{OA}}$ より　$\overrightarrow{\text{CP}}=\left(x-1,\ y-\dfrac{1}{2},\ z-1\right)$ と

$\overrightarrow{\text{OA}}=(2,\ 1,\ 2)$ の内積 $=0$ を作る。

$2(x-1)+\left(y-\dfrac{1}{2}\right)+2(z-1)=0$

$\Longleftrightarrow 2x+y+2z=\dfrac{9}{2}$　……②

$y-2x=k$ とおき　①，②と連立して x が実数になれば O.K

②より $4x+2z+k=\dfrac{9}{2}$

$\Longleftrightarrow z=-2x+\dfrac{9}{4}-\dfrac{k}{2}$　……③

①式に代入して x の 2 次方程式を作ると

$x^2+(2x+k)^2+\left(-2x+\dfrac{9}{4}-\dfrac{k}{2}\right)^2=9$　……④

$\Longleftrightarrow 9x^2+(6k-9)x+\dfrac{5}{4}k^2-\dfrac{9}{4}k-\dfrac{63}{16}=0$

$D=(6k-9)^2-4\cdot 9\cdot\left(\dfrac{5}{4}k-\dfrac{9}{4}k-\dfrac{63}{16}\right)\geqq 0$ となる

k の範囲を求める。

$\Longleftrightarrow 9(2k-3)^2-9\left(5k^2-9k-\dfrac{63}{4}\right)\geqq 0$

（9 でわる）

$\Longleftrightarrow -k^2-3k+\dfrac{99}{4}\geqq 0$

$\Longleftrightarrow k^2+3k-\dfrac{99}{4}\leqq 0$　……⑤

$k^2+3k-\dfrac{99}{4}=0$ の実数解は

$k=\dfrac{-3\pm\sqrt{9-(-99)}}{2}=\dfrac{-3\pm 6\sqrt{3}}{2}$

$\dfrac{-3-6\sqrt{3}}{2}\leqq y-2x\leqq\dfrac{-3+6\sqrt{3}}{2}$　（答）

物　理

解答　　　　27年度

❶

〔解答〕

問1　$\dfrac{1}{3}\pi a^2(3L_0-4a)$

問2　(1) 定圧　　(2) 等温

　　(3) 圧力　$\left(\dfrac{3L_0-4a}{3L-4a}\right)^{\gamma}P_0$　　温度　$\left(\dfrac{3L_0-4a}{3L-4a}\right)^{\gamma-1}T_0$

問3　$\dfrac{1}{\mu}\left\{\left(\dfrac{3L_0-4a}{3L'-4a}\right)^{\gamma-1}\right\}\pi a^2 P_0$

問4　$\dfrac{\mu'}{\mu}\left\{\left(\dfrac{3L_0-4a}{3L'-4a}\right)^{\gamma-1}\right\}\pi a^2 P_0$

問5　$\dfrac{(\mu-\mu')N}{m}$　　問6　$\sqrt{\dfrac{2(\mu-\mu')Na}{m}}$

問7　摩擦係数…静止摩擦係数 μ と動摩擦係数 μ' の差
　　を大きくする
　　半径…大きくする
　　紙玉の詰め方…紙玉を竹筒に強く密着させて詰める
　　ピストンの押し方…素早く押す

〔出題者が求めたポイント〕

気体の状態変化，力のつりあい，摩擦力，等加速度運動

〔解答のプロセス〕

問1　求める体積 V_0 は半径 a，長さ L_0 の円筒の体積か
　　ら，半径 a の球の体積分を除いたものだから

$$V_0=\frac{1}{3}\pi a^2(3L_0-4a)\quad\cdots(\text{答})$$

問2　(1)　$P=$ 一定　であるから　定圧変化　…(答)

　　(2)　$PV=$ 一定　であるから　等温変化　…(答)

　　(3)　2つの紙玉の中心間の距離が L のとき，内部の空

　　　　気の体積は $V_1=\dfrac{1}{3}\pi a^2(3L-4a)$ とかける。このと

　　　　き，圧力を P_1 とすると $P_1V_1^{\gamma}=P_0V_0^{\gamma}$ より

$$P_1=\left(\frac{V_0}{V_1}\right)^{\gamma}P_0=\left(\frac{3L_0-4a}{3L-4a}\right)^{\gamma}P_0\quad\cdots(\text{答})$$

　　　　温度を T_1 とすると，ボイル・シャルルの法則より

$$\frac{P_1V_1}{T_1}=\frac{P_0V_0}{T_0}$$

$$\therefore\ T_1=\frac{P_1V_1}{P_0V_0}T_0=\left(\frac{3L_0-4a}{3L-4a}\right)^{\gamma-1}T_0\quad\cdots(\text{答})$$

問3　$L=L'$ のとき，紙玉Bに最大摩擦力 $F_{\max}=\mu N$
　　が働く。このとき，内部の空気の圧力を P' とすると，
　　紙玉Bに働く力のつりあいより

$$\pi a^2 P'-\pi a^2 P_0-\mu N=0$$

$$\therefore\ N=\frac{1}{\mu}\left\{\left(\frac{3L_0-4a}{3L'-4a}\right)^{\gamma}-1\right\}\pi a^2 P_0\quad\cdots(\text{答})$$

問4　動摩擦力の大きさ F' は

$$F'=\mu'N=\frac{\mu'}{\mu}\left\{\left(\frac{3L_0-4a}{3L'-4a}\right)^{\gamma}-1\right\}\pi a^2 P_0\quad\cdots(\text{答})$$

問5　紙玉Bの加速度を α とおくと，運動方程式は
$$m\alpha=\pi a^2 P'-\pi a^2 P_0-\mu'N$$

$$m\alpha=\pi a^2(P'-P_0)-\mu'N=(\mu-\mu')N$$

$$\therefore\ \alpha=\frac{(\mu-\mu')N}{m}\quad\cdots(\text{答})$$

問6　紙玉Bが距離 a を移動するのにかかる時間 t は

$$a=\frac{1}{2}\alpha t^2\ \text{より}\quad t=\sqrt{\frac{2a}{\alpha}}$$

よって，速さ v は

$$v=\alpha t=\sqrt{2\alpha a}=\sqrt{\frac{2(\mu-\mu')Na}{m}}\quad\cdots(\text{答})$$

問7　以上の結果から $\mu-\mu'$，半径 a が大きいほど，飛
　　び出すときの速さ v は大きい。また，筒と紙玉を強く
　　密着させることで動き出す瞬間の空気の圧力 P' を大
　　きく，ピストンを素早く押すことで加速時の圧力を大
　　きくできるので，紙玉を遠くに飛ばせる。

❷

〔解答〕

問1　$\dfrac{\Delta Q}{\Delta t}=Ne-I$　　問2　$Q=CRI$

問3　$V_0=RNe$　　問4　2.0×10^{-7}F

問5　$6.0\times10^8\ \Omega$　　問6　6.3×10^{10} 個/s

〔出題者が求めたポイント〕

コンデンサー，抵抗の接続

〔解答のプロセス〕

問1　β 線放射による単位時間当たりの帯電量は Ne，
　　AからBへDを通って移動する単位時間当たりの電
　　気量は I だから

$$\frac{\Delta Q}{\Delta t}=Ne-I\quad\cdots(\text{答})$$

問2　AB間の電位差は，コンデンサーとDの抵抗で
　　等しいから

$$\frac{Q}{C}=RI\quad\therefore\quad Q=CRI\quad\cdots(\text{答})$$

問3　十分に時間が経った後，$\dfrac{\Delta Q}{\Delta t}=0$ より

$$0=Ne-I\quad\therefore\quad I=Ne$$

　　よって，$V_0=RI=RNe$　…(答)

問4　操作Ⅰで S_1 を閉じて十分に時間が経てば，AB
　　間の電位差 V_1 は再び問3の V_0 の一定値になる。
　　よって，$V_1=V_0=6.0$ [V]
　　一方，操作Ⅱで S_1 を閉じてすぐに開くとき，A，B
　　に蓄えられていた電気量の一部が C_0 のコンデンサー
　　に移動する。移動する電気量を q とおくと，移動後の
　　Aの電気量は $Q-q$ だから，電位差を $V_{\text{Ⅱ}}$ とおいて
$$Q-q=CV_{\text{Ⅱ}},\quad q=C_0V_{\text{Ⅱ}}$$
　　ここで，$Q=CV_0$ より　$CV_0-C_0V_{\text{Ⅱ}}=CV_{\text{Ⅱ}}$

$$\therefore\ C=C_0\frac{V_{\text{Ⅱ}}}{V_0-V_{\text{Ⅱ}}}$$

$$= 4.0 \times 10^{-7} \times \frac{2.0}{6.0 - 2.0}$$
$$= 2.0 \times 10^{-7} [\mathrm{F}] \quad \cdots (答)$$

問5　操作Ⅲで S_1, S_2 を閉じて十分に時間が経ったとき，AB 間を流れている電流の合計は問3と同じ I である。よって，抵抗 R および R_0 を流れる電流を I_1，I_2 とすると，$I_1 + I_2 = I$ とかける。また，AB 間の電位差を $V_\text{Ⅲ}$ とおくと $V_\text{Ⅲ} = RI_1 = R_0 I_2$ より

$$\frac{V_\text{Ⅲ}}{R} + \frac{V_\text{Ⅲ}}{R_0} = \frac{V_0}{R} \quad \therefore \quad R = R_0 \frac{V_0 - V_\text{Ⅲ}}{V_\text{Ⅲ}}$$

数値を代入して，$R = 6.0 \times 10^8 [\Omega] \quad \cdots (答)$

問6　$N = \dfrac{V_0}{Re} = \dfrac{6.0}{6.0 \times 10^8 \times 1.6 \times 10^{-19}}$
$$\fallingdotseq 6.3 \times 10^{10} [個/\mathrm{s}] \quad \cdots (答)$$

❸

〔解答〕

問1　$n_1 \sin \theta_1 = n_2 \sin \theta_2$

問2　$2d_2 \sqrt{n_2{}^2 - n_1{}^2 \sin^2 \theta_1}$

問3　$2d_2 \sqrt{n_2{}^2 - n_1{}^2 \sin^2 \theta_1} = \left(m - \dfrac{1}{2}\right) \lambda$

問4　$2n_1 d_1 \cos \theta_1 + 2d_2 \sqrt{n_2{}^2 - n_1{}^2 \sin^2 \theta_1}$

問5　$2n_1 d_1 \cos \theta_1 + 2d_2 \sqrt{n_2{}^2 - n_1{}^2 \sin^2 \theta_1} = l\lambda$

問6　黄色

〔出題者が求めたポイント〕

薄膜の干渉，多層膜における光路差の導出と干渉条件

〔解答のプロセス〕

問1　屈折の法則より
$$n_1 \sin \theta_1 = n_2 \sin \theta_2 \quad \cdots (答)$$

問2

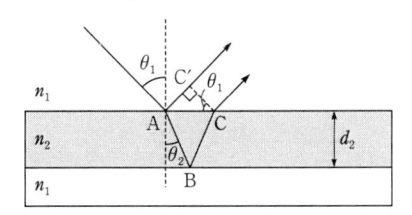

上図で A→B→C と進む経路の光学的距離と AC′ の光学的距離の差が求める光路差となる。
AC′ の距離は
$$\overline{\mathrm{AC'}} = \overline{\mathrm{AC}} \sin \theta_1 = 2d_2 \tan \theta_2 \cdot \sin \theta_1$$
よって，光学的距離 L_1 は n_1 倍して
$$L_1 = 2n_1 d_2 \tan \theta_2 \cdot \sin \theta_1$$
一方，A→B→C と進む経路の長さは
$$\overline{\mathrm{AB}} + \overline{\mathrm{AC}} = \frac{2d_2}{\cos \theta_2}$$
よって，光学的距離 L_2 は n_2 倍して
$$L_2 = \frac{2n_2 d_2}{\cos \theta_2}$$
したがって，2つの光の光路長の差 ΔL は
$$\Delta L = L_2 - L_1 = \frac{2d_2}{\cos \theta_2}(n_2 - n_1 \sin \theta_1 \cdot \sin \theta_2)$$
問1の式を用いて入射角 θ_1 のみで表すと

$$\Delta L = 2d_2 \sqrt{n_2{}^2 - n_1{}^2 \sin^2 \theta_1} \quad \cdots (答)$$

問3　キチン質の上端で反射される光の位相が π ずれるから，強め合う条件は自然数 m を用いて

$$2d_2 \sqrt{n_2{}^2 - n_1{}^2 \sin^2 \theta_1} = \left(m - \frac{1}{2}\right) \lambda \quad \cdots (答)$$

問4

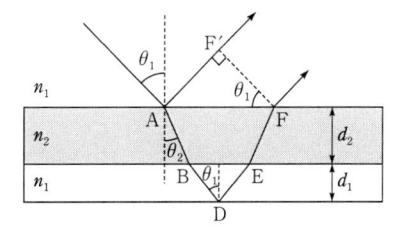

上図の $\overline{\mathrm{AF'}}$ に相当する部分の光学的距離 L_1' は
$$L_1' = 2n_1(d_1 \tan \theta_1 + d_2 \tan \theta_2) \sin \theta_1$$
$\overline{\mathrm{AB}} + \overline{\mathrm{BD}} + \overline{\mathrm{DE}} + \overline{\mathrm{EF}}$ の光学的距離 L_2' は
$$L_2' = \frac{2n_1 d_1}{\cos \theta_1} + \frac{2n_2 d_2}{\cos \theta_2}$$
以上より，光路長の差 $\Delta L'$ は入射角 θ_1 のみを用いて
$$\Delta L' = L_2' - L_1'$$
$$= 2n_1 d_1 \cos \theta_1 + 2d_2 \sqrt{n_2{}^2 - n_1{}^2 \sin^2 \theta_1} \quad \cdots (答)$$

問5　2つの光は反射の際，ともに位相が π ずれるから，強め合う条件は自然数 l を用いて
$$2n_1 d_1 \cos \theta_1 + 2d_2 \sqrt{n_2{}^2 - n_1{}^2 \sin^2 \theta_1} = l\lambda \quad \cdots (答)$$

問6　垂直に入射するとき $\theta_1 = 0$ より，光路差 $\Delta L'$ は
$$\Delta L' = 2(n_1 d_1 + n_2 d_2)$$
数値を代入すると　$\Delta L' = 560.4 \,\mathrm{nm}$
強め合う条件は $\Delta L' = l\lambda$ より，可視光の領域で強め合うのは $l = 1$ のみである。よって，見える波長は $\lambda = 560.4 \,\mathrm{nm}$ で，表より黄色に見える。　$\cdots (答)$

化　学

解答

27年度

1

〔解答〕

問1　㋐水素　㋑水酸化物　㋒1.1×10^7　㋓リチウム

問2　（例）NaCl，KOH など

問3　(3)式の逆反応の活性化エネルギー以上のエネルギーをもつ分子の割合が減り，反応速度が小さくなるから。(48字)

問4　(i) B：次亜塩素酸　C：塩化水素
　　　(ii) 最大のもの：Q_3　値：184 (kJ)

問5　$SO_2 + HIO + H_2O \longrightarrow H_2SO_4 + HI$

〔出題者が求めたポイント〕

燃料電池の知識・計算，反応速度と平衡，ハロゲンの反応

〔解答のプロセス〕

問1㋒　$Al \longrightarrow Al^{3+} + 3e^-$ より，理論上取り出せる電気量は，

$$\frac{1.00 \times 10^3}{27} \times 3 \times 9.7 \times 10^4 = 1.07 \cdots \times 10^7$$
$$\underset{e^- (mol)}{} \qquad \doteqdot 1.1 \times 10^7 (C)$$

$\left(\begin{array}{l} 与えられたファラデー定数が \\ F = 9.65 \times 10^4 \ (C/mol) でないことに注意。 \end{array} \right)$

問2　酸性溶液でない，電解質水溶液を答える。

酸性溶液では，負極で生じた e^- が，

$$2H^+ + 2e^- \longrightarrow H_2 \uparrow$$

のように反応してしまうため。

問4(ii)　(反応熱) = (生成物の生成熱の総和)
　　　　　　　　　　 − (反応物の生成熱の総和)より，

$-Q_1 = 79 + 92 - 242$ 　∴　$Q_1 = 71$ (kJ)

$-Q_2 = 2 \times 92 - 2 \times 79$ 　∴　$Q_2 = -26$ (kJ)

$-Q_3 = -2 \times 92$ 　∴　$Q_3 = 184$ (kJ)

問5　HIO は酸化剤，SO_2 は還元剤である。

$HIO + H^+ + 2e^- \longrightarrow I^- + H_2O$

$SO_2 + 2H_2O \longrightarrow SO_4^{2-} + 4H^+ + 2e^-$

∴　$SO_2 + HIO + H_2O \longrightarrow HI + H_2SO_4$

2

〔解答〕

問1　拡散　問2　1.0×10 (kPa)　問3　5.0 (m mol)

問4　$[Cu(NH_3)_4]^{2+}$　問5　3.1×10 (kPa)

問6　6.9×10 (mL)（または 7.0×10 mL）

問7　10

〔出題者が求めたポイント〕

浸透圧の計算，アンモニアの電離平衡

〔解答のプロセス〕

注意書きにあるように，溶質を加えても体積変化はないと考えるので，A室，B室とも，溶液は1Lで一定。

問2　$CuSO_4 \longrightarrow Cu^{2+} + SO_4^{2-}$ と完全に電離する。加えた圧力が浸透圧に等しいので，

$$P_1 = \frac{2.00 \times 10^{-3} \times 2 (mol)}{1.0 (L)} \times 8.3 \times 300$$
$$= 9.96 \doteqdot 1.0 \times 10 \ (kPa)$$

問3　生じた沈殿は $Cu(OH)_2$ で，2.00 mmol 生じていることから，加えた Cu^{2+} はすべて沈殿している。また，A室に加えるべき圧力（= 浸透圧）が $2 \times P_1$ (kPa) であることより，膜を透過できないイオン性の粒子の濃度が2倍になったということがわかる。

以下，A室の体積は1Lで一定であることを考えて，イオンの物質量のみを考える。加えた NaOH を x mmol とすると，

$$Cu^{2+} + 2OH^- \longrightarrow Cu(OH)_2 \downarrow$$

反応前	2.00	x	0	(mmol)
反応	−2.00	−4.00	+2.00	
反応後	0	$x-4.00$	2.00	

これ以外にA室に存在するイオンは，

$Na^+ \cdots x$ mmol　$SO_4^{2-} \cdots 2.00$ mmol

よって，イオンの合計は $2x - 2.00$ (mmol) となる。

これが，操作(1)のイオン：$2.00 \times 2 = 4.00$ (mmol) の2倍となるので，$x = 5.00$ (mmol) と求まる。

問5　NH_3 を加えることで，平衡定数 10^{12} を考え，

$$Cu(OH)_2 + 4NH_3 \longrightarrow [Cu(NH_3)_4]^{2+} + 2OH^-$$
$$2.00 \ mmol \qquad 2.00 \qquad 4.00$$
$$\cdots\cdots ①$$

の反応がおき，イオンの量が増加する。

$\left(\begin{array}{l} ここで，B室のイオンを考慮に入れないのであれ \\ ば，A室のイオンの量は合計 14.0 \ mmol となる \\ ので，P_2 = P_1 \times \dfrac{14.0 (mmol)}{4.00 (mmol)} と考えられるが， \\ 操作(4)の前のB室での NH_3 の電離度 \alpha が与えら \\ れているので，B室の NH_3 の電離を考慮する。 \end{array} \right)$

①式より，反応せずに残った NH_3 は

$155 - 2.00 \times 4 = 147$ (mmol)で，NH_3 は膜を透過できることより，A，B両室に拡散している。このうち，B室にある NH_3 の一部が，$\alpha = 1.0 \times 10^{-2}$ で電離する。反応した NH_3 を n (mmol) とすると，

$$NH_3 + H_2O \rightleftarrows NH_4^+ + OH^-$$

n			(mmol)
$-n\alpha$		$+n\alpha$	$+n\alpha$
$n(1-\alpha)$		$n\alpha$	$n\alpha$

NH_3 はA，B両室に均等に存在すると考えられるので，A室にも NH_3 は $n(1-\alpha)$ mmol 存在する。よって，

$n(1-\alpha) + n(1-\alpha) + n\alpha = 147$

$\alpha = 1.0 \times 10^{-2}$ より，$n = 73.86$ (mmol)

以上より，B室内のイオンは，

$NH_4^+ \cdots n\alpha = 0.739$ (mmol)

$OH^- \cdots n\alpha = 0.739$ (mmol)

A室とのイオンの差は

$14.0 - 0.739 \times 2 = 12.52 \doteqdot 12.5$ (mmol)

よって，求める $P_2 = P_1 \times \dfrac{12.5}{4.00}$

$= 31.1\cdots \fallingdotseq 3.1 \times 10$ (kPa)

問6　操作(4)で加えた HCl により，

$$NH_3 + HCl \longrightarrow NH_4^+ + Cl^-$$

このとき生じたイオンが A 室のイオンのモルと等しくなったため，液面が一致した。

加えた HCl は，$0.10y$ (mmol) なので，中和により生じた(NH_4^+ のモル) = (Cl^- のモル) = $0.10y$ (mmol)

$\left(\begin{array}{l}\text{残った } NH_3 \text{ が電離することによって生じる} \\ NH_4^+,\ OH^- \text{を考慮しないのであれば,} \\ 0.10y \times 2 = 14.0 \text{ より } y = 70 \text{ (mL)となる。}\end{array}\right)$

ここで，残った NH_3 の電離によって生じる NH_4^+，OH^- を考える。

(電離により生じた NH_4^+ の mol) = (OH^- の mol) なので，

(B 室内の NH_4^+ の mol)

= (中和により生じた NH_4^+) + (電離により生じた NH_4^+)

= (Cl^- の mol) + (OH^- の mol)　……②

(電荷の等式で考えてもよい。)

また，B 室のイオンの mol は A 室のイオンの mol と等しいので，

(NH_4^+ の mol) + (Cl^- の mol) + (OH^- の mol)

= 14(mmol)　……③

②，③より，(NH_4^+ の mol) $\times 2 = 14$ (mmol)

∴　$NH_4^+ = 7.0$ (mmol)

ここで，K_b を考えると，

$[OH^-] = \dfrac{[NH_3]}{[NH_4^+]} \times K_b$ より，

(OH^- の mmol)

$= \dfrac{(147 - 0.10y) \times 10^{-3} \div 2}{7.0 \times 10^{-3} \div 1} \times 10^{-5} \underset{OH^-(mol/L)}{\times 1} \underset{OH^-(mol)}{\times 10^3}$

$= \dfrac{147 - 0.10y}{14} \times 10^{-2}$ (mmol)

②に代入して，

$7.0 = 0.10y + \dfrac{147 - 0.10y}{14} \times 10^{-2}$

$0.10y = 6.89\cdots$ より $y = 69$ (mL)

問7　最終的な B 室は緩衝溶液となる。

$[OH^-] = \dfrac{(147 - 6.89) \times 10^{-3} \div 2}{7.0 \times 10^{-3} \div 1} \times 10^{-5}$

$= 10.0\cdots \times 10^{-5} \fallingdotseq 1.0 \times 10^{-4}$ (mol/L)

よって，pH = 10

$\left(\begin{array}{l}\text{本問は,27℃だが,} Kw = 1.0 \times 10^{-14} \text{ (mol/L)}^2 \\ \text{として計算した。また,問6で } OH^- \text{を考慮に} \\ \text{入れなければ,} 0.10y = 7.0 \text{と求まり,} \\ [OH^-] = 1.0 \times 10^{-4} \text{ (mol/L)となる。}\end{array}\right)$

❸

〔解答〕

問1　

問2　アセトアルデヒド

問3　

問4(i)　　(ii)　

(iii)　7

〔出題者が求めたポイント〕

アルケンの構造決定，アルコールに関する反応・構造決定

〔解答のプロセス〕

問1　A 0.0200 モルに Br_2 が $\dfrac{3.20}{160} = 0.020$ (mol)付加したので，二重結合を1つもつ。

(1)式の反応により，化合物 A から得られた化合物が，

であったことから，もとの A の構造がわかる。（カルボキシル基の $-OH$ は，反応前 $-H$ である。）

問2　問1同様に考えると，B から CO_2 と H_2O が得られたことより， つまり，化合物 B はエチレンである。

触媒($PdCl_2$，$CuCl_2$)の存在下，エチレンを酸化するとアセトアルデヒドとなる。（ヘキスト・ワッカー法）

問3　A，B には立体異性体はない。化合物 C から得られた C_4H_8O のケトンは $O=C\big\langle{}^{CH_2CH_3}_{CH_3}$ しか存在しない。よって，化合物 C の構造は

これに，立体異性体はない。

D を酸化して得られた E は P_4O_{10} で脱水することで，アセチル化の試薬の無水酢酸となることから，酢酸と決まる。

$\begin{array}{l}H_3C \\ \quad\ \ \diagdown\!C=O \\ HO \diagup\end{array}$ よって，D の構造は

（シス-2-ブテン）

または，（トランス-2-ブテン）

の2つが考えられる。

問4　(2)式の反応で得られるアルコールは次の通り。(炭素骨格のみ示す)

A：
C-C=C-C → C-C-C-C-C（OH付き）

B：
H₂C=CH₂ → H-C-C-H（OH付き）

C：
CH₂=C-C → H-C-C-C-C（OH付き）

D：
C-C=C → C-C-C*-C（OH付き）

(i)　上記より、ヨードホルム反応を示すのは、┈┈┈部分をもつBとDから生成したアルコール。Dは不斉炭素原子（＊印の炭素）をもつ。

(ii)　(2)式は H_2O の付加反応であるから、題意を読みかえると、「得られたアルコールを脱水し生成する化合物C以外の化合物」を考えればよい。

①で脱水
②で脱水

C-C-C-C
　①OH②

①で得られるのは化合物Cなので、答えるのは②の方。

(iii)　Dより得られるアルコールは分子式 $C_4H_{10}O$。この分子式で考えられる構造異性体はアルコールかエーテルである。炭素数4の骨格は次の2つ。

⑥⑤
C-C-C-C
②①

C-⑦
C-C-C
④③

（上図の①〜④には－OHを結合　⑤〜⑦には－O－を挿入）

よって、得られたアルコールも含めて7つの構造異性体がある。

4

〔解答〕
問1
（グルコース誘導体構造式 CH₂OH, OH, HO, OCH₃）

問2　フェーリング液を加えて加熱し、酸化銅（I）の赤色沈殿が生じるかで確かめる方法。
（〈別解〉　アンモニア性硝酸銀水溶液を加えて温めて、銀が析出するかで確かめる方法。）

問3
（二糖構造式）

問4
（構造式）

問5　a，b：3，5（a，bは順不同）
問6　ア：極　イ：無極（疎水）
問7　(i)水素結合　(ii)ファンデルワールス力

〔出題者が求めたポイント〕
グルコースの反応・立体的な構造・安定性、ヨウ素デンプン反応、セルロースに関する知識

〔解答のプロセス〕
問1　下線部①およびその直前に書かれているように、アルコールと脱水縮合するのはH1水素あるいはH1′水素だが、グリコシドになるとα-グリコシドのほうが安定なので、H1水素に縮合。

問3　アミラーゼにより分解されてできた二糖類のうち、α-1,4-グリコシドであるマルトースはマルターゼによりさらに分解されるが、枝分かれ部分のα-1,6-グリコシドである二糖類が分解されず、そのまま残ると考えられる。ここで、下線部①の条件も考慮に入れると、水溶液中では、グルコース同様グリコシド結合していないC(1)－O－部分が開環し、平衡混合物となるが、より安定なβ-グルコースと同じ構造のものが多く存在すると考えられる。

問 4　図 1 A の立体的な分子模型図を使って考えると
　　調べやすい。この図のうち，C(6)－H も C(4)－OH
　　と平行に見えるが，平行に固定されてはいない(C(5)
　　－C(6)結合は回転可能)ので，不適。

問 5　アミロースのらせん構造は，α-グルコース単位
　　の－C(6)H$_2$OH がらせんの外側を向いた形になって
　　いるため，C(3)－H と C(5)－H が，らせんの中心
　　方向に延びている。

生　物

解答

27年度

1

〔解答〕

(I)

問1.　S型菌の持つ莢膜の合成に関わる遺伝子に突然変異が起こり，R型菌が生じた。

問2.　(1)　DNA分解酵素　　　(2)　形質転換
　　　(3)　アグロバクテリウム

問3.　d

(II)

問4.　TTCCACAC　　　AACCTGAG

問5.　ア. 起点　　　イ. 耐熱性　　　ウ. ヌクレオチド

問6.　遺伝的多型(遺伝子多型，DNA多型)

問7.　13回

問8.　7と8　　　7と15

問9.　⑤

問10.　③

〔解説〕

(II)

問4.　PCRで増幅するのは図の部分全体で，プライマーは2本鎖のそれぞれについて必要となる。一方の鎖は図に表記されたものとなり，その増幅に必要なプライマーは3′末端側の塩基配列と相補的なものとなるので，5′末端側から表記すると「AACCTGAG」となる。また，相補鎖のプライマーは，図の5′末端側の塩基配列そのものとなり，「TTCCACAC」となる。

問8.　ハーディー・ワインベルグの法則が適用できることより，遺伝子頻度がx, yである遺伝子をヘテロでもつ人の頻度は$2xy$となる。これに1億2千万人をかけると，その遺伝子型の人数となるので，$2xy \times 1.2 \times 10^8 = 5760$を満たす頻度のくり返し数の組み合わせを表より見つける。

問9.　家系図を描きながら考える。考え方の手順は以下の通り。
　(1)　既知の人物をのくり返し数をもとに，確定できるところから決める。
　この場合は父の兄が⑨で「9」と「12」をもち，父方祖母が④で「12」を二つもつことから，父の兄がもつ「9」は父方祖父由来とわかる。よって，父方祖父は①と決まる。
　(2)　父方祖父が①，父方祖母が④であることより，父は「12」と「9」か「10」の組み合わせとなるので②と決まる。
　(3)　父が②であることより，4人の子は「10」か「12」をもつ③，⑥，⑦，⑧となり，母が「7」と「13」しか持たない⑤と決まる。

問10.　くり返し数が「7」「10」「12」「13」の遺伝子頻度で組み合わせを考え，最も頻度が高いものを求めると「10」と「12」をもつ③と決まる。

2

〔解答〕

問1.　モーター

問2.　b　c

問3.　A　標的　　　B　インスリン

問4.　細胞アに含まれるトリプシンにより，細胞イが分泌する物質が分解されたから。

問5.　タンパク質(リボソームタンパク質)
　　　rRNA(リボソームRNA)

問6.　b

問7.　Ⅰ. リソソーム
　　　Ⅱ. 各種の分解酵素を含み，エンドサイトーシスにより細胞外から取り組んだ異物や，古い細胞小器官を消化する。

問8.　エキソサイトーシス

問9.　ア，エ，オ

問10.　小胞はキネシンと結合して微小管上を運搬されるから。

問11.　4.8μm

〔解説〕

問11.　$50(\mu m) : 12.5(mm) = x(\mu m) : 1.2(mm)$より求める。

3

〔解答〕

(I)

問1.ア　筋紡錘　　　イ　背根　　　ウ　シナプス
　　　エ　腹根　　　オ　反射弓

問2.イ，オ

問3.ウ，オ

問4.ア　抑制　　　イ　介在

(II)

問5.ア

問6.(1)　ウ　　　(2)　エ(カも可)

問7.ア，オ

〔解説〕

(II)

問5.　実験1～4より心臓Aの神経から放出される物質はアセチルコリンと似た働きを持つと言えるが，アセチルコリンそのものであるとは結論できない。

問6.　(1)　物質Xのみを加えても拍動に変化がないことから，まずオは否定できる。次に，実験2で物質Xの存在下では神経からの分泌物の拍動抑制効果が大きく現れていることより，イかウの可能性が考えられる。しかし，実験3でアセチルコリンを直接加えたときにも，神経に電気刺激を加えたときと同様の効果を物質Xがもたらすことより，イではなくウが正しいとわかる。
　(2)　実験2で物質Yの添加により心臓Bの拍動が回復したことから，エまたはカの可能性が考えられ

る。通常であればエを正解とする設定で出題される（コリンエステラーゼを想定）が，ここではカを明確に否定する根拠が見当たらないため，カも正解として扱えると考えられる。

問7．ア，オ

４

〔解答〕

（Ⅰ）

問1．ア　フィトクロム　　イ　フロリゲン
　　　ウ　師管

問2．ア，ウ

問3．Aクラスの変異体とBクラスの変異体
　　　（別解：おしべとめしべのみの変異体とがく片とめしべのみの変異体）

問4．葉のみで形成された花状の構造となる。

問5．ア　ホメオティック　　イ　転写（遺伝子発現）

（Ⅱ）

問6．Cクラスの遺伝子

問7．25%

問8．一重咲き：八重咲き＝5：1

〔解説〕

（Ⅰ）

問3．めしべのみから構成される花は，Aクラス遺伝子，Bクラス遺伝子ともに働かず，Cクラス遺伝子のみが正常な変異体である。それを得るには，Aクラス遺伝子が機能しない変異体（おしべとめしべのみが分化）とBクラス遺伝子が機能しない変異体（がく片とめしべのみが分化）を交配して，双方の遺伝子がともに機能しなくなった変異体を得ればよい。

（Ⅱ）

問7．自家受精の結果，一重咲きと八重咲きの個体を生じたことから，最初の一重咲き個体の遺伝子型はMmと決まり，八重咲き個体の遺伝子型はmmとわかる。F_1は遺伝子型Mmの個体の自家受精で生じるので，遺伝子型mmの個体はそのうちの25%を占めることになる。

問8．F_1の遺伝子型の内訳はMM：Mm：mm＝1：2：1となる。このうち，八重咲き個体にはめしべがなく自家受精できない。よって，自家受精して種子を残すのは遺伝子型MMとMmの一重咲き個体となるので，F_1の自家受精の結果は一重咲き：八重咲き＝5：1となる。

平成26年度

問 題 と 解 答

英 語

問題 26年度

Ⅰ．次の(A)～(E)において，意味が通じるように，1～5のそれぞれの（　　　）に与えられた文字で始まる英語を1語ずつ書きなさい。

(A) Beth:　Hanna, would you like to take home this bag of cashew nuts?
　　Hanna: Not really. I think nuts don't (a　1　) with me.

(B) Jimmy: Do you know the doctor you have just talked to?
　　Betty:　Of course, I do. He is known the world (o　2　) for his research and his textbooks.

(C) David:　Congratulations to your son for passing the entrance examination.
　　Tom:　Thank you. At (l　3　) last my prayers have been answered.

(D) Joe:　The situation seems pretty bad, doesn't it?
　　Mary:　Yes, but take (h　4　)— we will find a way out of it.

(E) Jack:　How many (s　5　) do you have?
　　Kathy:　Three. I have two brothers and one sister. They're all older than I.

Ⅱ．次の(1)～(6)において，語法，文脈から判断して（　　　）に入る最も適当なものを(a)～(d)より1つ選び，その記号を書きなさい。

(1) The minister met yesterday with a special (　　　) Rome.
　(a) deploy of　　　(b) envoy from　　　(c) crave in　　　(d) shove for

(2) The instructor has the ability to (　　　) young minds.
　(a) engage with　　(b) be sure　　　(c) worm up　　　(d) teaching by

(3) With most men, unbelief in one thing (　　　) blind belief in another.
　(a) versus against　　　　　　　　(b) springs from
　(c) equate with　　　　　　　　　(d) census on

⑷　These film critics continue to hold him （　　　）.

　⒜　high in opinion　　　　　　　⒝　high at pose

　⒞　in high crisis　　　　　　　　⒟　in high esteem

⑸　No one was allowed to （　　　） in the sanctuary.

　⒜　crow feet　　　⒝　mule heads　　　⒞　cat walks　　　⒟　bear arms

⑹　The construction of a nuclear power plant caused quite a （　　　） locals.

　⒜　stir among　　　⒝　sling at　　　⒞　gorge on　　　⒟　grown in

Ⅲ. 左の(1)から(4)につづく英語として，語法，文脈から判断して最も適当なものを右の(a)〜(d)より1つ選び，その記号を書きなさい。なお，(a)から(d)はそれぞれ1回のみ使用可能とします。

(1) His old clothes lay   (a) to this discussion.

(2) He was seized   (b) in a heap on the floor.

(3) He put up a hand to ward   (c) off the blows.

(4) He was not a party   (d) by pangs of conscience.

Ⅳ. 次の(1)〜(5)の各組の英文のうち，最も適当なものを1つ選び，その記号を書きなさい。

(1) (a) Another system that devices a method in reducing errors was user-centered designs.

(b) To reduce errors the other systems which device a method has user-centered designs.

(c) Another system that devises methods to prevent errors is user-centered design.

(d) To detect errors other system which devices a method have a user-centered design.

(2) (a) I have heard tell that there is a man who may know the whereabouts of this book.

(b) I have tell heard that there is a man who may know about where of this book part.

(c) I have heard that tell there is a man who know the whereabout of this book may.

(d) I have tell that heard there is a man who may know about where is this book sold.

(3) (a) They fervent whether the common denominator for the fever was the bite of tick.

(b) They maintain that denominator commonly for fevers were the bites of a tick.

(c) They argue that the common denominator for the fevers was the bite of a tick.

(d) They assume if were not for the bite of a tick, the common denominator for the fever.

(4) (a) Our doctors have unable to pine it down the likely cause of his symptoms.

(b) Our doctors have been unable to pin down the exact cause of his symptoms.

(c) His doctors have unable to pin it down to the root causes of his symptom.

(d) His doctors have been unable to pine down to the sue cause of his symptom.

(5) (a) Talent has if anything a little do with a finance successive or gain.

(b) Talent has little if anything to do with financial gain or success.

(c) Talent has anything a little to do with financial gain or success.

(d) Talent has a few if anything do with a finance successive or gain.

V. 次の英文を読み，設問に答えなさい。

Many of us remember 〔 A 〕 into ponds as children, watching bubbles rise from the muddy bottom, and recoiling at the rank smell. This gas — mostly methane, or 'marsh gas' — is
(1)
the by-product of microbes breaking down leaves and other organic matter in oxygen-starved water. Billions of years ago, when life on earth was still in its infancy, the microscopic organisms which evolved from the *primeval soup found two ways of harnessing energy from
(2)
the environment. One 〔 B 〕 atmospheric oxygen; the other could occur without it, anaerobically. In the early phases of the earth's history, when the atmosphere consisted primarily of water vapor and carbon dioxide, anaerobic conditions dominated. (V) It was only after millions of years during which photosynthetic organisms absorbed carbon dioxide and pumped the earth's atmosphere full of oxygen that aerobic respiration took over. This was disastrous for those microbes that could survive only in anaerobic conditions, and their niches slowly receded. (W) In bogs, marshes and at the bottom of stagnant ponds, anaerobic microbes still reign, slowly releasing methane.
(3)

Methane is flammable, and it has been said that as early as the tenth century B.C. Assyrians were using it to heat their bath water. < X X > China had such plants in place by the end of the nineteenth century, channeling in manure and pouring out gas, compost and effluent that nourished aquatic plants and fish. By the 1980s, the Chinese government had helped to construct millions of biogas digesters 〔 C 〕 methane into rural homes while also creating a hygienic treatment of animal and human feces.

Today, anaerobic digestion is used to treat sewage and, increasingly, farm *slurries across the industrial world. Methane from farm manures was recently found to be among the most environmentally beneficial biofuels currently available. Increasingly, these systems are also
(4)
being touted as one of the best ways of treating food waste. (Y) In the developing world, they receive funding under the United Nations Clean Development Mechanism and have the potential to reduce deforestation if the gas collected is burnt as fuel instead of wood.

When food waste, manure, slaughterhouse by-products or other organic *feedstock is digested in large tanks, the gas can be burnt to produce electricity, and the hot 'waste water' used to provide heating to nearby industries or homes. Alternatively, it can be purified and
(5)
pumped directly into the gas mains and used in people's homes for heating, or it can be bottled and used instead of petrol or diesel — as it is in Switzerland, Germany and particularly Sweden, where a fleet of buses, taxis and a train line are currently run on gases from slaughterhouse waste. (Z) In effect, these are all being run on green, clean solar energy, stored in the food during the plant or animal's life and released as the organism 〔 D 〕.

[Adapted from Tristram Stuart, *Waste*, 2009]

〈注〉 *primeval soup: 「初期の地球に存在したとされる生命誕生の母体となる有機物の混合溶液」

*slurries: 「液状の堆肥」

*feedstock: 「(バイオガスを生み出すための) 供給原料」

問 1. 語法, および前後関係から考えて, 〔 A 〕, 〔 B 〕, 〔 C 〕, 〔 D 〕に入れるのに最も適切なものを, それぞれ 1 ～ 4 の中から 1 つずつ選び, その番号を書きなさい。なお, 同じ語を 2 回以上使用してはいけません。

   1. decomposes   2. piping   3. required   4. wading

問 2. 下線部(1), (2), (3), (4)の語の本文中での意味と最も近い意味を表す語を, それぞれ 1 ～ 4 の中から 1 つずつ選び, その番号を書きなさい。

  (1) rank   1. bracing   2. exotic

                  3. foul   4. wholesome

  (2) harnessing   1. expecting   2. exploiting

                  3. suspending   4. sustaining

  (3) reign   1. maneuver   2. prevail

                  3. survey   4. throb

  (4) beneficial   1. advantageous   2. affectionate

                  3. apprehensive   4. approximate

問 3. 次の文を(V), (W), (Y), (Z)のいずれかに挿入する場合, どこが最も適切な箇所か。1 つ選び, その記号を書きなさい。

However, there were many places on earth where oxygen was still in short supply.

問 4. ＜ X X ＞に入る最も適切な文を, 1 ～ 4 の中から 1 つ選び, その番号を書きなさい。

  1. One recent study estimated that avoiding landfill could save emissions of between 0.4 and 1 ton of carbon dioxide equivalent per ton of food waste.

  2. Sophisticated systems were developed by British imperial engineers in the nineteenth century to collect organic matter such as human sewage and siphon off the 'biogas' to burn in street lamps.

  3. It is for these reasons that many governments are now promoting anaerobic digestion as the solution to their food waste problems.

  4. One significant disadvantage, however, is that anaerobic digesters are expensive to construct and difficult to maintain.

問 5. 筆者の趣旨と内容が一致する文を，1 ～ 4 の中から 1 つ選び，その番号を書きなさい。

    1. Anaerobic microbes cannot release methane in oxygen-starved water.

    2. The earth's atmosphere has become full of carbon dioxide produced by photosynthesis.

    3. Methane was used to heat bath water in China in the 10th century B.C.

    4. Gases from slaughterhouse waste are used to run buses in Sweden.

問 6. 下線部(5)を和訳しなさい。

Ⅵ. 次の日本語の文の下線部を英語に直しなさい。

東京出身者が地方に行き，その土地の方言を使った場合，好意的に受けとられることもある反面，その方言がこなれていないと，おもねっているように感じられ，不快さを生むこともある。

[石黒圭 (著) 『日本語は「空気」が決める』(2013) から一部改変]

数　学

問題

1. 次の　□　にあてはまる適切な数値，または行列を解答欄に記入せよ。

(1) 1から10までの数字が1つずつ記入された10枚のカードから3枚のカードを同時に取り出す。取り出したカードに記入してある3つの数の最小値を X，最大値を Y とすると，$Y = 2X$ となる確率は　(ア)　である。また，$Y < 2X$ となる確率は　(イ)　である。

(2) 実数を成分とする2次の正方行列 A の表す1次変換（点の移動）f によって，xy 平面上の点 P$(1, \ -1)$ は点 Q に，点 Q は点 R$(-1, 0)$ に，点 R は点 P にそれぞれ移される。このとき，行列 A は　(ウ)　，点 Q の座標は $(\ (エ)\ ,\ (オ)\ )$ である。

2. $a,\ b$ は実数で $0 < a \leqq \dfrac{\sqrt{2}}{2}$ とする。関数 $f(x),\ g(x)$ を

$$f(x) = \log\left(a^2 + x^2\right), \quad g(x) = x^2 + b$$

と定める。xy 平面上の 2 曲線 $y = f(x),\ y = g(x)$ の $x \geqq 0$ の部分をそれぞれ $C_1,\ C_2$ とし, C_1 の変曲点 P の x 座標を $t(a)$ とする。C_2 が点 P を通るとき, 次の問いに答えよ。ただし, 対数は自然対数である。

(1) (i) C_1 の凹凸を調べ, $t(a)$ を a を用いて表せ。また, b を a を用いて表せ。

(ii) $a = \dfrac{1}{2}$ のとき, C_1 の概形を xy 平面上に描け（xy 平面は解答用紙にある）。なお, $0.6 < \log 2 < 0.7$ であることを概形を描く際の参考にしてよい。

(2) $0 \leqq x \leqq t(a)$ をみたす実数 x に対して, $f(x)$ と $g(x)$ の大小関係を調べよ。

(3) $0 \leqq x \leqq t(a)$ の範囲で, $C_1,\ C_2$ および y 軸で囲まれた部分の面積 $S(a)$ を a を用いて表せ。また, a が $0 < a \leqq \dfrac{\sqrt{2}}{2}$ の範囲を動くとき, $S(a)$ の最大値とそのときの a の値を求めよ。

3. すべての実数 x に対して $-\sqrt{2}a(\sin x + \cos x) + 4b\sin x\cos x - 4 \le 0$ が成り立つような実数の組 (a, b) の存在する範囲を D とする。このとき，次の問いに答えよ。問い (2) では ☐ にあてはまる適切な数値を解答欄に記入せよ。

(1) D を求め，ab 平面上に図示せよ（ab 平面は解答用紙にある）。

(2) 点 (a, b) が D 内を動くとき，$\dfrac{b+1}{a+4}$ のとり得る値の範囲は

$$\boxed{(カ)} \le \frac{b+1}{a+4} \le \boxed{(キ)} \ \text{である。}$$

4. O を原点とする xyz 空間内の平面上に平行四辺形 ABCD があり，3 点 B，C，D の座標は B$(1, 0, 0)$，C$(0, \sqrt{3}, 0)$，D$(0, 0, d)$ $(d > 0)$ である。辺 BC の中点を M，辺 CD を $5:1$ に内分する点を N，BN と DM の交点を G とするとき，次の問いに答えよ。問い (1) では [ ] にあてはまる適切な数値を解答欄に記入せよ。

(1) (i) $\overrightarrow{\text{AG}}$ を $\overrightarrow{\text{AB}}$，$\overrightarrow{\text{AD}}$ を用いて表すと $\overrightarrow{\text{AG}} = \boxed{\textbf{(ク)}}\,\overrightarrow{\text{AB}} + \boxed{\textbf{(ケ)}}\,\overrightarrow{\text{AD}}$ である。

   (ii) $\angle \text{DAG} = \dfrac{\pi}{6}$ とするとき，点 A の座標は $(\boxed{\textbf{(コ)}},\ \boxed{\textbf{(サ)}},\ \boxed{\textbf{(シ)}})$，$d$ の値は $\boxed{\textbf{(ス)}}$ である。

(2) A，d は (1) で求めた座標，値とする。平行四辺形 ABCD を底面とする四角錐 O-ABCD を z 軸の周りに 1 回転させてできる立体の体積を求めよ。

物　理

問題

26年度

1. 図のように，半径 r，軸が鉛直で水平面と傾き θ をなすらせん状の針金に質量 m の，針金の曲りに沿った穴の開いた小球が通してある。この小球を静かに放したところ，小球の速さは次第に大きくなっていったが，やがて一定の速さになった。小球は針金に接するどの部分でも同様の摩擦力を受け，その動摩擦係数を μ とする。ただし，空気抵抗はなく，針金は十分長いものとし，重力加速度の大きさを g とする。

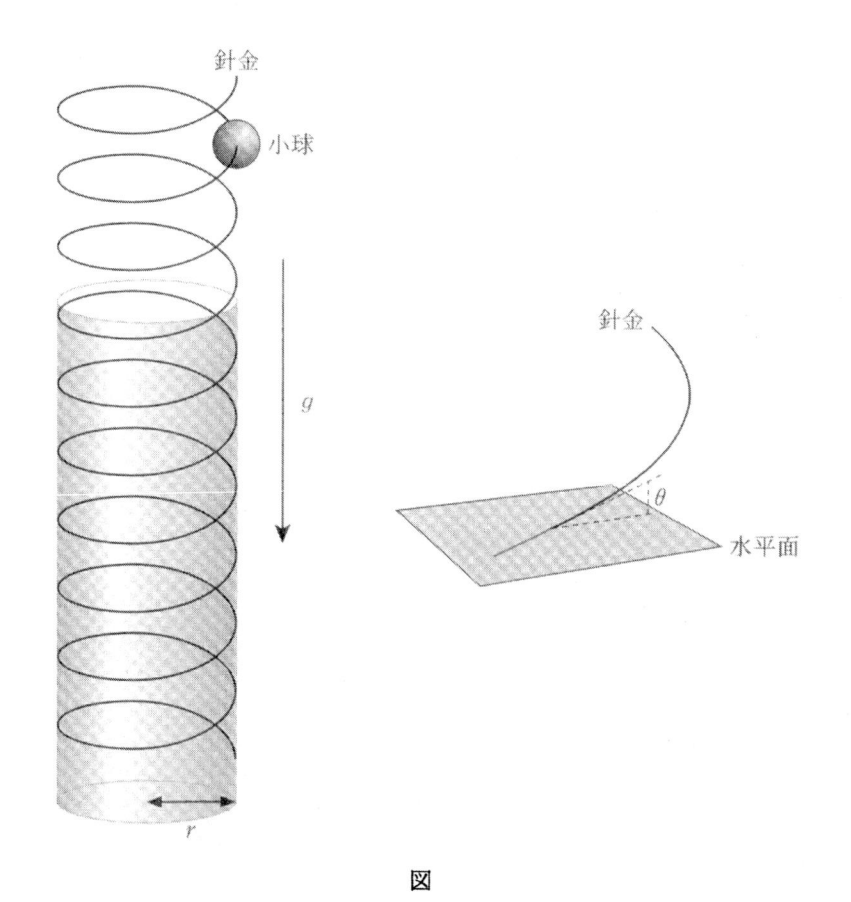

図

問 1. 小球の速さが v のとき，小球に働く遠心力を m，v，r，θ を用いて表しなさい。

問 2. 小球の速さが v のとき，小球に働く摩擦力を m，v，r，g，μ，θ を用いて表しなさい。

問 3. 小球の加速度を a として，運動方程式を書きなさい。ただし，小球の進行方向を正の向きとしなさい。

問 4. 速さが一定になったとき，その速さを g，r，μ，θ を用いて表しなさい。

問 5. 小球が途中で停止しないために μ が満たすべき条件を求めなさい。

2. 大きい丈夫な台の上に 5.0 g の金属円柱を置き，4.0 kg の変形しない鉄球を高さ 1.0 m から金属円柱の上に落としたところ（図 1，図 2），鉄球は真上に，0.16 m の高さまではね上がり，金属円柱はわずかに縮んだ。ただし，円柱のもとの高さや鉄球の落下距離，はね上がり距離に対して円柱の高さの縮みは小さく，無視できるものとし，体積の変化はないものとする。また，鉄球の半径は金属円柱の半径に比べ十分大きく，鉄球が金属円柱に接触する面は水平面と考えてよく，鉄球の中心は金属円柱の中心軸上を運動するものとする。重力加速度の大きさを 10 m/s^2，水の比熱は 4.2 J/(g·K) として以下の問いに答えよ。

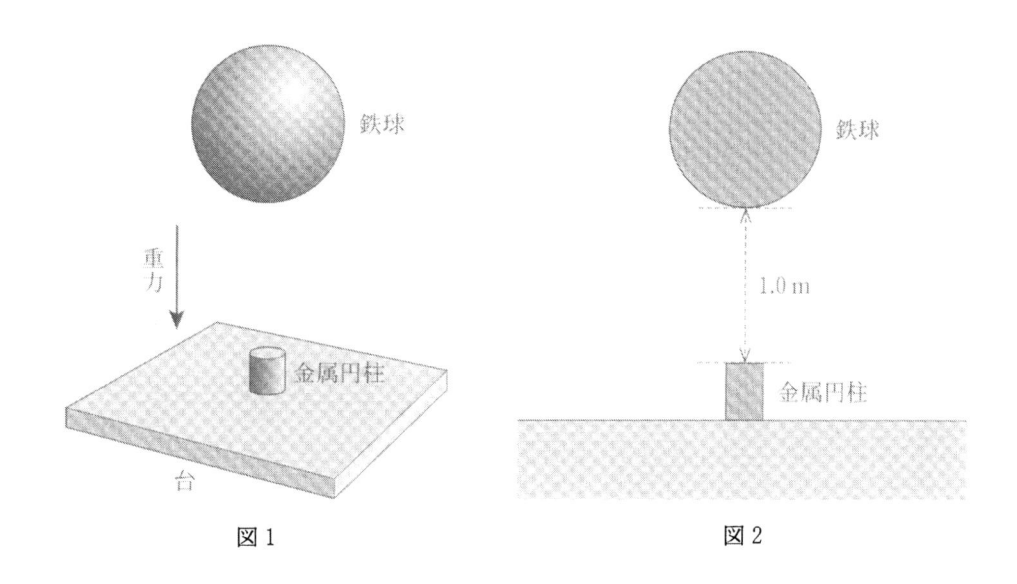

図 1　　　　　　　　　　　　　　　　　図 2

問 1．このときのはねかえり係数を求めよ。

問 2．鉄球が金属円柱に与えたエネルギーが全て熱になったものとして，発生した熱量を求めよ。

ただし，発生した熱は鉄球に分配されず，空気など周りの環境への散逸もないものとする。

わずかに変形した金属円柱を直ちに 3.0 g の水中に入れると，水温が 2.0 K 上昇した。実験前には金属円柱と水の温度は等しく，温度の測定は金属円柱と水の温度が等しくなった状態で行うものとして，以下の問いに答えよ。ただし，金属円柱と水の間以外の熱の移動はないものとする。

問 3．金属円柱の比熱を求めよ。

問 4．鉄球の落下により上昇した金属円柱の温度を求めよ。

金属円柱に外力を加えて押し縮めるとき，はじめのうちは力の大きさに比例して短縮し，力を加えるのを止めるともとの状態に戻る。しかし，一定の力 F_0 に達するとその力でそのまま縮み続ける。圧縮を止めて，外力を小さくしていくと，最も縮んだ状態から外力に比例して伸びるがもとの

長さに戻ることはない。この現象における外力と縮んだ長さの関係をグラフに描くと図3のように
なることが分かっている。

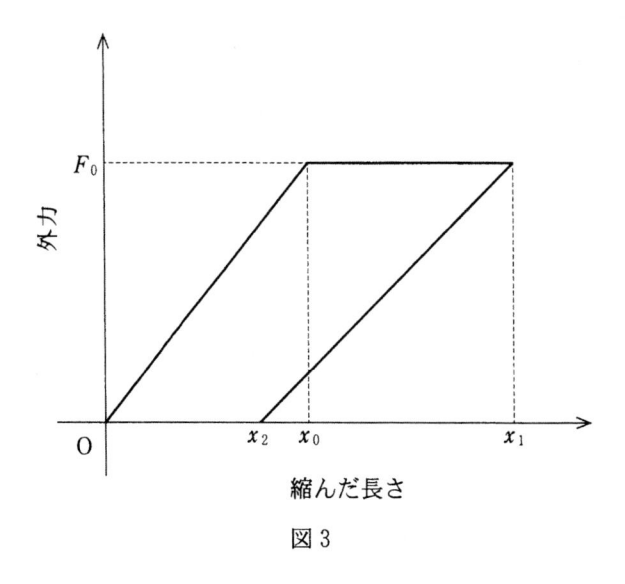

図3

問 5．力 F_0 に達するまではこの円柱はばねのように振る舞う。このときのばね定数を図3の記号
　　を用いて表しなさい。

問 6．図3の全過程で外力が金属円柱にした仕事を図3の記号を用いて表しなさい。

　最初の実験に使った金属円柱を測ってみると，実験前よりも 0.60 mm だけ短くなっていた。ま
た，金属円柱が縮むときももとに戻るときもそのばね定数は同じであったとして，以下の問いに答
えよ。

問 7．鉄球から金属円柱に働いた最大の力の値を求めよ。

問 8．最初の実験において円柱が最も縮んだ長さの値を求めよ。

3. Ⅰ．直径 $10\,\mu\mathrm{m}$ の球形の動物細胞の表面が厚さ $10\,\mathrm{nm}$ の膜（比誘電率 7.0）で覆われている。細胞の内外のイオンの電荷には偏りがあり，膜表面を帯電させるので，この膜はコンデンサーとして機能する。細胞は球形であるが，膜の厚さが細胞の直径に比べ十分薄いため，平行板コンデンサーと近似できるものとして以下の問いに答えよ。ただし，真空の誘電率は $\varepsilon_0 = 8.85 \times 10^{-12}\,\mathrm{F/m}$，電気素量は $e = 1.60 \times 10^{-19}\,\mathrm{C}$ とする。

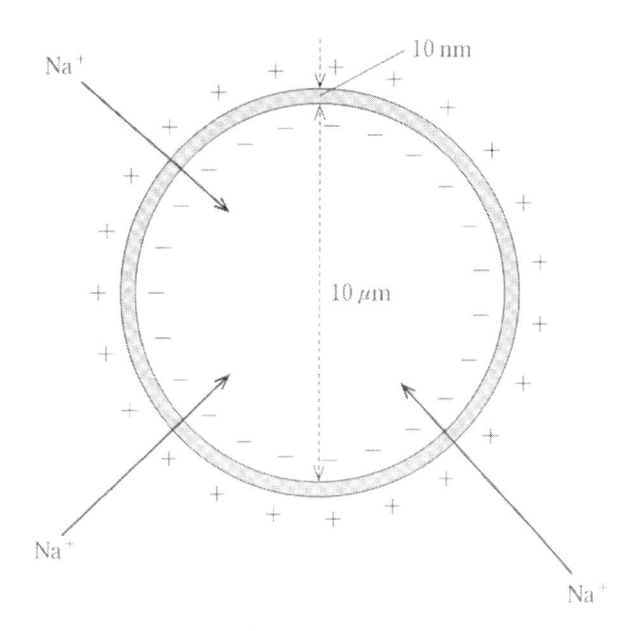

図　コンデンサーとしての細胞の膜

問 1．この膜の $1.0\,\mathrm{m}^2$ 当たりの電気容量を求めなさい。

問 2．この細胞が活動していないとき，細胞の外側を基準に測った細胞内の電位（静止膜電位）は $-70\,\mathrm{mV}$ であった。この膜がたくわえている電気量を求めなさい。

問 3．この細胞が活動状態にあるとき，細胞内の電位が細胞の外側に対し $+30\,\mathrm{mV}$ になったとする。この電位変化が細胞外から細胞内へのナトリウムイオンの流入によるものとして流入したナトリウムイオンの個数を求めなさい。

Ⅱ．人間の血管系では，心臓が送り出した血液が，図1のように動脈，細動脈〔内径（血管内側の直径）が $1\,\mathrm{mm}$ 程度の細い動脈〕を経て毛細血管に流れ，細静脈に再び集められ，静脈を通り心臓にかえる。

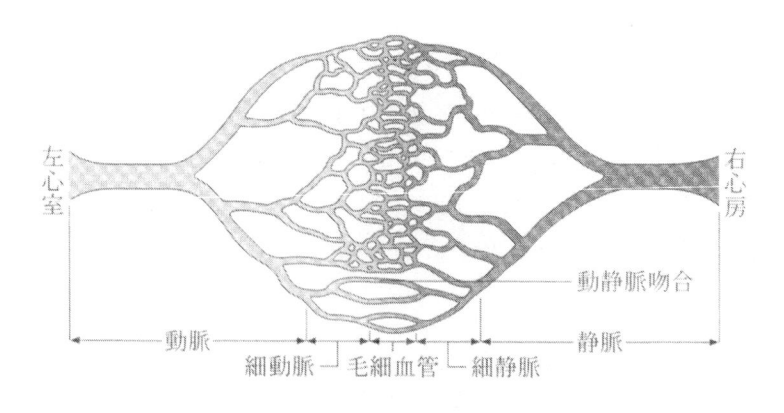

図1　血管網

　血液の粘性（粘り気）は，血管内を流れるときの抵抗（流動抵抗）になるため，血管内に血液を流すには水道のように力（圧力）をかける必要がある。動脈のように太い場合は，流体の粘性（粘り気）は無視してよいが，細動脈になると流動抵抗が大きくなる。実際の血管内の流動抵抗は複雑に変化するが，ここでは，細動脈から毛細血管を経て細静脈に至る部分の流動抵抗を以下のように極めて単純化して考える。

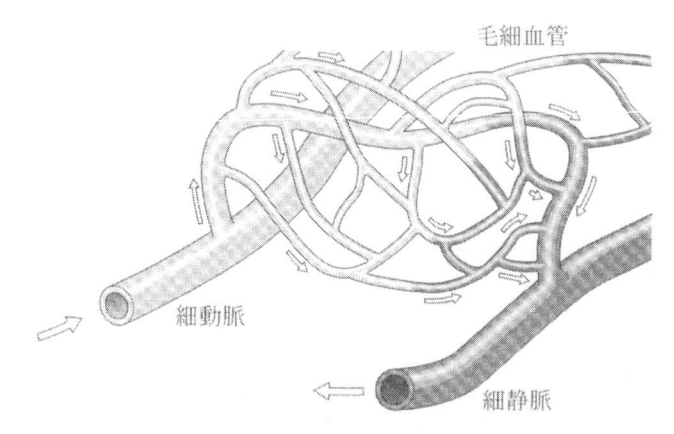

図2　毛細血管網

　一般に，管を流れる粘性流体（粘り気のある流体）について，単位時間に流れる流体の体積（流量）Q は管の両端の圧力差 ΔP に比例し，

$$Q = \frac{\Delta P}{R} \tag{1}$$

なる関係を満たす。ここで，R は流動抵抗と呼ばれる。ただし，重力の影響，すなわち，管の高低差は考えないものとする。

　式(1)において，管の両端の圧力差 ΔP を電気回路の電位差に，流量 Q を電流に，流動抵抗 R を電気抵抗に対応させると，式(1)は電気回路におけるオームの法則に他ならない。流動抵抗は，管の長さ l に比例するが，管の内径 d の4乗に反比例する点が電気抵抗とは異なる。すな

わち，流動抵抗は ρ を比例定数として

$$R = \rho \frac{l}{d^4} \tag{2}$$

と表される。

　毛細血管と生体組織の間での液体および物質の交換量は小さく無視できるものとし，毛細血管の内径は一定で，流量と毛細血管に沿っての圧力差の間には式(1)が成り立つものとする。ここで，長さ $100\,\mu\mathrm{m}$ 当たりの流動抵抗が R_0 である毛細血管からなるモデル血管網（図3）について，血管網と電気回路の相似性を利用して以下の問いに答えよ。ただし，図3の細動脈は細静脈より ΔP だけ圧力が高いものとし，枝分かれによる抵抗は考えないものとする。

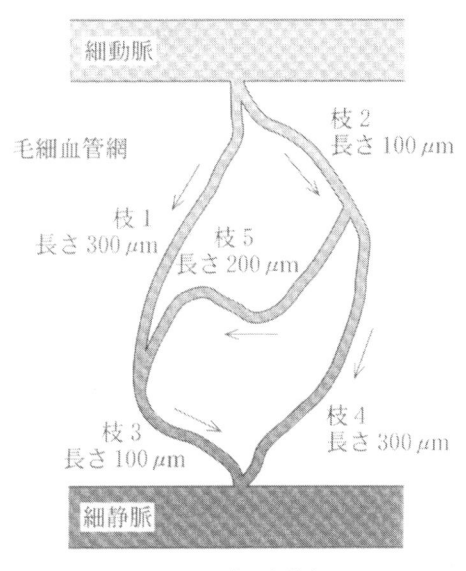

図 3　モデル血管網

問 1.　モデル血管網全体の流動抵抗を R_0 を用いて表しなさい。

問 2.　モデル血管網の枝 5 の部分に血液を流すために必要な仕事率を求めよ。

問 3.　毛細血管の枝 5 が細くなり，実効的な内径が枝の全長にわたってもとの内径の 1/2 となったとき，モデル血管網全体の流動抵抗を R_0 を用いて表しなさい。

化　学

問題

26年度

　答えは，すべて解答用紙に記入せよ。数値を解答する場合の有効数字のけた数は，特に指示がなければ，問題文にある条件をよく読んで適切なけた数で解答すること。必要ならば，原子量として以下の値を用いよ：H：1.00，C：12.0，O：16.0，Si：28，Cl：35.5，Ag：108。なお，水素，炭素，酸素は単一の同位体からなるとし，塩素は同位体 ^{35}Cl（存在比率：76 %）と ^{37}Cl（存在比率：24 %）からなるとする。構造式は問題文中に現れる構造式にならって記せ。

1. 次の文を読み，下記の問い(問1～問5)に答えよ。

ポリ塩化ビニルは，安価な熱 ア 性の合成樹脂であり，加熱により融解するので成形しやすく，冷えると硬くなる丈夫な高分子材料としてよく使われている。 ア 性を高めるために芳香族化合物 A 等が混ぜ込まれるが，最近では，湖沼や海洋に不法投棄されたポリ塩化ビニル製品から化合物 A が漏れ出し，魚類に対して内分泌かく乱物質として働くことが心配されている。

ポリ塩化ビニルの イ は塩化ビニルであり，以前はアセチレンに ウ を付加させることで生産されていたが，最近では，石油化学製品として得られるエチレンに塩素を付加させて化合物 B を得た後，加熱分解により ウ を脱離させて合成されている。しかし，この熱分解反応は単純ではない。この反応では，反応中に化合物 B からその構造異性体である化合物 C が生成することがわかっている。また，化合物 B に含まれる不純物である化合物 D は熱分解反応の反応速度を低下させる不活性化剤として作用する。

塩化ビニルの付加重合反応は種々の反応条件で行われるが，ある重合開始剤を用いて重合させたポリ塩化ビニルの構造式は式(1)のようであると考えられる。x, y の値はいずれも不定であるが，$(x + y)$ の平均値 n が，全体の平均重合度である。

$$\cdots(1)$$

問1 空欄 ア ～ ウ に入る適切な語句や化合物名を答えよ。

問2 化合物 A は o-キシレンを，酸化バナジウム(Ⅴ)触媒を用いて酸素で酸化して得られる生成物を硫酸酸性条件で2倍量以上の 2-ブタノール $CH_3CH(OH)CH_2CH_3$ と脱水縮合させることで得られる。化合物 A の構造式を示せ。立体異性体を考える必要はない。

問3 化合物 B および C の構造式を記せ。

問4 化合物 D は化合物 B を製造するときに微量存在する水の影響で生成する。以下の(i)～(iii)を読んで化合物 D の構造式を示せ。

(i) 化合物 D には，構成原子の質量数の合計が 80 の分子と 82 の分子が成分として含まれている。

(ii) 化合物 D を十分な量のニクロム酸カリウムで酸化すると酸性化合物 E が生成した。

(iii) 化合物 E を完全に燃焼させると，上の文にあるような熱分解反応も起こる。燃焼で生成する気体をすべて水酸化ナトリウム水溶液に吸収させた。その後，この水溶液に硝酸銀水溶液を加えると白色沈殿が生成した。

問 5　下線部①のようにして合成したポリ塩化ビニル 10.0 g を 10 ％ 水酸化ナトリウム水溶液と反応させた。得られた水溶液を水で希釈し，ろ過した後，塩酸で酸性にすると沈殿が生成した。沈殿の乾燥質量は 0.122 g であった。このポリ塩化ビニルの平均重合度 n を求めよ。ただし，予想される全物質量の沈殿が得られたものとし，炭素—塩素結合は 10 ％ 水酸化ナトリウム水溶液では変化しないものとする。

2. 次の文を読み，下記の問い(問1〜問5)に答えよ。

　ベンズアルデヒド(構造式1)は，アーモンドの香りのする常温で液体の物質である。空気中では酸化されやすく，湿気のある空気中で保存すると安息香酸を生成し，純度が低下しやすい。この酸化反応をイオン反応式で表すと式(1)のように表すことができる。

　1832年，ドイツの化学者ウェーラーとリービッヒは，二分子のベンズアルデヒドからシアン化カリウム KCN 触媒の作用で，アルデヒド炭素が結合したベンゾイン(構造式2)が生成することを発見した(式(2))。この反応は，ビタミン B_1(チアミン)の生化学的作用に関係があり，有機化学的にも重要な反応である。塩基性条件で触媒としてチアミンを用いると，その他のアルデヒドでも同様な反応が起こる。二分子のアルデヒドからこの反応で生成する化合物を一般にアシロインと呼び，この反応はベンゾイン縮合と呼ばれる(正確には付加反応に分類されるので「縮合」という名称は適切ではない)。

　一般に，ベンゾイン縮合には選択性がないので，異なる二種類のアルデヒドを用いると生成物は複雑な混合物になってしまう。たとえば，　ア　と　イ　の1段階のベンゾイン縮合では，光学異性体を含めて炭素原子数2〜4個の　ウ　種類のアシロイン化合物が生成する可能性がある。しかし，生体内で起こる酵素存在下の反応では，選択的に単一の生成物が得られる可能性がある。現在の植物が行う光合成反応はベンゾイン縮合ではないが，生命誕生以前の地球では　ア　の無生物的なベンゾイン縮合が糖物質の生産蓄積に関与していたのではないかと考えられている。たとえば，フルクトースのようなケトースではその過程は単純ではないが，リボースやグルコースのような　エ　は　ア　の選択的で連続的なベンゾイン縮合で生成することが期待される。また，ケトンもアルデヒドとベンゾイン縮合を起こすことができるが，生成物においてヒドロキシ基が結合している炭素原子がケトンのカルボニル基由来の炭素原子となる。最近，チアミンと類似した化合物を触媒に用いて，化合物3の2段階のベンゾイン縮合(式(3))により，選択的に4のような生成物が得られることが報告された。①

　化学者ウェーラーの別の業績として，シアン酸カリウムとアンモニアという無機物から尿素という有機物を初めて人工的に合成したことが知られているが，二価の無機酸である　オ　がアンモニアと単純に脱水縮合した形の　カ　である尿素は有機物の定義に入らないのではないかという意見もある。また，化学者リービッヒは，ガラス製実験器具であるリービッヒ冷却器にその名を残している。リービッヒ冷却器は蒸留操作に用いられる(図1)。

1

$$C_6H_5CHO + \boxed{\text{キ}} \longrightarrow C_6H_5COOH + \boxed{\text{ク}} + 2e^- \qquad \cdots(1)$$

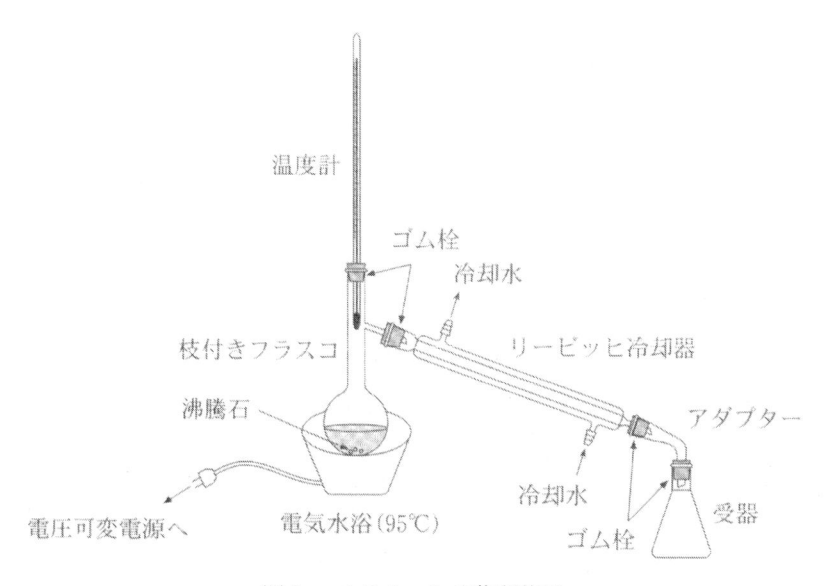

図1　エタノールの蒸留装置

問 1　空欄 ア ～ カ に入る適切な物質名や分類名称あるいは数字を答えよ。

問 2　式(1)の空欄 キ ・ ク に入る適切な化学式を答えよ。

問 3　古くなって白色固体が析出したベンズアルデヒド 0.400 g を 30.000 g の清浄なガラス製フラスコに測りとり，エタノールに溶解した後，十分な量のアンモニア性硝酸銀水溶液を加えて加熱した。反応後の無色の溶液を捨て，フラスコ内をエタノールおよび純水で洗浄した後，乾燥したところ，フラスコの質量は 30.648 g であった。以下の問い(1)(2)に答えよ。ただし，試料のベンズアルデヒドの純度は，購入時 100 % であったものとする。

　(1)　乾燥したフラスコの内壁はどのように変化しているか。15 文字以内で説明せよ。

　(2)　この実験で用いたベンズアルデヒドの純度を質量%で答えよ。

問 4 　下線部①の反応における第 1 段階のベンゾイン縮合生成物 A の構造式を記せ。ただし，立体異性体を区別して考える必要はない。

問 5 　図 1 のような実験装置を用いるエタノール（沸点 78 ℃）の蒸留は，図 1 の実験装置に大きな誤りがあるので，そのまま用いるのは非常に危険である。図 1 の実験装置の誤りを 40 文字以内で答えよ。

3. 次の文を読み，下記の問い（問 1 〜問 5 ）に答えよ。

　ケイ素は地殻中で酸素の次に多く存在する元素である。ケイ素の単体は自然界には存在せず，酸化物を還元してつくる。例えば，式(1)に示したように二酸化ケイ素（ケイ砂）を電気炉中で融解し，コークスを用いて還元する。

$$SiO_2 + 2\,C \longrightarrow Si + 2\,CO \quad \cdots(1)$$

　二酸化ケイ素は結晶中では，1 個のケイ素原子を　ア　個の酸素原子が取り囲み，酸素原子を介してつながった立体的な網目構造をもつ化合物である。ケイ素の単体の結晶は金属光沢があり，電気伝導性は金属と非金属の中間を示す。高純度のケイ素は，集積回路などの半導体の材料として用いられているが，高純度のケイ素を得るには式(1)の方法で得られたケイ素の純度をさらに高める必要がある。その方法の一つとして，ケイ素を塩化水素と反応させてトリクロロシラン $SiHCl_3$ として気体にし（式(2)），その後，精製したトリクロロシランを再び還元する方法により高純度のケイ素を得ている。

$$Si + 3\,HCl \longrightarrow SiHCl_3 + H_2 \quad \cdots(2)$$

　①二酸化ケイ素を水酸化ナトリウムや炭酸ナトリウムとともに加熱融解すると，ケイ酸ナトリウムを生じる。ケイ酸ナトリウムに水を加えて加熱すると，　イ　と呼ばれる粘性の大きな液体が得られる。乾燥剤や吸着剤として利用されているシリカゲルは，　イ　の水溶液に塩酸を加えて生じるケイ酸と呼ばれるゲル状の沈殿を，さらに加熱して脱水すると得られる。

　窒素のような不活性な気体が，シリカゲルのような吸着剤の表面に結合して吸着する原理は分子間力によるものであり，その吸着量の変化は，窒素のような気体が水のような液体に溶解する場合の実験条件と気体の溶解度の関係に似ている。気体が液体に接して溶解する場合，②(a)気体の圧力　(b)気体の体積　(c)気体と液体の温度　(d)液体の体積などの実験条件の変化は気体の溶解度の変化に関係したりしなかったりする。上の実験条件(a)〜(d)のうち一つを変化させ，他の条件が一定の場合，気体の溶解度(mol/L)と変化させた実験条件の関係は図 1 の I 〜Ⅲのような形のグラフとなる。

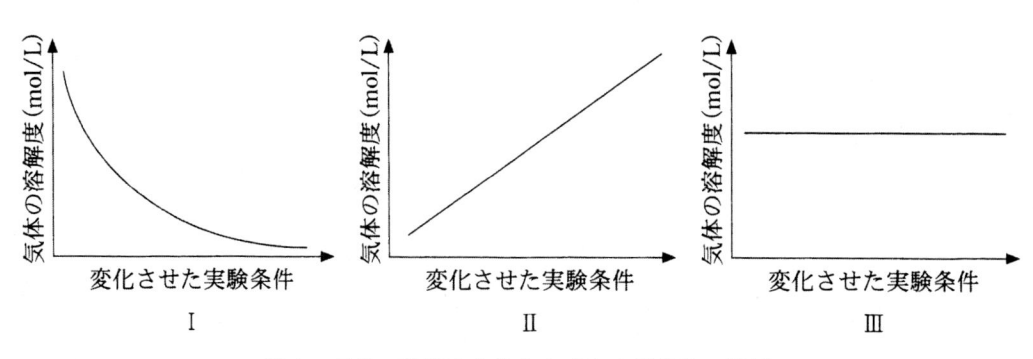

図 1．気体の溶解度と変化させた実験条件の関係

問 1　文中の空欄　ア　には適切な数値を，空欄　イ　には適切な語句を記せ。

問 2　式(2)において，ケイ素は固体であるが，その他の物質は気体である。式(2)の熱化学方程式を示せ。ただし，式中に物質の状態を示す必要はない。また，$SiHCl_3$(気体)の生成熱は513 kJ/mol，HCl(気体)の生成熱は 93 kJ/mol とする。

問 3　下線部①の反応を，二酸化ケイ素と炭酸ナトリウムについて化学反応式で示せ。

問 4　ケイ酸は，一般に $SiO_2 \cdot nH_2O$ で表される組成の一定しない化合物である。純度 90 % の二酸化ケイ素 100 kg を原料として 130.5 kg の純粋なケイ酸が得られた。ケイ酸の n の値はいくらかを小数点以下第 1 位まで記せ。ただし，ケイ酸を得る過程の反応および処理は完全に行われたものとする。また，原料の二酸化ケイ素中には不純物として他のケイ素化合物は含まれないものとする。

問 5　図 1 の I ～ III のグラフで，それぞれ変化させた実験条件は下線部②の実験条件(a)～(d)のいずれか，記号で答えよ。ただし，複数の実験条件が該当する場合もある。

4. 次の文(I)と(II)を読み，下記の問い(問1〜問6)に答えよ。ただし，硫化水素ガスを通したことによる水溶液の体積変化は無視するものとする。また，かっこ[　]はモル濃度(mol/L)を表す。計算値の答えは有効数字2けたで記せ。

(I)　硫黄および硫黄を含む化合物は，化学工業などにおいて様々な用途に用いられている。単体の硫黄の利用例としては，天然ゴムにおける利用がある。ゴムの木の樹皮から得られる天然ゴム①は，おもにイソプレン $CH_2=C(CH_3)—CH=CH_2$ が付加重合したポリイソプレンでできている。天然ゴムに数％の硫黄を加えて加熱する操作は　ア　という。この操作をしたゴムは弾性に富み，また，化学的安定性もよくなる。

　　硫黄を含む重要な化合物としては硫酸がある。一般には，濃硫酸として提供され，金属精錬，紡績および薬品製造など，多岐にわたって利用されている。濃硫酸の工業的製法は，まず，原油などから得られる硫黄を燃焼させて　イ　をつくる。次に，酸化バナジウム(V)を触媒として　イ　を空気で酸化して得られる　ウ　を濃硫酸に吸収させて発煙硫酸としたものを，希硫酸に加えて濃硫酸にする方法である。硫酸は，車などのバッテリーとして使われている鉛蓄電池において用いられている。鉛蓄電池は，電解質水溶液である約30％希硫酸に，負極としての鉛と正極としての酸化鉛(IV)を浸したものである。鉛蓄電池は放電により起電力が低下しても，充電②することより再使用できる。

　　硫黄の水素化物である硫化水素は，火山性ガスや温泉水などに含まれる毒性の強い気体であり，水にわずかに溶けて，その水溶液は弱い酸性を示す。実験室において，硫化水素は金属イオンの分析に利用されている。

問1　文中の空欄　ア　には適切な語句を，空欄　イ　と　ウ　には適切な物質名を記せ。

問2　下線部①の，イソプレンが付加重合した天然ゴムの構造式を，異性体の関係がわかるように，設問1のポリ塩化ビニルに示された構造式にならって示せ。ただし，平均重合度は n とする。また，両末端を記す必要はない。

問3　下線部②の充電により，(i)電解質水溶液中の硫酸の濃度はどのように変化するかを記せ。また，(ii)その変化の理由となる化学反応式を，イオンを含まない式で示せ。

(II)　硫化水素 H_2S は弱酸で，水溶液中では式(1)および式(2)のように2段階で電離している。式(1)および式(2)の平衡定数を K_1 および K_2 とすると，それらの平衡定数の値は以下のようである。

$$H_2S \rightleftharpoons H^+ + HS^- \qquad \cdots(1) \qquad K_1 = 9.1 \times 10^{-8}\ mol/L$$
$$HS^- \rightleftharpoons H^+ + S^{2-} \qquad \cdots(2) \qquad K_2 = 1.2 \times 10^{-15}\ mol/L$$

K_1 と K_2 の積を $K_{1,2}$ とすると，$K_{1,2}$ は，各成分のモル濃度を用いて表される K_1 および K_2 の質量作用の関係式より，式(3)のように表される。

$$K_{1,2} = \boxed{\quad \text{エ} \quad} \qquad \cdots (3)$$

式(3)より，硫化水素水溶液中の硫化物イオン S^{2-} の濃度は水溶液の水素イオン濃度によって変化することがわかる。硫化水素飽和水溶液の硫化水素の濃度を 0.10 mol/L とすると，水素イオン濃度が 0.30 mol/L における硫化物イオンの濃度は $\boxed{\quad \text{オ} \quad}$ mol/L となる。

難溶性の塩 XY を水に溶かし，飽和に達すると，わずかに溶けて電離している X^+ および Y^- と固体の XY との間には式(4)のような溶解平衡が成り立つ。式(4)の平衡定数を K_3 とすると，質量作用の法則から式(5)の関係が成り立つ。

$$XY(固) \rightleftharpoons X^+ + Y^- \qquad \cdots (4)$$

$$K_3 = \frac{\boxed{\quad \text{カ} \quad}}{[XY]} \qquad \cdots (5)$$

このとき塩は難溶性のため固体のままでほとんど溶けず，$[XY]$ の値は一定とみなすことができるので，式(5)の $[XY]$ を移項した式(6)を K_{sp} で表し，この K_{sp} を溶解度積という。

$$K_{sp} = \boxed{\quad \text{カ} \quad} = K_3 \cdot [XY] \qquad \cdots (6)$$

金属イオンを含む水溶液に硫化水素ガスを通すと，金属硫化物を生じる。金属硫化物の沈殿が析出するかどうかは，金属硫化物の溶解度積 K_{sp} の値から推測することができる。硫化水素は非常に弱い酸であるので，酸性の水溶液中では溶解してもほとんど電離できない。したがって，この極めて小さな値の硫化物イオン濃度でも沈殿を生じるのは非常に溶解度積の値が小さい金属硫化物である。それに対して，<u>塩基性の溶液中では，酸性の溶液中に比べて，より溶解度積の値が大きな金属硫化物でも沈殿の析出が可能になる。</u>
　　　　　　　　　　　　③

問4　文中の空欄 $\boxed{\text{エ}}$ と $\boxed{\text{カ}}$ には適切な式を，空欄 $\boxed{\text{オ}}$ には適切な数値を記せ。

問5　水素イオン濃度が 0.30 mol/L で，硝酸鉛(Ⅱ)の濃度が 0.010 mol/L の水溶液を作った。この水溶液に硫化水素ガスを通して飽和させたときの硫化水素の濃度を 0.10 mol/L とすると，溶液中に残っている鉛(Ⅱ)イオンの濃度は最初の濃度の $\frac{1}{Z}$ である。Z の値を記せ。ただし，硫化鉛(Ⅱ)の溶解度積の値は $5.0 \times 10^{-29} (mol/L)^2$ とする。

問6　下線部③の，塩基性の溶液中では，酸性の溶液中に比べて，より溶解度積の値が大きな金属硫化物でも沈殿の析出が可能となる理由を 45 文字以内で記せ。

生 物

問題　　　26年度

1. ヒトの視覚に関する各問いに答えよ。

Ⅰ. 盲斑について調べるため，次のような手順で実験を行った。

［実験］

　1. 壁に盲斑検査用紙（図 1 ）を貼り付ける。

　2. 生徒 A は用紙から 50 cm の位置に立ち，右目が＋印の正面にくるようにする。次に左目を手でおおい，右目だけで＋印を見続ける。

　3. 生徒 B は黒点のついた棒を＋印から右（矢印）の方向へ水平に移動させながら，生徒 A にとって黒点が見えなくなる位置(ア)，および再び見え始める位置(イ)を調べる。

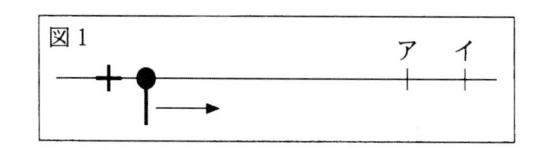

［結果］　＋印からアの距離は 12.0 cm であった。

　　　　　＋印からイの距離は 14.5 cm であった。

問 1. ヒトの眼球の直径を 2.4 cm とした場合，次の値の近似値は何 cm になるか求めよ。ただし，黒点の大きさは考えなくてよい。答えは小数第二位を四捨五入せよ。

　(1)　盲斑の直径

　(2)　黄斑の中心から盲斑に達するまでの距離

問 2. 右目の盲斑は黄斑の鼻側と耳側どちらによったところにあると考えられるか，解答欄Ⅰに答え，その理由を解答欄Ⅱに記せ。

問 3. 日常生活で盲斑に気づくことがないのはなぜか，答えよ。

問 4. 次の文章のうち正しいものを選び，記号で答えよ。

　ア. 盲斑には視神経がない。

　イ. 黄斑には視細胞がない。

　ウ. 視神経細胞はガラス体側の網膜の表面に分布する。

　エ. 暗い場所では視神経にロドプシンと呼ばれる色素が蓄積する。

　オ. 網膜の中心付近は光に対する感度が高い。

問 5. 視覚の情報を処理し，眼球の運動やひとみの調節などの中枢となっている脳の部分を記号で答えよ。

　　ア. 大　脳　　　　イ. 間　脳　　　　ウ. 中　脳　　　　エ. 小　脳　　　　オ. 延　髄

問 6. 視覚や聴覚などの感覚をつかさどる感覚野が発達している大脳の部分を選び，記号で答えよ。

　　ア. 大脳の髄質　　　　　　　　イ. 大脳の古い皮質　　　　　　　　ウ. 大脳の新皮質

問 7. 次の文章の 　　　　　 に適切な語句を記入せよ。

　　ヒトの目とイカの目は，ともに水晶体やこう彩があるカメラ眼であるが，ヒトの目は 　ア　 の網膜への分化や 　ア　 による誘導の連鎖により形成されるのに対し，イカの目では 　ア　 ができず，　イ　 が直接陥没して網膜ができ，その後水晶体ができる。このように同じような働きと外観を示す器官が，基本的に異なる起源をもっていると考えられる場合，このような器官を 　ウ　 という。

Ⅱ. 白い紙の中央に円形の緑色の紙を置き，太陽の光のよく当たっている場所に置いた。緑色の紙を 15〜30 秒間見つめたのち，すばやくその紙を取り除いて白い紙を見つめたところ，マゼンタ（明るい紫）の丸がしばらくの間見えた。

問 8. 上記の実験結果について考察した次の文章の 　　　　　 に適切な語句を記入せよ。

　　緑色の丸を見つめているとその像は網膜に投影され，網膜の緑色光によく興奮する 　ア　 細胞が刺激を受容する。しかし，その 　ア　 細胞は次第に疲労して興奮性が低下するため，やがて緑色光に反応しない領域が網膜に生じる。緑色の丸から急に白い紙を見ると緑色光によく興奮する 　ア　 細胞は疲労していて反応しないが，　イ　 色光と 　ウ　 色光によく興奮する 　ア　 細胞は，それぞれの光によく反応する。その結果，しばらくの間マゼンタの丸が見えると考えられる。

問 9. 白い紙の上に円形のある色の紙を置いて同様に見つめたのち，その紙を取り除いて白い紙を見つめたところ，黄色の丸がしばらくの間見えた。何色の紙を置いたと考えられるか。

2. 炭酸同化に関する各問いに答えよ。

　植物や藻類および一部の細菌はCO_2から有機物を合成する。このような代謝にはエネルギーが必要であり，エネルギー源として，植物や藻類および光合成細菌は光，亜硝酸菌は　a　，硫黄細菌は　b　を利用している。光と炭酸同化の関係を調べるため，緑藻をCO_2のある暗所に長時間置いたのち，光とCO_2濃度の条件を3段階に変えながら，CO_2の吸収速度を測定したところ，下図のグラフの結果を得た。また，クロレラの培養液に^{14}C(炭素の放射性同位体)を含むCO_2を与え，光を照射しながら，0.5，1，2，3，4分後に培養液の一部を試料1〜5として回収し，各種の細胞内成分を分離後，それらの^{14}C含量を測定した。下表は，各試料において^{14}Cが物質A〜Dにどの程度取り込まれたかを総取り込み量に対する割合(%)で示したものである。

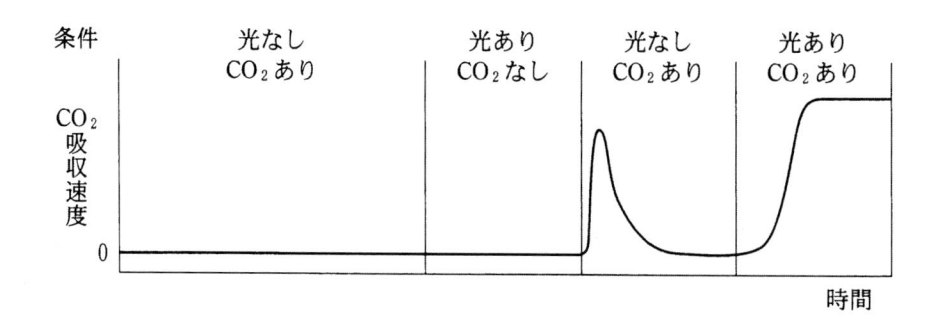

	試料1 0.5分後に回収	試料2 1分後に回収	試料3 2分後に回収	試料4 3分後に回収	試料5 4分後に回収
物質A	20	27	30	25	21
物質B	0	0	1	7	12
物質C	2	3	4	5	6
物質D	35	27	19	16	15

問1. aとbの　　　　に該当するものを次のア〜オから選び記号で答えよ。

　　ア. H_2SO_4　　　イ. NO_3^-　　　ウ. NO_2^-　　　エ. NH_4^+　　　オ. H_2S

問2. 以下の文章は，図で示した結果を考察したものである。　　　　に適切な語句を記入せよ。

　　光は光合成色素の一種である　ア　を活性化して　イ　と　ウ　を生成する。その際，活性化された　ア　は　エ　を分解し，　イ　や　ウ　の生成に必要なe^-とH^+を発生させる。　イ　および　ウ　は，　オ　回路の進行に必須な物質であるため，図の実験結果のように事前の　カ　によって　キ　を進めることができる。

問 3. サボテンを用いて図と同じ条件の実験を行ったところ，最初の「光なし，CO_2 あり」の段階で CO_2 の吸収が確認された。その際，CO_2 は細胞内のどこの部位にどのような物質として蓄えられたか解答欄 I に答えよ。また，このようなしくみがもたらす利点を解答欄 II に記せ。

問 4. 次の文章において，　　　　　にあてはまる数字を答えよ。また，下線部(a)~(d)に該当する物質を表の物質 A ～ D から選び記号で答えよ。

　　　クロレラの炭酸同化において，6分子の CO_2 は6分子の C [ア] 化合物と結合後，[イ] 分子の C [ウ] 化合物となる。次にこの C [ウ] 化合物の一部から，フル(a)　　　　　　　　　　　　　　　　　　　　　　　　　　　　　　　(b)
クトース二リン酸などの C [エ] 化合物が生成される。その後，こうした代謝産物の中から，アミノ酸や有機酸，さらに少し遅れて，スクロースが生成される。(c)　　　　　　　　　　　　　　　　　(d)

問 5. 遺伝子組換えの技術で藻類にアルコール発酵に必要な各種の遺伝子を導入したところ，光合成でできたグルコースの 80 % がエタノールに代謝されて細胞外に放出されるようになった。この遺伝子組換え藻類を反応槽に入れて，工場から出た CO_2 を供給しながら光を照射したところ，1日に 15 g のエタノールが生産された。同じ反応条件のもと，1日あたり 1 kg の CO_2 を減少させるには，反応槽が少なくとも何台必要か答えよ。ただし，好気呼吸は無視できるものとする。また，原子量は H = 1，C = 12，O = 16 とする。

3. 遺伝子とタンパク質に関する各問いに答えよ。

Ⅰ．キイロショウジョウバエの3種類の対立形質に注目し，以下のように対立形質1～3と表すこととする。

対立形質1：茶体色と暗体色

対立形質2：直毛とちぢれ毛

対立形質3：丸眼と棒眼

　ただし，茶体色，直毛，丸眼は野生型の形質である。

　野生型の雌に「暗体色，ちぢれ毛，棒眼」の雄を交配したところ，F_1はすべて茶体色と直毛を示したが，F_1の眼に関して雌は棒眼，雄は丸眼であった。また，F_1の雌雄どうしを交配しても暗体色やちぢれ毛の雌は生まれなかった。F_1の雌と「暗体色，ちぢれ毛，丸眼」の雄を用いて検定交雑を行ったところ，F_2の表現型と個体数は下表のようになった。

表　現　型	個体数
茶体色・直毛・丸眼	582
茶体色・直毛・棒眼	78
茶体色・ちぢれ毛・丸眼	149
茶体色・ちぢれ毛・棒眼	43
暗体色・直毛・丸眼	37
暗体色・直毛・棒眼	145
暗体色・ちぢれ毛・丸眼	81
暗体色・ちぢれ毛・棒眼	585

問 1．棒眼の遺伝形式に該当するものを次のア～エから選び，記号で答えよ。

　　ア．常染色体性優性　　　イ．常染色体性劣性　　　ウ．伴性優性　　　エ．伴性劣性

問 2．対立形質1と対立形質2を支配する遺伝子間の組換え価を計算せよ。

問 3．染色体上の対立遺伝子の並び方を次のア～カから選び，記号で答えよ。ただし，対立形質1～3を支配する対立遺伝子を各々1～3とし，線の長さは遺伝子間の相対的な距離を示す。例えば，1－2――3では，1と2の間の距離の方が2と3の間よりも短い。

　　ア．1－2――3　　　　　　イ．1－3――2　　　　　ウ．2－1――3

　　エ．1――2－3　　　　　　オ．1――3－2　　　　　カ．2――1－3

問 4．F_2の中で2重交さによって生じた表現型をもつ個体の総数を答えよ。

問 5．繁殖用の容器に同じ個体数の「親の雄」と「F_1の雄」を入れてから，F_1の雌と交配させた。その結果，生まれた雌について，「茶体色で直毛：茶体色でちぢれ毛：暗体色で直毛：暗体色でちぢれ毛」の分離比を求めよ。ただし，雄の生殖能力はすべての個体で同等とみなす。

Ⅱ．ヒストンは細胞内で　　a　　と結合し，　　b　　と呼ばれる染色体の基本構造を形成する
タンパク質である。ヒストンは，H1，H2A，H2B，H3，H4と呼ばれる5種類の成分から
なり，各々が別々の遺伝子に由来する。ヒトとニワトリを含む5種類の生物のH2BとH4の遺
伝子の塩基配列およびタンパク質のアミノ酸配列を調べ，それぞれ比較したところ，次の表のよ
うな結果が得られた。

遺伝子の塩基配列の違い(%)

H2B遺伝子

	ニワトリ	生物A	生物B	生物C
ヒ　ト	15	34	17	15
ニワトリ		35	15	11
生物A			35	34
生物B				13

H4遺伝子

	ニワトリ	生物A	生物B	生物C
ヒ　ト	17	31	19	19
ニワトリ		32	16	11
生物A			29	31
生物B				15

タンパク質のアミノ酸配列の違い(%)

H2Bタンパク質

	ニワトリ	生物A	生物B	生物C
ヒ　ト	4.0	30	6.3	5.6
ニワトリ		32	5.6	1.6
生物A			31	31
生物B				5.6

H4タンパク質

	ニワトリ	生物A	生物B	生物C
ヒ　ト	0	7.8	0	0
ニワトリ		7.8	0	0
生物A			7.8	7.8
生物B				0

問 6．aとbの　　　　　　に適切な語を答えよ。

問 7．生物A，B，Cに該当するものを次のア～オから選び，記号で答えよ。

　　　ア．大腸菌　　　　　　　　イ．アフリカツメガエル　　　ウ．酵　母

　　　エ．チンパンジー　　　　　オ．アノールトカゲ

問 8．H2BとH4の各タンパク質における生物間のアミノ酸配列の違いからどのようなことが
　　　わかるか。次の文章の　　　　　　に適切な語句を答えよ。

　　　　H4タンパク質よりもH2Bタンパク質のアミノ酸配列の方が　　　　　　な変異が蓄積さ
　　　れやすい。

問 9．H2BとH4のどちらの場合でも生物間の塩基配列の違いの方がアミノ酸配列の違いより
　　　も大きい傾向を示した。その理由を40文字以内で答えよ。

4. 個体群に関する各問いに答えよ。

Ⅰ. ある池に生息するコイの個体数を推測するために，標識再捕法による調査を行った。面積が 5 km² の池の任意の数ヶ所で投網を使って 80 匹のコイを捕獲し，これらの個体すべてに印をつけて再び池に放流した。2 日後，同様の方法で 120 匹のコイを捕獲したところ，印をつけたコイは 15 匹であった。

問 1. この池におけるコイの総個体数および個体群密度を推定し，解答欄Ⅰ，Ⅱにそれぞれ答えよ。

問 2. 下線部について，2 回目の捕獲を放流の直後ではなく，2 日後に行った理由を述べよ。

問 3. 個体群密度を推定する際には，いくつかの前提条件が必要である。次の文章のうち必要な条件に該当するものをすべて選び，記号で答えよ。

ア. 自由に交配できる。

イ. 標識の有無で捕獲効率は変わらない。

ウ. 調査期間中に新たな出生や死亡がない。

エ. 調査している集団とほかの集団との間で移出，移入がない。

オ. 雌雄の数に極端なかたよりがない。

問 4. 次の動物(成体)のうち標識再捕法が適用できないものを 1 つ選び解答欄Ⅰに記号で答え，その動物の個体群密度推定に適用可能な他の方法を解答欄Ⅱに 1 つ答えよ。

a. ヒメネズミ　　　　　b. メダカ　　　　　c. ニホンザリガニ

d. ホ ヤ　　　　　e. モンシロチョウ

問 5. 動物では個体群密度が変化すると死亡率の変化などの密度効果が見られるようになる。密度効果は植物にも見られ，個体群密度と最終収量の間にはある法則が成り立つ。どのような法則か，説明せよ。

II．一定地域内の生物は，同種または異種の生物と様々な関係をもちながら生活している。下表は
　　2 種の個体群(A と B)間の相互関係を示している。その種にとって利益を受ける場合を＋，不利
　　益となる場合を－，利害関係のない場合を±で示した。

相互関係の型	個体群		例
	A	B	
競　争	(ウ)	(エ)	ゾウリムシとヒメゾウリムシ
被食者—捕食者相互関係	＋	－	キツネとウサギ
(ア)	＋	＋	マメ科植物と根粒菌
片利共生	＋	±	(オ)
寄　生	－	＋	ヒトとマラリア原虫
(イ)	±	±	昆虫食の鳥と草食の哺乳類

問 6．ある一定の地域に共存しているすべての種の個体群の集合をなんと呼ぶか，答えよ。

問 7．表中のア，イに当てはまる相互関係の型の名称を答えよ。

問 8．競争の関係においてゾウリムシを A，ヒメゾウリムシを B としたとき，ウとエに入る記
　　　号をそれぞれ答えよ。

問 9．オに該当する片利共生の例として正しいものを選び，記号で答えよ。

　　　a．ソバとヤエナリ　　　　　　　　　b．アリとアブラムシ

　　　c．ヤドリギとケヤキ　　　　　　　　d．コバンザメとサメ

問10．生活上の要求がよく似た近縁の動物が，競争を避けるために行う方法を 1 つ挙げよ。

問11．アフリカのコビトカバと南アメリカのカピバラのように，異なる地域で同じ生態的地位を
　　　占める種をなんと呼ぶか。

英　語

解答

26年度

1

〔解答〕

⑴ agree　⑵ over　⑶ long　⑷ heart　⑸ siblings

〔全訳〕

(A) ベス：ハンナ、このカシューナッツの袋持って帰る？

ハンナ：ううん、いいわ。私、ナッツは体に合わないみたいなの。

agree with：「（食べ物などが）合う」

(B) ジミー：今君が話してたお医者さんのこと、知ってるの？

ベティ：もちろん、知ってるわよ。彼は研究や教科書で世界中で知られている人よ。

the world outside：「世の中で、外界で」

(C) デイヴィッド：息子さんの合格おめでとう。

トム：ありがとう。やっとのことで私の願いが叶ったよ。

at long last：「やっとのことでついに」

(D) ジョー：状況はかなり悪いようね。

メアリー：そうね、でも元気出して。抜け出す道は見つかるわ。

take heart：「元気を出す、気を取り直す」

(E) ジャック：きょうだいは何人いるの？

キャシー：3人。男が2人に、女が1人。みんな私より年上よ。

sibling：「きょうだい」（兄弟にも姉妹にも使える語）

2

〔解答〕

⑴ b　⑵ a　⑶ b　⑷ d　⑸ d　⑹ a

〔英文の意味と解法のヒント〕

⑴「首相は昨日、ローマの特派使節と会った。」

(a)と(c)は動詞なので合わない。(d)は意味が合わない。

⑵「そのインストラクターは若者たちとうまくつき合うことができる。」

ability to の後の（　）には目的語をとる動詞が入る。engage with ～：～と関わる

⑶「ほとんどの人々にとって、ひとつのものに対する不信仰は、別の何かに対する盲目的な信仰から生じる。」

(a)(d)は動詞ではないので誤り。(c)は三単現のsがないので誤り。

⑷「これらの映画評は、変わらず彼を高く評価している。」

hold him in high esteem：「彼を重んずる」

⑸「保護区ではだれも銃を携帯してはならなかった。」

be allowed to の後は動詞の原形

⑹「原子力発電所の建設は地元の人々の間で大騒ぎとなった。」

cause quite a stir：「大騒ぎになる」

3

〔解答〕

⑴ b　⑵ d　⑶ c　⑷ a

〔完成した英文の意味と解法のヒント〕

⑴「彼の古い服が床に山積みになっていた。」

in a heap：山積みになって

⑵「彼は激しい罪悪感にとらわれた。」

pangs of conscience：罪悪感

⑶「彼は攻撃をかわすために手を上げた。」

ward off：かわす

⑷「彼はこの話し合いの当事者ではなかった。」

party：当事者

4

〔解答〕

⑴ c　⑵ a　⑶ c　⑷ b　⑸ b

〔正しい英文の意味と解法のヒント〕

⑴「間違いを防ぐ方法を考案するもうひとつのシステムは、利用者本位のデザインである。」

(a)(b)(d)は名詞の device が動詞のように使われているので誤り。

⑵「この本の行方を知っているかも知れない人がいると聞いている。」

hear tell that ～：～だと噂に聞く

⑶「それらの熱病の共通の特徴はマダニに噛まれたことだと彼らは主張している。」

(a) の fervent は形容詞なので誤り。(b)は commonly（副詞）が誤り。(d)は文になっていない。

⑷「われわれの医師たちは彼の病気の正確な原因を突き止めることができていない。」

「（原因を）突き止める」は pin down (c)の pin it down は誤り

⑸「才能は、経済的な収益や成功とはほとんど関係ない。」

(a) (d) は successive が誤り。(c) は anything の使い方が誤り。

5

〔解答〕

問1.(A) 4　(B) 3　(C) 2　(D) 1

問2.⑴ 3　⑵ 2　⑶ 2　⑷ 1

問3. (W)　問4. 2　問5. 4

問6.「あるいはまた、それは精製されてガス本管に直接

送り込まれて、人々の家庭で暖房に使われることが可能であるし、容器に詰められて、ガソリンやディーゼルに代わるものとして使われることも可能である。」

〔解法のヒント〕
問 1.(1) rank：(においなどが)鼻をつく
　　　　1. bracing：さわやかにするような
　　　　2. exotic：めずらしい
　　　　3. foul：いやな
　　　　4. wholesome：健康によい
　　(2) harnessing：利用する
　　　　1. expecting：期待する
　　　　2. exploiting：利用する
　　　　3. suspending：保留にする
　　　　4. sustaining：維持する
　　(3) reign：支配する
　　　　1. maneuver：たくらむ
　　　　2. prevail：はびこる
　　　　3. survey：調査する
　　　　4. throb：鼓動する
　　(4) beneficial：有益な
　　　　1. advantageous：有益な
　　　　2. affectionate：愛情深い
　　　　3. apprehensive：気遣って
　　　　4. approximate：おおよその
問 3. 挿入すべき英文の意味は
　　「しかし、地球上には、まだ酸素不足の場所がたくさんあった。」
問 4. 選択挿入する英文の意味は
　　1. ある最近の研究は、埋め立て処理を避けることで、食料廃棄物 1 トンにつき 0.4 から 1 トンの二酸化炭素の排出を削減できると試算した。
　　2. 19 世紀には、人間の排泄物のような有機物を集め、「バイオガス」を吸い上げて街灯で燃やしたりしようと、大英帝国の技術者たちによって高度なシステムが開発された。
　　3. 多くの政府が今、食料廃棄物問題への解決策として嫌気性分解を推進しているのは、これらの理由による。
　　4. しかし、ひとつの重要な欠点は、嫌気性ダイジェスターは作るのに費用がかかり、維持するのが難しいということである。
問 5. 選択肢の意味　（下線部が英文の内容と合っていないところ）
　　1. 嫌気性微生物は、酸素が欠乏した水の中では<u>メタンを出すことができない</u>。
　　2. 地球の大気は、光合成によって作り出された<u>二酸化炭素でいっぱいになった</u>。
　　3. メタンは紀元前 10 世紀の<u>中国</u>で、風呂の水を温めるのに使われた。
　　4. 食肉処理場の廃棄物からできたガスは、スウェーデンでバスを動かすために使われている。

〔全訳〕
　私たちの多くは、子どもの頃池に入って(A)歩き回ったりして、底の泥から泡が浮いてくるのを見たり、ひどい臭いにひるんだりしたことがあるのを覚えている。このガスはほとんどの場合、メタンあるいは「沼気」といわれているもので、酸素の欠乏した水の中で微生物が木の葉などの有機物を分解している、その副産物である。数十億年前、地球上の生命がまだ揺籃期にある頃、原始スープから進化した極微小の有機体は、環境からのエネルギーを利用するための方法を 2 つ見つけた。1 つは大気中の酸素を(B)必要とし、もう 1 つは酸素なしに、つまり嫌気的に起こることができた。地球の歴史の初期の段階では、大気は主として水蒸気と二酸化炭素から成り、嫌気的な状態が支配的であった。(V)数百万年の間、光合成をおこなう有機体が二酸化炭素を吸収し、酸素を送り込んで地球の大気を酸素でいっぱいにしてからやっと、好気性の呼吸作用の番となった。これは嫌気性の状態の中でしか生存できない微生物にとっては破滅的なことで、彼らのニッチは少しずつ後退していった。(W)だがしかし、地球上には、まだ酸素不足の場所がたくさんあった。沼地や湿地や澱んだ池の底において、嫌気性の微生物はいまだ勢力をふるい、ゆっくりとメタンを放出している。
　メタンは燃えやすく、早くも紀元前 10 世紀にはアッシリア人が、風呂の水を温めるためにこれを使っていたと言われている。(XX)19 世紀の終わりまでには、中国はこのような装置をきちんと持っていて、肥料を流し込んで、水生生物や魚を肥やすガスや堆肥や廃水を大量生成していた。1980 年代にはもう中国政府は、メタンを地方の家庭に(C)輸送するとともに動物や人間の排泄物を衛生的に処理できるようにする、数百万ものバイオガスダイジェスターの製造を、補助するようになっていた。
　今日、嫌気性分解は汚物を処理するのに使われていて、産業界全体の液状堆肥の処理にも次第に使われるようになってきた。農家の肥料から出るメタンは、現在利用可能なものの中では環境的にもっとも有益なバイオ燃料のひとつであることが、最近わかった。これらのシステムはまた、これからますます、廃棄食料を処理するもっとも良い方法のひとつとして売り込まれていく。(Y)発展途上国において、これは国連クリーン開発メカニズムからの資金援助を受け、集められたガスが燃料として木の代わりに燃やされれば、森林破壊を減らす可能性も出てくる。
　廃棄食料や肥料や食肉処理場の副産物などの有機的な供給原料が、大きなタンクの中で分解されると、そのガスは、電気を作ったり、近くの産業や家庭に暖房を供給するのに使用される熱い廃水を作るために、燃やすことができる。(5)あるいはまた、それは精製されてガス本管に直接送り込まれて、人々の家庭で暖房に使われることが可能であるし、容器に詰められて、ガソリンやディーゼルに代わるものとして使われることも可能である。そうしているのがスイスやドイツで、特にスウェーデンにおいては、全部のバス、タクシー、電車が今は、食肉処

理場の廃棄物から作られたガスで動かされている。(Z)
要するに、これらはみな、植物や動物の生活の間は食物
の中に蓄えられて有機体が(D)分解するときに外に放出
された、環境にやさしいクリーンな太陽エネルギーに
よって、動かされているということである。

6

〔全文英訳例〕

　When people from Tokyo go to a local place and
speak the local dialect, they may be accepted
favorably by people there. <u>On the other hand, if the
dialect they speak is not natural enough, they can be
considered to be playing up to the local people,
which may cause some uncomfortableness.</u>

〔解答例〕

　On the other hand, if the dialect they speak is not
natural enough, they can be considered to be playing
up to the local people, which may cause some
uncomfortableness.

数　学

解答

26年度

❶

〔解答〕

(1)(ア) $\dfrac{1}{12}$　　(イ) $\dfrac{1}{6}$　　(2)(ウ) $\begin{pmatrix} -1 & -1 \\ 1 & 0 \end{pmatrix}$

(3)(エ) 0　　(オ) 1

〔出題者の求めるポイント〕

(1) （数学 A・確率）

(X, Y) が $(2, 4), (3, 6), (4, 8), (5, 10)$ となる場合の数を数える。

X と Y 以外の数を Z とすると，Y = 10, 9, 8, 7, 6, 5 の場合で Z, X のとり得る場合の数を考える。

(2) （数学 C・行列）

$A = \begin{pmatrix} a & b \\ c & d \end{pmatrix}$ の表わす 1 次変換 f によって，(x_0, y_0)

が移る点を (x_1, y_1) とすると

$$\begin{pmatrix} a & b \\ c & d \end{pmatrix}\begin{pmatrix} x_0 \\ y_0 \end{pmatrix} = \begin{pmatrix} x_1 \\ y_1 \end{pmatrix}, \quad \begin{array}{l} x_1 = ax_0 + by_0 \\ y_1 = cx_0 + dy_0 \end{array}$$

〔解答のプロセス〕

(1) X, Y 以外のカードの数を Z とする。

$(X, Y) = (2, 4)$ のとき，Z は 1 通り (3)

$(X, Y) = (3, 6)$ のとき，Z は 2 通り (4, 5)

$(X, Y) = (4, 8)$ のとき，Z は 3 通り (5, 6, 7)

$(X, Y) = (5, 10)$ のとき，Z は 4 通り (6, 7, 8, 9)

$$\dfrac{1 + 2 + 3 + 4}{{}_{10}C_3} = \dfrac{10}{120} = \dfrac{1}{12}$$

Y = 10 のとき，X, Z は 6, 7, 8, 9 の中から 2 つ選ぶ。${}_4C_2 = 6$

Y = 9 のとき，X, Z は 5, 6, 7, 8 の中から 2 つ選ぶ。${}_4C_2 = 6$

Y = 8 のとき，X, Z は 5, 6, 7 の中から 2 つ選ぶ。

Y = 7 のとき，X, Z は 4, 5, 6 の中から 2 つ選ぶ。

$2 \cdot {}_3C_2 = 6$

Y = 6 のとき，X = 4，Z = 5 の 1 通り。

Y = 5 のとき，X = 3，Z = 4 の 1 通り。

$$\dfrac{6 + 6 + 6 + 1 + 1}{{}_{10}C_3} = \dfrac{20}{120} = \dfrac{1}{6}$$

(2) $A = \begin{pmatrix} a & b \\ c & d \end{pmatrix}$ とする。

点 R が点 P に移されるので，

$\begin{pmatrix} a & b \\ c & d \end{pmatrix}\begin{pmatrix} -1 \\ 0 \end{pmatrix} = \begin{pmatrix} -a \\ -c \end{pmatrix}$ より $a = -1$, $c = 1$

$\begin{pmatrix} -1 & b \\ 1 & d \end{pmatrix}\begin{pmatrix} 1 \\ -1 \end{pmatrix} = \begin{pmatrix} -1-b \\ 1-d \end{pmatrix}$ より $Q(-1-b, 1-d)$

$\begin{pmatrix} -1 & b \\ 1 & d \end{pmatrix}\begin{pmatrix} -1-b \\ 1-d \end{pmatrix} = \begin{pmatrix} 1+2b-bd \\ -1-b+d-d^2 \end{pmatrix}$

$1 + 2b - bd = -1$, $-1 - b + d - d^2 = 0$

より $b = -d^2 + d - 1$　を前の式に代入

$1 - 2d^2 + 2d - 2 + d^3 - d^2 + d = -1$

$d(d^2 - 3d + 3) = 0$, $d^2 - 3d + 3 = 0$ は $D < 0$

よって，$d = 0$, $b = -1$, $Q(0, 1)$

❷

〔解答〕

(1)(i) $t(a) = a$, $b = -a^2 + \log 2a^2$　　(ii) 下図（次ページ）

(2) $f(x) \leqq g(x)$

(3) $\dfrac{1}{6}(4 - \pi)\sqrt{4 - \pi}$ $\left(\dfrac{1}{6}(4 - \pi)^{\frac{3}{2}}\right)$, $a = \dfrac{\sqrt{4 - \pi}}{2}$

〔出題者の求めるポイント〕（数学 III・微分積分）

(1) $f''(x)$ を求め，符号が変わる点を求める。増減表をつくり，$f(0)$, $f(t(a))$, $f(x) = 0$ となる x を求めてグラフを描く。

(2) $y = f(x) - g(x)$ として，y' を求めて正負を考える。

(3) $\displaystyle\int_c^d f(x)dx = \Big[xf(x) \Big]_c^d - \int_c^d xf'(x)dx$

$\displaystyle\int_c^d \dfrac{1}{x^2 + a^2}dx$ は，$x = a\tan\theta$ として，置換積分する。

$S(a)$ を a で微分して，増減表をつくる。

〔解答のプロセス〕

(1)

(i) $f'(x) = \dfrac{2x}{a^2 + x^2}$

$f''(x) = \dfrac{2a^2 + 2x^2 - 4x^2}{(a^2 + x^2)^2} = -\dfrac{2(x+a)(x-a)}{(x^2 + a^2)^2}$

x		$-a$		0		a	
$f'(x)$	$-$	$-$	$-$	0	$+$	$+$	$+$
$f''(x)$	0	$+$	$+$	$+$	$+$	0	$-$
$f(x)$							

よって，$t(a) = a$, $f(a) = \log 2a^2$

$a^2 + b = \log 2a^2$　∴ $b = -a^2 + \log 2a^2$

(ii) $f(0) = \log\dfrac{1}{4} = -2\log 2$ $(-1.4 < f(0) < -1.2)$

$f\left(\dfrac{1}{2}\right) = \log\dfrac{1}{2} = -\log 2$ $\left(-0.7 < f\left(\dfrac{1}{2}\right) < -0.6\right)$

$\dfrac{1}{4} + x^2 = 1$ より $x > 0$ では，$x = \dfrac{\sqrt{3}}{2}$

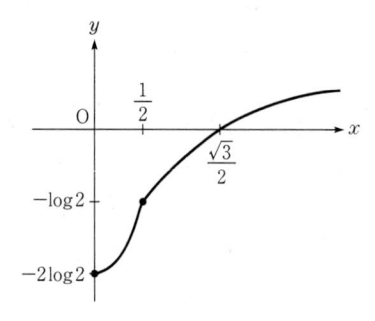

a	0		$\dfrac{\sqrt{4-\pi}}{2}$		$\dfrac{\sqrt{2}}{2}$
$\dfrac{dS(a)}{da}$		$+$	0	$-$	
$S(a)$		$\nearrow$		$\searrow$	

従って，$a=\dfrac{\sqrt{4-\pi}}{2}$ のとき最大値をとり，最大値は，

$$\left\{-\dfrac{2}{3}\left(\dfrac{4-\pi}{4}\right)+\dfrac{4-\pi}{2}\right\}\dfrac{\sqrt{4-\pi}}{2}$$

$$=\dfrac{1}{6}(4-\pi)\sqrt{4-\pi}\quad\left(\dfrac{1}{6}(4-\pi)^{\frac{3}{2}}\right)$$

3

〔解答〕

(1) 下図（次ページ）　　(2)(カ) $-\dfrac{\sqrt{2}}{4}$　　(キ) $\dfrac{3}{4}$

〔出題者の求めるポイント〕

　（数学Ⅰ・2次関数，数学Ⅱ・三角関数，平面図形と式）

(1) $t=\sin x+\cos x$ とおき，$\sin x\cos x$ を t で表す。
　　t の値の範囲を調べておく。
　　$\sqrt{a^2+b^2}=r$，$\dfrac{a}{r}=\cos\theta$，$\dfrac{b}{r}=\sin\theta$ のとき，
　　$a\sin x+b\cos x=r\sin(x+\theta)$
　　与式を $f(t)\leqq 0$ の形にし，平方完成する。
　　$-a\leqq t\leqq a$ で，$f(t)=(t-p)^2+q$ のとき，
　　$f(-a)\leqq 0$，$f(a)\leqq 0$，$-a<p<a$ のとき $q<0$

(2) $\dfrac{b+1}{a+4}=m$ とおき，$b=m(a-k)+l$ の形にする。
　　これは，$(k,\ l)$ を通り，傾きが m の直線だから領域
　　のどこを通るときが傾きが最大，最小になるかを考
　　える。

〔解答のプロセス〕

(1) $t=\sin x+\cos x$ とおく。
　　$t^2=\sin^2 x+2\sin x\cos x+\cos^2 x=2\sin x\cos x+1$
　　よって，$2\sin x\cos x=t^2-1$
　　$t=\sqrt{2}\left(\dfrac{1}{\sqrt{2}}\sin x+\dfrac{1}{\sqrt{2}}\cos x\right)=\sqrt{2}\sin\left(x+\dfrac{\pi}{4}\right)$
　　よって，$-\sqrt{2}\leqq t\leqq\sqrt{2}$
　　$-\sqrt{2}\,at+2b(t^2-1)-4\leqq 0$
　　$f(t)=-\sqrt{2}\,at+2b(t^2-1)-4$ とおく。
　　$f(t)=2bt^2-\sqrt{2}\,at-2b-4$
　　　　　$=2b\left(t-\dfrac{\sqrt{2}\,a}{4b}\right)^2-\dfrac{a^2}{4b}-2b-4$
　　$t=-\sqrt{2}$ のとき，$f(-\sqrt{2})=2b+2a-4$
　　$2b+2a-4\leqq 0$ より $b\leqq -a+2$
　　$t=\sqrt{2}$ のとき，$f(\sqrt{2})=2b-2a-4$
　　$2b-2a-4\leqq 0$　より　$b\leqq a+2$
　　$-\sqrt{2}<\dfrac{\sqrt{2}\,a}{4b}<\sqrt{2}$ のときの領域は，

(2) $y=f(x)-g(x)$ とする。

$$y'=\dfrac{2x}{x^2+a^2}-2x=2x\dfrac{1-x^2-a^2}{x^2+a^2}$$

$0\leqq x\leqq a$ なので，$y'\geqq 2x\dfrac{1-2a^2}{x^2+a^2}$

$0\leqq a^2\leqq\dfrac{1}{2}$ なので，$y'\geqq 2x\dfrac{1-1}{x^2+a^2}=0$

$f(a)-g(a)=\log 2a^2-(a^2-a^2+\log 2a^2)=0$

y は増加して，$x=a$ で 0 になるので，$0\leqq x\leqq a$ で
y は，$y\leqq 0$　　　従って，$f(x)\leqq g(x)$

(3) $S(a)=\displaystyle\int_0^a\left\{x^2-a^2+\log 2a^2-\log(a^2+x^2)\right\}dx$

$\displaystyle\int_0^a(x^2-a^2+\log 2a^2)dx=\left[\dfrac{1}{3}x^3-(a^2-\log 2a^2)x\right]_0^a$

$\qquad=-\dfrac{2}{3}a^3+a\log 2a^2$

$\displaystyle\int_0^a\log(a^2+x^2)dx=\left[x\log(a^2+x^2)\right]_0^a$

$\qquad\qquad\qquad\qquad-\displaystyle\int_0^a\dfrac{2x^2}{a^2+x^2}dx$

$\qquad=a\log 2a^2-\displaystyle\int_0^a\left(2-\dfrac{2a^2}{x^2+a^2}\right)dx$

$\qquad=a\log 2a^2-2a+2a^2\displaystyle\int_0^a\dfrac{1}{x^2+a^2}dx$

$\displaystyle\int_0^a\dfrac{1}{x^2+a^2}dx$ で，$x=a\tan\theta$ とおく。

$\dfrac{dx}{d\theta}=\dfrac{a}{\cos^2\theta}$，$x=0\sim a$ のとき $\theta=0\sim\dfrac{\pi}{4}$

$\displaystyle\int_0^a\dfrac{1}{x^2+a^2}dx=\int_0^{\frac{\pi}{4}}\dfrac{1}{a^2\tan^2\theta+a^2}\dfrac{a}{\cos^2\theta}d\theta$

$\qquad=\dfrac{1}{a}\displaystyle\int_0^{\frac{\pi}{4}}d\theta=\dfrac{1}{a}\left[\theta\right]_0^{\frac{\pi}{4}}=\dfrac{1}{4a}\pi$

$\displaystyle\int_0^a\log(a^2+x^2)dx=a\log 2a^2-2a+\dfrac{1}{2}\pi a$

$S(a)=-\dfrac{2}{3}a^3+a\log 2a^2-a\log 2a^2+2a-\dfrac{1}{2}\pi a$

$\qquad=-\dfrac{2}{3}a^3+\dfrac{4-\pi}{2}a$

$\dfrac{dS(a)}{da}=-2a^2+\dfrac{4-\pi}{2}=-2\left(a^2-\dfrac{4-\pi}{4}\right)$

$-\sqrt{2}<\dfrac{\sqrt{2}\,a}{4b}$ のときは，$b\left(b+\dfrac{1}{4}\,a\right)>0$

$b>0,\ b>-\dfrac{1}{4}\,a$　又は，$b<0,\ b<-\dfrac{1}{4}\,a$

$\dfrac{\sqrt{2}\,a}{4b}<\sqrt{2}$ のときは，$b\left(b-\dfrac{1}{4}\,a\right)>0$

$b>0,\ b>\dfrac{1}{4}\,a$　又は，$b<0,\ b<\dfrac{1}{4}\,a$

よって，$b>0,\ b>-\dfrac{1}{4}\,a,\ b>\dfrac{1}{4}\,a$　又は，$b<0,$

$b<-\dfrac{1}{4}\,a,\ b<\dfrac{1}{4}\,a$ の領域である。

$-\dfrac{a^2}{4b}-2b-4\leqq0$ は，$b>0$ のときは常に成り立つ。$b=0$ のときは，$f(t)$ は1次式となるので $f(-\sqrt{2})\leqq0,\ f(\sqrt{2})\leqq0$ なら $-\sqrt{2}\leqq t\leqq\sqrt{2}$ で常に $f(x)\leqq0$ である。

$b<0$ のとき，$-\dfrac{a^2}{4b}-2b-4\leqq0$ の範囲は，

$\dfrac{a^2}{4}+2b^2+4b\leqq0$ より $\dfrac{a^2}{8}+(b+1)^2\leqq1$

従って，領域は，$b\leqq-a+2,\ b\leqq a+2$ で $b<0,\ b<-\dfrac{1}{4}\,a,\ b<\dfrac{1}{4}\,a$ のとき，

$\dfrac{a^2}{8}+(b+1)^2\leqq1$

$\dfrac{a^2}{8}+(b+1)^2=1$ と $b=\dfrac{1}{4}\,a$ との交点は，

$b(3b+2)=0$　より　$b=0,\ -\dfrac{2}{3}$

$(0,\ 0),\ \left(-\dfrac{8}{3},\ -\dfrac{2}{3}\right)$

$\dfrac{a^2}{8}+(b+1)^2=1$ と $b=-\dfrac{1}{4a}$ との交点は，

$b(3b+2)=0$ より $b=0,\ -\dfrac{2}{3}$

$(0,\ 0),\ \left(\dfrac{8}{3},\ -\dfrac{2}{3}\right)$

$\dfrac{a^2}{8}+(b+1)^2=1$ と $b=-a+2$ の交点は，

$\dfrac{9}{8}\left(a-\dfrac{8}{3}\right)^2=0$　より　$(a,\ b)=\left(\dfrac{8}{3},\ -\dfrac{2}{3}\right)$

$\dfrac{a^2}{8}+(b+1)^2=1$ と $b=a+2$ の交点は，

$\dfrac{9}{8}\left(a+\dfrac{8}{3}\right)^2=0$　より　$(a,\ b)=\left(-\dfrac{8}{3},\ -\dfrac{2}{3}\right)$

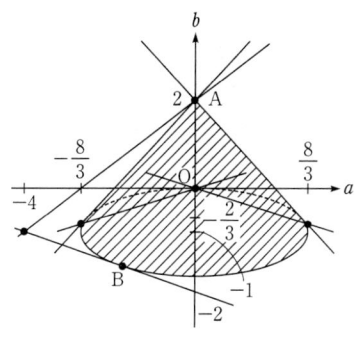

（境界を含む）

(2)　$\dfrac{b+1}{a+4}=m$ とおくと，$b=m(a+4)-1$

これは，$(-4,\ -1)$ を通り傾き m の直線。

m が最大となるのは，図の A 点 $(0,\ 2)$ を通るとき，

$m=\dfrac{2+1}{0+4}=\dfrac{3}{4}$

m が最小となるのは，図の B 点。$\dfrac{a^2}{8}+(b+1)^2=1$ と $b=m(a+4)-1$ が接する点のとき，

$\dfrac{a^2}{8}+m^2(a+4)^2=1$ より

$(1+8m^2)a^2+64m^2a^2+128m^2-8=0$

$(D=)\,1024m^4-(1+8m^2)(128m^2-8)=0$

$-64m^2+8=0$　より B 点なので，$m=-\dfrac{\sqrt{2}}{4}$

従って，$-\dfrac{\sqrt{2}}{4}\leqq\dfrac{b+1}{a+4}\leqq\dfrac{3}{4}$

4

〔解答〕

(1)(ク) $\dfrac{2}{7}$　　(ケ) $\dfrac{6}{7}$　　(コ) 1　　(サ) $-\sqrt{3}$　　(シ) $3\sqrt{2}$

(ス) $3\sqrt{2}$　　(2) $7\pi\sqrt{2}$

〔出題者の求めるポイント〕

（数学B・ベクトル，数学Ⅲ・積分法）

(1)　$\overrightarrow{DM},\ \overrightarrow{BN}$ を $\overrightarrow{AB},\ \overrightarrow{AD}$ で表わして，

$(\overrightarrow{AG}=)\,\overrightarrow{AD}+k\overrightarrow{DM}=\overrightarrow{AB}+l\overrightarrow{BN}$ で $k,\ l$ を求める。

$\overrightarrow{AD}\cdot\overrightarrow{AG}=|\overrightarrow{AD}||\overrightarrow{AG}|\cos\angle DAG$ より d を求める。

(2)　直線 OD が Z 軸上なので，直線 AB と直線 DC 上の点が同じ Z の値でどちらが長いかを調べる。

$(x_0,\ y_0,\ z_0),\ (x_0,\ y_1,\ z_1)$ を通る直線上の点 $(x,\ y,\ z)$ は

$$x=x_0,\quad \dfrac{y-y_0}{y_1-y_0}=\dfrac{z-z_0}{z_1-z_0}$$

$a\leqq z\leqq b$ で，長い方の距離を r とすると，r を z で表わして，$\pi\displaystyle\int_a^b r^2\,dz$

場合分けして，求める。

〔解答のプロセス〕

(1) $\overrightarrow{AN} = \overrightarrow{AD} + \dfrac{1}{6}\overrightarrow{AB}$, $\overrightarrow{AM} = \overrightarrow{AB} + \dfrac{1}{2}\overrightarrow{AD}$

$\overrightarrow{BN} = -\dfrac{5}{6}\overrightarrow{AB} + \overrightarrow{AD}$, $\overrightarrow{DM} = \overrightarrow{AB} - \dfrac{1}{2}\overrightarrow{AD}$

$(\overrightarrow{AG} =)\,\overrightarrow{AB} + l\overrightarrow{BN} = \overrightarrow{AD} + k\overrightarrow{DM}$ とする。

$\left(1 - \dfrac{5}{6}l\right)\overrightarrow{AB} + l\overrightarrow{AD} = k\overrightarrow{AB} + \left(1 - \dfrac{1}{2}k\right)\overrightarrow{AD}$

$\overrightarrow{AB} \not\parallel \overrightarrow{AD}$ より $1 - \dfrac{5}{6}l = k$, $l = 1 - \dfrac{1}{2}k$

$1 - \dfrac{5}{6} + \dfrac{5}{12}k = k$ より $k = \dfrac{2}{7}$, $l = \dfrac{6}{7}$

従って，$\overrightarrow{AG} = \dfrac{2}{7}\overrightarrow{AB} + \dfrac{6}{7}\overrightarrow{AD}$

$\overrightarrow{AB} = \overrightarrow{DC} = (0,\ \sqrt{3},\ -d)$
$\overrightarrow{AD} = \overrightarrow{BC} = (-1,\ \sqrt{3},\ 0)$

$\overrightarrow{AG} = \left(0,\ \dfrac{2}{7}\sqrt{3},\ -\dfrac{2}{7}d\right) + \left(-\dfrac{6}{7},\ \dfrac{6}{7}\sqrt{3},\ 0\right)$

$\qquad = \left(-\dfrac{6}{7},\ \dfrac{8}{7}\sqrt{3},\ -\dfrac{2}{7}d\right)$

$|\overrightarrow{AD}| = \sqrt{1+3} = 2$

$|\overrightarrow{AG}| = \sqrt{\dfrac{36}{49} + \dfrac{192}{49} + \dfrac{4d^2}{49}} = \dfrac{\sqrt{4d^2+228}}{7}$

$\dfrac{6}{7} + \dfrac{24}{7} = 2\,\dfrac{\sqrt{4d^2+228}}{7} \cdot \dfrac{\sqrt{3}}{2}$ より

$12d^2 + 684 = 900$, $d > 0$ より $d = 3\sqrt{2}$

$A(a,\ b,\ c)$ とすると，
$\overrightarrow{AD} = (-a,\ -b,\ d-c)$
$-a = -1$, $-b = \sqrt{3}$, $d-c = 0$

従って，$a = 1$, $b = -\sqrt{3}$, $c = d = 3\sqrt{2}$

(2) 直線 AB, 直線 DC の同じ z の値の点を P, Q とする。

$P(x,\ y,\ z)$ は，$x = 1$, $\dfrac{y+\sqrt{3}}{0+\sqrt{3}} = \dfrac{z - 3\sqrt{2}}{0 - 3\sqrt{2}}$

よって，$x = 1$, $y = -\dfrac{1}{\sqrt{6}}z$

$Q(x,\ y,\ z)$ は，$x = 0$, $\dfrac{y-0}{\sqrt{3}-0} = \dfrac{z - 3\sqrt{2}}{0 - 3\sqrt{2}}$

よって，$x = 0$, $y = -\dfrac{1}{\sqrt{6}}z + \sqrt{3}$

$1 + \dfrac{1}{6}z^2 - \dfrac{1}{6}z^2 + 2\dfrac{1}{\sqrt{2}}z - 3 = \sqrt{2}\,(z - \sqrt{2})$

$z > \sqrt{2}$ のとき点 P の方が z 軸との距離が大きい。
$z < \sqrt{2}$ のとき点 Q の方が z 軸との距離が大きい。

$\pi\displaystyle\int_0^{\sqrt{2}}\left(\dfrac{1}{6}z^2 - \sqrt{2}z + 3\right)dz + \pi\int_{\sqrt{2}}^{3\sqrt{2}}\left(\dfrac{1}{6}z^2 + 1\right)dz$

$= \pi\left[\dfrac{1}{18}z^3 - \dfrac{\sqrt{2}}{2}z^2 + 3z\right]_0^{\sqrt{2}} + \pi\left[\dfrac{1}{18}z^3 + z\right]_{\sqrt{2}}^{3\sqrt{2}}$

$= \pi\left(\dfrac{\sqrt{2}}{9} - \sqrt{2} + 3\sqrt{2}\right)$

$\qquad\qquad + \pi\left(3\sqrt{2} + 3\sqrt{2} - \dfrac{\sqrt{2}}{9} - \sqrt{2}\right)$

$= 7\pi\sqrt{2}$

物　理

解答　26年度

❶

〔解答〕

問1　$\dfrac{\mathrm{m}v^2\cos^2\theta}{\mathrm{r}}$　　　問2　$\mu\mathrm{m}\cos\theta\sqrt{g^2+\dfrac{v^4\cos^2\theta}{r^2}}$

問3　$\mathrm{m}g\sin\theta-\mu\mathrm{m}\cos\theta\sqrt{g^2+\dfrac{v^4\cos^2\theta}{r^2}}=\mathrm{ma}$

問4　$\sqrt[4]{\dfrac{\mathrm{r}^2g^2}{\cos^2\theta}\left(\dfrac{\tan^2\theta}{\mu^2}-1\right)}$

問5　$\mu<\tan\theta$

〔出題者の求めるポイント〕・・・動摩擦力, 円運動

〔解答のプロセス〕

問1

小球の円に対する接線方向の速さは, $v\cos\theta$ になるため,

遠心力 $\mathrm{f}=\dfrac{\mathrm{m}(v\cos\theta)^2}{\mathrm{r}}=\dfrac{\mathrm{m}v^2\cos^2\theta}{\mathrm{r}}$　・・・答

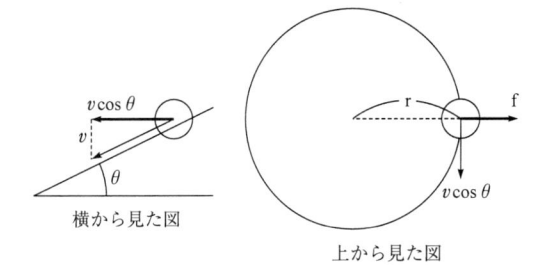

横から見た図

上から見た図

問2

垂直抗力 $\mathrm{N}=\sqrt{(\mathrm{m}g\cos\theta)^2+\left(\dfrac{\mathrm{m}v^2\cos^2\theta}{\mathrm{r}}\right)^2}$

$=\mathrm{m}\cos\theta\sqrt{g^2+\dfrac{v^4\cos^2\theta}{r^2}}$

摩擦力 $\mathrm{F}'=\mu\mathrm{N}$

$=\mu\mathrm{m}\cos\theta\sqrt{g^2+\dfrac{v^4\cos^2\theta}{r^2}}$　・・・答

問3

$\mathrm{m}g\sin\theta-\mu\mathrm{m}\cos\theta\sqrt{g^2+\dfrac{v^4\cos^2\theta}{r^2}}=\mathrm{ma}$　・・・答

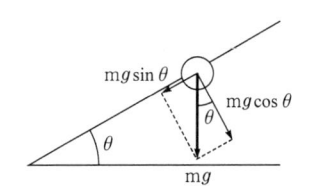

問4

問3で $\mathrm{a}=0$ で, $g\cdot\mu\cdot\sin\theta\cdot\cos\theta$ はすべて正の値なので,

$g\sin\theta=\mu\cos\theta\sqrt{g^2+\dfrac{v^4\cos^2\theta}{r^2}}$

$g^2\sin^2\theta=\mu^2\cos^2\theta\left(g^2+\dfrac{v^4\cos^2\theta}{r^2}\right)$

$\dfrac{v^4\cos^2\theta}{r^2}=\dfrac{g^2\sin^2\theta}{\mu^2\cos^2\theta}-g^2$

$v^4=\dfrac{\mathrm{r}^2g^2}{\cos^2\theta}\left(\dfrac{\tan^2\theta}{\mu^2}-1\right)$

$v=\sqrt[4]{\dfrac{\mathrm{r}^2g^2}{\cos^2\theta}\left(\dfrac{\tan^2\theta}{\mu^2}-1\right)}$　・・・答

問5

$v>0$ であるためには, $\dfrac{\tan^2\theta}{\mu^2}-1>0$

$\therefore\ \mu<\tan\theta$　・・・答

❷

〔解答〕

問1　0.40　　　問2　$3.4\times10\,\mathrm{J}$

問3　$0.84\,\mathrm{J}/g\cdot\mathrm{K}$　　　問4　8.0K

問5　$\dfrac{\mathrm{F}_0}{x_0}$　　　問6　$\dfrac{1}{2}\mathrm{F}_0(-x_0+x_1+x_2)$

問7　$5.6\times10^4\,\mathrm{N}$　　　問8　$8.3\times10^{-4}\,\mathrm{m}$

〔出題者の求めるポイント〕・・・力学的エネルギーの保存, はね返り係数, 比熱, フックの法則

〔解答のプロセス〕

問1

$\mathrm{m}gh=\dfrac{1}{2}\mathrm{m}v^2$ より, $v=\sqrt{2gh}$

$\therefore\ \mathrm{e}=\dfrac{v'}{v}=\dfrac{\sqrt{2gh'}}{\sqrt{2gh}}=\sqrt{\dfrac{\mathrm{h}'}{\mathrm{h}}}=\sqrt{\dfrac{0.16}{1.0}}$

$=0.40$

0.40・・・答

問2

$\mathrm{Q}=\mathrm{m}gh-\mathrm{m}gh'=\mathrm{m}g(\mathrm{h}-\mathrm{h}')$

$=4.0\times10\times(1.0-0.16)$

$=33.6\fallingdotseq3.4\times10$

$3.4\times10\,\mathrm{J}$・・・答

問3

水の質量と比熱を M, c, 金属円柱の質量と比熱を M′, c′ とおくと, $\mathrm{Mc}\varDelta\mathrm{T}+\mathrm{M}'\mathrm{c}'\varDelta\mathrm{T}=\mathrm{Q}$

よって, $\mathrm{c}'=\dfrac{\mathrm{Q}-\mathrm{Mc}\varDelta\mathrm{T}}{\mathrm{M}'\varDelta\mathrm{T}}=\dfrac{33.6-3.0\times4.2\times2.0}{5.0\times2.0}$

$=\dfrac{33.6-25.2}{10}=\dfrac{8.4}{10}=0.84$

$0.84\,\mathrm{J}/g\cdot\mathrm{K}$・・・答

問4

$\mathrm{Q}=\mathrm{M}'\mathrm{c}'\varDelta\mathrm{T}'$ なので,

$\varDelta\mathrm{T}'=\dfrac{\mathrm{Q}}{\mathrm{M}'\mathrm{c}'}=\dfrac{33.6}{5.0\times0.84}=8.0$

$8.0\,\mathrm{K}$・・・答

問5

ばね定数 $k = \dfrac{F_0}{x_0}$ 　・・・答

問6

外力が金属円柱にした仕事は，右図の△ACE と □ABFE の面積の和であり，円柱がした仕事は△BDF の面積になるので，

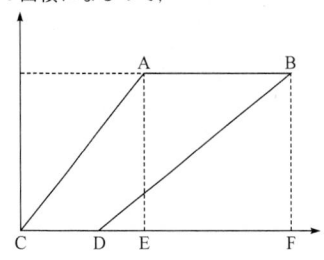

$\dfrac{1}{2} F_0 x_0 + F_0 (x_1 - x_0) - \dfrac{1}{2} F_0 (x_1 - x_2)$

$= \dfrac{1}{2} F_0 (x_0 + 2x_1 - 2x_0 - x_1 + x_2)$

$= \dfrac{1}{2} F_0 (-x_0 + x_1 + x_2)$ 　・・・答

問7

題意より，縮むときも伸びるときもばね定数が等しいので，AC，BD の傾きは等しくなり，円柱のされた仕事は，斜線の部分になるので，

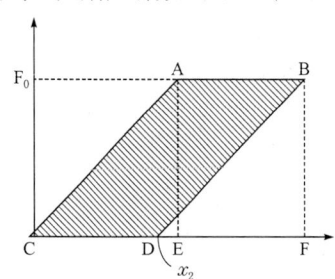

$F_0 x_2 = 33.6$

$F_0 = \dfrac{33.6}{0.60 \times 10^{-3}} = 5.6 \times 10^4$

$5.6 \times 10^4 N$ 　・・・答

問8

鉄球の速度が 0 になるまでに円柱がされた仕事は，

$\dfrac{1}{2} F_0 x_0 + F_0 (x_1 - x_0) = mgh$

また，鉄球の速度が 0 になってから円柱を離れるまでにされた仕事は，

$\dfrac{1}{2} F_0 x_0 = mgh' \Longrightarrow F_0 x_0 = 2mgh'$

$\therefore F_0 x_1 = mgh - mgh' + 2mgh' = mg(h + h')$

$x_1 = \dfrac{mg(h + h')}{F_0} = \dfrac{4.0 \times 10 \times 1.16}{5.6 \times 10^4} \fallingdotseq 8.3 \times 10^{-4}$

$8.3 \times 10^{-4} m$ 　・・・答

3

I

〔解答〕

問1　$6.2 \times 10^{-3} F$　　問2　$1.4 \times 10^{-13} C$

問3　1.3×10^6 個（問2の解答をもとに算出。問2の有効数字を使用せずに計算した場合は，1.2×10^6 個となる）

〔出題者の求めるポイント〕・・・コンデンサー

〔解答のプロセス〕

問1

$C_0 = \varepsilon \dfrac{S}{d} = \varepsilon_r \varepsilon_0 \dfrac{S}{d}$

$\quad = 7.0 \times 8.85 \times 10^{-12} \times \dfrac{1.0}{10 \times 10^{-9}}$

$\quad \fallingdotseq 6.2 \times 10^{-3}$

$6.2 \times 10^{-3} F$ 　・・・答

問2

$C = C_0 S = 6.2 \times 10^{-3} \times 4\pi \times (5.0 \times 10^{-6})^2$

$\quad \fallingdotseq 1.95 \times 10^{-12}$

$Q = CV = 1.95 \times 10^{-12} \times 70 \times 10^{-3} \times 1.365 \times 10^{-13}$

$\quad \fallingdotseq 1.4 \times 10^{-13}$

$1.4 \times 10^{-13} C$ ・・・答

問3

$Q' = Q \times \dfrac{30}{-70}$

$\Delta Q = Q - Q' = \dfrac{10}{7} Q = \dfrac{10}{7} \times 1.4 \times 10^{-13}$

$\quad = 2.0 \times 10^{-13}$

$N = \dfrac{\Delta Q}{e} = \dfrac{2.0 \times 10^{-13}}{1.6 \times 10^{-19}} = 1.3 \times 10^6$

1.3×10^6 個・・・答

II

〔解答〕

問1　$\dfrac{7}{4} R_0$　　問2　$\dfrac{2(\Delta P)^2}{49 R_0}$　　問3　$\dfrac{67}{34} R_0$

〔出題者の求めるポイント〕・・・抵抗の接続，キルヒホッフの法則，消費電力

〔解答のプロセス〕

問1

図3のモデル血管網を電気回路にたとえると以下のようになる。

ここで，抵抗は上下対称であり，枝1・枝2・枝5を流れる血量を $Q_1 \cdot Q_2 \cdot Q_3$ とおく。

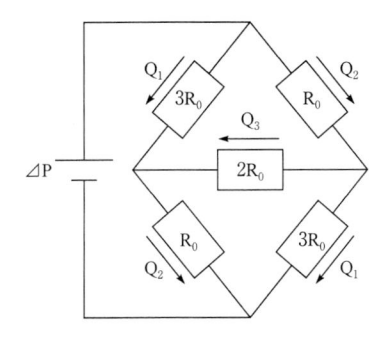

圧力差 ΔP，流動抵抗 R，単位時間当たりの血流量 Q の間にはキルヒホッフの法則が成り立つため，

$$\begin{cases} Q_2 = Q_1 + Q_3 \\ \Delta P = R_0 Q_2 + 3R_0 Q_1 \\ R_0 Q_2 + 2R_0 Q_3 - 3R_0 Q_1 = 0 \end{cases}$$

これを解いて，

$$Q_1 = \frac{3\Delta P}{14R_0} \qquad Q_2 = \frac{5\Delta P}{14R_0} \qquad Q_3 = \frac{\Delta P}{7R_0}$$

全流量：$Q = Q_1 + Q_2 = \dfrac{4\Delta P}{7R_0}$

$\therefore$ 全体の流動抵抗：$R = \dfrac{\Delta P}{Q} = \dfrac{7}{4}R_0$ $\cdots$答

問2

電流の消費電力と同様に考えて，

$$P = RQ^2 = 2R_0 Q_3{}^2 = 2R_0 \left(\frac{\Delta P}{7R_0} \right)^2$$

$$= \frac{2\Delta P^2}{49R_0} \quad \cdots 答$$

問3

枝5の変化前の流動抵抗を R_3，変化後の流動抵抗を $R_3{}'$ とおくと，

$$R_3 = 2R_0 = \rho \frac{l}{d^4}$$

$$R_3{}' = \rho \frac{l}{(d/2)^4} = \rho \frac{l}{d^4} \times 2^4 = 2R_0 \times 16 = 32R_0$$

問1と同様にキルヒホッフの式を立てると，

$$\begin{cases} Q_2 = Q_1 + Q_3 \\ \Delta P = R_0 Q_2 + 3R_0 Q_1 \\ R_0 Q_2 + 32R_0 Q_3 - 3R_0 Q_1 = 0 \end{cases}$$

これを解いて，$Q_1 = \dfrac{33}{35}Q_2 \qquad Q_2 = \dfrac{35\Delta P}{134R_0}$

全流量：$Q = Q_1 + Q_2 = \dfrac{68}{35}Q_2 = \dfrac{34\Delta P}{67R_0}$

$\therefore R = \dfrac{\Delta P}{Q} = \dfrac{67}{34}R_0$ $\cdots$答

化　学

解答　26年度

1

〔解答〕

問1. ア. 可塑　イ. 単量体　ウ. 塩化水素

問2.

（フタル酸エステル構造式：ベンゼン環の隣接2位に $-C(=O)-O-CH_2-CH(CH_3)-CH_2-CH_3$ のエステル基が2つ結合した構造）

問3. B

$$H-\underset{\underset{Cl}{|}}{\overset{\overset{H}{|}}{C}}-\underset{\underset{Cl}{|}}{\overset{\overset{H}{|}}{C}}-H$$

C.

$$H-\underset{\underset{Cl}{|}}{\overset{\overset{H}{|}}{C}}-\underset{\underset{Cl}{|}}{\overset{\overset{H}{|}}{C}}-Cl$$

問4.

$$Cl-\underset{\underset{H}{|}}{\overset{\overset{H}{|}}{C}}-\underset{\underset{H}{|}}{\overset{\overset{H}{|}}{C}}-OH$$

問5. 316

〔出題者の求めるポイント〕

高分子化合物，塩化ビニルの合成，有機化合物の推定，重合度

〔解答のプロセス〕

問2.

（o-キシレン）$\xrightarrow{(O)}$（フタル酸：COOH が2つ）$\xrightarrow{2-ブタノール}$ A（ジエステル）

問3. B. 1,2-ジクロロエタン

C. 1,1-ジクロロエタン　互いに異性体である。

問4. (ii) D は，$-CH_2OH$ の構造をもつと推定できる。

$$-CH_2OH \xrightarrow{(O)} -COOH$$

(iii) $Ag^+ + Cl^- \longrightarrow AgCl$（白色沈殿）　水溶液中には，$Cl^-$ を含むことがわかる。E から熱分解で HCl が生じたと推定できる。

(i) 以上から，D の構造式として，

$$Cl-\underset{\underset{H}{|}}{\overset{\overset{H}{|}}{C}}-\underset{\underset{H}{|}}{\overset{\overset{H}{|}}{C}}-OH$$

と推定できる。

この分子量（質量数の合計）は，Cl に質量数 35 と 37 の同位体が存在するので，80 と 82 の2種類が考えられる。

問5. 重合開始剤として過酸化ベンゾイル（右図）が用いられる。このため(1)式のよ

（過酸化ベンゾイル構造式：$C_6H_5-C(=O)-O-O-C(=O)-C_6H_5$）

うな構造式のポリ塩化ビニルが得られる。

(1)のポリマーを加水分解し，酸性にすると，

$$\text{（}C_6H_5\text{）}-COONa + H^+ \longrightarrow \text{（}C_6H_5\text{）}-COOH + Na^+$$

安息香酸を生成する。

得られた安息香酸は，$\dfrac{0.122}{122} = 1.00 \times 10^{-3}$ (mol)

ポリマー 1 mol から安息香酸 2 mol を生じるので，ポリマーの平均分子量を M とすると，

$$\frac{10.0}{M} : 1.00 = 1.00 \times 10^{-3} : 2.00, \quad M = 2.0 \times 10^4$$

ポリマーのくり返し単位 $\left[\begin{matrix}CH_2-CH\\|\\Cl\end{matrix}\right]_n$ の式量は，62.5

したがって，$62.5n + 121 \times 2 = 2.00 \times 10^4$

$n = 3.161 \times 10^2 \fallingdotseq 316$

2

〔解答〕

問1. ア. ホルムアルデヒド　イ. アセトアルデヒド
　　ウ. 6　エ. アルドース　オ. 炭酸
　　カ. (酸)アミド

問2. キ. H_2O　ク. $2H^+$

問3. (1) 銀が析出し，鏡のようになる。(14字)
　　(2) 79.5%

問4.

（ベンゼン環に結合した $C(=O)$，続いて $-C(H)(OH)-C(H)(CH_3)-C(OH)-CHO$ 等を含むアシロイン型の構造式）

問5. 受器とアダプターがゴム栓で接続されているため，蒸留装置全体が密閉されている点。(39文字)

〔出題者の求めるポイント〕

ベンズアルデヒドの反応，アシロイン化合物，ベンゾイン縮合，蒸留装置の誤り

〔解答のプロセス〕

問1. 〈ア〜サ〉

$HCHO + HCHO \longrightarrow HO-CH_2-CHO$

$HCHO + CH_3CHO \longrightarrow HO-CH_2-CH_2-CHO$

$CH_3CHO + CH_3CHO \longrightarrow CH_3-\overset{*}{C}H-CH_2-CHO,$

$CH_3-\overset{*}{C}H-CH_2-OH$
　　　　|
　　　CHO

　　　　　　　　　　$*$をつけた炭素が不斉炭素原子
　　　　　　　　　　それぞれ光学異性体がある。

以上の6種類

〈オ，カ〉

炭酸の構造式 $HO-\underset{\underset{O}{\|}}{C}-OH$，尿素 $H_2N-\underset{\underset{O}{\|}}{C}-NH_2$

$-\underset{\underset{O}{\|}}{C}-NH_2$ をもつ化合物が酸アミドである。

問2．質量保存の法則と電荷保存から推定できる。条件が中性条件なので解答のようになる。塩基性条件ならば

$$\text{(CHO)} + 2OH^- \longrightarrow \text{(COOH)} + H_2O + 2e^-$$

問3．(2)銀鏡反応は，

$$R-CHO + 2[Ag(NH_3)_2]^+ + 3OH^-$$
$$\to R-COO^- + 2Ag + 4NH_3 + 2H_2O$$

フラスコの質量増加は，Ag が析出した結果である。はじめに測りとった固体中に，ベンズアルデヒドが x (g) 含まれているとすると，ベンズアルデヒド＝106 として，

$$106 : 2\times108 = x : 0.648, \quad x = 0.318\ (g)$$

したがって，純度は，

$$\frac{0.318}{0.400}\times100 = 79.5\%$$

問4．(2)式の反応からわかるように，片方の $-CHO$ が $-CH_2OH$ になることに注目する。

問5．すべてゴム栓で接続されているため密閉状態になり，内圧が高まり容器を破損する恐れがある。

3
〔解答〕
問1．ア．4　イ．水ガラス
問2．$Si + 3HCl = SiHCl_3 + H_2 + 234\ kJ$
問3．$SiO_2 + Na_2CO_3 \to Na_2SiO_3 + CO_2$
問4．1.5　問5．I．(c)　II．(a)　III．(b)，(d)

〔出題者の求めるポイント〕
ケイ素及び二酸化ケイ素，熱化学方程式，気体の溶解度，化学反応の量的関係

〔解答のプロセス〕
問1．構造の一部を示すと右図のようになる。…… で示された構造は正四面体である。

問2．物質の状態は省略する。

$$Si + \frac{1}{2}H_2 + \frac{2}{3}Cl_2 = SiHCl_3 + 513\ kJ \quad \cdots\cdots①$$

$$\frac{1}{2}H_2 + \frac{1}{2}Cl_2 = HCl + 93\ kJ \quad \cdots\cdots②$$

[①－②×3]を計算すると，
$$Si + 3HCl = SiHCl_3 + H_2 + 234\ kJ$$

問3．NaOH を用いると，
$$SiO_2 + 2NaOH \to Na_2SiO_3 + H_2O$$

問4．$SiO_2 \to Na_2SiO_2 \to H_2SiO_3$ ($SiO_2\cdot nH_2O$ と表す)
反応した SiO_2 は，$100\times0.90 = 90$ (kg)
得られたケイ酸ナトリウムは，

$$60(g) : 122(g) = 90(kg) : x, \quad x = 183\ (kg)$$

これより得られたケイ酸は，130.5 (kg) であるから，
$$183 : 130.5 = 122 : (60 + 18n)$$
$$\therefore 18n = 87.0 - 60 = 27.0, \quad n = 1.50$$

問5．
I；一定圧力の下で気体の溶解度は，温度の上昇につれて小さくなる。(液体の体積一定)

II；ヘンリーの法則である。一定温度の下で気体の溶解度は気体の圧力に比例する。(液体の体積一定)

III；気体または液体の体積を変化させても，他の条件(圧力，温度)が同じならば一定である。

4
〔解答〕
I．問1．ア．加硫　イ．二酸化硫黄
ウ．三酸化硫黄
問2．
$$\left[\begin{array}{c} CH_2 \\ | \\ CH_3 \end{array} C=C \begin{array}{c} CH_2 \\ | \\ H \end{array} \right]_n$$

問3．(i)高くなる(または　大きくなる)
(ii)$2PbSO_4 + 2H_2O \to Pb + PbO_2 + 2H_2SO_4$

II．問4．エ．$\dfrac{[H^+]^2[S^{2-}]}{[H_2S]}$　オ．1.2×10^{-22}

カ．$[X^+][Y^-]$　問5．2.4×10^4

問6．塩基性にすると水素イオンが中和され，平衡が右へ移動し，硫化物イオン濃度が高くなるため。(43字)

〔出題者の求めるポイント〕
天然ゴム，硫酸の工業的製法，鉛蓄電池，溶解度積，金属硫化物の沈殿

〔解答のプロセス〕
問1．$S + O_2 \to SO_2$，$2SO_2 + O_2 \to 2SO_3$

問2．天然ゴムは，解答に示した構造でシス体である。
グッタペルカは，右図のようにトランス体で，硬い。

$$\left[\begin{array}{c} CH_2 \\ | \\ CH_3 \end{array} C=C \begin{array}{c} H \\ | \\ CH_2 \end{array} \right]_n$$

問3．放電のときの変化は，
$$Pb + PbO_2 + 2H_2SO_4 \to 2PbSO_4 + 2H_2O$$
充電するとこの逆の反応が起こり，起電力を回復する。

問4．$K_{1.2} = \dfrac{[H^+]^2[S^{2-}]}{[H_2S]} = 1.1\times10^{-22}$

ここで，$[H_2S] = 0.10$，$[H^+] = 0.30$ を代入すると，
$$[S^{2-}] = \frac{(0.30)^2\times1.1\times10^{-22}}{0.10} = 1.2\times10^{-22}\ (mol/L)$$

問5．$PbS \rightleftarrows Pb^{2+} + S^{2-}$
$$[Pb^{2+}][S^{2-}] = 5.0\times10^{-29}$$
ここで，$[S^{2-}] = 1.2\times10^{-22}$ を代入すると，
$$[Pb^{2+}] = 4.17\times10^{-7}\ (mol/L)$$
濃度を比較すると，
$$\frac{4.17\times10^{-7}}{0.100} = 4.17\times10^{-5} = \frac{1}{Z}$$

したがって，$Z = \dfrac{1}{4.17 \times 10^{-5}} = 2.39 \times 10^4 \fallingdotseq 2.4 \times 10^4$

問 6.　$H_2S \rightleftarrows 2H^+ + S^{2-}$ の平衡は，

塩基性にすると，H^+ が中和され，この平衡は大きく右へ片寄り，$[S^{2-}]$ が大きくなる。

この結果，$M^{2+} + S^{2-} \longrightarrow MS$ の沈殿反応が起こりやすくなる。

つまり，$[M^{2+}][S^{2-}] > K_{sp}$ になり，沈殿が起こる。

生 物

解答

26年度

❶

〔解答〕

問1. (1) 0.1 cm　　(2) 0.6 cm

問2. 鼻側

理由：右目の右側（耳側）に見えない位置があることから，眼球内で焦点を結ぶ位置はその対角線上に位置する。すなわち眼球の鼻側である。

問3. 左右の目がそれぞれの視野の見えない部分を補っていることに加え，大脳が見えない部分の像をつくりだしているため。

問4. ウ　　　問5. ウ　　　問6. ウ

問7. ア：眼杯　イ：表皮　ウ：相似器官

問8. ア：錐体　イ・ウ：赤・青

問9. 青色

〔出題者の求めるポイント〕

問1.(1) 目と用紙の距離(50)：眼球の直径(2.4) ＝ 見えない大きさ(14.5 − 12.0)：盲斑の直径

盲斑の直径＝0.12 cm　小数第二位を四捨五入すると 0.1 cm となる。

(2) 50：2.4 ＝ ＋ からアの長さ(12.0)：黄斑の中心から 盲斑に達するまでの距離

黄斑の中心から盲斑に達するまでの距離＝0.576 小数第二位を四捨五入して 0.6 cm となる。

問4. ア：盲斑は視神経が網膜に分かれる部分。

イ：黄斑には視細胞が特に多い。

エ：ロドプシンは視細胞に蓄積する。

オ：ヒトの網膜の中心にあたる黄斑には錐体細胞が多い。錐体細胞は桿体細胞に較べ光に対する感度が低い。

問5. 中脳には視覚反射および眼球運動に関する反射の中枢，聴覚刺激に対し反射的に眼球や体の運動をおこす中枢，身体の平衡，姿勢の保持に関する中枢などがある。

問6. 大脳新皮質の後頭葉に視覚をつかさどる部位がある。

問9. 残像に見られる色は光の3原色での補色が見える。光の3原色における青色の補色は黄色である。

❷

〔解答〕

問1. a：エ　　b：オ

問2. ア：クロロフィル a　イ・ウ：ATP・NADPH$_2$

エ：水　オ：カルビン・ベンソン

カ：光照射　キ：炭酸同化

問3. 部位：液胞　物質：リンゴ酸　理由：夜間に気孔を開けて CO_2 を吸収して貯蔵し，昼間は気孔を閉じたまま蒸散を防ぎつつ炭酸同化することができる。

問4. ア：5　イ：12　ウ：3　エ：6

(a) D　　(b) A　　(c) C　　(d) B

問5. 26 台

〔出題者の求めるポイント〕

問5. アルコール発酵で発生する二酸化炭素を考慮して計算する点がポイント。

光合成の反応式は

$6CO_2 + 12H_2O + 光 \rightarrow C_6H_{12}O_6 + 6H_2O + 6O_2$

アルコール発酵の反応式は

$C_6H_{12}O_6 \rightarrow 2C_2H_5OH + 2CO_2$

1 kg の CO_2 が光合成に利用され，合成された $C_6H_{12}O_6$ の 8 割がアルコール発酵に利用されると，約 279 g の C_2H_5OH が得られるが約 267 g もの CO_2 が生じる。つまり，消費された CO_2 は 1000 − 267 ＝ 733 g にすぎない。そこで，最初に光合成に利用される CO_2 を「$1000 × 1000 ÷ 733 ≒ 1364. g$」として計算すると，約 380 g の C_2H_5OH が得られる。

反応槽 1 台あたり 15 g なので，380 ÷ 15 ＝ 25.33··，すなわち少なくとも 26 台必要となる。

❸

〔解答〕

問1. ウ　　　問2. 22%　　　問3. カ

問4. 80 個体

問5. 139：11：11：39

問6. a：DNA　　b：ヌクレオソーム

問7. A：ウ　B：イ　C：オ　　　問8. 中立的

問9. 塩基配列の変化が起きてもアミノ酸配列の変化が起こらないことがあるから。

〔出題者の求めるポイント〕

検定交雑結果の表から，3つの遺伝子が連鎖していることがわかる。F_1 の雌雄の形質の違いから，遺伝子はX染色体上にあることが想像される。優性形質は茶体色・直毛・棒眼，劣性形質は暗体色・ちぢれ毛・丸眼である。毛の色（対立形質1）の遺伝子を(A，a)，毛の質（対立形質2）の遺伝子を(B，b)，眼のかたち（対立形質3）の遺伝子を(D，d)としたとき，交配の様子を遺伝子型を含めて表現すると次のようになる。

親の表現型　　茶・直・丸(♀)　×　暗・ち・棒(♂)

遺伝子型　　　$(X^{ABd} X^{ABd})$　　　　$(X^{abD}Y)$

F_1 の表現型　　茶・直・棒(♀)　　　茶・直・丸(♂)

遺伝子型　　　$(X^{ABd}X^{abD})$　　　$(X^{ABd}Y)$

この F_1 の雌雄を交配したとき，雌に暗体色やちぢれ毛の個体は生まれない。

問2. 検定交雑の結果の表から，全個体数(1700)，対立形質1と対立形質2を支配する遺伝子間での組換えの起こった数は(149＋43＋37＋145 ＝ 374)なので，組換え価は次式のように求められる。

$374 ÷ 1700 × 100 ＝ 22.0%$

問 3.　対立形質 1 と対立形質 3 を支配する遺伝子間での組換え価は，ほぼ 14％である。対立形質 2 と対立形質 3 を支配する遺伝子間での組換え価は，ほぼ 26.6％である。組換え価の大きい遺伝子間の距離が長いという関係から遺伝子の位置関係を選ぶ。

問 4.　遺伝子の位置関係から，真ん中にはさまれた対立形質 1 のみ組換えが生じたように見える茶・ち・棒 (43) と暗・直・丸 (37) の合計 (80) が 2 重交さによる個体である。

問 5.　親の雄の配偶子はすべて (ab)，F_1 雄の配偶子はすべて (AB)，F_1 雌の配偶子は (AB：Ab：aB：ab ＝ 39：11：11：39) であるので，碁盤法では次のように表せる。

	ab	AB
39AB	39[茶・直]	39[茶・直]
11Ab	11[茶・ち]	11[茶・直]
11aB	11[暗・直]	11[茶・直]
39ab	39[暗・ち]	39[茶・直]

[茶・直]‥‥39＋39＋11＋11＋39＝139
[茶・ち]‥‥11　　　　[暗・直]‥‥11
[暗・ち]‥‥39

問 7.　真正細菌はヒストンを持たないことから，大腸菌は除外される。また，ヒトとチンパンジーは非常に近い系統関係にあることから，アミノ酸配列や塩基配列の違いはほとんどないという点で除外できる。生物 A は他の生物と大きく違うので，酵母である。生物 C はニワトリに近い要素があり，ヒトと生物 B より近い点でアノールトカゲ。生物 B がアフリカツメガエルと判定できる。

問 8.　H4 タンパク質はアミノ酸変異が少ない点で，変異の蓄積が難しいことを示している。中立的な変異は遺伝子の変異が生物の生存にほとんど影響しない変異であり，H2B タンパク質はアミノ酸配列の変化にも寛容である点で，中立的な変異の蓄積が H4 タンパク質より多い。

■4■

〔解答〕

問 1.　Ⅰ：640 匹　　　Ⅱ：128 匹／km^2

問 2.　標識して放流したコイが均一に拡散する時間を確保するため

問 3.　イウエ　　　　問 4.　Ⅰ：d　　Ⅱ：区画法

問 5.　ある密度を超えると個体群密度にかかわらず最終収量は一定になる

問 6.　生物群集　　　　問 7.　ア：相利共生　　イ：中立

問 8.　ウ：－　　　エ：－

問 9.　d　　　問 10.　すみわけ (別解：食いわけ)

問 11.　生態的同位種

〔出題者の求めるポイント〕

問 1.　Ⅰ：コイの総個体数＝80×120÷15＝640 匹
　　　　Ⅱ：640 匹÷5 km^2＝128 匹／km^2

問 3.　ホヤは固着性の動物のため，植物と同様の方法を適用する。

問 5.　最終収量一定の法則と呼ばれる。

問 9.　a は競争，b は相利共生，c は寄生，d は片利共生

平成25年度

問 題 と 解 答

英 語

問題　　　　　　　　　　25年度

Ⅰ. 次の(A)～(E)において，意味が通じるように，1～6 のそれぞれの(　　　)に与えられた文字で始まる英語を 1 語ずつ書きなさい。

(A) Tom:　　Jim, can you finish this work by tomorrow morning?

　　 Jim:　　Yes, of course, there's (n　1　) to it.

(B) Jimmy:　I couldn't get (t　2　) to Marshall on the phone.

　　 Kathy:　Oh, I didn't know you tried to reach him. I heard he had changed his phone number.

(C) Bob:　　I have enjoyed working with you, Ken. Don't be a (s　3　). Let's get together again.

　　 Ken:　　Sure. One of (t　4　) days I will give you a call.

(D) Emily:　Are you all right? I heard a rumor that you had an accident.

　　 David:　I am fine. As you can see, I'm alive and (w　5　).

(E) Melissa:　Should we drive or take a train to New York this weekend?

　　 Sherman:　Let's see what the traffic is like and play it by (e　6　).

Ⅱ. 次の(1)～(5)において，語法，文脈から判断して(　　　)に入る最も適当なものを(a)～(d)より 1 つ選び，その記号を書きなさい。

(1) People my age all have a chronic (　　　), which we talk about whenever we meet.

　(a) acute　　　　(b) complaint　　　　(c) overdue　　　　(d) unfit

(2) All things are easy (　　) willingly.

　(a) enough to be　(b) on the hole　　(c) that are done　　(d) come is easy go

(3) Factories and warehouses (　　) open fields as the train gathered speed.

　(a) made up of　　(b) were becoming of　(c) took parts in　(d) gave way to

(4) The value of a man (　　) what he gives and not in what he is capable of receiving.

　(a) resides in　　(b) lives it out　　(c) have it in　　(d) search out

(5) The newly proposed regulation might not even (　　) in the problem.

　(a) make a dent　(b) possible resolution　(c) solvable answer　(d) hung jury

Ⅲ．左の⑴から⑷につづく英語として，語法，文脈から判断して最も適当なものを右の(a)～(d)より１
つ選び，その記号を書きなさい。なお，(a)から(d)はそれぞれ１回のみ使用可能とします。

⑴ He finally got around   (a) his feet and act decisively.

⑵ His face was devoid   (b) witness to having seen it.

⑶ Nobody can bear   (c) of any expression or emotion.

⑷ He had to think on   (d) to publishing the book.

Ⅳ．次の⑴～⑸の各組の英文のうち，最も適当なものを１つ選び，その記号を書きなさい。

⑴ (a) Of particular notes having the increased importance of a qualify health service.

   (b) Of particular notes so that the increased importance a qualify health service.

   (c) Of particular note has been the increasing importance of quality health services.

   (d) Of a particular note made the increasing importance of quality health services.

⑵ (a) I was totally taken a back when I saw Bill performing acrobatic feasts last night.

   (b) I was totally take aback when I saw Bill performed acrobatic feasts last night.

   (c) I was quite taken a back when I saw Bill performed acrobatic feat last night.

   (d) I was quite taken aback when I saw Bill perform acrobatic feats last night.

⑶ (a) He operates all who comes to him if there are slight hope of saving their lives.

   (b) He operates on all that come to him if there is the slightest hope of saving life.

   (c) He operates all who come to him if there to be a slight hope of saving a life.

   (d) He operates all that comes to him if is there slight hope of saving their lives.

⑷ (a) Jack's behavior occasioned us a great deal of anxiety while he was in the hospital.

   (b) Jack's behavior was given an occasion us much anxiety when he was in the hospital.

   (c) Jack's behavior occasion for us many anxieties while he was being in the hospital.

   (d) Jack's behavior being occasions to us much anxiety when he was in the hospital.

⑸ (a) Students have been very responsible when choose elective courses in balance.

   (b) When choosing elective courses, students have very responsible in balance.

   (c) On choosing elective courses, students have very responsible for balance.

   (d) Students have been very responsible, on balance, when choosing elective courses.

V.　次の英文を読み，設問に答えなさい。

Most economists are agreed on a list of reasons for the failure of Africa to generate economic growth.　Many African countries are more or less landlocked, which cuts them off (1) from world trade.　They have poor and deteriorating roads linking distant cities.　They have exploding birth rates.　They suffer from epidemic malaria, AIDS and other diseases.　Their institutions have never fully recovered from the disruptions caused by the slave trade.　They were once colonies, which meant rule by minorities [X] in allowing the development of an entrepreneurial class.　(A)　Thanks to their imperial colonizers, their Marxist independence leaders and their *monetarist aid donors, most African countries have lost many of their informal social traditions and institutions, so property rights and justice have become arbitrary and insecure.　Their most promising industry — agriculture — is usually stifled by price controls and bureaucratic marketing agencies imposed by urban elites, and stymied by trade barriers and (2) subsidies in Europe and America, not to mention devastated by a proliferation of over-grazing (3) goats.　Ethnic strife between the biggest tribe, which maintains one-party rule, and its hated rival usually poisons politics.　Paradoxically, African countries are often also cursed by sudden *windfalls of rich mineral wealth, such as oil or diamonds, which serve only to corrupt democratic politicians, strengthen the power of dictators, distract entrepreneurs, spoil the terms of trade of exporters and encourage reckless state borrowing. (4)

Take, therefore, one such typical African country.　It is landlocked, drought-prone and has a very high population growth rate.　Its people belong to eight different tribes speaking different tongues.　When freed from colonial rule in 1966 it had eight miles of paved road (for an area the size of Tcxas), twenty-two black university graduates, and only 100 secondary school graduates. It was later cursed by a huge diamond mine, crippled by AIDS, devastated by cattle disease, and ruled by one party with little effective opposition.　Government spending has remained high; so has wealth inequality.　(B)　Its failure was inevitable and predictable.

But Botswana did not fail.　It succeeded not just moderately well, but spectacularly.　In the (5)　　　　　　　　　　　　　　　　　　　　　　　　　　　　　　　　　(6) thirty years after independence it grew its *per capita GDP faster on average (nearly 8 percent) than any other country in the entire world — faster than Japan, China, South Korea and America during that period.　It multiplied its per capita income thirteen times so that its average citizens are now richer than Thais, Bulgarians or Peruvians.　(C)　It has had no coups, civil wars or dictators.　It has experienced no hyperinflation or debt *default.　It did not wipe out its elephants.　It is consistently the most successful economy in the world in recent decades.

It is true that Botswana has a small and ethnically somewhat homogeneous population, unlike many other countries.　[Y] its biggest advantage is one that the rest of Africa could easily have shared: good institutions.   In particular, Botswana turns out to have secure, enforceable property rights that are fairly widely distributed and fairly well respected. <u>When some economists compared property rights with economic growth throughout the world, they found that the first explained an astonishing three quarters of the variation in the second and that Botswana was no outlier</u>: the reason it had flourished was because its people owned property without fear of confiscation by chiefs or thieves to a much greater extent than in the rest of Africa. (D) This is much the same explanation for why England had a good eighteenth century while China did not.

[Adapted from Matt Ridley, *The Rational Optimist*, 2010.]

〈注〉　*monetarist:　「通貨主義者(通貨供給量を調整することで経済の安定が図られると考える人)」

　　　*windfalls:　「思いがけない授かりもの」　　　*per capita:　「一人あたりの」

　　　*default:　「(債務の)不履行」

問 1．下線部(1)の them と(5)の It が示す内容を，それぞれ<u>本文中の英語</u>で答えなさい。

問 2．下線部(2)，(3)，(4)，(6)の語の本文中での意味と最も近い意味を表す語を，それぞれ 1 ～ 4 の中から 1 つずつ選び，番号で答えなさい。

(2)　stymied　　　1.　facilitated　　2.　forced　　　　3.　helped　　　　4.　hindered

(3)　proliferation　　1.　domestication　　　　　2.　multiplication

　　　　　　　　3.　parasitism　　　　　　　4.　wildlife

(4)　reckless　　　1.　defective　　2.　forcible　　　3.　rash　　　　　4.　violent

(6)　spectacularly　1.　decorously　　　　　　　2.　impressively

　　　　　　　　3.　lucidly　　　　　　　　4.　satisfactorily

問 3．前後関係から考えて，[　X　]，[　Y　]に入れるのに最も適切なものを，それぞれ 1 ～ 4 の中から 1 つ選び，番号で答えなさい。

[X]　1.　disinterest　　2.　disinteresting　　3.　uninterest　　4.　uninterested

[Y]　1.　And　　　　2.　Besides　　　　　3.　But　　　　　4.　So

問 4．次の文を本文中の　(A)，(B)，(C)，(D)のいずれかに挿入する場合，どこが最も適切な箇所か。1 つ選び，記号で答えなさい。

　This country, the fourth poorest in the entire world in 1950, has every one of Africa's curses.

問 5. 筆者の趣旨と内容が一致する文を下から2つ選び，その番号を小さいほうから順に書きなさい。

1. No negative legacy of the slave trade can be seen in African countries.

2. The informal social traditions and institutions of most African countries were preserved by their imperial colonizers.

3. Mineral wealth serves to strengthen the power of entrepreneurs of African countries.

4. The people of Botswana are made up of eight different tribes but ethnically somewhat homogeneous.

5. The level of education in Botswana was not high in 1966.

6. Botswana's average citizens earn thirteen times as much as Thais, Bulgarians or Peruvians.

7. Botswana has experienced several coups and civil wars.

8. The people of China owned property without fear of confiscation in the 18th century.

問 6. 下線部(7)を和訳しなさい。

VI. 次の日本語の文の下線部を英語に直しなさい。

　京都はいつだって貧乏をバネに独自の文化を培ってきた。京料理がそうだ。乏しい材料を手間と工夫や，茶道や禅といった思想や形式で味付けして，芸術の域にまでクオリティを高めた。

〔入江敦彦（著）『京都人だけが知っている』(2001)から一部改変〕

〈注〉　茶道： tea ceremony　　　禅： Zen

数 学

問題

1. 次の □ にあてはまる適切な数値を解答欄に記入せよ。

(1) 数直線上を動く点Pが原点の位置にある。2個のさいころを同時に投げる試行をTとし，試行Tの結果によって，Pは次の規則で動く。

（規則）2個のさいころの出た目の積が偶数ならば $+2$ だけ移動し，奇数ならば $+1$ だけ移動する。

試行Tを n 回繰り返し行ったときのPの座標を x_n とすると，$x_1 = 2$ となる確率は **(ア)** であり，$x_3 = 3$ かつ $x_4 = 5$ となる確率は **(イ)** である。また，Pが座標4以上の点に初めて到達するまで試行Tを繰り返し行うとき，試行回数の期待値は **(ウ)** である。

(2) 平面上に3点O，A，Bがあり，$\left|\overrightarrow{OA}\right| = \left|\overrightarrow{OA} + \overrightarrow{OB}\right| = \left|2\overrightarrow{OA} + \overrightarrow{OB}\right| = 1$ をみたしている。このとき，$\left|\overrightarrow{OB}\right| =$ **(エ)** である。また，実数 s，t が条件 $1 \leqq s + 3t \leqq 3$，$s \geqq 0$，$t \geqq 0$ をみたしながら動くとき，$\overrightarrow{OP} = s\overrightarrow{OA} + t\overrightarrow{OB}$ で定められた点Pの存在する範囲の面積は **(オ)** である。

2. xy 平面上に 2 曲線

$$C_1 : y = 2x\sqrt{1 - x^2}, \quad C_2 : y = \sqrt{1 - x^2}$$

がある。C_1, C_2 上に 2 点 $P_1(t,\ 2t\sqrt{1 - t^2})$, $P_2(t,\ \sqrt{1 - t^2})$ $(-1 < t < 1)$ をとり，P_1 における C_1 の接線 ℓ_t と，P_2 における C_2 の接線 m_t について考える。このとき，次の問いに答えよ。

(1) C_1 および C_2 の概形を同じ xy 平面上に描け（xy 平面は解答用紙にある）。ただし，曲線の凹凸と変曲点は調べなくてよい。また，P_1 と P_2 が一致するときの t の値を求めよ。

(2) 2 直線 ℓ_t と m_t が平行になるときの t がみたすべき条件を，t についての 2 次方程式で表し，その解 α, β $(\alpha < \beta)$ を求めよ。

(3) ℓ_t と m_t が交点をもつとき，その交点の y 座標を y_t とする。

  (i) y_t を t を用いて表せ。

  (ii) $y_t > 0$ となる t の値の範囲を (2) で求めた α, β を用いて表し，この範囲における y_t の最小値を求めよ。

3. θ は $0 \leqq \theta \leqq \pi$ をみたす実数とする。xyz 空間内の平面 $z = 0$ 上に 2 点 $\mathrm{P}_\theta(\cos\theta, \ \sin\theta, \ 0)$, $\mathrm{Q}_\theta(2\cos\theta, \ 2\sin\theta, \ 0)$ をとり，θ を $0 \leqq \theta \leqq \pi$ の範囲で動かすとき，線分 $\mathrm{P}_\theta\mathrm{Q}_\theta$ が通過する部分を D とする。空間内の $z \geqq 0$ の部分において，底面が D，$\mathrm{P}_\theta\mathrm{Q}_\theta$ 上の各点での高さが $\dfrac{2}{\pi}\theta$ の立体 K を考える。半球 $B : x^2 + y^2 + z^2 \leqq 2^2$，$z \geqq 0$ と K の共通部分を L とするとき，次の問いに答えよ。

(1) B を平面 $z = t \ (0 \leqq t < 2)$ で切った切り口の円の半径を t を用いて表せ。

(2) L の体積を求めよ。

4. a, d は $ad \neq 0$ をみたす実数とする。O を原点とする座標平面上において，行列 $A = \begin{pmatrix} a & -1 \\ 0 & d \end{pmatrix}$ の表す1次変換 (移動) を f とし，以下の2つの条件をみたす直線 ℓ がただ1つ存在するときを考える。

(i) ℓ は O を通る

(ii) f によって，ℓ 上の点はすべて ℓ と垂直に交わるある直線 m 上に移される

このとき，次の問いに答えよ。

(1) a と d の関係式を求めよ。

(2) $d > 0$ とする。ℓ 上に O からの距離が1で x 座標が正となる点 P をとり，P の f による像を Q とする。線分 OQ の長さを求めよ。また，直線 PQ と y 軸が交わる点を R とするとき，線分 OR の長さが最小となるように a と d の値を定めよ。

物　理

問題

25年度

1. （I）図1のように質量 m，半径 a の球形のゴムボールを高さ h のところから水平な床に初速 0 で落下させたときの運動を考える。床がボールから受けた力は時刻 t に対して図2のように直線的に変化した。ただし，ボールが落下し始めた時を時刻 0 としており，$\theta < \tau$ である。重力加速度の大きさを g とし，空気の抵抗，ボールの回転はないものとして次の問いに答えよ。

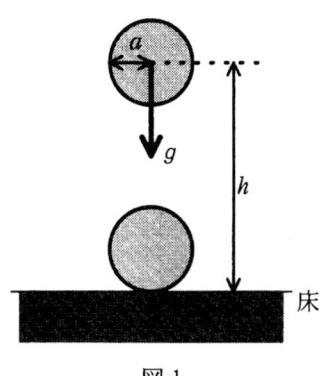

図1

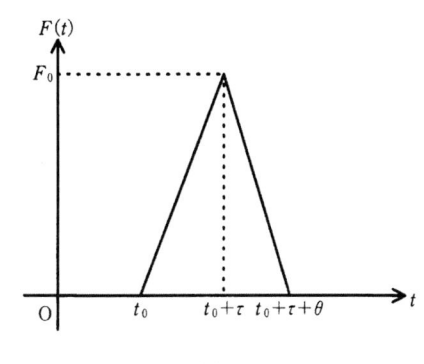

図2

問 1．ボールが落下し，初めて床に接触するときの速さを求めなさい。

問 2．図2の t_0 を求めなさい。

問 3．図2の $t = t_0 + \tau$ のとき，ボールは一旦静止する。このことから F_0 を g，h などを用いて表しなさい。

問 4．ボールが床から離れる瞬間の速さを g，h などを用いて表しなさい。

問 5．この衝突での反発係数を求めなさい。

問 6．衝突の前後での力学的エネルギーの変化を求めなさい。

(Ⅱ)　図3のように，動摩擦係数 μ' の水平な床に，質量 m のボールが入射角 $\theta\,(0° < \theta < 90°)$，速さ v で衝突し，反射角 $\theta'\,(0° < \theta' < 90°)$，速さ v' ではねかえる運動を考える。ボールが床に接触している時間 Δt の間にボールは床から一定の大きさ R の垂直抗力を受けるとして，以下の問いに答えなさい。ただし，空気による抵抗，重力は無視できるものとし，床とボールの反発係数を e とせよ。

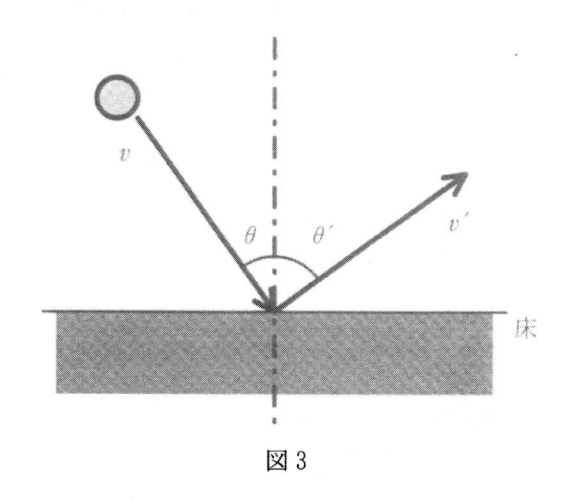

図 3

問 1. 床に平行な方向と垂直な方向それぞれについて，ボールの運動量の変化についての方程式を書きなさい。ただし，向きは平行成分，垂直成分ともに衝突後の向きを正とする。

問 2. $\tan\theta'$ を $\tan\theta$，μ'，e を用いて表しなさい。

2.　一般に，純粋な金属の電気抵抗は，金属内を電場の逆向きに流れる電荷 $-e$ の自由電子が熱運動する金属イオンに散乱されることにより生じる。以下の問いに答えよ。

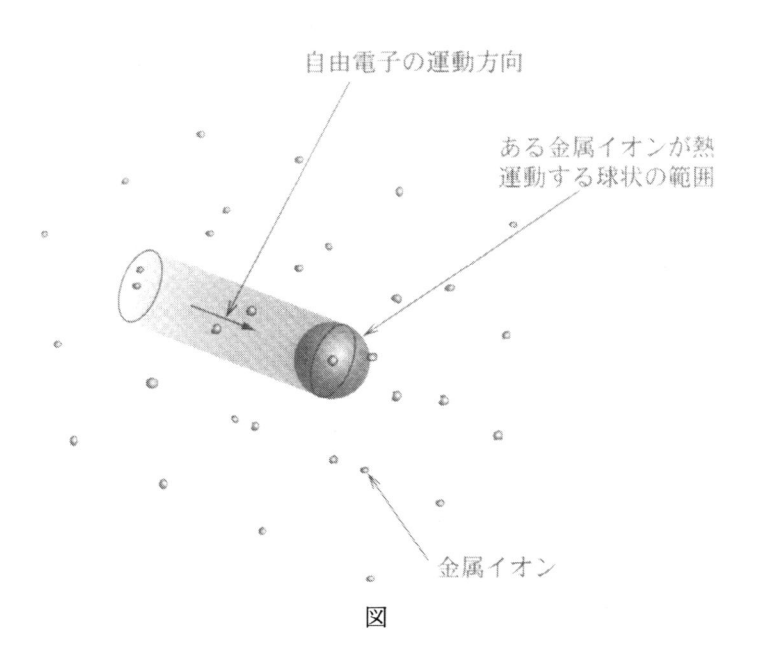

図

(I)　金属イオンの熱運動を単振動するばね振り子として考えよう。

問 1.　ばね定数 K のばねにつけた質量 m の物体が x 方向に運動するとき，釣り合いの位置からの変位が x のときの物体の速度を v_x として，力学的エネルギー E_x を書きなさい。

問 2.　振り子の運動エネルギーと位置エネルギーの時間平均は等しくなる。この事実を用いて，変位の二乗の時間平均 $\langle x^2 \rangle$ を力学的エネルギー E_x を用いて表しなさい。

問 3.　導体内の金属イオンは x 方向だけでなく y, z 方向にも運動をしているから，金属イオンの平衡位置からの変位ベクトルを (x, y, z)，変位半径を $r(= \sqrt{x^2 + y^2 + z^2})$ とする。また，金属イオンの熱運動は x, y, z の各方向に同等(等方的)であるとして，変位半径の二乗の時間平均 $\langle r^2 \rangle$ を x 方向の力学的エネルギー E_x を用いて表しなさい。

問 4.　金属イオンの運動は気体分子の運動と同じように熱エネルギーによるもので，金属イオンの平均運動エネルギーは単原子気体分子の平均運動エネルギーに等しい。このことから，導体が絶対温度 T にあるとき，金属イオンの平均の力学的エネルギーを求めなさい。ただし，ボルツマン定数を k_B とする。

問 5.　問題を簡単にするために，図のように，1つの金属イオンは熱運動している球状の範囲を通る電子を散乱すると考える。すなわち，電場の影響で一方向に一様に流れる自由電子は，1つの熱運動する金属イオンにより，そのイオンの二乗平均変位半径 $\sqrt{\langle r^2 \rangle}$ を半径とする球状の範囲を自由電子の運動方向から見た円形の範囲で散乱されると考える。この円形の範囲の面積 A を絶対温度 T を用いて表しなさい。

(II)　断面積 S，長さ L の(I)で考えた導体の両端に電圧 V を加えたとき，散乱されながら運動する電子を考える。

問 1.　この導体中の電場は一様であるとして，電場の大きさを求めなさい。

問 2.　電荷 $-e$ の自由電子は一様な電場の中を金属イオンに散乱されながら運動する。金属イオンによる散乱は，平均として電子の電場方向の速さ v に比例し，運動方向に逆向きの抵抗力を電子におよぼす。抵抗力は(I)問5で求めた面積 A に比例すると考えられ，k を比例定数としてその大きさは kAv と与えられる。電流が定常的に流れている場合，自由電子は平均として一定の速度で運動するようになっていると考えられる。その速度を温度の関数として求めなさい。

問 3.　導体中の電子数密度を n とするとき，この導体を流れる定常電流を求めなさい。

問 4.　この導体の抵抗 R を絶対温度 T を用いて表しなさい。

(III)　(II)で考えた導体に電流を流したときに発生するジュール熱と導体の温度との関係について考える。この導体は単位時間あたりに Q〔J/s〕の割合で熱を周囲に放射する。絶対温度 T のとき，Q は以下のように与えられる。

$$Q = aT^4$$

ただし，a は定数である。ジュール熱と熱放射以外にこの導体からの熱の発生，損失はないものとして以下の問いに答えなさい。

問 1.　両端に電圧 V を加え，この導体の絶対温度が T に保たれているとき，単位時間あたりに発生するジュール熱を求めなさい。

問 2.　この導体の温度が一定になった状態では，絶対温度 T，電流 I は電圧 V に対し，

$$T = bV^p, \quad I = cV^q$$

のように変化する。定数 p，q を求めなさい。ただし，b，c は導体によって決まる定数である。

3. 音源や観測機器と観測者 A をのせた全質量 M の気球が，下方へ一定の振動数の音を出しながら，一定の速さで下降している。A はこの音の地面による反射音の振動数を f_A と観測し，気球の真下の地上にいる観測者 B は直接音の振動数を f_B と観測した。重力加速度の大きさを g，音速を c とし，風はなく，空気抵抗は考えないものとして，以下の問いに答えなさい。

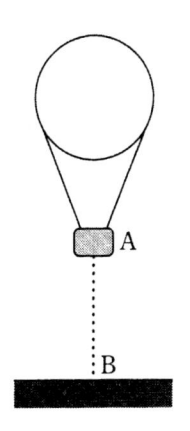

問 1. 気球の速さを c, f_A, f_B で表しなさい。

問 2. 音源の振動数を f_A, f_B で表しなさい。

問 3. A は直接音と反射音によるうなりを聞いた。そのうなりの振動数を f_A, f_B で表しなさい。

問 4. A がある位置で砂袋（質量 m）を静かに落としたところ，気球がちょうど地面に達したときに気球の速度は 0 になった。ただし，m は M に含まれ，砂袋に働く空気による浮力は無視できるものとし，空気が気球に及ぼす上向きの力は常に一定であるものとする。

(1) 砂袋を落とした位置の地面からの高さを m, M, g, c, f_A, f_B で表しなさい。

(2) 砂袋を落としたときからの経過時間 t の関数として B が観測する振動数を m, M, g, c, f_A, f_B および t で表しなさい。

化　学

問題

25 年度

　答えは，すべて解答用紙に記入せよ。数値を解答する場合の有効数字のけた数は，特に指示がなければ，問題文にある条件をよく読んで適切なけた数で解答すること。気体はすべて理想気体とする。必要ならば，以下の値を用いよ：原子量 H：1.00，C：12，N：14，O：16.0，Na：23.0，S：32.0。

　気体定数：8.31×10^3 Pa·L/(mol·K)。$\log_{10} 4$：約 0.6，$\log_{10} 5$：約 0.7。

　構造式は問題文中に現れる構造式にならって記せ。

1. 次の文を読んで下記の問い(問1〜問4)に答えよ。

18族元素は　　A　　と呼ばれ，単原子で分子として存在する一般的には化学的に不活性な元
素である。①安定な分子を構成する原子やイオンは，最外殻電子配置として　　A　　と等電子構造
をもつ。しかし，第3周期以降の元素の化合物中の原子は，リン酸や硫酸の例からもわかるよう
に，必ずしも18族元素の電子配置をとらないこともある。第5周期の18族元素であるキセノン
(Xe)の固体は，圧力101.3 kPa，温度161 Kで融解し，その融解熱は2.29 kJ/molである。さら
に，同圧力，温度165 Kで沸騰し，その蒸発熱は12.61 kJ/molである。また，キセノン(固)の単
位格子は面心立方格子(図1)であり，単位格子内に含まれる原子数は　　a　　個，単位格子内に
含まれる分子間結合の数は　　b　　である(図1において，最も短い原子間距離の2原子間にお
いて分子間結合が存在する)。したがって，圧力一定の条件で気体および液体のキセノンの比熱容
量(物質1 molあたりの比熱)がいずれも20 J/(mol·K)で等しいとすると，圧力が一定のとき，
気体の膨張には圧力(Pa)×体積増加量(m³)に相当するエネルギー(J)を必要とするので，
101.3 kPa，161 Kで固体のキセノン原子2個の間に働く分子間力のエネルギーを計算すると
　　c　　kJ/molとなる。

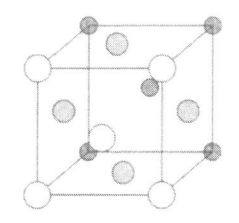

図1　面心立方格子(原子の色と大きさの違いは視点からの距離の違いを示す。)

キセノンは18族元素の一種であるが，②化学的にきわめて安定であるというわけではない。18族
元素には反応性がないと信じられていたため，その化学反応の研究はあまり進まなかったが，1962
年，アメリカのバートレットにより，初めてキセノンの化学反応が報告されると，すぐに，ドイツ
のホッペは，キセノン(気)と酸化剤であるフッ素(気)を混合して光照射するとフッ化キセノン(II)
が生成することを報告した。この反応では，フッ素(気)の分圧を高めることで，フッ化キセノン
(IV)やフッ化キセノン(VI)が生成する。これら三種類の化合物はいずれも室温で固体の化合物であ
る。反応はいずれも発熱反応で，例えば，フッ化キセノン(IV)の熱化学方程式は，F_2(気)の解離
エネルギーが158 kJ/molなので，

$$Xe(気) + 4F(気) = XeF_4(気) + 532 kJ$$

である。また，XeF_4(固)の昇華熱は62 kJ/molである。

問1　空欄Aに入る適切な語句を答えよ。また，空欄ａｂｃに入る適切な数字を答えよ。ただし，ｃでは，固体の体積は$0 \, m^3$と考えよ。

問2　1 mol の固体のキセノンを圧力 101.3 kPa で温度 100 K から 200 K の範囲で加熱した時に加えた熱量(kJ)と温度(K)の関係のグラフを概略して描け。ただし，固体のキセノンの比熱容量を液体のときの2分の1であるとし，横軸を加えた熱量，縦軸を温度とすること。また，縦軸，横軸には，温度と熱量の関係がわかるように適当に目盛と数値を付けること。

問3　(1)　下線部①，ヘリウムやネオンが化学反応性に乏しい理由を 30 字以内で述べよ。

　　　(2)　下線部②，キセノンがヘリウムやネオンに比べて化学反応性が高いことと最も関係が深いものは以下のどれか，記号で答えよ。

　　　　(a)　キセノンの沸点は，ヘリウム(沸点：4 K)やネオン(沸点：27 K)よりかなり高い。

　　　　(b)　キセノンの電子配置はヨウ化物イオンの電子配置と等しい。

　　　　(c)　キセノンの電子親和力はカリウムのそれより小さい。

　　　　(d)　キセノンのイオン化エネルギーは塩素のそれより小さい。

　　　　(e)　気体のキセノンの原子半径は，XeF_2分子中のキセノン原子に比べて約2倍である。

問4　Xe(気)とF_2(気)から固体のフッ化キセノン(Ⅳ)が生成する際の熱化学方程式を書け。

2. 次の文を読んで下記の問い(問1〜問4)に答えよ。

　高等動物は，酸素を取り入れて二酸化炭素を排出する呼吸を行っている。酸素は乾燥空気(101.3 kPa)中に体積にして21.0 % 含まれる。ほ乳類では肺で酸素を取り込むが，肺の内部は水蒸気で飽和されているので，体温 37 ℃ の肺では水の飽和蒸気圧(6.26 kPa)分だけ肺に入った空気の分圧は減少していて，肺に吸入された空気の酸素分圧($P_{I_{O_2}}$)も減少する。肺の奥にある肺胞では，酸素が血液に溶解する気液平衡状態にあり酸素が吸収されるので，肺胞での酸素分圧($P_{A_{O_2}}$)①　　　　　　　　　　　　　　　　　　　　　　　は $P_{I_{O_2}}$ から吸収された酸素の量だけ減少する。肺胞では代わりに血液から排出される二酸化炭素が存在し，その分圧($P_{A_{CO_2}}$)は5.33 kPa である。肺胞で吸収された酸素は体内で，ほとんど二酸化炭素と水に変換されるので，吸収された酸素がすべて肺胞内の二酸化炭素になるのではなく，排出される二酸化炭素物質量は取り入れた酸素物質量の 80.0 % 程度である(ただし，肺胞においてもその全圧は，血液に吸収されない窒素分圧が高まるので 101.3 kPa である)。

　酸素は，肺胞で血液に溶解するが，水1Lには37℃，酸素分圧 101.3 kPa のとき 1.1×10^{-3} mol が溶解する。しかし，この量では，動物に必要な酸素量に到底足りない。血液中の赤血球にはヘモグロビン(Hb)と呼ばれるたんぱく質が存在し，これが酸素と可逆的に結合するので必要とする酸素量を供給することができる。ヒトのような高等動物のヘモグロビンは1分子あたり4分子の酸素と結合できる。ヘモグロビンは酸素が結合することで分子の形が変化し，4分子の酸素が結合した構造が最も安定である。したがって，酸素分子の結合数によって平衡定数は変化し，4段階の平衡定数をそれぞれ，K_1, K_2, K_3, K_4(数字1〜4は1分子のヘモグロビンに結合する酸素分子数を示す)とすると K_4 が最も大きい。このため，1〜3分子の酸素と結合したヘモグロビンはあまり存在せず，ヘモグロビンと酸素の平衡は，

$$Hb + 4\,O_2 \; \rightleftarrows \; Hb\text{-}(O_2)_4$$

$$\text{(平衡定数：}K = K_1 \cdot K_2 \cdot K_3 \cdot K_4\text{)}$$
②

とみなすことができる。ヘモグロビンは，分圧が 4.0 kPa の酸素気体と血液が接しているときに全体の 50 % が酸素と結合した $Hb\text{-}(O_2)_4$ であり，酸素濃度の低い組織に移動すると効率的に酸素分子を放出する。日本人男性の血液に含まれる平均的なヘモグロビン量は 0.13〜0.18 g/mL である。また，ヘモグロビンの分子量は 6.5×10^4 である。

問 1　下線部①，肺胞での酸素分圧 $P_{A_{O_2}}$(kPa)を求めよ。

問 2　肺胞で酸素が吸収されるとき，酸素分圧が 101.3 kPa では実質的に血液中のすべてのヘモグロビン分子に酸素が結合しているとみなすことができる。この酸素分圧のとき，37℃でヘモグロビン量が 0.13 g/mL の血液 1.0 L は，何 mol の酸素を吸収することができるか。血液を比重 1.06 のヘモグロビン水溶液として考えよ。水の比重は 37 ℃ で 1.00 とする。

問 3　(1)　下線部②の平衡定数 K を，血液に溶解している酸素濃度 $[O_2]$，ヘモグロビン濃度 $[Hb]$，ヘモグロビン–酸素 (4 分子) 複合体濃度 $[Hb-(O_2)_4]$ を使った式で表せ。

　　　(2)　平衡定数 K は約 5×10^n $[L^4 \cdot mol^{-4}]$ である。指数 n を求めよ。

問 4　水中の溶存酸素の定量は，原理的には，試料水に硫酸マンガン (II) を加えて酸素による酸化反応を経て，水酸化マンガン (III) を沈殿として生成させたのち，沈殿をヨウ化カリウム水溶液で再び還元し，この反応の生成物をチオ硫酸ナトリウム $(Na_2S_2O_3)$ 水溶液で還元滴定する方法で行われる。以下の問い (1)(2) に答えよ。
　　　　　　　　　　　③

　　　(1)　このマンガン (II) からマンガン (III) を経て，再びマンガン (II) に戻る 2 段階のイオン反応式は式 (I)(II) のように書ける。式 (I)(II) のイオン反応の際に，それぞれ同時に起こる還元反応，酸化反応のイオン反応式を書け。

$$4\,Mn^{2+} \rightarrow 4\,Mn^{3+} + 4\,e^- \qquad (\mathrm{I})$$

$$2\,Mn^{3+} + 2\,e^- \rightarrow 2\,Mn^{2+} \qquad (\mathrm{II})$$

　　　(2)　下線部③の生成物の定量分析に，2.50×10^{-1} mol/L のチオ硫酸ナトリウム水溶液を用いた。以下の実験操作の空欄アイウエに入る適切な数値あるいは語句を記せ。

　　　　　固体のチオ硫酸ナトリウム 5 水和物 $(Na_2S_2O_3 \cdot 5\,H_2O)$　　ア　　g を正確に秤量し，100 mL のビーカーに入れる。蒸留水を加え，完全に溶かしてから，この溶液を残さず 200 mL の　　イ　　に入れる。蒸留水を標線まで加えてチオ硫酸ナトリウム標準水溶液を作製する。このチオ硫酸ナトリウム標準溶液を　　ウ　　に入れる。試料水溶液にデンプン水溶液を加えて　　エ　　色にした試料水溶液の色が消えるまで，チオ硫酸ナトリウム標準溶液を滴下し滴定する。

3. 次の文を読み，下記の問い(問1〜問6)に答えよ。なお，光学異性体の構造式を答えるときには，一組の光学異性体を一つの構造式で記し，不斉炭素原子を「C*」で示せ。

6-ナイロンは図1の構造式に示す ε-カプロラクタムが単独で開環重合してできた高分子である。図2の構造式に示す，δ-バレロラクトンは同様に重合してポリエステルを生成する。δ-バレロラクトンのように6個の原子で環構造を形成する化合物を六員環化合物という。

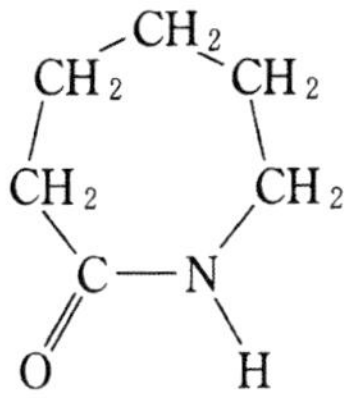

図1　ε-カプロラクタム 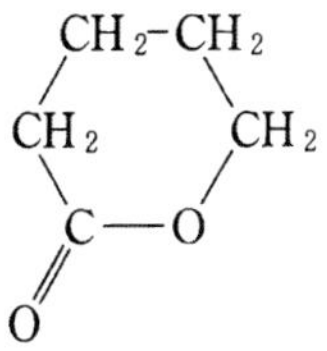　　　図2　δ-バレロラクトン

δ-バレロラクトンを水酸化ナトリウムで加水分解すると，ヒドロキシ基を有するカルボン酸ナトリウム塩化合物を得ることができる。このδ-バレロラクトンと同様に，六員環内にエステル基を有し分子式が $C_6H_{10}O_2$ である複数種類の化合物 X を考える。δ-バレロラクトンと同様に X を加水分解し，強力な酸化剤を用いて十分に酸化した後，酸性にすると，それぞれ対応する構造の化合物 Y が得られる。

問1　δ-バレロラクトンを重合させて得られるポリエステルの構造式を書け。

問2　X は光学異性体を含めて何種類存在するか。

問3　Y の分子式が $C_6H_{10}O_4$ となるときの Y の構造式をすべて答えよ。

問4　Y の分子式が $C_6H_{10}O_3$ となる場合の，Y の構造式を書け。

問5　互いに異なる構造異性体である二種類の X を反応させると，同一の Y を生成する場合がある。このような場合の Y の構造式を書け。

問6　Y とヘキサメチレンジアミンからナイロンが得られる場合がある。その場合のうち，光学異性体が存在しない Y を用いた場合の化学反応式を答えよ。

4. 次の文を読み，下記の問い（問 1 〜問 5 ）に答えよ。なお，計算値の答えは必要ならば四捨五入せよ。

　タンパク質分子は，種々の α-アミノ酸が一定の順序で脱水縮合し，ペプチド結合によって多数連なったポリペプチドである。タンパク質分子を構成する α-アミノ酸の配列順序は，分子の形やタンパク質の性質をきめる重要な要素である。この配列順序は，そのタンパク質の（　ア　）構造といわれる。タンパク質では，一つのアミノ酸のペプチド結合した窒素原子に結合している水素原子と分子内または分子間の他のアミノ酸のペプチド結合した炭素原子に結合している酸素原子との間で，下式に示したような水素結合が形成される。

$$\rangle N-H \cdots\cdots O=C\langle \quad （\cdots\cdots：水素結合）$$

　このような水素結合が，同一分子内の一つのアミノ酸と，それから数えて 4 番目のアミノ酸との間で多数形成されると，タンパク質分子は（　イ　）構造をとる。羊毛のやわらかさ，伸縮性および強度は（　イ　）構造に由来する。また，このような水素結合の形成により，シート状構造になることがある。（　イ　）構造やシート状構造はタンパク質の（　ウ　）構造といわれる。卵白を加熱すると凝固してゲル状になる。このとき，卵白中のタンパク質分子のペプチド結合は切れないが，水素結合やイオン結合などの組みかえがおこる。そのためタンパク質分子の高次構造が変化して，性質が変わる。これをタンパク質の（　エ　）という。タンパク質の（　エ　）は，熱のほか，酸や塩基，重金属イオンおよびアルコールなどによってもおこる。

問 1　文中の空欄（　ア　）〜（　エ　）に適切な語句を記せ。
問 2　次の問い(1)と(2)に答えよ。
　　　ロイシン〔示性式：$(CH_3)_2CHCH_2CH(NH_2)COOH$〕とバリン〔示性式：$(CH_3)_2CHCH(NH_2)COOH$〕を縮合重合して得られた高分子量のポリペプチドがある。このポリペプチド 0.42 g を分解し，発生したアンモニアを 0.10 mol/L 硫酸水溶液 50 mL に吸収させた。未反応の硫酸を中和するのに，0.10 mol/L 水酸化ナトリウム水溶液 60 mL が必要であった。
　　(1)　発生したアンモニアの物質量(mol)を有効数字 2 桁で記せ。
　　(2)　すべての窒素原子がアンモニアになったとすると，もとのポリペプチド中のロイシン部分は質量比で何%かを整数値で記せ。ただし，ポリペプチドの両末端部分は無視してよい。
問 3　卵白に含まれているタンパク質のアルブミンにはシステインというアミノ酸が多く含まれている。システイン〔示性式：$HSCH_2CH(NH_2)COOH$〕というアミノ酸はタンパク質中ではジスルフィド結合を形成することもある。システインがジスルフィド結合により 2 量体を形成したアミノ酸をシスチンという。シスチンの構造式を示せ。ただし，立体異性体を区別して示す必要はない。

問 4　あるタンパク質の水溶液を試験管に少量取り，この水溶液に水酸化ナトリウムを数粒の加え
　　て加熱した。溶液を室温まで冷却したのち，この水溶液に酢酸鉛（II）の水溶液を数滴加えたと
　　ころ黒色沈殿が生じた。生じた黒色沈殿の化学式を記せ。

問 5　卵白から単離したアルブミン（分子量 4.5×10^4）とアミノ酸のアラニン（分子量 89）の水溶液
　　をそれぞれビーカーに作った。ところが，容器にラベルを貼るのを忘れたため，両者の水溶液
　　の区別がつかなくなった。これらの水溶液に試薬や器具を入れたりせず，また，これらの水溶
　　液を加熱や冷却することなしに，両者の水溶液を区別したい。二つの水溶液を区別する方法
　　を，その操作と結果を含む文で，句読点も含めて 80 文字以内で記せ。

生　物

問題　　　　25年度

1. 細胞と酵素に関する各問いに答えよ。

(I) 下図は電子顕微鏡を用いて観察した植物細胞を模式的に表わしたものである。電子顕微鏡は，光学顕微鏡に比べて著しく分解能(解像力)が高く，その限界値は約0.2nmといわれている。次の各問いに答えよ。

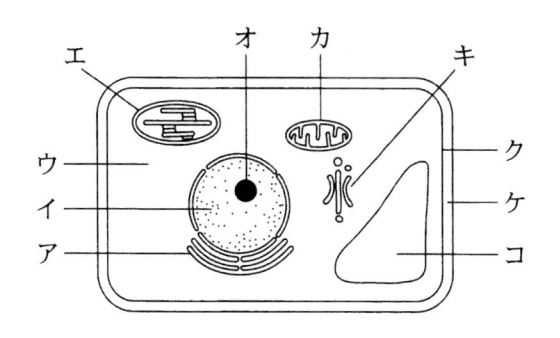

問1. 下線部の分解能とは何か，簡潔に答えよ。

問2. 光学顕微鏡の分解能の限界値は次のうちのどれか。最も適当なものを1つ選び記号で答えよ。

　　a. 0.2mm　　　b. 2μm　　　c. 0.2μm　　　d. 20nm　　　e. 2nm

問3. 次の(1)〜(3)の各々に該当する最も適当な細胞小器官または構造を図中のア〜コより1つ選び，(　　)内に記号を記し，その名称を答えよ。

(1) 神経細胞などの分泌が盛んな細胞でよく発達している。

(2) リボソームが結合することがあり，タンパク質などの輸送に関与する。

(3) メチルグリン・ピロニン染色によって，高濃度のRNAが検出される。

(II) 細胞の中では，多数の化学反応が酵素のはたらきによって効率よく進行している。酵素の本体はタンパク質であるが，酵素の中には（ ア ）と呼ばれるタンパク質部分に補酵素が結合し，ホロ酵素を形成するものもある。酵素が存在すると反応が進みやすくなるのは，反応しやすい状態にするために必要な（ イ ）エネルギーが（ ウ ）ため，常温下でも多くの分子が（ イ ）エネルギーに達するからである。このとき，反応エネルギーは（ エ ）。

問 4. （ ア ），（ イ ）に適当な語句を記入せよ。

問 5. （ ウ ），（ エ ）に該当する語句を次のa～cより選び，記号で答えよ。

　　　a．上昇する　　　　　　　　b．低下する　　　　　　　　c．変化しない

問 6. 試験管AとBに3％過酸化水素水を等量入れ，Aに肝臓片を入れたところ，酸素の気泡が発生したが，やがて発生は停止した。次に，A中の肝臓片を取り出しBに入れた。次のア～エよりB中での酸素の気泡の発生量について正しいものを選び，記号で答えよ。

　　　ア．Aに入れたときより増加する。　　　　イ．Aに入れたときとほぼ同じである。

　　　ウ．Aに入れたときより減少する。　　　　エ．まったく発生しない。

問 7. 多くの酵素が関与する一連の反応系では，最終生産物が初期の段階で働く酵素の活性部位以外の部位に結合し，酵素活性を阻害する場合がある。このような酵素を何と呼ぶか。

問 8. コハク酸脱水素酵素は，クエン酸回路においてコハク酸を基質としているが，そこにマロン酸が存在すると酵素活性が低下する。その理由を述べよ。

2.　血液に関する各問いに答えよ。

(I)　ヒトの血液の組成と凝固について調べるため，次の実験1，2を行い，それぞれ結果を得た。

> | 実験1 | 試験管に新鮮な血液をとり，室温で3時間放置した。 |

> | 結　果 | やや黄色い上澄みと暗褐色のかたまりに分離した。 |

(1)

> | 実験2 | 新鮮な血液にクエン酸ナトリウムを加え，その血液を毛細ガラス管にとり室温で |

3時間放置した。次にその毛細ガラス管を毎分 2000 回転で 20 分間遠心分離した。

> | 結　果 | 血液は凝固せず，上からうす黄色の透明な層，白色の層，赤色の層に分離した。 |

(2)　　　　　　　　　　　　　　　(3)

問 1.　実験1で得られた暗褐色のかたまりに含まれる繊維状のタンパク質の名称を答えよ。

問 2.　実験2において，クエン酸ナトリウムを加えることにより沈殿として取り除かれた，血液凝固に関与する物質の名称を答えよ。

問 3.　クエン酸ナトリウムを加えること以外に，血液の凝固を阻止する方法を1つ答えよ。

問 4.　下線(2)の血液成分の名称を答えよ。

問 5.　下線(3)の層に含まれる色素タンパク質に類似し，筋細胞において酸素の貯蔵にはたらく色素タンパク質の名称を答えよ。

問 6.　下線(2)には含まれ，下線(1)にはほとんど含まれないタンパク質の名称を答えよ。

問 7.　血液は多少の酸やアルカリを加えても，大きく酸性やアルカリ性に傾くことはなく中性付近に保たれている。このような作用を何と呼ぶか。

問 8.　呼吸によって組織で生じた二酸化炭素を肺まで運ぶ主な血液成分は何か，答えよ。

問 9.　次の文章のうち，間違っているものをすべて選び記号で答えよ。

　　　ア．鳥類の赤血球には核がある。

　　　イ．血液は結合組織である。

　　　ウ．環形動物の血管系は開放血管系である。

　　　エ．リンパ球やマクロファージは白血球の一種である。

　　　オ．赤血球はナトリウムポンプによってナトリウムイオンを積極的に取り込む。

(II)　ABO 式血液型の判定をするため，100 人の集団について血液の凝集反応を調べた。その結果，A 型のヒトの血清で凝集反応を示すヒトが 35 人，抗 A 血清で凝集反応を示すヒトが 50 人，いずれの血清でも凝集反応を示さないヒトが 25 人であった。

問10.　AおよびB抗原は赤血球のどこに存在するか答えよ。

問11.　この集団におけるA型とAB型の人数をそれぞれ答えよ。

3. 遺伝子と形質に関する各問いに答えよ。

(I)　ヒトの体内には複数の種類のアルデヒド脱水素酵素が存在し，様々な有害物質の解毒にかかわっている。例えば，ALDH 2 というアルデヒド脱水素酵素は，アルコールの分解過程で生じる有害物質を酸化して酢酸に変える。ヒトの ALDH 2 は 500 個のアミノ酸からなるタンパク質であるが，一部の日本人は 487 番目のアミノ酸がリシンに置き換わった変異型の ALDH 2 をもつため酒に弱い。野生型 ALDH 2 の 481 番目のアミノ酸から 490 番目までのアミノ酸配列とこれを指定する mRNA の塩基配列を下に示す。
(1) — アルコールの分解過程で生じる有害物質を酸化して酢酸に変える
(2) — 487 番目のアミノ酸がリシンに置き換わった変異型の ALDH 2

『グリシン―ロイシン―グルタミン―アラニン―チロシン―トレオニン―
グルタミン酸―バリン―リシン―トレオニン』
『GGGCUGCAGGCAUACACUGAAGUGAAAACU』

問 1.　下線部(1)の代謝反応において，最も重要な内臓器官はどれか。記号で答えよ。
　　　ア．胃　　　　イ．小腸　　　ウ．肝臓　　　エ．腎臓　　　オ．ぼうこう

問 2.　トレオニンに対応するアンチコドンを答えよ。

問 3.　下線部(2)の変異型 ALDH 2 を指定する遺伝子の塩基配列を調べたところ，ただ 1 個の塩基が野生型と異なっていた。どのような違いか，該当するアミノ酸を指定する野生型のコドンの配列を解答欄①に，変異型のコドンの配列を解答欄②に答えよ。

問 4.　ALDH 2 遺伝子は本来 517 個のアミノ酸を指定しているが，翻訳後に先端部分のポリペプチドが切断・除去されて 17 個分短くなることによって ALDH 2 として成熟する。この除去反応が起こる以前に 1 番目に翻訳されたアミノ酸の名称を答えよ。

問 5.　ある遺伝子において，アミノ酸配列を指定する塩基配列に変異が生じ，1 個の塩基が別の種類の塩基に置き換わったが，下線部(2)のようなアミノ酸の置換などの変異は生じなかった。その理由を考察せよ。

問 6.　ある地域の集団 1000 人を調べたところ，下線部(2)の変異型 ALDH 2 しかもたないヒトは 124 人，野生型 ALDH 2 しかもたないヒトは 312 人であった。この集団の野生型 ALDH 2 遺伝子の頻度をパーセントで求めよ。

(II) ヒトの血友病遺伝子(a)と赤緑色覚異常遺伝子(b)はともにX染色体上にあり，それぞれの野生型遺伝子(A，B)に対して劣性である。次に示す家系図中において交さおよび新たな突然変異は起きないものとし，各問いに答えよ。

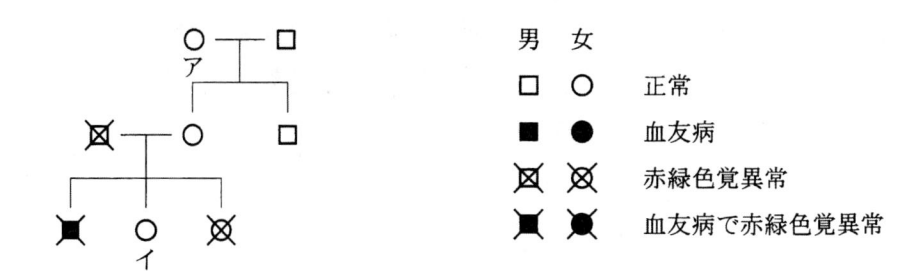

問 7. 家系図中のアで示す女性の遺伝子型を解答欄①に，各遺伝子がどのように連鎖しているかを解答欄②に述べよ。

問 8. イの女性が，血友病については正常で赤緑色覚異常について患者である男性と結婚した場合，生まれてくる女児の表現型とその比率を答えよ。

(III) ある被子植物がもつ2種類の対立遺伝子について，遺伝子型が mmNn の株の花粉を遺伝子型が Mmnn の株のめしべに受粉し種子を得た。

問 9. この種子の胚乳がもつ可能性のあるすべての遺伝子型を答えよ。

4. 生態系に関する各問いに答えよ。

(I)　下表は北アメリカのある森林における物質の収支を示している。

総生産量	2650
生産者の呼吸量	1450
消費者・分解者の呼吸量	650
生産者の被食量	30
落葉・落枝量	360
根の脱落・枯死量	310

(単位：乾燥重量 $g/m^2 \cdot$ 年)

問 1.　生態系において，生物の生活が無機的環境に影響をおよぼすことを何というか。

問 2.　この森林の年間 $1\,m^2$ あたりの純生産量は何 g か。

問 3.　この森林の年間 $1\,m^2$ あたりの成長量は何 g か。

問 4.　この森林において腐植質に残る有機物が年間 $1\,m^2$ あたり 50 g であるとき，この森林における年間 $1\,m^2$ あたりの有機物の総蓄積量は何 g か。

問 5.　日本人 1 人あたりの二酸化炭素放出量は年間 9.0 トンとする。その放出量のすべてを有機物として蓄積させるとすると，この森林が何 m^2 必要か答えよ。ただし，二酸化炭素 1.0 g は有機物 0.60 g に変わるものとする。答えは 10 の位を切り上げて求めよ。

問 6.　生態系の平衡が保たれるために必要な要因を 2 つ挙げよ。

問 7.　次の文章のうち正しいものをすべて選び，記号で答えよ。

　　ア．生態系では物質とエネルギーは循環している。

　　イ．一次消費者の摂食量は生産者の被食量に等しい。

　　ウ．生産力ピラミッドはピラミッド型が逆転することがある。

　　エ．エネルギー効率は栄養段階が上がるほど小さい。

　　オ．総生産量と純生産量は森林の高齢化に比例する。

　　カ．地球全体の純生産量のうち約 $\frac{2}{3}$ が陸地で生産される。

〔Ⅱ〕 次の図のうち A～D は世界各地における森林生態系，E は日本の関東地方における水田生態系の純生産量の年間の変化を炭素量で表している。各問いに答えよ。

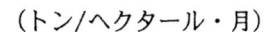

（トン/ヘクタール・月）

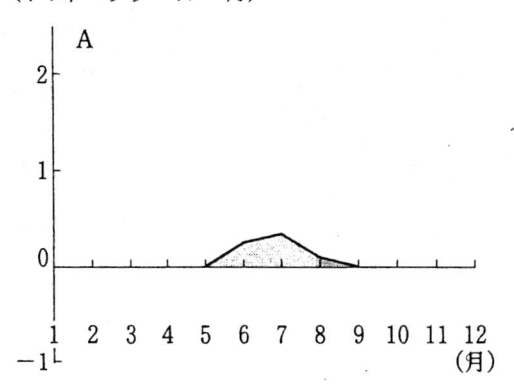

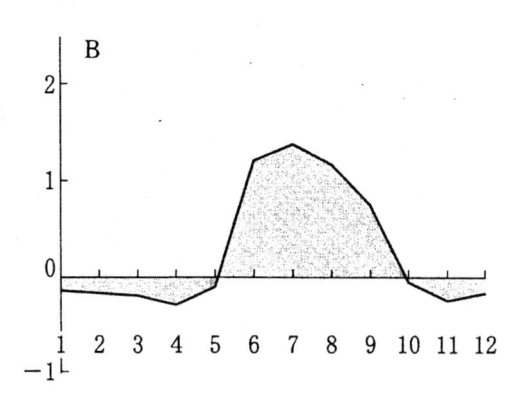

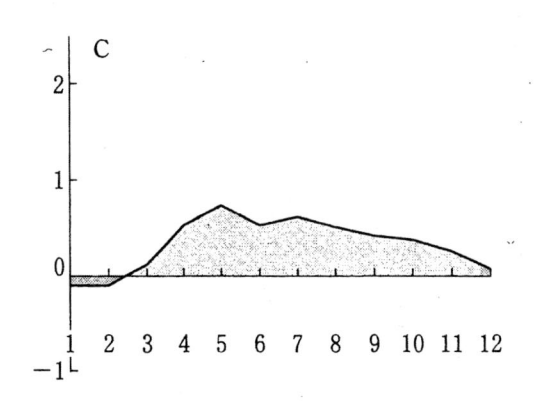

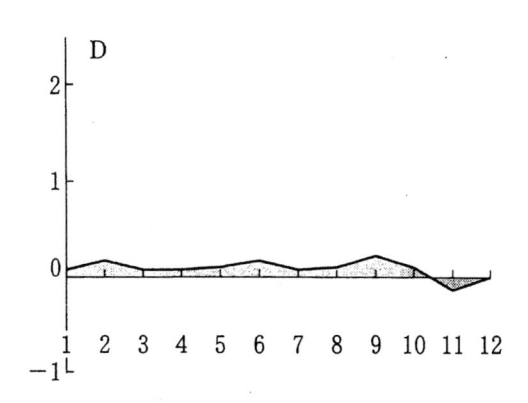

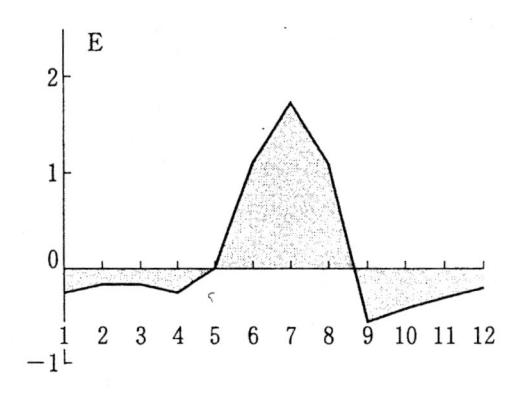

問 8. A～D のうち，ミズナラなどからなる日本の落葉広葉樹林の生態系に該当するものを 1 つ選び，記号で答えよ。

問 9. E において，1 月～5 月および 9 月～12 月の値がマイナスになる理由を考察せよ。

英　語

解答　25年度

Ⅰ　出題者が求めたポイント

[全訳]

(A) トム：ジム、この仕事、明日の朝までに終えられる？

　　ジム：もちろん、そんなこと簡単だよ。

　　　　　There's nothing to[in] ～：～は大した事ない，容易だ

(B) ジミー：マーシャルと電話で連絡が取れなかった。

　　キャシー：あなたが連絡しようとしていたなんて知らなかったわ。彼、電話番号を変えたって聞いたわ。

　　　　　get through to ～：～と連絡が取れる

(C) ボブ：ケン、君と一緒に仕事して楽しかったよ。また連絡取り合って一緒にやろう。

　　ケン：そうだね。近いうちに電話するよ。

　　　　　Don't be a stranger.：また連絡し合おう。

　　　　　one of these days：近いうちに

(D) エミリー：大丈夫？　事故に遭ったって噂、聞いたけど。

　　デイビッド：大丈夫だよ。ご覧の通り、元気に生きているよ。

　　　　　be alive and well：元気で生き続けて

(E) メリッサ：今週末、ニューヨークまで車で行ったほうがいいかな、電車がいいかな。

　　シャーマン：道の混み具合がどんなものかを見て、その場で決めようよ。

　　　　　play by ear：臨機応変に，ぶっつけ本番で

[解答]

(1) nothing　(2) through　(3) stranger　(4) these
(5) well　(6) ear

Ⅱ　出題者が求めたポイント

[全訳]

(1) 私くらいの歳の人たちはみんな慢性の病気をかかえていて、よるとさわるとその話をする。

　　（関係代名詞 which の先行詞なので、名詞を選ぶ。）

(2) 進んでやれば、なんでもたやすくできる。

　　（All things を先行詞とする関係代名詞節が来る。）

(3) 汽車が速度を増すにつれて、景色が工場や倉庫から広い原野に変わった。

　　（give way to ～：～に代わる）

(4) 人間の価値は、人から何を受け取れるかではなく、人に何を与えるかにある。

　　（reside in ～：～に存在する）

(5) 新たに提出された法案は、その問題に影響することさえないだろう。

　　（might not の後なので動詞が来る。）

[解答]

(1) b　(2) c　(3) d　(4) a　(5) a

Ⅲ　出題者が求めたポイント

[完成した英文の意味と解法のヒント]

(1) 彼はついにその本を出版する機会を得た。

　　（get around to ～ ing：～する機会をやっと見つける）

(2) 彼の顔からはどんな表情も感情も読み取れなかった。

　　（be devoid of ～：～が欠けている）

(3) それを見たと証言できる人はだれもいない。

　　（bear witness to[of] ～：～の証言をする）

(4) 彼は機転を利かせて、断固とした行動をとらねばならなかった。

　　（think on one's feet：当意即妙に頭を働かせる）

[解答]

(1) d　(2) c　(3) b　(4) a

Ⅳ　出題者が求めたポイント

[正しい英文の意味と解法のヒント]

(1) 特に注目すべきは、質の高い医療がますます重要になってきていることである。

　　（Of particular note は補語にあたり、C＋V＋S という倒置形になっている。）

(2) 昨夜ビルがアクロバットの離れ業をやるのを見て、私は本当に驚いた。

　　（be taken aback：びっくりする）

(3) 彼はわずかでも命を助けられる見込みがあれば、自分のもとに来たすべての人に手術を施す。

　　（「～に手術する」は operate on ～ /all は複数扱いなので comes で受けるのは誤り）

(4) 入院している間、ジャックのふるまいは私たちの大きな心配の種だった。

　　（occasion は二重目的語をとり、occasion A B の形で「A に B を引き起こす」となる。）

(5) 選択コースを取るにあたっては、結局、学生たちに大きな責任がある。

　　（on balance：結局）

[解答]

(1) c　(2) d　(3) b　(4) a　(5) d

Ⅴ　出題者が求めたポイント

[全訳]

　ほとんどの経済学者は、アフリカにどんな原因があって経済成長を創生することができないのかについて、一致した意見を持っている。アフリカの多くの国々は多かれ少なかれ陸に囲まれていて、そのことによって世界貿易から締め出されている。遠距離の都市どうしを結ぶ道路は貧弱で整備されていない。出生率は爆発的である。伝染性のマラリアや AIDS などの病気に苦しんでいる。その社会制度は、奴隷貿易によって引き起こされた分裂状態から十分に回復しているわけではない。それらはかつて植民地であったのだが、それはつ

まり、企業家階層の成長を促すのに何の関心もない少数派が国を支配していたということだ。(A)帝国の植民地支配者、マルクス主義の独立派リーダー、通貨主義の援助提供者のおかげで、たいていのアフリカ諸国は、民衆の社会的伝統や社会制度の多くを失ってきたので、所有権や正義は恣意的で不安定である。最も有望な産業である農業は、だいたいにおいて、都市のエリート階級から押しつけられた価格統制や官僚的な流通官庁によって抑圧され、ヨーロッパやアメリカにおける貿易障壁や補助金によって阻まれ、それよりなにより、過放牧されたヤギが増え続けることで荒廃させられている。一党支配を押し通そうとする最大の部族と、その憎むべきライバルとの民族的衝突は、政治を損ねている。逆説的な言い方だが、アフリカ諸国はまた、突然降って湧いたように石油やダイヤモンドのような鉱物資源に恵まれるという呪いを受けることがよくある。それが結果としてなし得るのは、ただ、民主的政治家を腐敗させ、独裁者の力を強め、企業家を困らせ、輸出業者間の貿易関係を損なわせ、無茶な国家債務を膨らませることである。

　だから、そのような典型的なアフリカの国をひとつ取り上げてみることとする。この国は陸に囲まれ、乾燥気味で、人口膨張率が大変高い。国民は異なる言語を話す8つの部族に分かれている。1966年に植民地支配から解放されたとき、この国にあったのは(テキサス州ほどの広さの地域に)8マイルの舗装道路、22人の黒人の大学卒業生、そしてたった100人の中等学校卒業生だった。後に呪いの巨大なダイヤモンド鉱山が発見され、AIDSにたたられ、牛の病気に見舞われ、実質野党がほとんど存在しない一党支配となった。政府の支出は高いままで、よって、富の不平等が見られた。(B)1950 年に世界全体で4番目に貧しかったこの国は、アフリカの呪いのすべてを有していた。失敗は不可避で、そのように予測された。

　しかし、ボツワナは失敗しなかった。ボツワナはそこそこの成功などでなく、目ざましい成功を果たしたのだ。独立後30年間で、一人当たりGDPを、世界中のどの国よりも、同じ時期の日本や中国や韓国やアメリカよりも、平均して早いスピードで伸ばした (ほぼ8パーセント)。一人当たりの所得が13倍になったので、ボツワナの平均的市民は今や、タイやブルガリアやペルーよりも豊かである。(C)クーデターや内戦や独裁支配もなかった。超インフレーションや債務不履行も経験していない。国にいる象を殺してしまうこともなかった。ボツワナはここ数十年一貫して、世界で最も成功している経済国家となっている。

　他の多くの国々と違い、確かにボツワナの人口は少なく、民族的にさほど異なっていない。だが、その最大の強みは、アフリカの他の国々が簡単にまねできるようなものである。それは優れた社会体制というものだ。ボツワナには、かなり広く配分され非常に尊重されている、保証され実効性のある財産権のあることがわかっている。(7)ある経済学者たちは世界中の財産権

と経済成長とを比較して、世界のさまざまな経済成長の実に 4 分の 3 が財産権とのからみで説明できる、そしてボツワナも例外ではないということを発見した。ボツワナが繁栄してきた理由は、その国民が、アフリカの他の国々よりもはるかに高い程度まで、上からの没収や泥棒の被害を受ける恐れなく財産を所有していたからであった。(D)なぜ英国の 18 世紀がすばらしくて、中国の 18 世紀がそうでなかったかの理由として、これとほとんど同じ説明があてはまる。

[解法のヒント]
問2.(2) stymied：妨げた　　(3) proliferation：増殖
　　(4) reckless：無謀な
　　(6) spectacularly：めざましく
問3.[X] 前の minorities を修飾する形容詞「関心がない」は uninterested
　　[Y] It is true ～ but…で「確かに～だが…である」という意味になる。
問5. 1. アフリカ諸国において、奴隷貿易の負の遺産は何も見られない。(第1パラグラフの記述に合わない。)
　　2. アフリカのほとんどの国の非公式の社会的伝統や社会制度は、帝国の植民者たちによって守られた。(第1パラグラフの記述に合わない。)
　　3. 鉱物資源が豊かなことはアフリカ諸国の企業家の力を強めるのに役立つ。(第1パラグラフの記述に合わない。)
　　4. ボツワナの国民は8つの部族からなっているが、民族的には均一と言える。
　　5. ボツワナの教育レベルは1966年には高くなかった。
　　6. ボツワナの平均的な市民は、タイ、ブルガリア、ペルーの13倍稼いでいる。(第3パラグラフの記述に合わない。ボツワナの一人当たり所得が13倍になったというだけで他国の13倍ではない。)
　　7. ボツワナはいくつかのクーデターと内戦を経験してきた。(第3パラグラフの記述に合わない。)
　　8. 18世紀には中国の国民は没収される恐れのない財産を所有していた。(第4パラグラフの記述に合わない。)

[解答]
問1.(1) Many African countries　(5) Botswana
問2.(2) 4　(3) 2　(4) 3　(6) 2
問3.[X] 4　[Y] 3　　問4.(B)　　問5. 4, 5
問6.「ある経済学者たちは世界中の財産権と経済成長とを比較して、世界のさまざまな経済成長の実に 4 分の 3 が財産権とのからみで説明できる、そしてボツワナも例外ではないということを発見した。」

Ⅵ　出題者が求めたポイント
[全文英訳]
　Kyoto has been cultivating its unique culture, making use of its poverty as a springboard. Food of Kyoto is an example. Kyoto people have raised

the quality of their food to the level of art, flavoring plain food materials with labor and ideas and with thought and style such as tea ceremony or Zen.

[解答例]

　Food of Kyoto is an example. Kyoto people have raised the quality of their food to the level of art, flavoring plain food materials with labor and ideas and with thought and style such as tea ceremony or Zen.

数 学

解答

25年度

■1 出題者が求めたポイント

(1)（数学A・確率）

積が奇数になるのは，2個とも奇数のとき。

ある試行において，変量Yの値y_iの確率がp_iのとき

変量Yの期待値E(Y)は，$E(Y)=\Sigma y_i p_i$

(2)（数学B・ベクトル）

$\overrightarrow{OA}$と$\overrightarrow{OB}$とのなす角をθとする。

$\overrightarrow{OA}\cdot\overrightarrow{OB}=|\overrightarrow{OA}||\overrightarrow{OB}|\cos\theta$

$|m\overrightarrow{OA}+n\overrightarrow{OB}|^2=m^2|\overrightarrow{OA}|^2+2mn\overrightarrow{OA}\cdot\overrightarrow{OB}+n|\overrightarrow{OB}|^2$

より連立方程式で，$|\overrightarrow{OB}|$，θを求める。

$s\geqq0$ かつ$t\geqq0$で$s+t=1$のとき，

$\overrightarrow{OP}=s\overrightarrow{OA}+t\overrightarrow{OB}$なる点Pは線分AB上の点。

〔解答〕

(1)積が奇数になるのは，2個とも奇数のときだから，

$x_1=1$の確率は，$\dfrac{1}{2}\times\dfrac{1}{2}=\dfrac{1}{4}$

$x_1=2$の確率は，$1-\dfrac{1}{4}=\dfrac{3}{4}$

$x_3=3$かつ$x_4=5$となるのは，4回試行が順に，

$+1$，$+1$，$+1$，$+2$になるとき。

確率は，$\left(\dfrac{1}{4}\right)^3\dfrac{3}{4}=\dfrac{3}{256}$

2回で4以上になるのは，$x_2=4$のとき，

確率は，$\left(\dfrac{3}{4}\right)^2=\dfrac{9}{16}$

4回目で4以上になるのは，$x_3=3$のとき，

確率は，$\left(\dfrac{1}{4}\right)^3=\dfrac{1}{64}$

3回目で4以上になるのは，これ以外だから

$1-\dfrac{9}{16}-\dfrac{1}{64}=\dfrac{27}{64}$

試行回数の期待値は，

$2\times\dfrac{9}{16}+3\times\dfrac{27}{64}+4\times\dfrac{1}{64}=\dfrac{157}{64}$

(2)$|\overrightarrow{OA}+\overrightarrow{OB}|^2=1$ より $2\overrightarrow{OA}\cdot\overrightarrow{OB}+|\overrightarrow{OB}|^2=0$

$|2\overrightarrow{OA}+\overrightarrow{OB}|^2=1$ より $4\overrightarrow{OA}\cdot\overrightarrow{OB}+|\overrightarrow{OB}|^2=-3$

よって，$|\overrightarrow{OB}|^2=3$，$\overrightarrow{OA}\cdot\overrightarrow{OB}=-\dfrac{3}{2}$

したがって，$\overrightarrow{OB}=\sqrt{3}$

$\overrightarrow{OA}$と$\overrightarrow{OB}$のなす角をθとすると，

$1\cdot\sqrt{3}\cdot\cos\theta=-\dfrac{3}{2}$ より $\cos\theta=-\dfrac{\sqrt{3}}{2}$

従って，$\theta=\dfrac{5}{6}\pi\,(150°)$

$s+3t=1$のとき，$\overrightarrow{OP}=s\overrightarrow{OA}+3t\left(\dfrac{1}{3}\overrightarrow{OB}\right)$

$s+3t=3$のとき，$\overrightarrow{OP}=\dfrac{s}{3}(3\overrightarrow{OA})+t\overrightarrow{OB}$

$\overrightarrow{OA'}=3\overrightarrow{OA}$，$\overrightarrow{OB'}=\dfrac{1}{3}\overrightarrow{OB}$とすると，

Pの存在範囲は，台形AB'BA'

従って面積は，

$\dfrac{1}{2}3\sqrt{3}\sin\dfrac{5}{6}\pi-\dfrac{1}{2}1\dfrac{\sqrt{3}}{3}\sin\dfrac{5}{6}\pi$

$=\dfrac{2\sqrt{3}}{3}$

（答）

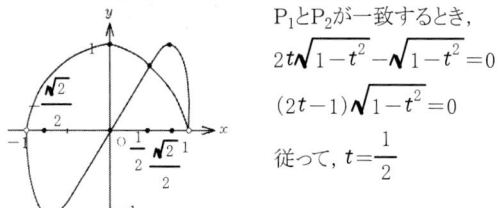

(ア)$\dfrac{3}{4}$ （イ)$\dfrac{3}{256}$ （ウ)$\dfrac{157}{64}$ （エ)$\sqrt{3}$ （オ)$\dfrac{2\sqrt{3}}{3}$

■2 出題者が求めたポイント（数学Ⅲ・微分法）

(1)C_2は単位円の$y\geqq0$の部分。C_1はyを微分して増減表をつくる。P_1とP_2が一致するときは，両方程式を連立させる

(2)C_1，C_2のy'に$x=t$を代入して，等式にして解く。

(3)(ⅰ)$y=f(x)$の$x=t$における接線の方程式は，

$y=f'(t)(x-t)+f(t)$

C_1，C_2の接線の方程式にして，y_tをtで表わす。

(ⅱ)$y_t>0$を解く。

y_t'を求め増減表をつくる。

〔解答〕

(1)$C_2:y=\sqrt{1-x^2}$ は単位円の$y\geqq0$の部分。

$C_1:y=2x\sqrt{1-x^2}$ より $y^2=4x^2-4x^4$

両辺微分すると，$2yy'=8x-16x^3$

$y'=\dfrac{2-4x^2}{\sqrt{1-x^2}}=-\dfrac{4}{\sqrt{1-x^2}}\left(x-\dfrac{\sqrt{2}}{2}\right)\left(x+\dfrac{\sqrt{2}}{2}\right)$

$x=-\dfrac{\sqrt{2}}{2}$ のとき，$y=2\left(-\dfrac{\sqrt{2}}{2}\right)\sqrt{\dfrac{1}{2}}=-1$

$x=\dfrac{\sqrt{2}}{2}$のとき，$y=2\dfrac{\sqrt{2}}{2}\sqrt{\dfrac{1}{2}}=1$

$x=\pm1$のとき，$y=0$

x	-1		$-\dfrac{\sqrt{2}}{2}$		$\dfrac{\sqrt{2}}{2}$		1
y'		$-$	0	$+$	0	$-$	
y	0	↘	-1	↗	1	↘	0

P_1とP_2が一致するとき，

$2t\sqrt{1-t^2}-\sqrt{1-t^2}=0$

$(2t-1)\sqrt{1-t^2}=0$

従って，$t=\dfrac{1}{2}$

(2)$C_2:y=\sqrt{1-x^2}$ を微分すると，$y'=-\dfrac{x}{\sqrt{1-x^2}}$

よって，$\dfrac{2-4t^2}{\sqrt{1-t^2}}=-\dfrac{t}{\sqrt{1-t^2}}$

従って, $4t^2-t-2=0$　$\alpha=\dfrac{1-\sqrt{33}}{8}$, $\beta=\dfrac{1+\sqrt{33}}{8}$

(3) $\ell_t : y=\dfrac{2-4t^2}{\sqrt{1-t^2}}(x-t)+2t\sqrt{1-t^2}$

(i)
$$y=\dfrac{1}{\sqrt{1-t^2}}\{(2-4t^2)x+2t^3\}$$

$$m_t : y=\dfrac{-t}{\sqrt{1-t^2}}(x-t)+\sqrt{1-t^2}$$

$$y=\dfrac{1}{\sqrt{1-t^2}}(-tx+1)$$

よって, $(2-4t^2)x+2t^3=-tx+1$

$$x=\dfrac{2t^3-1}{4t^2-t-2}$$

$$y_t=\dfrac{1}{\sqrt{1-t^2}}\dfrac{-2t^4+4t^2-2}{4t^2-t-2}$$

$$=-\dfrac{2}{4t^2-t-2}(1-t^2)^{\frac{3}{2}}$$

(ii) $-\dfrac{2}{4t^2-t-2}(1-t^2)^{\frac{3}{2}}>0$　より

$4t^2-t-2<0$　したがって, $\alpha<t<\beta$

$y_t{}'=\dfrac{-2}{(4t^2-t-2)^2}f(t)$　とする。

$f(t)=\dfrac{3}{2}(1-t^2)^{\frac{1}{2}}(-2t)(4t^2-t-2)-(8t-1)(1-t^2)^{\frac{3}{2}}$

$$=(1-t^2)^{\frac{1}{2}}(-4t^3+2t^2-2t+1)$$

$$=-(2t-1)(2t^2+1)\sqrt{1-t^2}$$

$$y_t{}'=\dfrac{2(2t-1)(2t^2+1)\sqrt{1-t^2}}{(4t^2-t-2)^2}$$

t	α		$\dfrac{1}{2}$		β
$y_t{}'$		$-$	0	$+$	
y_t		$\searrow$		$\nearrow$	

$t=\dfrac{1}{2}$ のとき, y_t は最小値

$1-t^2=\dfrac{3}{4}$, $4t^2-t-2=-\dfrac{3}{2}$

従って, 最小値は, $y_t=-2\left(\dfrac{3}{4}\right)^{\frac{3}{2}}\left(-\dfrac{2}{3}\right)=\dfrac{\sqrt{3}}{2}$

3 出題者が求めたポイント (数学Ⅲ・積分法)

(1) $z=t$ を代入し, $x^2+y^2=r^2$ と比べて, r を求める。

(2) 平面 $z=t$ における立体Kと半球Bの共通部分を求め積分する。$t=2\sin\theta$ として置換積分する。

$\cos2\theta=2\cos^2\theta-1$

$\cos3\theta=4\cos^3\theta-3\cos\theta$

〔解答〕

(1) $x^2+y^2=4-t^2$　したがって, 半径は $\sqrt{4-t^2}$

(2) P_θ は半径1の円だから, $4-t^2$ が1以上でないと共通部分はない。$4-t^2\geqq1$　より　$t^2\leqq3$　従って, $0\leqq t\leqq\sqrt{3}$

平面 $z=t$ における立体Kと半球Bの共通部分を考える。

$r^2=4-t^2$,

$t=\dfrac{2}{\pi}\theta$　より,

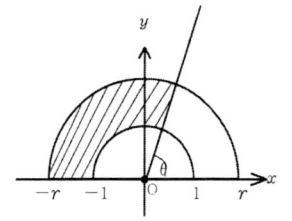

よって, 面積は,

$$\left\{\dfrac{1}{2}\pi(4-t^2)-\dfrac{1}{2}\pi\right\}\dfrac{\pi-\theta}{\pi}$$

$$=\dfrac{\pi}{4}(4-t^2-1)(2-t)$$

Dの体積をVとすると,

$$V=\int_0^{\sqrt{3}}\dfrac{\pi}{4}(4-t^2-1)(2-t)dt$$

$$=\dfrac{\pi}{4}\int_0^{\sqrt{3}}(t^3-2t^2-3t+6)dt$$

$$=\dfrac{\pi}{4}\left[\dfrac{t^4}{4}-\dfrac{2}{3}t^3-\dfrac{3}{2}t^2+6t\right]_0^{\sqrt{3}}$$

$$=\dfrac{\pi}{4}\left(\dfrac{9}{4}-2\sqrt{3}-\dfrac{9}{2}+6\sqrt{3}\right)=\left(\sqrt{3}-\dfrac{9}{16}\right)\pi$$

4 出題者が求めたポイント

(数学C・行列, 数学Ⅲ・微分法)

(1) 直線 ℓ を $y=kx$ とする。点 (t, kt) の移される点を求め, 直線 m の方程式を求める。

直線 $\ell : y=kx$ と直線 $m : y=nx$ が垂直なとき

$kn=-1$

$pk^2+qk+r=0$ の解が1つのとき,

$D=q^2-4pr=0$

(2) k を a で表わし, $P(t, kt)$ として Q を求める。

OP$=1$ より OQ を求める。

2点 (x_1, y_1), (x_2, y_2) を通る直線の方程式は

$$y=\dfrac{y_2-y_1}{x_2-x_1}(x-x_1)+y_1$$

2点P, Qを通る直線の方程式を求め, $x=0$ を代入しRを求める。

ORを a で微分し増減表をつくる。

〔解答〕

(1) 直線 ℓ を $y=kx$ とする。

直線 ℓ 上の点を (t, kt) とすると,

$$\begin{pmatrix} a & -1 \\ 0 & d \end{pmatrix}\begin{pmatrix} t \\ kt \end{pmatrix}=\begin{pmatrix} (a-k)t \\ dkt \end{pmatrix}$$

$x=(a-k)t$, $y=dkt$　より

直線 $m : y=\dfrac{dk}{a-k}x$

直線 ℓ と直線 m が垂直なので, $k\dfrac{dk}{a-k}=-1$

よって, $dk^2-k+a=0$

ℓ がただ1つなので, k が重解となる。

$(\text{D}=)1-4ad=0$　　従って, $4ad=1$

$(2)\ k=\dfrac{1\pm\sqrt{1-4ad}}{2d}=\dfrac{1}{2d}=2a$

$\text{P}(t,\ 2at)$ とする。$t^2+4a^2t^2=1\cdots\cdots\cdots\cdots$①

$$\begin{pmatrix} a & -1 \\ 0 & d \end{pmatrix}\begin{pmatrix} t \\ 2at \end{pmatrix}=\begin{pmatrix} at-2at \\ 2adt \end{pmatrix}=\begin{pmatrix} -at \\ \dfrac{1}{2}t \end{pmatrix}$$

$\text{Q}\left(-at,\ \dfrac{1}{2}t\right)$

$\text{OQ}=\sqrt{a^2t^2+\dfrac{1}{4}t^2}=\dfrac{1}{2}\sqrt{4a^2t^2+t^2}=\dfrac{1}{2}$

直線PQの方程式は,

$y=\dfrac{\dfrac{1}{2}t-2at}{-at-t}(x-t)+2at$　より

$y=\dfrac{-1+4a}{2a+2}x+\dfrac{4a^2+1}{2a+2}t$

①より　$t=\dfrac{1}{\sqrt{4a^2+1}}$, また $d>0$　より $a>0$

よって, $\text{R}\left(0,\ \dfrac{\sqrt{4a^2+1}}{2(a+1)}\right)$

$\text{OR}=z$ とする。$z=\dfrac{\sqrt{4a^2+1}}{2(a+1)}$

$\dfrac{dz}{da}=\dfrac{1}{2(a+1)^2}\left\{\dfrac{8a}{2\sqrt{4a^2+1}}(a+1)-\sqrt{4a^2+1}\right\}$

$\qquad=\dfrac{4a-1}{2(a+1)^2\sqrt{4a^2+1}}$

a	0		$\dfrac{1}{4}$	
$\dfrac{dz}{da}$		$-$	0	$+$
z		$\searrow$		$\nearrow$

$a=\dfrac{1}{4}$, (1)より $d=1$

このとき, $\text{OR}(z)$ は最小値をとる。

物　理

解答　　25年度

1 出題者が求めたポイント

（Ⅰ）出題者が求めたポイント…自由落下、運動量と力積

問1、$\frac{1}{2}mv_1^2=mg(h-a)$,

　　$v_1>0$より, $v_1=\sqrt{2g(h-a)}$　……………答

問2、$gt_0=v_1$　より, $t_0=\frac{v_1}{g}=\frac{\sqrt{2g(h-a)}}{g}$……………答

問3、力積が運動量の変化に等しいことより、

$\frac{1}{2}F_0\tau=\frac{1}{2}mv_1=m\sqrt{2g(h-a)}$

$F_0=\frac{2m}{\tau}\sqrt{2g(h-a)}$　……………答

問4、問3と同様に、

$\frac{1}{2}F_0\theta=mv_2$より

$v_2=\frac{F_0\theta}{2m}=\frac{\theta}{\tau}\sqrt{2g(h-a)}$　……………答

問5、$e=\frac{v_2}{v_1}=\frac{\theta}{\tau}$　……………答

問6、$\frac{1}{2}mv_2^2-\frac{1}{2}mv_1^2=\frac{1}{2}m(2g(h-a))\left(\frac{\theta^2}{\tau^2}-1\right)$

$=mg(h-a)\left(\frac{\theta^2}{\tau^2}-1\right)$……………答

（Ⅱ）出題者が求めたポイント

…摩擦のある平面での跳ね返り

床に平行方向（①式）：$-\mu'R\triangle t=mv'\sin\theta'-mv\sin\theta$

床に垂直方向（②式）：$R\triangle t=mv'\cos\theta'+mv\cos\theta$

問2、$e=\frac{v'\cos\theta'}{v\cos\theta}$　……………③式

②と③より、$R\triangle t=(1+e)mv\cos\theta$　……………④式

①と④より、$v'\sin\theta'-v\sin\theta=-\mu'(1+e)v\cos\theta$

$\frac{v'\sin\theta'}{v\cos\theta}-\tan\theta=-\mu'(1+e)$

ここで③式を用いて

$\frac{\dfrac{v'\sin\theta'}{v'\cos\theta'}-\tan\theta}{e}=-\mu'(1+e)$

整理して

$\tan\theta'=-\mu\left(\frac{1}{e}+1\right)+\frac{1}{e}\tan\theta$　……………答

2 出題者が求めたポイント…金属原子の熱運動と電気抵抗

（Ⅰ）

問1、$E_x=\frac{1}{2}Kx^2+\frac{1}{2}mv_x^2$　……………答

問2、$E_x=\frac{1}{2}K\langle x^2\rangle+\frac{1}{2}m\langle v_x^2\rangle$

ここで題意より、$\frac{1}{2}K\langle x^2\rangle=\frac{1}{2}m\langle v_x^2\rangle$

$\therefore E_x=K\langle x^2\rangle\to\langle x^2\rangle=\frac{E_x}{K}$　……………答

問3、x、y、z方向の変位平均に偏りがないことより、

$\langle r^2\rangle=3\langle x^2\rangle=\frac{3E_x}{K}$　……………答

問4、題意より、

$\overline{E}=2\cdot\frac{1}{2}m\langle v^2\rangle=2\cdot\frac{3}{2}k_BT=3k_BT$　……………答

問5、$A=\pi\langle r^2\rangle=\pi\frac{3\overline{E_x}}{K}=\pi\frac{\overline{E}}{K}=\frac{3\pi k_BT}{K}$　……………答

（Ⅱ）

問1、$E=\frac{V}{L}$　……………答

問2、$eE=kAv$より

$v=\frac{eE}{kA}=\frac{\dfrac{eV}{L}}{k\dfrac{3\pi k_BT}{K}}=\frac{eVK}{3\pi kk_BLT}$　……………答

問3、$I=neSv=\frac{ne^2SVK}{3\pi kk_BLT}$　……………答

問4、$R=\frac{V}{I}=\frac{3\pi kk_BLT}{ne^2SK}$　……………答

（Ⅲ）

問1、$Q=VI=\frac{ne^2SV^2K}{3\pi kk_BLT}$　……………答

問2、$aT^4=\frac{ne^2SV^2K}{3\pi kk_BLT}$　より

$T^5=\frac{ne^2SV^2K}{3a\pi kk_BL}$　よって, $T=bV^{\frac{2}{5}}$　$p=\frac{2}{5}$　……答

（Ⅱ）の問3より、

$I=\frac{ne^2SVK}{3\pi kk_BLbV^{\frac{2}{5}}}=cV^{\left(1-\frac{2}{5}\right)}=cV^{\frac{3}{5}}$と表わせるので

$q=\frac{3}{5}$　……………答

3 出題者が求めたポイント…ドップラー効果

問1、　気球の降下速度をv、音源の振動数をf_0とおくと、

$f_B=\frac{c}{c-v}f_0$　……………①

$f_A=\frac{c+v}{c-v}f_0$……………②

②÷①

$$\frac{f_A}{f_B}=\frac{c+v}{c}=1+\frac{v}{c}\rightarrow v=c\left(\frac{f_A}{f_B}-1\right)=c\frac{f_A-f_B}{f_B} \cdots 答$$

問2、問1の答えを①へ代入して、

$$f_0=\frac{c-v}{c}f_B=\left(1-\frac{f_A-f_B}{f_B}\right)f_B=2f_B-f_A \cdots\cdots\cdots\cdots 答$$

問3、$f_A-f_0=f_A-(2f_B-f_A)=2(f_A-f_B)$　　$\cdots\cdots\cdots$答

問4、

(1) 元々が等速であったことから、砂袋落下後気球に働く合力は上向きにmgとなる。よって加速度aは上向きを正として、

$$a=\frac{mg}{M-m}, v_0^2-0^2=2ah より$$

$$h=\frac{v^2}{2a}=\frac{c^2}{2a}\left(\frac{f_A-f_B}{f_B}\right)^2=\frac{(M-m)c^2}{2mg}\left(\frac{f_A-f_B}{f_B}\right)^2 \cdots 答$$

(2) t秒後の気球の速さv_tは、

$$v_t=v-at=c\left(\frac{f_A-f_B}{f_B}\right)-\frac{mg}{M-m}t$$

ドップラー効果における気球下方での振動数$f_B{}'$をtの関数として求めれば、

$$f_B{}'=\frac{c}{c-v_t}f_0$$

$$=\frac{c}{c-\left\{c\dfrac{f_A-f_B}{f_B}-\dfrac{mg}{M-m}t\right\}}\times(2f_B-f_A)$$

$$=\frac{(M-m)(2f_B-f_A)f_Bc}{(M-m)(2f_B-f_A)c+mgf_Bt}$$

となる。解答欄の狭さから考えてこれが出題者の求めた解答と思われるが、この問題は明らかな出題ミスをしている。

t秒後の気球の高さHは、

$$H=h-\frac{1}{2}at^2$$

$$=\frac{(M-m)c^2}{mg}\left(\frac{f_A-f_B}{f_B}\right)^2-\frac{1}{2}\left(\frac{mg}{M-m}\right)t^2$$

となり、音は$\triangle t=H/c$だけ遅れてBに聞こえる。そのため経過時間tを以下のように場合分けして求めなくてはならない。

$$0\leqq t\leqq\frac{h}{c}=\frac{(M-m)c}{mg}\left(\frac{f_A-f_B}{f_B}\right)^2では、気球が等速で$$

下降している時に発した音がBに聞こえるのでf_Bになる。

$$\frac{h}{c}<tでは、$$

時刻tにBは$\triangle t$秒前に気球で発した音を聞くので、

$$c\triangle t=h-\frac{1}{2}a(t-\triangle t)^2$$

$$=\frac{(M-m)c^2}{mg}\left(\frac{f_A-f_B}{f_B}\right)^2-\frac{1}{2}\left(\frac{mg}{M-m}\right)^2(t-\triangle t)^2$$

この2次方程式を解いて$\triangle t$を求めて、①式のtに$t-\triangle t$を代入した式が答えになる。高校生に解かせるには複雑すぎる式であり、とうてい解答欄には収まらない。

化 学

解答 25年度

Ⅰ 出題者が求めたポイント……希ガス，熱化学

問1. c 2.29 ＋ 20 ×(165 − 161) ÷ 1000 + 12.61
$$= 14.98 \text{ kJ/mol}$$

pV(膨張に必要なエネルギー)$= nRT$ より

$1 \times 8.31 \times 10^3 \times 10^{-3}(\text{m}^3 \text{に合わせる}) \times 165 \div 1000$
$$\fallingdotseq 1.371 \text{ kJ/mol}$$

$(14.98 − 1.371) \div 6 \fallingdotseq 2.27 \text{ kJ/mol}$

問2. 解答参照

[解答]

問1.(A)希ガス　(a) 4　(b) 24　(c) 2.27

問2.

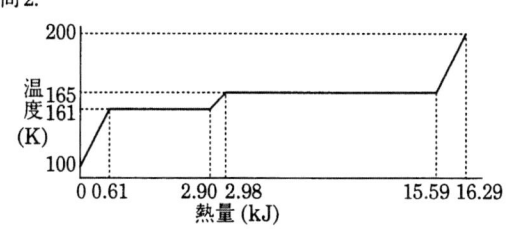

問3.(1)電子配置が閉殻構造をとり，原子が安定して存在できるから。

(2) (d)

問4. $\text{Xe}(気) + 2\text{F}_2(気) = \text{XeF}_4(固) + 278\text{kJ}$

Ⅱ 出題者が求めたポイント……化学平衡，分圧，気体の溶解

問1. $(101.3 − 6.26) \times 0.21 − 5.33 \times (1/0.8) \fallingdotseq 13.3 \text{ kPa}$

問2. $\dfrac{0.13 \times 1000}{6.5 \times 10^4} \times 4 \fallingdotseq 8.0 \times 10^{-3} \text{ mol}$

血液に溶けた酸素は

$\dfrac{1.00}{1.06} \times 1.1 \times 10^{-3} \fallingdotseq 1.0 \times 10^{-3} \text{ mol}$

よって $8.0 \times 10^{-3} + 1.0 \times 10^{-3} = 9.0 \times 10^{-3} \text{ mol}$

問3.(2)$[\text{O}_2] = 1.1 \times 10^{-3} \times \dfrac{4.0}{101.3} \fallingdotseq 4.34 \times 10^{-5} \text{ mol/L}$

$K = \dfrac{[\text{Hb}-(\text{O}_2)_4]}{[\text{Hb}][\text{O}_2]^4} = \dfrac{1}{(4.34 \times 10^{-5})^4} \fallingdotseq 2.82 \times 10^{-17}$

$\therefore n = 17$

問4.(2)$2.50 \times 10^{-1} \times 0.200 \times 248 = 12.4 \text{ g}$

[解答]

問1. 13.3 kPa

問2. $9.0 \times 10^{-3} \text{ mol}$

問3. (1) $K = \dfrac{[\text{Hb}-(\text{O}_2)_4]}{[\text{Hb}][\text{O}_2]^4}$

(2) 17

問4. (1)(Ⅰ) $\text{O}_2 + 2\text{H}_2\text{O} + 4e^- \rightarrow 4\text{OH}^-$

(Ⅱ) $2\text{I}^- \rightarrow \text{I}_2 + 2e^-$

(2)(ア)12.4　(イ)メスフラスコ　(ウ)ビュレット　(エ)青紫

Ⅲ 出題者が求めたポイント……有機化合物の構造推定，高分子

問1. ε-カプロラクタム→6-ナイロンと同様に考えればよい。

[解答]

問1. $\left[\begin{smallmatrix} \text{C} \\ \parallel \\ \text{O} \end{smallmatrix} \text{-CH}_2\text{-CH}_2\text{-CH}_2\text{-CH}_2\text{-O} \right]_n$

問2. 8種類

問3. $\underset{\text{O}}{\text{HO-C}} \text{-C*H-CH}_2\text{-CH}_2 \underset{\text{O}}{\text{-C-OH}}$ （CH₃ が C*H 上）

$\underset{\text{O}}{\text{HO-C}} \text{-CH}_2\text{-CH-CH}_2 \underset{\text{O}}{\text{-C-OH}}$ （CH₃ が CH 上）

問4. $\underset{\text{O}}{\text{HO-C}} \text{-CH}_2\text{-CH}_2\text{-CH}_2 \underset{\text{O}}{\text{-C-CH}_3}$

問5. $\underset{\text{O}}{\text{HO-C}} \text{-C*H-CH}_2\text{-CH}_2 \underset{\text{O}}{\text{-C-OH}}$ （CH₃ が C*H 上）

問6. $n\underset{\text{O}}{\text{HO-C}} \text{-CH}_2\text{-CH-CH}_2 \underset{\text{O}}{\text{-C-OH}}$ （CH₃ が CH 上）

$+ n\text{H}_2\text{N-(CH}_2)_6\text{-NH}_2$

$\rightarrow \left[\underset{\text{O}}{\text{C}} \text{-CH}_2\text{-CH-CH}_2 \underset{\text{O}}{\text{-C-NH-(CH}_2)_6\text{-NH}} \right]_n + 2n\text{H}_2\text{O}$ （CH₃ が CH 上）

Ⅳ 出題者が求めたポイント……アミノ酸，タンパク質

問2.(1)$2 \times 0.10 \times \dfrac{50}{1000} = x + 1 \times 0.10 \times \dfrac{60}{1000}$

$\therefore x = 4.0 \times 10^{-3} \text{ mol}$

[解答]

問1. (ア)一次　(イ)らせん　(ウ)二次　(エ)変性

問2. (1) $4.0 \times 10^{-3} \text{ mol}$

(2) 46 %

問3. $\underset{\text{O NH}_2}{\text{HO-C-CH-CH}_2\text{-S-S-CH}_2\text{-CH-C-OH}} \underset{\text{NH}_2 \text{O}}{}$

問4. PbS

問5. ビーカーの横からレーザー光を照射すると，アルブミンの水溶液ではチンダル現象により光の進路が輝いて見えるが，アラニンの水溶液ではチンダル現象は見られない。

生　物

解答　　　25年度

1　出題者が求めたポイント(Ⅰ細胞Ⅱ酵素)

生物Ⅰ「細胞の構造と機能」に関する基本的な知識と、生物Ⅱ「酵素」に関するしっかりとした理解を要求している。

問1.分解能とは、離れた二点を識別できる最小の距離をいう。

問2.光学顕微鏡の分解能は0.2 μm、電子顕微鏡の分解能は0.2 nm。

問3.(1)ゴルジ体は、物質の貯蔵・濃縮・分泌を行う細胞小器官で、分泌細胞で発達している。

(2)小胞体は、細胞内の物質の輸送を行う。表面に多数のリボソームの付いている小胞体を粗面小胞体という。

(3)メチルグリン・ピロニン染色では、ピロニンがRNAを赤色に染色し、メチルグリーンがDNAを青緑色に染色する。核小体には高濃度のリボソームRNAが存在する。

問4・問5.酵素は活性化エネルギーを低下させて反応し易くするが、反応によって生じるエネルギーは変わらない。

問6.試験管Aから取り出した肝臓片には酵素(カタラーゼ)があるので、試験管Bに入れても酵素反応はおこる。酸素の発生量は過酸化水素の量によって決まるので、同量の酸素が発生する。取り出した肝臓片に含まれる酵素の量は減少しているので、酸素の発生速度は減少する。

問8.マロン酸の構造(HOOC-CH$_2$-COOH)がコハク酸(HOOC-(CH$_2$)$_2$-COOH)によく似るので、クエン酸回路でコハク酸デヒドロゲナーゼの活性部位に結合するため、本来の基質であるコハク酸の代謝を競争阻害する。

〔解答〕
(Ⅰ)問1.二点を区別できる最小の距離　問2.c
問3.(1)キ、ゴルジ体　(2)ア、小胞体　(3)オ、核小体
(Ⅱ)問4.㋐アポ酵素　㋑活性化
問5.㋒b　㋓c　問6.イ
問7.アロステリック酵素
問8.マロン酸はコハク酸と構造が似るため、コハク酸脱水素酵素の活性部位に結合し、酵素活性が低下するから。

2　出題者が求めたポイント(Ⅱ血液)

生物Ⅱ分野の血液に関する理解の深さを確認する設問。

問1.実験1で得られた暗褐色の塊は血餅。血餅はフィブリンに血球が絡み付いてできる。

問2.カルシウムイオンは血液凝固に必須の物質である。クエン酸ナトリウムを加えると、血液中のカルシウムイオンがクエン酸カルシウムとなって沈殿し、除去される。

問3.ガラス棒等で撹拌するとフィブリンが棒に絡み付いて除去される。肝臓で作られるヘパリンやヒルの唾液に含まれるヒルジンは血液凝固阻止の働きを持つ。5℃に保つと酵素反応が抑制されて血液凝固を妨げられる。

問4.血液の遠心分離では、上からうす黄色層(血しょう)、少量の白色の層(白血球と血小板)、赤色の層(赤血球)に分離する。

問5.下線(3)の層(赤血球)に含まれるのはヘモグロビン。筋肉中のミオグロビンはヘモグロビン同様ヘムを含み酸素とよく結合する。赤筋に多く含まれる。

問6.血しょう中のフィブリノーゲンが血液凝固の際、フィブリンに変化する。

問7.代謝により二酸化炭素や酸素が血液に溶解してもpHがほとんど変動しない性質。

問8.CO$_2$の多くはH$_2$CO$_3$として血しょう中に溶解して運ばれる。

問9.ナトリウムポンプによりナトリウムイオンを排出する。

問11.A型ヒト血清には凝集素βが、抗A血清には凝集素αが含まれる。抗A血清と凝集反応を示すのはA型とAB型、A型血清と凝集反応を示すのはB型とAB型である。問題文より次式が成り立つ。

B型+AB型=35
A型+AB型=50
A型+B型+AB型=75

したがって、A型=40人　B型=25人　AB型=10人

〔解答〕
(Ⅰ)問1.フィブリン　　問2.カルシウムイオン
問3.ガラス棒等で撹拌する　　(他:ヘパリンを加える。ヒルジンを加える。5℃に保つ。)
問4.血しょう　　問5.ミオグロビン
問6.フィブリノーゲン　　問7.緩衝作用
問8.血しょう　　問9.オ
(Ⅱ)問10.細胞膜
問11.A型:40人　　AB型:10人

3　出題者が求めたポイント(Ⅰ遺伝・ⅡDNA)

転写翻訳に関わりを持たせたアルコール分解酵素の遺伝の設問。そして、遺伝のなかでも特殊な伴性遺伝と胚乳での遺伝現象に関する設問からなる。遺伝子の頻度を求めさせる問6は柔軟な発想力を必要とする。

問1.アルコールやアルコールの分解過程で生じるアセトアルデヒドなどは、肝臓で処理される。

問2.トレオニンに対応するコドンがACUなので、アンチコドンはUGA。

問3.野生型の487番目のアミノ酸はグルタミン酸、コドンはGAAである。問題文にコドンの1塩基が入れ替わってリシンになったとあるが、489番目のアミノ酸

であるリシンのコドンがAAAなので、GAAがAAAになったと考えられる。

問4.1番目に翻訳されるアミノ酸は開始コドンAUGが指定するメチオニンである。

問6.野生型の遺伝子をA、変異型の遺伝子をaとする。
　$\{A^2 + 2Aa + a^2 = 1000$　は成り立っていない。$\}$
　　遺伝子型(AA)が312人
　　遺伝子型(Aa)が$1000 - (124 + 312) = 564$人
　つまり2000個の遺伝子のうち、
　　遺伝子(A)は$2 \times 312 + 564 = 1188$個
　したがって、$1188 \div 2000 \times 100 = 59.4\%$

問7.X染色体上の血友病の遺伝子(a)、X染色体上の赤緑色覚異常の遺伝子(b)は、次のように子孫に伝えられる。

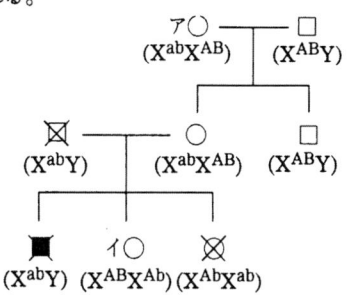

$$\text{ア} \bigcirc \quad \square$$
$$(X^{ab}X^{AB}) \quad (X^{AB}Y)$$

$$\boxtimes \quad \bigcirc \quad \square$$
$$(X^{ab}Y) \quad (X^{ab}X^{AB}) \quad (X^{AB}Y)$$

$$\blacksquare \quad \text{イ} \bigcirc \quad \boxtimes$$
$$(X^{ab}Y) \quad (X^{AB}X^{Ab}) \quad (X^{Ab}X^{ab})$$

問8.イの女性の遺伝子型は$(X^{AB}X^{Ab})$である。血友病の遺伝子は正常で赤緑色覚異常の男性の遺伝子型は$(X^{Ab}Y)$なので、生まれてくる女児は、
　正常$(X^{AB}X^{Ab})$：赤緑色覚異常$(X^{ab}X^{Ab}) = 1 : 1$

問9.遺伝子型(mmNn)からできる花粉(精細胞)の遺伝子型は、(mN)：(mn) = 1 : 1
　遺伝子型(Mmnn)からできる中央細胞(2つの極核の遺伝子の和)の遺伝子型は、(MMnn)：(mmnn) = 1 : 1
　したがって、中央細胞と精細胞の受精で生じる胚乳の遺伝子型は、(MMmNnn)、(MMmnnn)、(mmmNnn)、(mmmnnn)の4通りある。

〔解答〕
（Ⅰ）
問1.ウ　　　問2.UGA
問3.①GAA　　②AAA
問4.メチオニン
問5.1個の塩基が別の種類の塩基に置き換わってできたコドンの指定するアミノ酸が、置き換わる前のコドンの指定するアミノ酸と同じであった。
問6.59.4％
（Ⅱ）
問7.①AaBb　　②AとB、aとbがそれぞれ連鎖。
問8.正常：赤緑色覚異常＝1：1
（Ⅲ）
問9.MMmNnn、MMmnnn、mmmNnn、mmmnnn

4　出題者が求めたポイント(Ⅱ生態系)
　生態系の物質循環とエネルギーの流れに関する設問。

問2.純生産量＝総生産量－呼吸量＝$2650 - 1450 = 1200$

問3.成長量＝純生産量－(被食量＋落葉・落枝＋脱落・枯死量)＝$1200 - (30 + 360 + 310) = 500$

問4.成長量＋50 = 550

問5.$9000000 \times 0.6 \div 550 = 9818 \text{ m}^2$

問6.(ア)エネルギーは循環しない。
　(ウ)生産力ピラミッド(エネルギーピラミッド)はピラミッド型となる。純生産量を被食量が上回ることはあり得ない。
　(ウ)エネルギー効率は栄養段階の高い方が小さい。
　(オ)森林が高齢化すると純生産量は低下する。

問8.落葉広葉樹林は葉の茂った5～10月に純生産量が高いこと。葉を落とした後、土壌中の落葉などの有機物を分解する土壌生物による呼吸などにより純生産量がマイナスとなることから判断できる。

〔解答〕
（Ⅰ）
問1.反作用(環境形成作用)　　　　問2.1200g
問3.500g　　　　問4.550g　　　　問5.9900 m²
問6.生物間のつながりが複雑なこと
　　生物種の多様性が高いこと
問7.イ・カ
（Ⅱ）
問8.B
問9.主な生産者であるイネが生育していない期間であり、総生産量はほとんど0となるが、土壌中の有機物を利用した分解者による呼吸は行われるので、純生産量はマイナスとなる。

平成24年度

問 題 と 解 答

英 語

問題

24年度

I. 次の(A)～(D)それぞれにあげられた4つの語の中で，下線部の発音が他の3つと異なるものを1つ選び，その語の番号を書きなさい。

(A) 1. chamber　　2. chancellor　　3. chasm　　4. chestnut

(B) 1. womb　　2. folks　　3. erosion　　4. tote

(C) 1. micron　　2. isle　　3. redistribute　　4. migrant

(D) 1. profound　　2. encounter　　3. spouse　　4. courage

II. 次の(A)～(C)において，意味が通じるように，1～4のそれぞれの（　　）に与えられた文字で始まる英語を1語ずつ書きなさい。

(A) Paul:　　Do you know what time our train leaves?

　　Jeff:　　It leaves at nine o'clock on the (d　1　).

　　Paul:　　Then, we better get a (m　2　) on, or we will be late.

(B) Kim:　　When I saw Tim, I knew right away he was your brother.

　　Bob:　　Yes. We are like as two (p　3　) in a pod.

(C) Mike:　　Who do you think will win the World Series this year?

　　Kathy:　　It's hard to say, but I am (r　4　) for the Yankees.

III. 次の(1)～(4)において，語法，文脈から判断して（　　）に入る最も適当なものを(a)～(d)より1つ選び，その記号を書きなさい。

(1) In accordance with diplomatic protocol, Mrs. Moor was not allowed to attend official (　　).

　　(a) receptor　　　(b) functions　　　(c) lukewarm　　　(d) provinces

(2) When a (　　) of dust gets in your eye, don't rub it.

　　(a) fig　　　(b) speck　　　(c) saw　　　(d) fling

(3) At that time, Todd was (　　　) an innocent child, and he could not be made accountable

for his actions.

(a) but　　　　　　　(b) so　　　　　　　(c) what　　　　　　　(d) how

(4) Ask yourself what you want him to do for you; then grab the (　　　) and do it for him.

(a) initiative　　　　(b) weaves　　　　　(c) futile　　　　　　(d) rapport

Ⅳ．左の(1)～(4)につづく英語として，語法，文脈から判断して最も適当なものを右の(a)～(d)より１つ
選び，その記号を書きなさい。なお，(a)～(d)はそれぞれ１回しか使えません。

(1) These people often fall through　　　　(a) the grindstone day after day.

(2) The workers had been primed to　　　　(b) say nothing about the case.

(3) None of the parables lends itself to　　(c) being made into a play.

(4) The doctor kept his nose to　　　　　　(d) the cracks in society.

Ⅴ．次の(1)～(4)の各組の英文のうち，最も適当なものを１つえらび，その記号を書きなさい。

(1) (a) To design a workable unit a great many difficulties have to be overcome.

(b) Redesigning the workable unit greatly many difficulties have to overcome.

(c) Designing the workable unite greatly many difficulties has to be overcame.

(d) To redesign a workable unite the great many difficulties have to overcome.

(2) (a) The party would go ahead with the program as planned come what may.

(b) As if its plan came what it may, the party would gone ahead a program.

(c) The party would go ahead the program as if plan came to what maybe.

(d) As the plan come to what might be, the party would go ahead the program.

(3) (a) Events to suite the most tastes and ages in the county in comfortable surrounding.

(b) Comfortable surroundings have event to suite almost tastes and ages in the country.

(c) Almost tastes and ages suited comfortable surrounding event in the country.

(d) The county has events to suit most tastes and ages in comfortable surroundings.

(4) (a) Federal government could setback affording another sorts of sick.

(b) The federal government can setback to afford other sorts of this sick.

(c) The federal government can ill afford another setback of this sort.

(d) Federal government can be sick afford other setbacks of these sorts.

Ⅵ. 次の英文を読み，設問に答えなさい。

The perception of pain is so fundamental to our survival that it affects our brains in profound ways. There is not one single pain center; instead, the whole brain lights up like a Christmas tree when pain is perceived. In the short term we are immediately prompted to protect the painful area, to remove it from the source of the pain and often to cease all use of the affected area while we examine it. In the longer term, our subconscious behavior is altered.
(1)
If we hit our head on a specific low beam or handle, next time we'll duck. An experience of pain
(2)
that lasts for long, continuous periods may affect our emotions and attitudes. We may develop depression and become less active. Alternatively, a severe experience of pain and a conscious awareness of exactly what led to that pain may result in the development of an aversion to anything resembling the cause. (A) We call that aversion fear. The aversion may become a long-term subconscious memory that lasts far longer than your memory of the event that caused it. You may no longer remember the time you fell off the high wall and painfully twisted
(3)
your ankle as a child, but your fear of heights may still be with you. (B)

We don't always perceive pain. Even when the nerve cells are sending us pain signals, there are times when it is more important for us simply to run away, rather than roll about on the ground in agony. So there are regions of the brain that actively [X] our perception of pain, sometimes for just a few minutes, sometimes for several days. But there are also areas of the brain that do the reverse, and make us hypersensitive to pain. (C)

Astonishingly, there used to be considerable confusion about when we first start experiencing pain. A hundred years ago it was widely accepted that newborn babies simply did not perceive pain at all, because their brains had not developed sufficiently. Perhaps rather
(4)
cruelly by today's standards, for decades many 'pin-prick' experiments were conducted on sleeping infants in attempts to understand the onset of pain perception. Much confusion was caused in those early experiments by the seeming lack of sensitivity of babies straight after birth, which turned out to be because the mothers had received anesthetics while giving birth, and the babies received a small dose via their umbilical cords. Today (as anyone with children
(5)
can affirm), it is well understood that a baby in pain will show clear discomfort. (D) Crying, wriggling, fisting, large muscle movements, accompanied by clear respiratory and
(6)
hormonal changes and erratic sleep, are all clear signs of pain. But those early scientifically
(7)
flawed experiments sadly resulted in a culture that disregarded the pain of babies for much too
(8)
long, despite the true scientific findings.

[Adapted from Peter J. Bentley, *The Undercover Scientist*, 2009.]

問 1.　下線部(1)，(3)の it が示す内容を，それぞれ**本文中の英語**で答えなさい。

問 2.　下線部(2)，(6)，(7)，(8)の語の本文中での意味と最も近い意味を表す語を，それぞれ 1 ～ 4 の
　　　中から 1 つずつ選び，番号で答えなさい。

(2)　duck　　　　　1. dunk　　　　　2. falter　　　　　3. halt　　　　　4. stoop

(6)　wriggling　　　1. wavering　　　2. writhing　　　3. wreathing　　　4. wrinkling

(7)　erratic　　　　1. irrelevant　　　2. irregular　　　3. infantile　　　4. intrinsic

(8)　flawed　　　　1. clumsy　　　　2. faulty　　　　3. naive　　　　4. pristine

問 3.　次の文を本文中の（　A　），（　B　），（　C　），（　D　）のいずれかに挿入する場合，ど
　　　こが最も適切な箇所か。1 つ選び，記号で答えなさい。

　　　　　When we're safe and recovering, such heightened sensations might, for example,
　　　encourage us to avoid using the painful part while it heals.

問 4.　前後関係から考えて，[　X　]に入れるのに最も適切なものを 1 ～ 4 の中から 1 つ選び，番
　　　号で答えなさい。

　　　1. induce　　　　　　2. inform　　　　　　3. inhibit　　　　　　4. immerse

問 5.　下線部(5)において，赤ん坊は，わずかな量(a small dose)の何を受け取ったのか。前後関係
　　　から考えて，**日本語**で答えなさい。

問 6.　本文の中で述べられている内容と一致する内容を表している文を 1 ～ 5 の中から 1 つ選び，
　　　番号で答えなさい。

　　　1. When pain is perceived, a specific pain center in our brain lights up.

　　　2. Long-lasting pain keeps us from developing depression and becoming less active.

　　　3. A fear of heights is usually caused by the experience of breaking a leg.

　　　4. Some regions in our brain make us extremely sensitive to pain.

　　　5. A newborn baby's brain has not developed enough to perceive pain.

問 7.　下線部(4)を和訳しなさい。

Ⅶ．次の日本語の文の下線部を英語に直しなさい。

　　　先生に指されて黒板で問題を解く。間違えたら恥をかく。恥をかけばその教科は嫌いになる確率
が高い。そういった生徒の心理状態が読めない先生は，教師失格である。

　　　　　　　　　　　　　　　　　　　　　[竹内薫(著)『理系バカと文系バカ』(2009)から一部変更]

数 学

問題

24年度

1. 次の問いに答えよ。問い (1) ～ (3) については, $\boxed{}$ にあてはまる適切な数値を解答欄に記入せよ。

(1) x の 2 次不等式

$$6x^2 - (16a + 7)x + (2a + 1)(5a + 2) < 0$$

をみたす整数 x が 10 個となるように, 正の整数 a の値を定めると $a = \boxed{(\textbf{ア})}$ である。

(2) 三角形 ABC において, $AB = \sqrt{2}$, $BC = 2$, $CA = \sqrt{3}$ とし, 外心を O とする。このとき, $\overrightarrow{AO} = s\overrightarrow{AB} + t\overrightarrow{AC}$ をみたす実数 s, t の値は $s = \boxed{(\textbf{イ})}$, $t = \boxed{(\textbf{ウ})}$ である。

(3) 袋 A には赤玉 2 個と白玉 1 個, 袋 B には赤玉 1 個と白玉 2 個が入っている。袋 A から玉を 2 個取り出して袋 B に入れ, よくかき混ぜて, 袋 B から玉を 2 個取り出して袋 A に入れる。このとき, 袋 A に入っている白玉の個数を X とすると, $X = 0$ となる確率は $\boxed{(\textbf{エ})}$ であり, $X = 2$ となる確率は $\boxed{(\textbf{オ})}$ である。

(4) 関数 $f(x) = |x^3|$ が $x = 0$ で微分可能であるかどうか調べよ。

2. a を実数とする。xy 平面上の 2 曲線

$$C_1 : y = e^x, \qquad C_2 : y = -e^{1-x} + a$$

を考える。

C_1 上の点 $P(t, e^t)$ $(t > 0)$ における C_1 の接線 ℓ_t が, C_2 上の点 $Q(s, -e^{1-s} + a)$ における C_2 の接線にもなっているとき, 次の問いに答えよ。ただし, e は自然対数の底である。

(1) t と s の関係式を求めよ。また, a を t を用いて表せ。

(2) C_1, ℓ_t および y 軸で囲まれた部分の面積を $S_1(t)$ とし, C_2, ℓ_t および y 軸で囲まれた部分の面積を $S_2(t)$ とする。ただし, Q が y 軸上にあるときは $S_2(t) = 0$ とする。

   (i) $S_1(t)$, $S_2(t)$ を t を用いて表せ。

   (ii) $S(t) = S_1(t) + S_2(t)$ とする。t が $t > 0$ の範囲を動くとき, t の関数 $S(t)$ の最小値を求めよ。

3. n を3以上の整数とする。xyz 空間の平面 $z = 0$ 上に，1辺の長さが4の正 n 角形 P があり，P の外接円の中心を G とおく。半径1の球 B の中心が P の辺に沿って1周するとき，B が通過してできる立体を K_n とする。

　このとき，次の問いに答えよ。

(1) P の隣り合う2つの頂点 P_1，P_2 をとる。G から辺 P_1P_2 に下ろした垂線と P_1P_2 との交点を Q とするとき，$GQ > 1$ となることを示せ。

(2) (i) K_n を平面 $z = t$ $(-1 \leqq t \leqq 1)$ で切ったときの断面積 $S(t)$ を t と n を用いて表せ。

　　(ii) K_n の体積 $V(n)$ を n を用いて表せ。

(3) G を通り，平面 $z = 0$ に垂直な直線を ℓ とする。K_n を ℓ のまわりに1回転させてできる立体の体積 $W(n)$ を n を用いて表せ。

(4) $\displaystyle \lim_{n \to \infty} \frac{V(n)}{W(n)}$ を求めよ。

物　理

問題　　24年度

1. (I) 雨粒が空気中を落下するとき，空気による抵抗を受ける。その抵抗力の大きさは雨粒の速さ v [m/s] に比例して kv [N] で与えられ，向きは速度の逆向きである。雨粒が小さい場合，その形は球形と考えられるので，雨粒を変形しない微小球として，雨粒の空気中での運動を考える。雨粒の質量はすべて m [kg] であり，重力加速度の大きさを g [m/s^2] として，次の問いに答えよ。ただし，風はないものとする。

　問 1. 雨粒の速度が鉛直方向に $v_\perp$ [m/s]，水平方向に $v_\parallel$ [m/s] であるとき，雨粒の鉛直方向の加速度を $a_\perp$ [m/s^2]，水平方向の加速度を $a_\parallel$ [m/s^2] として，鉛直方向，水平方向それぞれの運動方程式を書け。ただし，鉛直方向については重力の向きを負の向きとする。

　問 2. 雨粒が十分に高い所から落下する場合，地表近くでは等速運動すると考えられる。そのときの速度(終端速度)の鉛直成分および水平成分を求めよ。

　問 3. 時間雨量*が l [mm] である雨が継続的かついたるところ一様に降るとする。雨の質量密度を ρ [kg/m^3] とするとき，平均として1秒あたり，1 m^2 あたりに降る雨粒の数を求めよ。

　　*時間雨量とは1時間あたりに降った雨が溜まった深さを mm 単位で表記したものである。

　問 4. 前問の状況の雨が水平な屋根に一様に降るとき，雨粒は屋根に落ちた瞬間付着し，跳ねることはないとする。このとき，雨粒は終端速度に達しているとし，その大きさを v_∞ として，雨粒が屋根に及ぼす平均の圧力を求めよ。ただし，屋根に水が溜まることはないものとする。

(II) 図1のようなドーム状の半球形の屋根に降った雨粒の運動を考える。

　　半径 r [m] の半球形の屋根が高さ r の円柱部分の上に乗っている。屋根は超撥水性素材でできており，雨粒は球状になって表面を滑る。屋根の最高点Pのごく近くに落ちた雨粒が滑り落ちることを考える。以下の問題では，雨粒の初期位置は最高点P，初速度の大きさは0，質量 m [kg] として答えよ。ただし，雨粒と屋根との間の摩擦力，空気による抵抗力は無視できるものとし，重力加速度の大きさを g [m/s^2] とする。

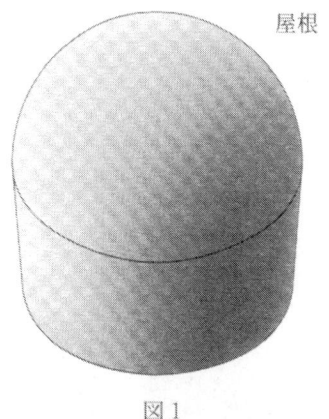

図1

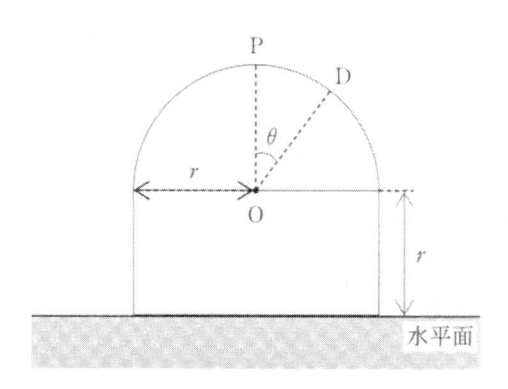

図2

問 1. 雨粒が屋根から離れずに運動し，屋根上の点 D を通るとき，屋根から受ける力の大きさを m，g，θ で表せ。ただし，$\angle POD = \theta$[rad] とする。

問 2. 雨粒が屋根から離れる点を点 D とすると，$\tan\theta$ はいくらか。

問 3. 雨粒が水平面に落下する点と点 P との水平距離を求めよ。

2. 次の電流と磁場（磁界）に関する問いに答えよ。ただし，全ての系は真空中にあり，真空の透磁率は π を円周率として，$\mu_0 = 4\pi \times 10^{-7}$[H/m = N/A^2] で与えられる。

(I) 図1のように，xyz 座標の x 軸に沿って正の向きに電流 I_1[A]，y 軸に沿って正の向きに電流 I_2[A] が流れている。これらの電流によって周囲に作られる磁場を考える。

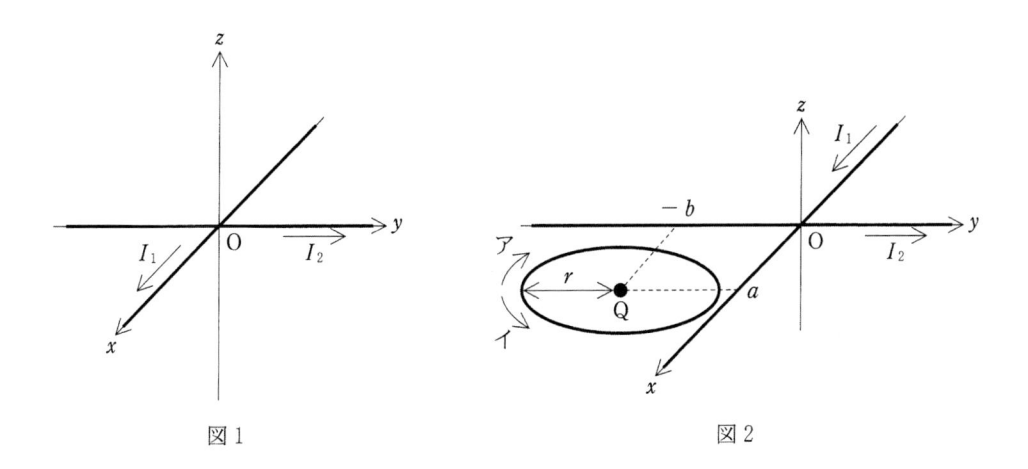

図1　　　　　　　　　　　図2

問 1. z 軸上の点 P$(0,\ 0,\ z)$（z の単位はメートル）における磁場を3次元ベクトルで表せ。

問 2. 磁場の強さが0となる点の集合が作る図形の方程式を求めよ。ただし，x，y 軸上は考慮しないものとする。

問 3. 図2のように，点 Q$(a,\ -b,\ 0)$$(a,\ b > 0)$を中心とする半径 $r(r < a,\ r < b)$ の1巻きコイルが xy 平面上に置かれている。点 Q の磁場の強さを0にするために，コイルに流すべき電流の大きさと向きを求めよ。ただし，電流の向きは図2のアかイで答えよ。

(II) 図3のように，1辺の長さ 5.0 cm の正三角形の各頂点に，3本の導線 A，B，C が互いに平行に張られ，A，B にいずれも紙面に垂直に表から裏へ向かう向きに，2.0 A（アンペア）の電流が流れている。

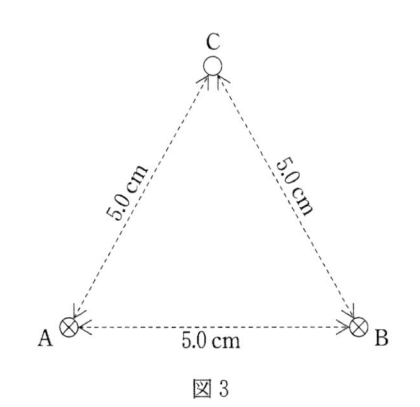

図3

　問 1. 導線 C の位置の磁場の強さと向きを求めよ。

　問 2. 導線 C にも同じ向きに 2.0 A の電流を流すと，導線 C に働く力の 1.0 m あたりの大きさ
　　　と向きを求めよ。

3. 図のように，容器 A，B とシリンダー C をコック K_1，K_2 のついた細管で接続する。C には
気密性を保ったまま滑らかに動くピストンがはめ込まれ，ピストンの右側の気圧は大気圧
p [Pa = N/m²] になっている。

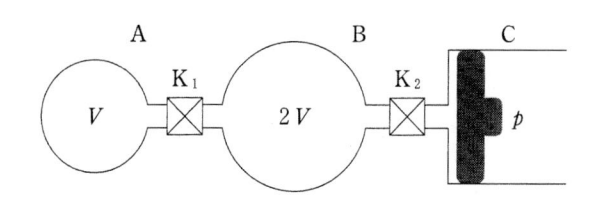

　A，B の容積はそれぞれ V，$2V$ [m³] で，初め，K_1，K_2 が閉じ，ピストンが C の底まで押し込
まれている状態で，A には圧力 $3p$ [Pa]，温度 $3T$ [K] で定積モル比熱が $\frac{5}{2}R$ [J/(mol·K)] の理想
気体 G_1 が入っている。B には圧力 $2p$ [Pa]，温度 $2T$ [K] で定積モル比熱が $\frac{3}{2}R$ [J/(mol·K)] の
理想気体 G_2 が入っている。ここで，R は気体定数である。

　装置は全て断熱材でできており，外部との熱のやり取りはなく，その熱容量は無視できる。ま
た，細管の容積も無視できるものとする。

(I)　初めの状態について以下の問いに答えよ。

　問 1. 気体 G_1 のモル数は気体 G_2 のモル数の何倍か。

　問 2. 気体 G_1 の内部エネルギーは気体 G_2 の内部エネルギーの何倍か。

(II)　次に，コック K_2 を閉じたまま，K_1 をゆっくり開いて，G_1 と G_2 を混合する。このとき，G_1
　　と G_2 は化学反応を起こさないものとする。十分に時間が経ち熱平衡状態に達したときについて
　　以下の問いに答えよ。

　問 1. 混合気体の温度は T の何倍か。

　問 2. 混合気体の圧力は p の何倍か。

(III)　さらに，コック K_2 をゆっくり開いて，混合気体を C の中に膨張させる。このとき，C 内の圧
　　力は常に p [Pa] に保たれたままピストンが移動するものとする。全体が熱平衡状態に達したとき
　　について以下の問いに答えよ。

　問 1. C 内にある混合気体の体積は V の何倍か。

　問 2. 混合気体の温度は T の何倍か。

化 学

問題

24年度

答えは，すべて解答用紙の解答欄に注意して記入せよ。複数の解答を要する場合には，特に指示がなければ，解答の順番は問わない。また，計算値の答えは，指示がなければ四捨五入して，有効数字3桁で記せ。必要ならば，次の値を用いよ。気体定数(R)：$8.31 \times 10^3 \, \text{L·Pa/(K·mol)}$。ファラデー定数$(F)$：$9.65 \times 10^4 \, \text{C/mol}$。原子量：$H = 1.00$, $C = 12.0$, $N = 14.0$, $O = 16.0$, $Al = 27.0$, $Cl = 35.5$。$\log_{10} 2 = 0.301$, $\log_{10} 3 = 0.477$。構造式は問題文に現れる例にならって記せ。いくつかのアミノ酸の構造式は以下のとおりである。

アスパラギン／アスパラギン酸／グルタミン酸／グルタミン／グリシン／イソロイシン／リシン／フェニルアラニン／セリン／トレオニン／チロシン／バリン

1. 次の文を読み，下記の問い（問1〜問6）に答えよ。ただし，二酸化炭素は理想気体とする。

二酸化炭素は，炭素や炭素化合物の燃焼，生物の呼吸，生物体の腐敗などによって生じる。大気中の二酸化炭素は，近年わずかずつではあるが，増加し続けている。二酸化炭素は常温常圧では無色無臭の気体であるが，固体の二酸化炭素は，規則正しく配列した分子結晶をつくる。

水に溶けた二酸化炭素の飽和水溶液は，式(1)のような電離平衡で表されるが，その平衡は著しく左に偏っている。

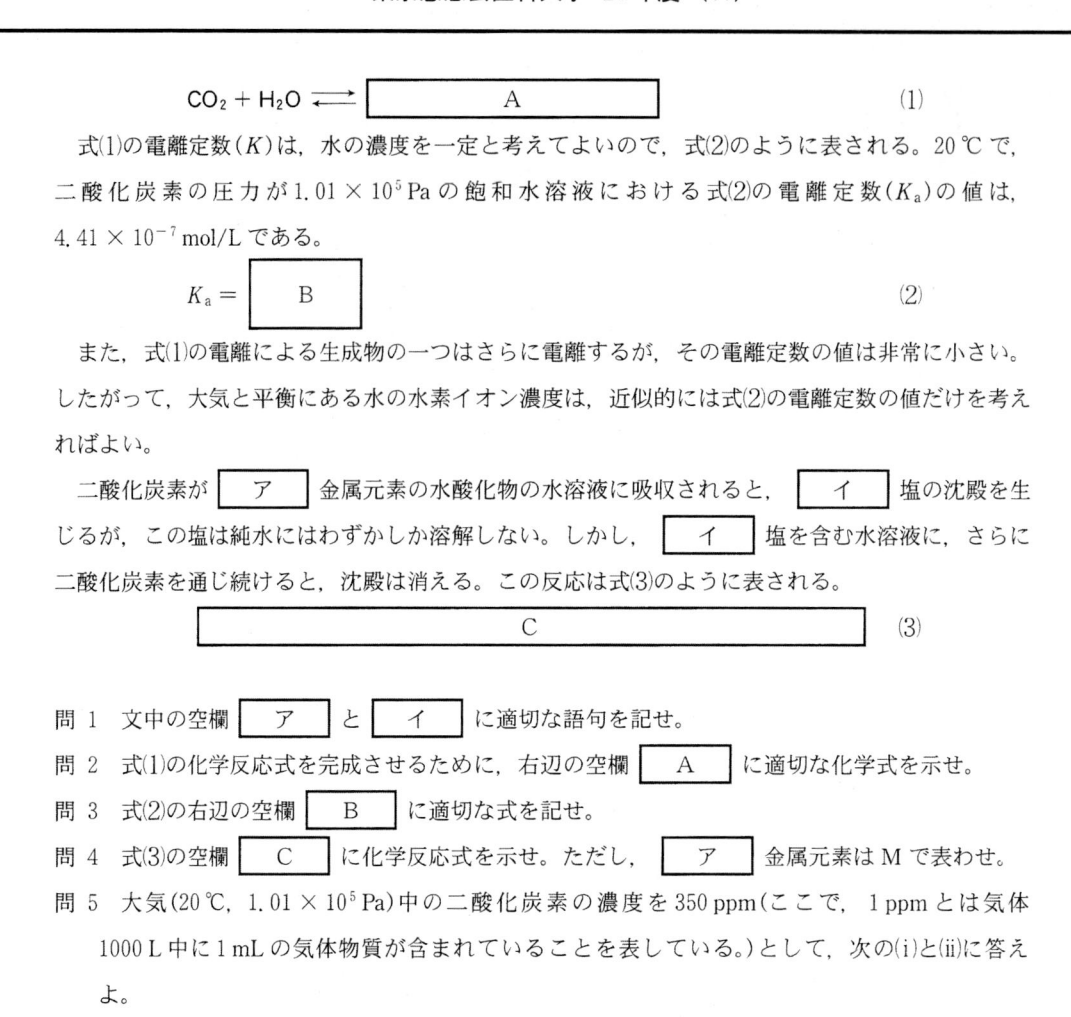

$$CO_2 + H_2O \rightleftharpoons \boxed{\qquad A \qquad} \tag{1}$$

式(1)の電離定数(K)は，水の濃度を一定と考えてよいので，式(2)のように表される。20℃で，二酸化炭素の圧力が 1.01×10^5 Pa の飽和水溶液における式(2)の電離定数(K_a)の値は，4.41×10^{-7} mol/L である。

$$K_a = \boxed{\qquad B \qquad} \tag{2}$$

また，式(1)の電離による生成物の一つはさらに電離するが，その電離定数の値は非常に小さい。したがって，大気と平衡にある水の水素イオン濃度は，近似的には式(2)の電離定数の値だけを考えればよい。

二酸化炭素が $\boxed{\quad ア \quad}$ 金属元素の水酸化物の水溶液に吸収されると，$\boxed{\quad イ \quad}$ 塩の沈殿を生じるが，この塩は純水にはわずかしか溶解しない。しかし，$\boxed{\quad イ \quad}$ 塩を含む水溶液に，さらに二酸化炭素を通じ続けると，沈殿は消える。この反応は式(3)のように表される。

$$\boxed{\qquad\qquad\qquad C \qquad\qquad\qquad} \tag{3}$$

問 1　文中の空欄 $\boxed{\quad ア \quad}$ と $\boxed{\quad イ \quad}$ に適切な語句を記せ。

問 2　式(1)の化学反応式を完成させるために，右辺の空欄 $\boxed{\quad A \quad}$ に適切な化学式を示せ。

問 3　式(2)の右辺の空欄 $\boxed{\quad B \quad}$ に適切な式を記せ。

問 4　式(3)の空欄 $\boxed{\quad C \quad}$ に化学反応式を示せ。ただし，$\boxed{\quad ア \quad}$ 金属元素は M で表わせ。

問 5　大気(20℃，1.01×10^5 Pa)中の二酸化炭素の濃度を 350 ppm(ここで，1 ppm とは気体1000 L 中に 1 mL の気体物質が含まれていることを表している。)として，次の(i)と(ii)に答えよ。

　(i)　20℃で大気と平衡にある雨水 1.00 L に溶解する二酸化炭素の物質量はいくらかを記せ。ただし，二酸化炭素の圧力が 1.01×10^5 Pa のとき，20℃で水 1.00 L に溶解する二酸化炭素の体積を標準状態($0℃$，1.01×10^5 Pa)の体積に換算した値は 0.871 L である。また，標準状態での二酸化炭素 1 mol の体積は 22.4 L とする。

　(ii)　20℃で大気と平衡にある雨水の pH はいくらかを記せ。ただし，式(1)の電離度は 1 に比べて十分に小さいものとする。また，雨水には二酸化炭素以外の成分は溶解していないものとし，二酸化炭素の溶解により雨水の体積は変化しないものとする。

問 6　下記の実験について，次の(i)と(ii)に答えよ。

　[実験]　<u>水酸化ナトリウム水溶液に大気中の二酸化炭素を吸収させたアルカリ性の溶液 200 mL がある。</u>この溶液 20.0 mL をコニカルビーカーにとり，まず，指示薬としてフェノールフタレイン溶液を数滴加えて 0.100 mol/L 塩酸水溶液で滴定したところ，15.0 mL を加えたところで溶液の色が赤色から無色となった。続いて，この溶液に指示薬としてメチルオレンジ溶液を数滴加えて，同じ濃度の塩酸水溶液で滴定を続けたところ，6.00 mL を加えたところで溶液の色が橙黄色から赤色となったので，滴定を止めた。なお，炭酸水素ナトリウム水溶液にフェノールフタレイン溶液を数滴加えても溶液の色は無色である。

　(i)　下線部の溶液 200 mL に吸収された二酸化炭素は，27.0℃，1.01×10^5 Pa で何 L になるかを記せ。

　　　(ii)　下線部の溶液 200 mL 中に残っている水酸化ナトリウムの濃度(mol/L)は，いくらかを記せ。

2. 次の文を読み，下記の問い(問 1 〜問 5)に答えよ。

　　アルミニウムは，家庭用品，建築材料，ジュラルミンとして航空機の材料などに幅広く使われている。単体のアルミニウムは，主成分が酸化アルミニウムである鉱石のボーキサイトを濃い水酸化ナトリウム水溶液で処理して，これから純粋な酸化アルミニウムをつくる。アルミナともよばれる酸化アルミニウムは，融点が 2054 ℃ と高いので，融点が 1000 ℃ の氷晶石(Na_3AlF_6)に溶かして電気分解する。この製造法のように，金属元素の水酸化物，塩化物，酸化物などを液体にして電気分解する方法を①　ア　電解という。単体のアルミニウムは，密度の小さな軽い金属で，銀白色をしている。単体のアルミニウムを空気中に放置すると，表面にち密な被膜ができる。このような状態を　イ　という。アルミニウム製品の表面を人工的に酸化させて，酸化アルミニウムの被膜をつくったものをアルマイトという。アルミニウムの粉末と酸化鉄(Ⅲ)との混合物はテルミットとよばれる。②このテルミットに点火すると，アルミニウムは還元剤として働いて反応し，このとき多量の熱を出す。この反応はテルミット反応とよばれ，溶接に利用されている。アルミニウムの単体は，酸の水溶液にも，強塩基の水溶液にも溶ける。酸化アルミニウムは，水には溶けないが，酸の水溶液にも強塩基の水溶液にも溶ける。③硫酸アルミニウムと硫酸カリウムの混合水溶液を濃縮すると，④ミョウバンとよばれる無色の結晶が得られる。ミョウバンの水溶液には，硫酸アルミニウムと硫酸カリウムの混合水溶液と同じ種類のイオンが含まれている。このような塩を複塩という。また，ミョウバンの水溶液は，酸性を示す。

問 1　文中の空欄　ア　と　イ　に適切な語句を記せ。

問 2　次の(i)と(ii)に答えよ。

　　　下線部①による酸化アルミニウムの電解は，炭素を電極として行われる。この電解の陽極と陰極で起こる反応は下式のように表される。

　　　(陽極)　$C + 2O^{2-} \longrightarrow CO_2 + 4e^-$

　　　(陰極)　$Al^{3+} + 3e^- \longrightarrow Al$

　　(i)　この電解の全体の反応を化学反応式で示せ。

　　(ii)　下線部①により，酸化アルミニウムを 2.00 時間電解して単体のアルミニウムを 20.0 g 得るには，何 A (アンペア)の電流を流せばよいかを記せ。ただし，流した電流はすべてこの電解に用いられたものとする。

問 3　下線部②の反応において，アルミニウム(固) 1 mol が反応したときの熱化学方程式を，式中に各物質の状態も記して示せ。ただし，アルミニウム(固)の燃焼熱は 837 kJ/mol，酸化鉄(Ⅲ)(固)の生成熱は 824 kJ/mol とする。

問 4　下線部③の水溶液に不純物として少量の銅(Ⅱ)イオンが存在し，その水溶液は酸性を示した。この水溶液から銅(Ⅱ)イオンだけをとり除く適切な方法を，下記の試薬群の中から必要な試薬を用いて 50 字以内で記せ。ただし，用いた試薬による反応および分離操作は完全に行われるものとする。

　　【試薬群】　塩酸，水酸化ナトリウム水溶液，硝酸，硫化水素，硫酸

問 5 下線部④の結晶を水に溶かし，アンモニア水を加えると沈殿Ⅰが生じた。この沈殿Ⅰに水酸
化ナトリウム水溶液を加えたときの反応を化学反応式で示せ。

3. 無機および有機ハロゲン化合物に関する以下の問題Ⅰ，Ⅱに答えよ。

Ⅰ 17族ハロゲン元素に関する表1，2を参考に，下記の問い(問1，問2)に答えよ。

表 1 ハロゲン元素の性質

元 素 記 号	F	Cl	Br	I
イオン化エネルギー	1681 kJ/mol	1255 kJ/mol	1142 kJ/mol	1007 kJ/mol
電子親和力	335.6 kJ/mol	356.1 kJ/mol	332.6 kJ/mol	303.8 kJ/mol
電気陰性度	4.0	3.0	2.8	2.5
単体分子の沸点	− 188 ℃	− 34 ℃	59 ℃	184 ℃

表 2 ハロゲン化水素の性質

化 合 物	HF	HCl	HBr	HI
沸 点	20 ℃	− 85 ℃	− 67 ℃	− 35 ℃
分子量	20.0	36.5	80.9	127.9

問 1 (1) 次の二つの化学反応式(Ⅰ)(Ⅱ)の空欄に，反応が右に進むものには「→」，左に進むものに
は「←」，反応しないものには「×」を入れよ。

(Ⅰ) $2KI + Cl_2$ ☐ $2KCl + I_2$ (Ⅱ) $2KF + Br_2$ ☐ $2KBr + F_2$

(2) ハロゲン化物イオンの還元力の強さの順を$A^- > B^- > C^- > D^-$(ABCD は該当する
元素記号)のように書き，そのような順になる理由を，イオン化エネルギー・電子親和
力・電気陰性度のうち，ハロゲン化物イオンの還元力の強さに最も影響あるものとの関
係を含めて60文字以内で記せ。

問 2 ハロゲン化合物の沸点に関する以下の文の空欄 ア ～ ウ に入る適切な語
句，空欄 エ ， オ に入る適切な分子式を記せ。

ハロゲン単体の沸点が，原子番号が大きい元素の単体ほど高くなるのは，分子量が大きい
分子ほど分子間に働く弱い引力である ア 力が大きいからであり，同様の理由でハロ
ゲン化水素の沸点も分子量が大きいほど高い。しかし，HF の沸点のみは他のハロゲン化水
素より高い。この理由は，HF 分子では共有結合の イ が大きく，分子間で特に強い
ウ 結合を形成しているからである。典型元素の水素化合物の同様な関係は
エ と オ の間にも見られる。これとは異なり，下の問題のように有機フッ素
化合物分子では イ が予想外に小さく，分子量が大きくても沸点は低い。

Ⅱ 次の文を読み，下記の問い(問3～問8)に答えよ。

19世紀には吸入麻酔薬として，ジエチルエーテルや カ が使われた。しかし，現在
ではこれらの物質はわが国では使用されていない。その後，有機ハロゲン化合物に次々と麻酔
作用が発見され，ハロタン($CF_3CHClBr$)，エンフルラン($CHFClCF_2OCHF_2$)，フルロキセン
($CF_3CH_2OCH=CH_2$)，メトキシフルラン($CHCl_2CF_2OCH_3$)や，現在わが国でおもに用いられ
ているイソフルラン($CF_3CHClOCHF_2$)やセボフルラン($(CF_3)_2CHOCH_2F$)が知られている。こ
れらの中には，光学異性体をもつ物質もあるが，その場合には光学異性体の混合物として用いら
①

れる。

　これらの有機フッ素化合物の合成では，F_2 と炭化水素の反応は制御がむずかしいので，<u>Cl_2 と炭化水素の反応で，いったん，塩化物を得てから，置換反応によりフッ素化物に変換する</u>②。また，塩素化の段階で過剰に反応が起こった場合には，<u>還元剤を使って C-Cl 結合を C-H 結合に戻すことも行われる</u>③。

　古くから使われてきた吸入麻酔薬であるが，その詳しい作用機構はまだ明らかになっていない。最近，やはり吸入麻酔薬である<u>デスフルラン（$CF_3CHFOCHF_2$）が，神経細胞表面に存在するタンパク質と分子間結合するようすが明らかにされた</u>④。おもしろいことに，まったく分子構造が異なるが麻酔作用が知られている<u>プロポフォール</u>⑤（構造式 **1**）も同じタンパク質と分子間結合できることが示された。

1（数字 1 〜 6 は炭素原子の位置番号）

問 3　次の文は，空欄　カ　に入る物質の性質を表している。空欄　カ　に入る物質名を答えよ

　　　アセトンとヨウ素の反応と同様な反応で，アセトンを塩基性条件で次亜塩素酸と反応させると生成する。分子量 119.5。

問 4　ハロタン（A），エンフルラン（B），フルロキセン（C），メトキシフルラン（D），イソフルラン（E），セボフルラン（F）のうち，下線部①のように光学異性体の混合物として用いられるものはどれか，適するものをすべて選び記号 A 〜 F で答えよ。

問 5　下線部②のような反応を室温で行う時，必須となる反応条件は何か。

問 6　下線部③のような工程の一つに，塩化物 $CF_3CCl_2OCHF_2$ と還元剤である同物質量の 2-プロパノール（$CH_3CH(OH)CH_3$）との反応でイソフルランを得るという反応がある。この反応の化学反応式を，構造式を用いて記せ。

問 7　下線部④のようなデスフルランとタンパク質の分子間結合部位で，デスフルラン分子を取り巻いて接しているアミノ酸の組み合わせとして，上記問 2 の有機フッ素化合物の特徴から予想されるものは以下のア〜エのうちどれか。記号ア〜エで答えよ。

　　(ア)　グルタミン・アスパラギン・グルタミン・トレオニン・グルタミン・チロシン

　　(イ)　イソロイシン・イソロイシン・フェニルアラニン・トレオニン・イソロイシン・バリン

　　(ウ)　リシン・セリン・リシン・トレオニン・トレオニン・リシン

　　(エ)　アスパラギン酸・アスパラギン酸・チロシン・グルタミン酸・トレオニン・アスパラギン酸

問 8　下線部⑤のプロポフォールの正式な名称は「2,6-ジイソプロピルフェノール」である。これは，イソプロピル基（$(CH_3)_2CH-$）が二つベンゼン環に結合したフェノールであることを意味する。数字「2,6-」はイソプロピル基が結合しているベンゼン環の炭素原子の位置番号を示している（構造式 **1**）。異なる位置番号 (x, y) の「x, y-ジイソプロピルフェノール」という名称の位置異性体はプロポフォールを含めて何種類存在するか。

4. 次の文を読み，下記の問い(問1〜問4)に答えよ。

　江戸時代から明治時代にかけて脚気(かっけ)は，ときに年間数万人の死者を出す原因不明の病気であった。エイクマン・フンク・鈴木梅太郎らの研究により，白米中心の食事では摂取できない未知の必須栄養素が存在することが明らかにされ，1911年，フンクはこの物質をビタミンと呼ぶことを提案した。これよりはるか以前の1883年，高木兼寛は，脚気の原因が白米中心の不適切な食事にあることに気づき，海軍の練習航海でこれを証明することで，その後の多くの国民の生命を救った。現在，ビタミン B_1 として知られるこの物質はチアミンと呼ばれ，1935年頃，その構造式1が決定された。チアミンは，グルコースの代謝分解に必須な物質で，<u>グルコースの分解で生成するピルビン酸(構造式2)のカルボニル基にチアミン2リン酸のAの部分(チアゾリウムという)が付加反応</u>した後，引き続く過程がアデノシン3リン酸(ATP)の生合成へと続く。したがって，チアミンの欠乏はATP不足を生み脚気を発症する。

　同様に，生命に必須な物質に葉酸(構造式3)がある。ヒトは，この物質を生合成することはなく食事で摂取するが，細菌は生合成する。1932年，ドーマクはアゾ色素の薬理効果を研究して，m-フェニレンジアミン(構造式4)とジアゾニウム塩Cとの反応により合成されるプロントジル(構造式5)に抗菌作用があることを見出した。その後，この抗菌作用は，体内で分解生成する化合物D(構造式6)によることが明らかにされ，この構造に類似した，細菌の発育を阻止する一連の医薬品を　ア　剤という。この化合物Dの作用機構では，葉酸のBの部分の原料となる化合物Eと化合物Dの構造がよく似ているため，細菌の葉酸合成酵素が誤って化合物Dを取り込んで酵素基質複合体を生成してしまい，葉酸の生合成が停止される。ヒトには，葉酸を合成する過程がないので化合物Dはヒトにはあまり影響がないとされる。

　合成的には，化合物Eは，トルエンから出発し，濃硝酸と濃硫酸の混酸と反応させた後，パラ置換生成物Fのみを過マンガン酸カリウム酸化あるいは二段階の空気酸化で化合物Gとし，塩酸とともに金属スズと反応させることで得られる。

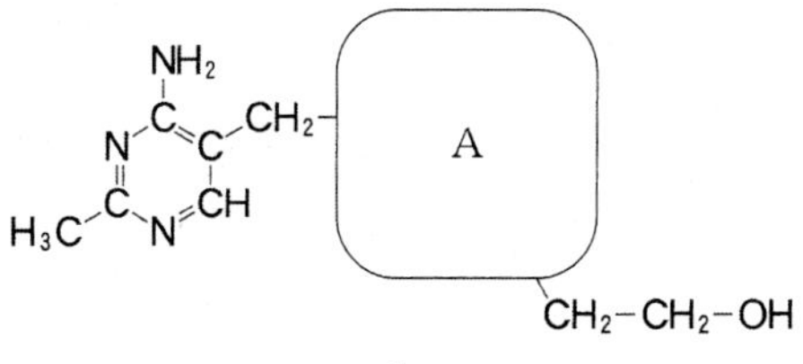

1

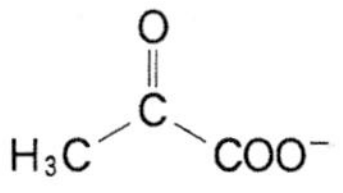

2

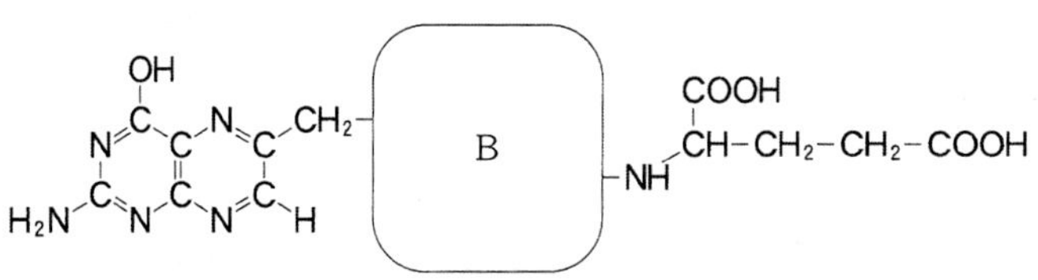

3

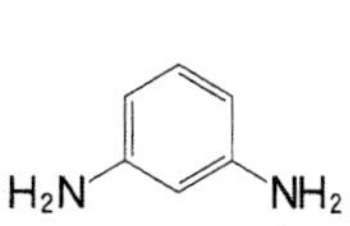

4

問 1　高木は脚気の原因が食事におけるタンパク質と炭水化物の比，すなわち食品に含まれる窒素：炭素の質量比にあると考えていた。白米 100 g には，炭水化物 77.1 g，タンパク質 6.0 g が含まれる。白米の炭水化物がすべてデンプンであり，タンパク質が，すべてグリシンが縮合してできていると仮定するとき，白米の窒素：炭素の質量比($1 : x$)の整数 x を求めよ。なお，デンプン，タンパク質の重合度はいずれも，十分大きいとする。

問 2　下線部のチアミン 2 リン酸のピルビン酸との付加反応を考慮すると，チアゾリウムの一種であるトリメチルチアゾリウムはピルビン酸に付加反応して構造式 7 のような双性イオンを生成すると考えられる。陽イオンであるトリメチルチアゾリウムの構造式を考えよ。

問 3　空欄　ア　に入る適切な語句を記せ。

問 4　化合物 C E G の構造式を記せ。

生 物

問題 24年度

1. ある被子植物の根端細胞を用いて細胞周期各期の持続時間を調べ，順不同で下表に示した。また，観察された様々な時期の細胞をスケッチした（下図）。ただし，図中に核小体は描かれてなく，キはカのうちの1本の染色体を模式的に描いたものである。また，根端での細胞周期は細胞間で非同調的であり，各期の持続時間はそれらの平均値である。各問いに答えよ。

細胞周期	S 期	G_1 期	G_2 期	M 期
持続時間(時間)	8	6	5	2

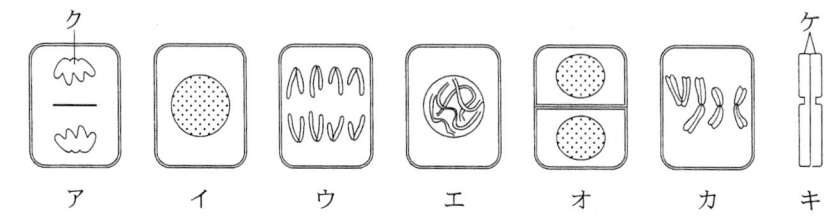

ア　イ　ウ　エ　オ　カ　キ

問 1. 細胞周期をS期から始まるものとし，残りの3つの時期を進行する順番に並べ替えよ。

問 2. 図のア〜カから，G_2 期の細胞として最も適当なものを1つ選べ。

問 3. 次の文中のa，bの［　　　］にあてはまる適当な細胞を，図のア〜カから選び答えよ。

核小体は［ a ］の終わりごろ消失し，［ b ］に再び出現する。

問 4. 伸長中の根に，放射性同位元素である^{3}Hで標識したチミジン（^{3}H–チミジン，チミジンはチミンとデオキシリボースが結合したもの）を30分間与え，細胞周期についての実験を行った。

なお，^{3}H–チミジンがDNAに取り込まれた場合，標識は染色体上に黒い点として現れる。

(1) ^{3}H–チミジンを与えた後，標識が1回目の分裂期の前期染色体上に最も遅く現れる時間はおよそ何時間後か。次のa〜eから最も適当なものを1つ選び，記号で答えよ。

　　a．5時間後　　b．8時間後　　c．11時間後　　d．13時間後　　e．19時間後

(2) ^{3}H–チミジンを取り込んだ染色体が2回目の分裂期に達したとき，標識はどのようになるか。ケで示した2本の染色体（姉妹染色分体）をもとにして，正しいものを次のa〜dから選び，記号で答えよ。

　　a．2本の染色体とも1回目と同程度に標識される。

　　b．2本の染色体とも標識されるが，標識の数は1回目の半分になる。

　　c．1本の染色体のみ標識される。

　　d．2本の染色体とも標識されない。

問 5. 生体を構成している細胞の中には，表に示した細胞周期のどの時期にも当てはまらない細胞がある。この細胞はどのような状態にある細胞といえるか。

問 6. 図をもとに，この細胞からなる植物の1ゲノムは，何本の染色体からなるか，答えよ。

問 7. 図中のイとカの細胞について，遺伝子発現はどちらが活発か。解答欄Ⅰに答えよ。また，解答欄Ⅱには，その理由を染色体の構造上の観点から述べよ。

問 8．核または核由来の DNA について，図中のクの染色体群と同じ DNA 量をもつ細胞を a 〜 f からすべて選び，記号で答えよ。

   a．第一分裂中期の花粉母細胞　　　　　　b．第二分裂中期の花粉母細胞

   c．分裂中期の雄原細胞　　　　　　　　　d．花粉管細胞

   e．受精前の中央細胞　　　　　　　　　　f．分裂直後の胚乳細胞

問 9．図中のカに描かれた 4 本の染色体のうちの 1 本には，DNA 分子は何本存在するか。a 〜 f から選び記号で答えよ。

   a．1 本　　　　　b．2 本　　　　　c．4 本　　　　　d．染色体上の遺伝子の数と同じ本数

   e．染色体上の遺伝子の数の 2 倍の本数　　　　f．染色体の大きさに応じた本数

問10．次のア〜オの文章から正しいものをすべて選び，記号で答えよ。

   ア．大腸菌を注意深く破壊すると，一定の数の切れ目をもった DNA が現れる。

   イ．酵母菌の間期の染色体は，核膜によって包まれている。

   ウ．ショウジョウバエのだ腺染色体は，分裂中期のものである。

   エ．ヒトの染色体の DNA は環状である。

   オ．真核生物の DNA は，ヒストンと結合し染色体を形成する。

2. 生物の運動に関する次の問いに答えよ。

Ⅰ．動物では，筋肉の収縮，べん毛運動，繊毛運動，アメーバ運動などのいろいろな運動が見られる。これらの運動には細胞質に分布している複数の種類の繊維状のタンパク質が関与し，これらをまとめて　1　と呼ぶ。　1　には，筋繊維でよく発達しているアクチンフィラメントや中心体，紡錘体，繊毛，べん毛などを構成する　2　などがある。

問 1．文中の 1，2 の　□　の中に適当な語を記入せよ。

問 2．筋収縮はアクチンとミオシンの相互作用により起きる。　2　と相互作用し，繊毛やべん毛の運動を引き起こすタンパク質の名称を 1 つ答えよ。

問 3．アクチンとミオシンに関する次の文章から誤っているものをすべて選び，記号で答えよ。

   ア．球形をしたアクチンが多数連なって，アクチンフィラメントを形成する。

   イ．ミオシンの尾部どうしが結合し，ミオシンフィラメントを形成する。

   ウ．ミオシンの頭部は ATP 分解酵素として働く。

   エ．Ca^{2+} がアクチンフィラメントへ結合することにより，ミオシンとアクチンが解離する。

   オ．アクチンフィラメントは，ATP を用いてミオシンフィラメントをたぐりよせる。

問 4．筋収縮の直接のエネルギー源は ATP であるが，筋繊維内に含まれる ATP の量は数秒間の強縮でなくなってしまう程度の量である。しかし，実際は弛緩時も収縮時も，筋繊維内の ATP 濃度はほぼ一定に保たれている。その理由を答えよ。

問 5．人体において，繊毛運動が見られる器官を 1 つ答えよ。

Ⅱ．植物は外部環境からの刺激に反応して，成長運動や膨圧運動を行う。また，植物細胞内では細胞小器官が活発に原形質流動を行っている。

問 6. 次の運動から成長運動をすべて選び，記号で答えよ。

　　ア．チューリップの花の開閉運動　　　　イ．オジギソウの葉の開閉運動

　　ウ．マメ科植物の就眠運動　　　　　　　エ．タンポポの花の開閉運動

　　オ．キュウリの巻きひげの形成運動

問 7. 植物の原形質流動にも，細胞質に分布する繊維状のタンパク質が関与している。繊維状タンパク質およびそれと相互作用するタンパク質の名称をそれぞれ答えよ。

問 8. ある植物細胞の原形質流動の速さを測定するために，10 倍の接眼レンズと 10 倍の対物レンズを用いて，接眼ミクロメーターと対物ミクロメーターの両方の目盛りが一致するところを調べた。その結果，接眼ミクロメーターの 5 目盛り分と対物ミクロメーターの 6 目盛り分が一致していた。次に接眼レンズ 10 倍，対物レンズ 40 倍で細胞を観察したところ，葉緑体が 5 秒間に接眼ミクロメーターの 9 目盛りを移動した。この細胞の原形質流動の速さは秒速何 μm か。ただし，対物ミクロメーターの 1 目盛りは 10 μm である。

問 9. 気孔の開閉は膨圧運動によっておきる。あるホルモンをつくれないタバコの変異体を実験的につくり，その植物体を湿度の調節をしていない温室に置いたところしおれて枯れたが，同じ変異体を 90 ％ の高湿度に調節した温室に置いたところ枯れずに成長した。その理由を考察し，ホルモンの名称を解答欄Ⅰに，理由を解答欄Ⅱに記せ。ただし，野生株を用いた場合，どちらの湿度条件でも枯れずに成長した。

3. 恒常性と排出に関する各問いに答えよ。

Ⅰ. 硬骨魚の体液の恒常性は，生息環境に適応した仕組みで保たれている。例えば，マグロは常に多量の海水を飲み，水分を腸から吸収する一方で，えらにある ［ 1 ］ から余分な塩類を排出し，血液と ［ 2 ］ な尿を少量排出する。一方，フナは水をほとんど飲まず，塩類を ［ 1 ］ から積極的に取り入れ，腎臓で塩類を多く再吸収するとともに薄い尿を多量に排出する。

　　ヒトでは腎臓が体液の恒常性維持や老廃物の排出において重要な働きをしている。ヒトが塩類の多い食事をしたり，多量に汗をかいた場合，視床下部にある ［ 3 ］ で合成されるバソプレシンが主に腎臓の ［ 4 ］ に働きかけ，水の再吸収を盛んにすることで体液の浸透圧の上昇を防いでいる。一方，多量の水を飲んだ場合，副腎皮質から分泌される ［ 5 ］ と呼ばれるホルモンが働いて，塩類の再吸収が促進される。

問 1. 文中の 1〜5 の ［　　　　］ の中に適当な語を答えよ。

問 2. サメなどの軟骨魚類は硬骨魚類とは異なった機構で海水に適応している。サメの体液の組成の特徴とそれが海水適応にもたらす効果について述べよ。

Ⅱ. 下表は，健康な人にイヌリンを静脈注射した後，血しょう，原尿，尿における尿素とイヌリンの濃度を測定した結果を示している。ただし，イヌリンは細尿管（尿細管）で再吸収や分泌されない物質である。尿は 1 分間に 1 ml 生成されるものとする。

	血しょう (g/100 ml)	原尿 (g/100 ml)	尿 (g/100 ml)
尿　素	0.03	0.03	2
イヌリン	0.10	0.10	12

問 3. 尿素は肝臓において，ある生体物質と CO_2 から作られる。ある生体物質とは何か，答えよ。

問 4. 電子顕微鏡で細尿管を観察したところ，その細胞内には大型のミトコンドリアが多数分布していた。その理由を考察せよ。

問 5. 原尿中の尿素は 1 分間に何 mg 再吸収されたか，答えよ。

Ⅲ. 動物の排出器は進化に伴い変化を遂げた。図は系統樹上の動物を排出器の構造の違いにより，点線で区分した a 〜 f のグループに分類したものである。

問 6. 次のア〜ウは a 〜 f のうちのどのグループの特徴か。最も適当なグループを 1 つ選び，記号で答えよ。

　　ア．原腎管をもつ。　　　　イ．マルピーギ管をもつ。　　　　ウ．収縮胞をもつ。

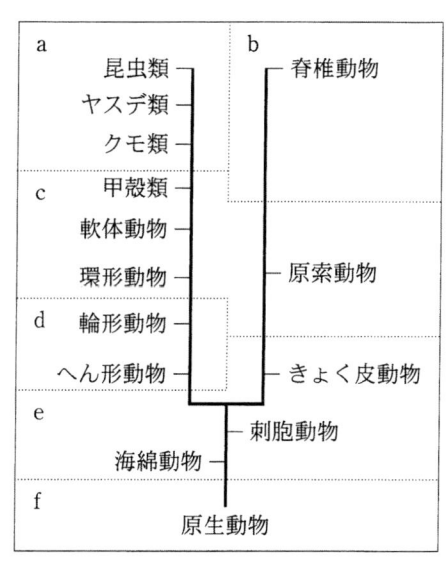

4. 進化に関する次の各問いに答えよ。

Ⅰ. ともに人口が 10,000 人からなる集団Ⅰと集団Ⅱにおいて，ABO 式の血液型について調査を行った。集団Ⅰでは遺伝子 A, B, O の頻度はそれぞれ 0.3, 0.1, 0.6 であった。また，集団Ⅱでは A 型の人口が 4,500 人で，遺伝子 A の頻度は 0.5 であった。なお，集団Ⅰ, Ⅱはともにメンデル集団として成立するものとする。

問 1. 集団がもつすべての対立遺伝子の集合を何と呼ぶか。

問 2. 集団Ｉにおいて，血液型がＡ型の人口を求めよ。

問 3. 集団Ⅱにおける遺伝子Ｂの頻度を求めよ。

問 4. 集団ＩとⅡが突然完全に混ざり合い，混ざり合った集団もまた１つのメンデル集団として成立するものと仮定した場合，一世代後におけるＡＢ型の人口はいくらか。ただし，総人口は変化しないものとする。

問 5. 次の文中の　　　　　　に当てはまる適当な文章を 15 文字以内で答えよ。

　　　現在の進化学では，集団の　　　　　　　　　　要因が進化の要因になると考えられている。

Ⅱ. 現在のコムギ類には，染色体数が 2 n ＝ 14 の一粒系コムギ，2 n ＝ 28 の二粒系コムギ，2 n ＝ 42 のパンコムギなどが知られているが，これらは 3 種類の異なる祖先をもとにできたものである。一粒系コムギと二粒系コムギを交雑すると 2 n ＝ 21 の雑種ができ，この雑種の減数分裂では，二価染色体が 7 本と二価染色体を形成しないものが 7 本観察される。
　　　①

　　一方，パンコムギは，二粒系コムギの野生種と 2 n ＝ 14 の野生タルホコムギとの交雑によってつくられた雑種が，ある種の染色体突然変異を起こすことによって普通系コムギを生じ，その
　　　　　　　　　　　　　　　　　　　　　　　　　　　　　　　　　②
栽培によって形成された種である。

問 6. 一粒系コムギにはＡゲノムが 2 セット(ゲノム構成；AA)，また，二粒系コムギには，少なくともその一方の祖先種のＢゲノムが 2 セット含まれている。減数分裂の観察結果をもとにして，下線部①の雑種がもつゲノム構成を答えよ。

問 7. 野生タルホコムギのゲノムをＤで表すと，パンコムギの全ゲノム構成はどのように表されるか。

問 8. 下線部②について答えよ。

(1) 染色体突然変異を起こす前の雑種の減数分裂では，二価染色体および二価を形成しない染色体はそれぞれ何本観察されるか。

(2) ある種の染色体突然変異とは何か。

(3) 交雑によってつくられた雑種は，ある種の染色体突然変異が起きないと生殖機能をもった植物体になることはできない。その理由を述べよ。

英　語

解答　24 年度

Ⅰ　出題者が求めたポイント
[解答]
(A) 3　(B) 1　(C) 3　(D) 4

Ⅱ　出題者が求めたポイント
[全訳]
(A)ポール：僕たちが乗る電車は何時に発車するか知ってる？
　　ジェフ：9時(1)ぴったりに発車だよ。
　　ポール：それじゃ、(2)急いだ方がいいな。でないと遅れちゃうよ。
(B)キム：トムに会った時、すぐに君の弟だとわかったよ。
　　ボブ：ああ、僕たちは(3)うりふたつなんだよ。
(C)マイク：今年のワールドシリーズはどこが勝つと思う？
　　キャシー：予想は難しいけど、私、ヤンキーズを(4)応援してるの。
[解答]
(1) dot (on the dot ＝ 時間ぴったりに)
(2) move (get a move on ＝ 急いで行く)
(3) peas (two peas in a pod ＝ 1つのさやの中の2つの豆)
(4) rooting (root ＝ 応援する)

Ⅲ　出題者が求めたポイント
[正解を入れた英文の意味]
(1)外交文書に従えば、ムーア夫人は公式行事に参加するのを許されていない。
(2)ほこりが目に入ったら、こすってはいけません。
(3)その当時、トッドは何も知らない子どもにすぎず、行動に責任を取らせることはできなかった。
(4)あなたが彼に何をしてもらいたいかを、自分自身に問いなさい。そして、それを自ら進んで彼にしてあげなさい。
[解答]
(1) b　(2) b　(3) a　(4) a

Ⅳ　出題者が求めたポイント
[完成した英文とその意味]
(1) These people often fall through (d)the cracks in society.
　　これらの人々は社会の中でしばしば見落とされる。
(2) The workers had been primed to (b)say nothing about the case.
　　従業員たちはその事件について何も言わないように教え込まれていた。
(3) None of the parables lends itself to (c)being made into a play.
　　劇にするのに役立つ寓話はない。

(4) The doctor kept his nose to (a)the grindstone day after day.
　　その医師は来る日も来る日もあくせく働いた。
[解答]
(1) d　(2) b　(3) c　(4) a

Ⅴ　出題者が求めたポイント
[正しい英文の意味と解法のヒント]
(1)使える装置をデザインするには、多くの困難が克服されなければならない。
　　「多くの」：a great many
(2)その政党は何があろうと、計画通りにそのプログラムを推進するだろう。
　　「何が起ころうと」：come what may
　　「～を推進する」：go ahead with ～
(3)その郡には、快適な環境の中に、どの好みの人にもどの年齢の人にも合うイベントがある。
　　(a)は動詞がない不完全文。(b)(c)は almost の使い方が誤り。
(4)連邦政府はこれと同じような後退を再びするわけにはいかない。
　　setback は名詞。can ill afford ～：「～するわけにはいかない」
[解答]
(1) a　(2) a　(3) d　(4) c

Ⅵ　出題者が求めたポイント
[全訳]
　痛みの感知は私たちの生存にとって欠かすことのできないものなので、それは複雑な方法で脳に影響を与える。単独の痛み中枢があるのではない。痛みが感知されると、脳全体がクリスマスツリーのようにライトアップする。その短い時間の間で、私たちは直ちに、駆り立てられるようにして痛む場所を保護し、痛みの源からそれを引き離し、(1)痛みを受けた場所を調べる間、そこを使うことを全面的に停止することもしばしばやる。もっと長い期間になると、私たちの潜在意識の行動が変化を受ける。私たちは、ある特定の低い梁や取っ手に頭を打ちつけた場合、次の時には(2)首をすくめるだろう。長く続く連続の痛みの経験は、私たちの感情や考え方に影響を与えるかも知れない。私たちは落ち込んだり、非活動的になったりするかも知れない。あるいはまた、痛みがひどかったり、どうしてその痛みに至ったのかを正確に自覚していたら、その原因に似ているものは何でも忌避するようになっていくかも知れない。(A) そのような忌避を恐怖と呼ぶ。忌避は、(3)それを引き起こした出来事の記憶よりもはるかに長く続く、長期の潜在記憶になる。あなたはもはや、子どもの頃に高い塀から落ちて足首をひねって痛かった時のことを、覚えていないかも知れない。だが、あ

なたの高さへの恐怖は、いまなおあなたの中にある。
(B)

　痛みは常に感知されるとは限らない。神経細胞が痛み信号を送っているときでさえ、苦痛で地面をのたうちまわるよりも、単に逃げる方が重要だという時がある。よって、時にはほんの数分間、時には数日間、痛みの感知を積極的に(X)妨げる脳の区域がある。しかし、逆に働いて、私たちを痛みに敏感にするような脳の部分もある。(C)

　驚くことに、私たちが最初に痛みを経験し始めるのがいつなのかについては、昔はかなりの混乱があった。100年前には、新生児は脳が十分に発達していないので痛みを全然感知しないという説が、広く受け入れられていた。(4)現代の基準ではおそらくかなり残酷なことだが、何十年にもわたって、多くの「針刺し」実験が、痛みの感知の始まりを理解するという意図で、眠っている子どもたちに対して行われた。これら初期の実験で多くの混乱が生じたのは、誕生直後の新生児に感受性の欠如らしきものが見られたせいである。これは出産時に母親が麻酔を受け、(5)赤ん坊がへその緒を通じてわずかな量を受けたからだということが判明した。今日では、(子どものいる人なら誰でも断言できるが)、痛みを覚えた赤ん坊は明らかな不快の様子を示すことが、よく理解されている。(D) 泣く、(6)身をくねらす、手を握りしめる、筋肉を大きく動かす、それらに付随する呼吸系ホルモン系の明らかな変化、不規則な睡眠、これらはみんな痛みのはっきりしたサインである。だが、真の科学的発見にもかかわらず、先の、科学的に間違っていた初期の実験は残念なことに、赤ん坊の痛みをあまりに長く無視する文化を生み出してしまった。

[設問の英文の訳]

問3.「私たちが安全で、回復しているとき、このような高まった感受性は私たちを促して、たとえば治る間はその痛む箇所を使うのを避けるようにさせることもあるだろう。」

問6.(下線部が本文と合っていないところ)

1.痛みが感知される時には、脳の中の特定の痛み中枢がライトアップする。

2.長く続く痛みは、私たちを、落ち込んだり非活動的になったりすることから妨げる。

3.高さへの恐怖は、普通は、脚を骨折した経験から生じる。

4.脳のある部分は私たちを、痛みにひどく敏感にする。

5.新生児の脳は痛みを感知するほどには発達していない。

[解答]

問1. (1) the affected area　(3) an aversion

問2. (2) 4　(6) 2　(7) 2　(8) 2

問3.　(C)

問4.　3

問5. 麻酔剤

問6.　4

問7. 現代の基準ではおそらくかなり残酷なことだが、

何十年にもわたって、多くの「針刺し」実験が、痛みの感知の始まりを理解するという意図で、眠っている子どもたちに対して行われた。

Ⅶ　出題者が求めたポイント

[英訳例]

A student would be called on to solve the problem on the blackboard. If he made a mistake, he would be embarrassed. If he was embarrassed, he would be likely to hate the subject. The teacher who cannot understand such psychological conditions of students is not qualified as a teacher.

数　学

解答　　　　　　24年度

❶ 出題者が求めたポイント

(1)（数学Ⅰ・2次方程式）

左辺を因数分解して，$\alpha < x < \beta$ となる α，β を求めて，$\beta - \alpha \geqq 10$ より a の範囲を求め，最小の整数から a に代入し，x の整数値が10個を確かめる。

(2)（数学B・ベクトル）

$\overrightarrow{BO}$，$\overrightarrow{CD}$ を $\overrightarrow{AB}$，$\overrightarrow{AC}$，s，t で表わし，

余弦定理より $\cos A$ を求める。$\cos A = \dfrac{AB^2 + AC^2 - BC^2}{2AB \cdot AC}$

$|\overrightarrow{AO}|^2 = |\overrightarrow{BO}|^2$，$|\overrightarrow{AO}|^2 = |\overrightarrow{CO}|^2$ で s，t を求める。

(3)（数学A・確率）

AからBへ白球の個数とその確率，その際のBの状態で，BからAへ白球の個数とその確率を求めて，2つの確率を乗じる。

(4)（数学Ⅲ・微分法）

$f_+{}'(0) = \lim\limits_{h \to +0} \dfrac{f(0+h) - f(0)}{h}$，

$f_-{}'(0) = \lim\limits_{h \to -0} \dfrac{f(0+h) - f(0)}{h}$

を計算し，$f_+{}'(0) = f_-{}'(0)$ なら微分可能

〔解答〕

(1) $\{2x - (2a+1)\}\{3x - (5a+2)\} < 0$

$a > 0$ より，$\dfrac{2a+1}{2} < x < \dfrac{5a+2}{3}$

$\dfrac{5a+2}{3} - \dfrac{2a+1}{2} \geqq 10$

$10a + 4 - 6a - 3 \geqq 60$ より $a \geqq \dfrac{59}{4}$（14.75）

$a = 15$ のとき，$\dfrac{31}{2} < x < \dfrac{77}{3}$

x の値は，16〜25で10個。

$a = 16$ のとき，$\dfrac{33}{2} < x < \dfrac{82}{3}$

x の値は，17〜27で11個。

従って，$a = 15$

(2) $\cos A = \dfrac{2 + 3 - 2^2}{2\sqrt{2}\sqrt{3}} = \dfrac{\sqrt{6}}{12}$

$\overrightarrow{AB} \cdot \overrightarrow{AC} = \sqrt{2}\sqrt{3}\dfrac{\sqrt{6}}{12} = \dfrac{1}{2}$

$\overrightarrow{AO} = s\overrightarrow{AB} + t\overrightarrow{AC}$ とすると，

$\overrightarrow{BO} = \overrightarrow{BA} + \overrightarrow{AO} = (s-1)\overrightarrow{AB} + t\overrightarrow{AC}$

$\overrightarrow{CO} = \overrightarrow{CA} + \overrightarrow{AO} = s\overrightarrow{AB} + (t-1)\overrightarrow{AC}$

$|\overrightarrow{AO}|^2 = s^2|\overrightarrow{AB}|^2 + 2st\overrightarrow{AB} \cdot \overrightarrow{AC} + t^2|\overrightarrow{AC}|^2$

$\quad = 2s^2 + st + 3t^2$

$|\overrightarrow{BO}|^2 = (s-1)^2|\overrightarrow{AB}|^2 + 2(s-1)t\overrightarrow{AB} \cdot \overrightarrow{AC} + t^2|\overrightarrow{AC}|^2$

$\quad = 2s^2 - 4s + 2 + st - t + 3t^2$

$|\overrightarrow{CO}|^2 = s^2|\overrightarrow{AB}|^2 + 2s(t-1)\overrightarrow{AB} \cdot \overrightarrow{AC} + (t-1)^2|\overrightarrow{AC}|^2$

$\quad = 2s^2 + st - s + 3t^2 - 6t + 3$

$|\overrightarrow{AO}|^2 = |\overrightarrow{BO}|^2$ より $4s + t - 2 = 0$

$|\overrightarrow{AO}|^2 = |\overrightarrow{CO}|^2$ より $s + 6t - 3 = 0$

従って，$s = \dfrac{9}{23}$，$t = \dfrac{10}{23}$

(3) X＝0 となるのは，A→Bで赤白，B→Aで赤赤

$\dfrac{{}_2C_1 \cdot {}_1C_1}{{}_3C_2} \cdot \dfrac{{}_2C_2}{{}_5C_2} = \dfrac{2}{3} \cdot \dfrac{1}{10} = \dfrac{1}{15}$

X＝2 となるのは，

A→Bで赤赤，B→Aで赤白

$\dfrac{{}_2C_2}{{}_3C_2} \cdot \dfrac{{}_3C_1 \cdot {}_2C_1}{{}_5C_2} = \dfrac{1}{3} \cdot \dfrac{6}{10} = \dfrac{6}{30}$

A→Bで赤白，B→Aで白白

$\dfrac{{}_2C_1 \cdot {}_1C_1}{{}_3C_2} \cdot \dfrac{{}_3C_2}{{}_5C_2} = \dfrac{2}{3} \cdot \dfrac{3}{10} = \dfrac{6}{30}$

$\dfrac{6}{30} + \dfrac{6}{30} = \dfrac{12}{30} = \dfrac{2}{5}$

(4) $f_+{}'(0) = \lim\limits_{h \to +0} \dfrac{|(0+h)^3| - 0^3}{h} = \lim\limits_{h \to +0} h^2 = 0$

$f_-{}'(0) = \lim\limits_{h \to -0} \dfrac{|(0+h)^3| - 0^3}{h} = \lim\limits_{h \to -0}(-h^2) = 0$

$f_+{}'(0) = f_-{}'(0)$ より　微分可能

（答）

（ア）15　（イ）$\dfrac{9}{23}$　（ウ）$\dfrac{10}{23}$　（エ）$\dfrac{1}{15}$　（オ）$\dfrac{2}{5}$

❷ 出題者が求めたポイント（数学Ⅲ・微分積分）

(1) $y = f(x)$ の上の点 $(p, f(p))$ での接線の方程式は

$y = f'(p)(x-p) + f(p)$

C_1 と C_2 の接線を求め，2つの接線が一致することより，s と t との関係式を求め，a を t で表わす。

(2) 定積分より $S_1(t)$，$S_2(t)$ を求める。

$s < 0$，$0 \leqq s$ のときを t の範囲に直して，それぞれの場合について $S_2(t)$ を求める。

(ⅱ) $s < 0$，$0 \leqq s$ のそれぞれ $S(t)$ を求め，$S'(t)$ を求めて増減表をつくる。

〔解答〕

(1) C_1 について，$y' = e^x$

接線は，$y = e^t(x-t) + e^t = e^t x + (1-t)e^t$

C_2 について，$y' = e^{1-x}$

接線は，$y = e^{1-s}(x-s) - e^{1-s} + a$

$\quad y = e^{1-s}x - (s+1)e^{1-s} + a$

2つの接線が一致するので，$t = 1-s$ より

$s = 1-t$ 又は $s + t = 1$

$(1-t)e^t = -(1-t+1)e^{1-1+t} + a$

$a = (1-t)e^t + (2-t)e^t = (3-2t)e^t$

(2) $S_1(t) = \displaystyle\int_0^t \{e^x - e^t x - (1-t)e^t\}\,dx$

(ⅰ)

$\quad = \left[e^x - \dfrac{1}{2}e^t x^2 - (1-t)e^t x\right]_0^t$

$\quad = e^t - \dfrac{1}{2}t^2 e^t - (1-t)te^t - 1$

$$=\left(\frac{1}{2}t^2-t+1\right)e^t-1$$

$$e^t x+(1-t)e^t+e^{1-x}-(3-2t)e^t$$
$$=e^{1-x}+e^t x-(2-t)e^t$$

$s<0$ のとき, $1<t$

$$S_2(t)=\int_{1-t}^{0}\left\{e^{1-x}+e^t x-(2-t)e^t\right\}dx$$

$$=\left[-e^{1-x}+\frac{1}{2}e^t x^2-(2-t)e^t x\right]_{1-t}^{0}$$

$$=-e-\left\{-e^t+\frac{1}{2}(1-t)^2 e^t-(2-t)(1-t)e^t\right\}$$

$$=\left(\frac{1}{2}t^2-2t+\frac{5}{2}\right)e^t-e$$

$0\leqq s$ のとき, $0<t\leqq 1$

$$S_2(t)=\int_{0}^{1-t}\left\{e^{1-x}+e^t x-(2-t)e^t\right\}dx$$

$$=\left(-\frac{1}{2}t^2+2t-\frac{5}{2}\right)e^t+e$$

従って, $S_2(t)=\left|\left(\frac{1}{2}t^2-2t+\frac{5}{2}\right)e^t-e\right|$

（ii）$1<t(s<0)$ のとき,

$$S(t)=\left(t^2-3t+\frac{7}{2}\right)e^t-e-1$$

$$S'(t)=\left(t^2-3t+\frac{7}{2}\right)e^t+(2t-3)e^t$$

$$=\left(t^2-t+\frac{1}{2}\right)e^t=\left\{\left(t-\frac{1}{2}\right)^2+\frac{1}{4}\right\}e^t>0$$

$0<t\leqq 1$ $(0\leqq s)$ のとき,

$$S(t)=\left(t-\frac{3}{2}\right)e^t+e-1$$

$$S'(t)=e^t+\left(t-\frac{3}{2}\right)e^t=\left(t-\frac{1}{2}\right)e^t$$

t	0		$\frac{1}{2}$		1
$S'(t)$		$-$		$+$	$+$
$S(t)$		$\searrow$		$\nearrow$	$\nearrow$

$$S\left(\frac{1}{2}\right)=\left(\frac{1}{2}-\frac{3}{2}\right)e^{\frac{1}{2}}+e-1=e-\sqrt{e}-1$$

$t=\frac{1}{2}$ のとき最小で,

最小値は $e-\sqrt{e}-1$

3 出題者が求めたポイント

(1) $\tan\frac{\pi}{n}=\frac{\mathrm{QP}_1}{\mathrm{GQ}}$ で, $n\geqq 3$

(2)（i）$z=t$ での球Bの半径を d とする。

$z=t$ で切った断面の P_1 の近傍を下図のようにしたとき, 断面積を $4\times 2d$ の長方形の n 倍としたら, 多く加えてしまう部分と加えない部分の面積を求めて, $S(t)$ を求める。

（ii）$\displaystyle\int_{0}^{1}\sqrt{1-t^2}\,dt$ は $t=\sin\theta$ として置換積分する。

(3) $z=t$ で切った断面を ℓ の周りに1回転させると2つの円の間の区間となるので, $z=t$ で切った断面のGから一番遠い点, Gから一番近い点 とすると,

$$\pi(\mathrm{GE})^2-\pi(\mathrm{GF})^2$$

(4) $\displaystyle\lim_{n\to\infty}\frac{\sin\frac{\pi}{n}}{\frac{\pi}{n}}=1,\ \lim_{n\to\infty}\cos\frac{\pi}{n}=1,\ \lim_{n\to\infty}\tan\frac{\pi}{n}=0$

〔解答〕

(1) $\tan\frac{\pi}{n}=\frac{\mathrm{QP}_1}{\mathrm{GQ}}$ より $\mathrm{GQ}=\dfrac{2}{\tan\frac{\pi}{n}}$

$\mathrm{GQ}\geqq\dfrac{2}{\tan\frac{\pi}{3}}=\dfrac{2}{\sqrt{3}}>1$ 従って, $\mathrm{GP}>1$

(2) K_n を $z=t$ で切った断面を考える。$P_1 P_n$ の中点を Q' とする。P_1, Q, Q', Gと同じ (x, y) で $z=t$ の点を P_1, Q, Q', G' とする。円の中心が P_1 にあるとき, 直径がGQと平行になる円の直径と円の交点で, Gに近い方をR, Gに遠い方をSとする。直径が GQ' と平行になる円の直径と円の交点で, Gに近い方を R', Gに遠い方を S' とする。直径GP$_1$と円との交点で, Gに近い方をD, Gに遠い方をEとする。

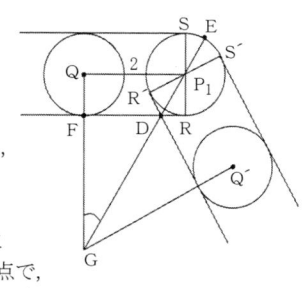

円の中心がQにあるとき, GQと円の交点をFとする。

（i）円の半径を d とする。$d=\sqrt{1-t^2}$

断面積を $4\cdot(2d)$ の長方形 n 個とすると, $2\triangle P_1 DR$ を n 個重複して加え, 扇形 $P_1 SS'$ の n 個分が加えられていない。

$\mathrm{DR}=d\tan\frac{\pi}{n}$, $\triangle P_1 DR$ の面積は, $\frac{1}{2}d^2\tan\frac{\pi}{n}$

$$S(t)=n\left\{4\cdot(2d)+d^2\pi\frac{2\pi}{n}\frac{1}{2\pi}-d^2\tan\frac{\pi}{n}\right\}$$

$$=8n\sqrt{1-t^2}+\left(\pi-n\tan\frac{\pi}{n}\right)(1-t^2)$$

（ii）$\displaystyle V(n)=8n\int_{-1}^{1}\sqrt{1-t^2}\,dt$
$$+\left(\pi-n\tan\frac{\pi}{n}\right)\int_{-1}^{1}(1-t^2)\,dt$$

$S(-t)=S(t)$ より

$$V(n)=16n\int_{0}^{1}\sqrt{1-t^2}\,dt$$
$$+2\left(\pi-n\tan\frac{\pi}{n}\right)\int_{0}^{1}(1-t^2)\,dt$$

$\displaystyle\int_{0}^{1}\sqrt{1-t^2}\,dt$ は, $t=\sin\theta$ とおくと,

$t=0\to 1$, $\theta=\theta\to\frac{\pi}{2}$, $\frac{dt}{d\theta}=\cos\theta$

$$\int_0^1 \sqrt{1-t^2}\,dt = \int_0^{\frac{\pi}{2}} \cos\theta\cos\theta\,d\theta$$

$$= \int_0^{\frac{\pi}{2}} \frac{1+\cos 2\theta}{2}\,d\theta$$

$$= \left[\frac{1}{2}\theta + \frac{1}{4}\sin 2\theta\right]_0^{\frac{\pi}{2}} = \frac{\pi}{4}$$

$$\int_0^1 (1-t^2)\,dt = \left[t - \frac{1}{3}t^3\right]_0^1 = \frac{2}{3}$$

$$V(n) = 4\pi n + \frac{4}{3}\pi - \frac{4}{3}n\tan\frac{\pi}{n}$$

（3）回転させると，GE が一番長く，GF が一番短い。

$z=t$ の部分の断面積は，$\pi(\mathrm{GE})^2 - \pi(\mathrm{GF})^2$

$$\sin\frac{\pi}{n} = \frac{2}{\mathrm{GP}_1} \quad \text{より} \quad \mathrm{GE} = \frac{2}{\sin\frac{\pi}{n}} + \sqrt{1-t^2}$$

$$\tan\frac{\pi}{n} = \frac{2}{\mathrm{GQ}} \quad \text{より} \quad \mathrm{GF} = \frac{2}{\tan\frac{\pi}{n}} - \sqrt{1-t^2}$$

断面積，$\pi(\mathrm{CE})^2 - \pi(\mathrm{GF})^2$ は，

$$\frac{4}{\sin^2\frac{\pi}{n}} - \frac{4}{\tan^2\frac{\pi}{n}} = \frac{4\left(1-\cos^2\frac{\pi}{n}\right)}{\sin^2\frac{\pi}{n}} = 4 \quad \text{より}$$

$$\pi(\mathrm{GE})^2 - \pi(\mathrm{GF})^2$$

$$= 4\pi\left\{1 + \left(\frac{1}{\sin\frac{\pi}{n}} + \frac{1}{\tan\frac{\pi}{n}}\right)\sqrt{1-t^2}\right\}$$

$$= 4\pi\left\{1 + \frac{1+\cos\frac{\pi}{n}}{\sin\frac{\pi}{n}}\sqrt{1-t^2}\right\}$$

$$W(n) = 4\pi\int_{-1}^1 \left\{1 + \frac{1+\cos\frac{\pi}{n}}{\sin\frac{\pi}{n}}\sqrt{1-t^2}\right\}dt$$

$$= 8\pi\int_0^1 dt + 8\pi\frac{1+\cos\frac{\pi}{n}}{\sin\frac{\pi}{n}}\int_0^1 \sqrt{1-t^2}\,dt$$

$$W(n) = 8\pi + 8\pi\frac{1+\cos\frac{\pi}{n}}{\sin\frac{\pi}{n}}\cdot\frac{\pi}{4}$$

$$= 8\pi + 2\pi^2\frac{1+\cos\frac{\pi}{n}}{\sin\frac{\pi}{n}}$$

（4）$\dfrac{V(n)}{W(n)} = \dfrac{4\pi n + \dfrac{4}{3}\pi - \dfrac{4}{3}n\tan\dfrac{\pi}{n}}{8\pi + 2\pi^2\left(1+\cos\dfrac{\pi}{n}\right)\dfrac{1}{\sin\dfrac{\pi}{n}}}$

$$\lim_{n\to\infty}\frac{V(n)}{W(n)}$$

$$= \lim_{n\to\infty}\frac{4\pi + \dfrac{4\pi}{3n} - \dfrac{4}{3}\tan\dfrac{\pi}{n}}{\dfrac{8\pi}{n} + 2\pi\left(1+\cos\dfrac{\pi}{n}\right)\dfrac{\dfrac{\pi}{n}}{\sin\dfrac{\pi}{n}}}$$

$$= \frac{4\pi + 0 - 0}{0 + 2\pi(1+1)\cdot 1} = \frac{4\pi}{4\pi} = 1$$

物　理

解答　24年度

1 出題者が求めたポイント…終端速度、運動量と力積、斜方投射

（Ⅰ）

問1、鉛直方向：$ma_\perp = kv_\perp - mg$　……（答）
　　水平方向：$ma_\parallel = -kv_\parallel$　……（答）

問2、鉛直方向：$kv_\perp - mg = 0$　より、$v_\perp = \dfrac{mg}{k}$ ……（答）
　　水平方向：$v_\parallel = 0$　……（答）

問3、1時間あたりに$1m^2$に降る雨の質量Mは、

$$M = \rho\, \ell \times 10^{-3}$$

よって、1秒間あたりに降る雨粒の数nは、

$$n = \frac{M}{m \times 3600} = \frac{\rho\, \ell \times 10^{-3}}{m \times 3.6 \times 10^3}$$
$$= \frac{\rho\, \ell}{3.6m} \times 10^{-6}（個）　……（答）$$

問4、雨粒1つから受ける力積の大きさftは、$ft = mv_\infty$、
1秒間（$t=1$）あたりに$1m^2$が受ける力積（力）の大きさFは、

$$F = nft = \frac{\rho\, \ell \times mv_\infty}{3.6m} \times 10^{-6}$$
$$= \frac{\rho\, \ell\, v_\infty \times 10^{-6}}{3.6}　……（答）$$

（Ⅱ）

問1、

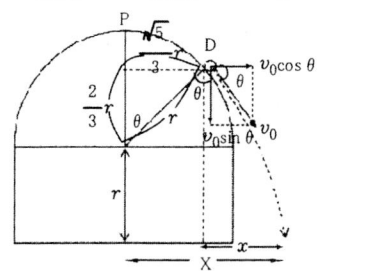

力学的エネルギーの保存より
$$\frac{1}{2}mv^2 = mgr(1-\cos\theta)$$

$$mg\cos\theta - N = m\frac{v^2}{r}$$

$$\therefore N = mg\cos\theta - m\frac{v^2}{r}$$
$$= mg\cos\theta - 2mg(1-\cos\theta)$$
$$= mg(3\cos\theta - 2)　……（答）$$

問2、$N=0$より
$$3\cos\theta - 2 = 0$$
$$\cos\theta = \frac{2}{3}$$

ここで$\tan\theta \geqq 0$なので
$$\tan\theta = \frac{\sin\theta}{\cos\theta} = \frac{\sqrt{1-\cos^2\theta}}{\cos\theta} = \frac{\sqrt{5}}{2}　……（答）$$

問3、

Dでの速さv_0は、力学的エネルギーの保存より、
$$v_0^2 = 2gr(1-\cos\theta) = \frac{2}{3}gr$$
$$v_0 = \sqrt{\frac{2gr}{3}}　…①$$

Dから水平面へ落ちるまでの時間をtとおくと、
$$v_0\sin\theta \times t + \frac{1}{2}gt^2 = \frac{5}{3}gr…②$$

Dから落下点までの水平距離xは、$x = v_0\cos\theta \times t …③$

この2式より、$t = \dfrac{x}{v_0\cos\theta}$

$$\frac{xv_0\sin\theta}{v_0\cos\theta} + \frac{1}{2}g\left(\frac{x}{v_0\cos\theta}\right)^2 = \frac{5}{3}r$$

これに①のv_0を代入して
$$x\tan\theta + \frac{3x^2}{4r\cos^2\theta} = \frac{5}{3}r$$

$$\frac{\sqrt{5}}{2}x + \frac{27x}{16r} = \frac{5}{3}r$$

これをxについて解いて，$x>0$であることから
$$x = \frac{(20\sqrt{2}-4\sqrt{5})r}{27}$$

よって$X = x + \frac{\sqrt{5}}{3}r = \frac{5}{27}(4\sqrt{2}+\sqrt{5})r　……（答）$

2 出題者が求めたポイント…電流と磁場

（Ⅰ）

問1、$H_y = -\dfrac{I_1}{2\pi z}$，$H_x = \dfrac{I_2}{2\pi z}$
$$\therefore \vec{H} = \left(\frac{I_2}{2\pi z},\ -\frac{I_1}{2\pi z},\ 0\right)　……（答）$$

問2、I_1とI_2の磁場が打ち消し合うのは、xy平面上で第1象限と第3象限なので、
$$\frac{I_1}{2\pi y} = \frac{I_2}{2\pi x}をみたす点$$
$$\therefore y = \frac{I_1}{I_2}x　かつ　z = 0　……（答）$$

問3、$\dfrac{I}{2r} = \dfrac{I_1}{2\pi b} + \dfrac{I_2}{2\pi a} \rightarrow I = \dfrac{r}{\pi}\left(\dfrac{I_1}{b} + \dfrac{I_2}{a}\right)$
　　……（答）
　向きはイ

（Ⅱ）

問1、

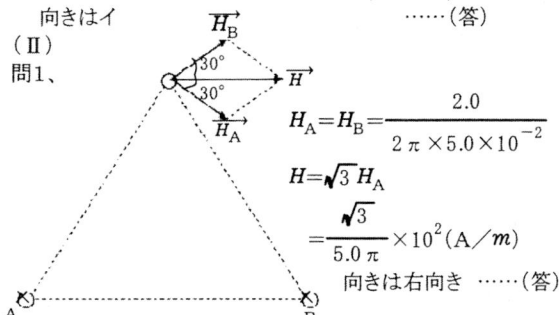

$$H_A = H_B = \frac{2.0}{2\pi \times 5.0 \times 10^{-2}}$$
$$H = \sqrt{3}\,H_A$$
$$= \frac{\sqrt{3}}{5.0\pi} \times 10^2（A/m）$$

向きは右向き ……（答）

問2、$F = IB\ell$

$$= 2.0 \times 4\pi \times 10^{-7} \times \frac{\sqrt{3}}{5.0\pi} \times 10^2 \times 1.0$$

$$= \frac{\sqrt{3}}{5.0} \times 10^{-5}$$

フレミング左手の法則より、向きは下向き ……（答）

3 出題者が求めたポイント…理想気体の状態変化、モル比熱

（Ⅰ）

問1、$pV = nRT$ より

$$n = \frac{pV}{RT}$$

$$\frac{n_1}{n_2} = \frac{\dfrac{3pV}{R \cdot 3T}}{\dfrac{2p \cdot 2V}{R \cdot 2T}} = \frac{1}{2} = 0.5（倍）　　　……（答）$$

問2、$\dfrac{Q_1}{Q_2} = \dfrac{n_1 Cv_2 T_1}{n_2 Cv_1 T_2} = \dfrac{1 \cdot \dfrac{5}{2} R \cdot 3T}{2 \cdot \dfrac{3}{2} R \cdot 2T} = \dfrac{5}{4} = 1.25（倍）$

……（答）

（Ⅱ）

問1、$n_1 + n_2 = n$ より

$$\frac{3pV}{R \cdot 3T} + \frac{2p \cdot 2V}{R \cdot 2T} = \frac{p' \cdot 3V}{RT'} \rightarrow \frac{p}{T} = \frac{p'}{T'} \cdots ①$$

全体のモル比熱は $\dfrac{\dfrac{5}{2}R + \dfrac{3}{2}R \times 2}{3} = \dfrac{11}{6}R$

$$3 \cdot \frac{11}{6} RT' = 1 \cdot \frac{5}{2} R \cdot 3T + 2 \cdot \frac{3}{2} R \cdot 2T = \frac{27}{2} RT \rightarrow$$

$$T' = \frac{27}{11} T \cdots ②　　　　　……（答）$$

問2、①②より

$$p' = \frac{27}{11} p　　　　　　　……（答）$$

（Ⅲ）

問1、C内の体積をaVとおくと，

$$\frac{3PV}{3T} + \frac{2p \cdot 2V}{2T} = \frac{p(3V + aV)}{T''} \rightarrow$$

$$\frac{T''}{T} = \frac{3 + a}{3} \cdots ③$$

断熱変化なので，$\triangle U = W$ より $nCv(T' - T'') = paV$

$$3 \cdot \frac{PV}{RT} \times \frac{11}{6} R \times \left(\frac{27}{11} T - T''\right) = paV$$

これに③を代入すると，

$$a = \frac{48}{17} \cdots ④　　　　　　……（答）$$

問2、②，④式より

$$\frac{T''}{T} = \frac{3 + a}{3} = \frac{3 + \dfrac{48}{17}}{3} = \frac{33}{17}　　　　　……（答）$$

化 学

解答 24年度

Ⅰ 出題者が求めたポイント……電離平衡，炭酸ナトリウムの中和滴定

問2. $CO_2 + H_2O \rightleftharpoons HCO_3^- + H^+$

問4. 炭酸塩が炭酸水素塩になる。

問5.(i) $\dfrac{0.871}{22.4} \times \dfrac{1.01 \times 10^5 \times 3.50 \times 10^{-4}}{1.01 \times 10^5} \times \dfrac{1.00}{1.00}$

$$\fallingdotseq 1.36 \times 10^{-5} \, mol$$

(ii) $[H^+] = \sqrt{CK_a} = \sqrt{1.36 \times 10^{-5} \times 4.41 \times 10^{-7}}$

$$\fallingdotseq \sqrt{6} \times 10^{-6}$$

$$\therefore pH = 5.611$$

問6.(i) Na_2CO_3 の物質量は $NaHCO_3$ の物質量と等しいので $6.00 \times 10^{-4} \, mol$, $200 \, mL$ 中では $6.00 \times 10^{-3} \, mol$

これは CO_2 の物質量とも等しいので

$$v = \dfrac{6.00 \times 10^{-3} \times 8.31 \times 10^3 \times 300}{1.01 \times 10^5} \fallingdotseq 0.148 \, L$$

(ii) 残っている $NaOH$ は $9.00 \times 10^{-3} \, mol$

$$\dfrac{9.00 \times 10^{-3}}{0.200} = 4.50 \times 10^{-2} \, mol/L$$

[解答]

問1.㋐アルカリ土類　㋑炭酸

問2. $HCO_3^- + H^+$

問3. $\dfrac{[HCO_3^-][H^+]}{[CO_2]}$

問4. $MCO_3 + H_2O + CO_2 \rightarrow M(HCO_3)_2$

問5. (i) $1.36 \times 10^{-5} \, mol$

(ii) 5.61

問6.(i) 0.148 L

(ii) $4.50 \times 10^{-2} \, mol/L$

Ⅱ 出題者が求めたポイント……アルミニウムとその化合物

問2.(ii) $\dfrac{9.65 \times 10^4 \times 3 \times (20.0/27.0)}{7200} \fallingdotseq 29.8 \, A$

[解答]

問1.㋐融解塩　㋑不動態

問2. (i) $2Al_2O_3 + 3C \rightarrow 4Al + 3CO_2$

(ii) 29.8 A

問3. $Al(固) + \dfrac{1}{2}Fe_2O_3(固) =$

$$\dfrac{1}{2}Al_2O_3(固) + Fe(固) + 425 \, kJ$$

問4. 硫化水素を通じて生じた硫化銅（Ⅱ）の黒色沈殿をろ過して除く。

問5. $Al(OH)_3 + NaOH \rightarrow Na[Al(OH)_4]$

Ⅲ 出題者が求めたポイント……ハロゲンとその化合物

Ⅰ問1.酸化力の強さは $F_2 > Cl_2 > Br_2 > I_2$

Ⅱ問7. 問2の問題文より, 有機フッ素化合物は極性が小さいことが分かる。このことから疎水結合を考え, 極

性が小さく疎水性の高いアミノ酸が多く含まれる㋑を選ぶとよい。

[解答]

Ⅰ問1.(1)(I)→ （Ⅱ）←

(2)$I^- > Br^- > Cl^- > F^-$

原子番号が小さいほど電気陰性度が大きくなりハロゲン化物イオンとして安定に存在する。このため還元力は小さくなる。

問2.㋐ファンデルワールス　㋑極性　㋒水素

㋓H_2O　㋔NH_3

※㋓と㋔は順不同。

Ⅱ問3.㋕クロロホルム

問4. A,B,E

問5. 紫外線を照射する。

問6. $CF_3-CCl_2-O-CHF_2 + CH_3-\underset{OH}{\underset{|}{CH}}-CH_3$

$$\rightarrow CF_3-CHCl-O-CHF_2 + CH_3-\underset{O}{\underset{\|}{C}}-CH_3 + HCl$$

問7.㋑

問8. 6種類

Ⅳ 出題者が求めたポイント……医薬品，アゾ化合物

問1. 窒素はタンパク質にのみ含まれるので

$$6.0 \times \dfrac{14.0}{57.0} \fallingdotseq 1.47 \, g$$

炭素はタンパク質と炭水化物の両方に含まれるので

$$6.0 \times \dfrac{12.0 \times 2}{57.0} + 77.1 \times \dfrac{12.0 \times 6}{162} \fallingdotseq 36.8 \, g$$

$N : C = 1.47 : 36.8 \fallingdotseq 1 : 25$

[解答]

問1. 25

問2.

問3. サルファ

問4.

C

$Cl^-N \equiv N^+ \!-\!\!\!\!\bigcirc\!\!\!\!-SO_2NH_2$

E

$H_2N\!-\!\!\!\!\bigcirc\!\!\!\!-COOH$

G

$O_2N\!-\!\!\!\!\bigcirc\!\!\!\!-COOH$

生　物

解答　　　24年度

1　出題者が求めたポイント（Ⅰ細胞分裂、Ⅱ
DNA複製）

　細胞周期を中心に、DNAの複製、DNA量、真核生物
と原核生物のDNA等に関する理解度と論理的思考力を
必要としている。全体に標準的だがやや高度な問題が含
まれる。

問2．分裂前から分裂完了後を図中の記号で並べると、
　イエカウアオである。エカウアは分裂期（M期）であ
　りイとオの状態は間期である。間期は$G_1 \to S \to G_2$の
　順に進む。G_2は分裂直前なので、最も適当な図はイ
　となる。

問4．(1) ^3H－チミジンはS期（DNA合成期）の全域にわ
　たってDNAに取り込まれる。分裂期前期の染色体に
　現れ始めるのは、^3H－チミジンの取り込み開始から5
　時間後である。それはG_2期を通過する時間を要する
　からだ。最も遅く現れるのはG_2期とS期を合わせた
　13時間後となる。

　(2) ^3H－チミジンを取り込んだ染色体から新たに染色
　体を複製するときには^3H－チミジンがないので、新
　しい染色体には取り込まれない。

問5．細胞は分化すると細胞分裂をあまり行わなくなる。
　たとえば神経細胞は分裂を行わない。赤血球では分
　裂しないばかりか核がなくなる。

問6．ゲノムは核相がnの時の染色体（DNA）の1セット
　をさす。この植物細胞は2n＝4なので、n＝2。

問8．DNA量が2のものを選ぶ。aは4、dは1、fは3
　である。

問9．カの染色体は縦裂している。すなわち2本の染色
　体（娘染色体）が合わさった状態にあるので、DNAも
　2本からなる。

問10．㋐大腸菌のDNAは切れ目のない環状の構造で
　ある。㋒ショウジョウバエの唾腺染色体は分裂間期
　に見られる特殊な染色体である。㋔環状のDNAは原
　核生物にみられる。

〔解答〕

問1．S期→G_2期→M期→G_1期　　　問2．イ
問3．(a)エ　　　(b)ア
問4．(1)d　　　(2)c
問5．分化して増殖を停止した細胞
問6．2本
問7．(Ⅰ)イ　　　(Ⅱ)カの染色体は凝縮しているので転
　写が難しい状態にあるから。
問8．b、c、e　　　問9．b　　　問10．イ、オ

2　出題者が求めたポイント（Ⅰ植物の運動、Ⅱ
筋収縮）

　生物Ⅰのミクロメーター、植物の運動、植物ホルモン、
生物Ⅱのエネルギー代謝に関する総合問題である。全体
に標準的だが、論述問題で理由を求めるなど、やや高度
な設問も含まれる。計算力も要求される。

Ⅰ．べん毛に関する問題

　問3．㋓Ca^{2+}が小胞体に吸収されてなくなると、ミ
　オシンとアクチンが解離する。㋔たぐり寄せるの
　はミオシンフィラメントである。

　問5．ヒトの気管や輸卵管の粘膜上皮には繊毛があ
　る。

Ⅱ植物の運動とミクロメーター

　問6．イとウは膨圧運動である。

　問8．対物レンズ×10のときの接眼ミクロメーター1目
　盛りの長さ＝$6 \times 10 \div 5 = 12(\mu m)$
　対物レンズの倍率と接眼ミクロメーター1目盛り
　の長さは反比例するので、
　対物レンズ×40のときの接眼ミクロメーター1目
　盛りの長さ＝$12 \div 4 = 3(\mu m)$
　5秒間に9目盛りの速度は$3\mu m \times 9 \div 5秒＝5.$
　$4(\mu m/秒)$

〔解答〕

問1．(1)細胞骨格　　　(2)微小管（チューブリン）
問2．ダイニン
問3．エ、オ
問4．筋繊維内に含まれるクレアチンリン酸からエネル
　ギーとリン酸の供給を受けてATPが再合成されるか
　ら。
問5．気管、他に輸卵管、鼻腔など
問6．ア、エ、オ
問7．(繊維状タンパク質)アクチン
　　　(相互作用するタンパク質)ミオシン
問8．5．4$\mu m/秒$
問9．(Ⅰ)アブシシン酸
　(Ⅱ)アブシシン酸がないと気孔を閉めることができ
　ないため、乾燥時にしおれて枯れてしまう。

3　出題者が求めたポイント（Ⅰ浸透圧、Ⅱ分
類）

　浸透圧調節や腎臓の働きに関する設問を中心としてい
る。ほぼ標準的な設問からなる。このほか計算力を要求
している。

Ⅰ．浸透圧調節

　硬骨魚類も軟骨魚類も淡水域で進化した後、海に進
出したとされる。軟骨魚類の場合、尿素を体液中に
蓄積させるというユニークな浸透圧調節が行われて
いる。

Ⅱ．腎臓

問5．原尿と尿に含まれるイヌリンの濃度から、濃縮
　率は120である。つまり、原尿120 mlから尿1 ml
　が生成される。原尿中の尿素が再吸収されずに尿
　が作られた場合、$0.03 \times 120 = 3.6$ g/100 ml　とな
　るが、実際には2g/100 mlであった。したがって、
　再吸収される尿素は、その差　$3.6 - 2 = 1.6$g/100
　mlとなる。1分間に生成される尿は1 mlなので、

$0.016\,g/ml＝16\,mg$　となる。

〔解答〕

問1. (1)塩類細胞　　(2)等張　　(3)神経分泌細胞

(4)集合管　　(5)鉱質コルチコイド

問2. (鮫の体液組成の特徴)尿素を多く含む

(海水適応にもたらす効果)尿素によって体液の浸透圧をあげて海水と等張にすることで、浸透圧調節を小さく押さえるよう効果がある。

問3. アンモニア(アンモニウムイオン)

問4. 再吸収のための能動輸送で消費される多量のエネルギーを供給するため。

問5. 16 mg

問6. (ア)d　　(イ)a　　(ウ)f

4 出題者が求めたポイント（Ⅱ集団遺伝、進化、突然変異）

生物Ⅱ分野の進化を中心として、集団遺伝、コムギのゲノム分析を題材としている。全体に標準的である。計算力を要求している。

Ⅰ集団遺伝

問2. 血液型A型の遺伝子型は(AA)と(AO)がある。(AA)の頻度は　$0.3^2＝0.09$　、(AO)の頻度は　$2(0.3×0.6)＝0.36$　である。まとめると以下の通り。

$10000×\{0.3^2＋2(0.3×0.6)\}＝10000×0.45＝4500$人

問3. 集団ⅡのA型の人口が4500人(A型の頻度0.45)、遺伝子Aの頻度が0.5であることから、遺伝子Oの頻度を求め、遺伝子Aと遺伝子Oの頻度から残る遺伝子Bの頻度を求める。

遺伝子Oの頻度をxとしたとき、

$0.5＋2(0.5×x)＝0.45$　　$x＝0.2$

遺伝子Bの頻度＝$1－$(Aの頻度＋Oの頻度)

$＝1－(0.5＋0.2)$

$＝0.3$

Ⅱコムギのゲノム分析

問6. 一粒系のゲノムが(AA)、二粒系のゲノムが(？？BB)である。両者の雑種が二価染色体を形成したことから、二粒系の？？で表したゲノムはAAとわかる。つまり、二粒系のゲノムは(AABB)である。そこで、A＋ABで作られた雑種と考えて、雑種のゲノム構成はAABとなる。

問7. 二粒系(AABB)とタルホ(DD)の雑種であるから、ゲノム構成は(ABD)である。ところで、パンコムギの染色体数は2n＝42とあるので、ゲノム構成を倍加させて、(AABBDD)がパンコムギのゲノム構成となる。

問8. (1)ゲノム構成が(ABD)では、相同染色体がないので、二価染色体ができない。

二価を形成しない染色体21本

(2)染色体の倍加(倍数性、倍数化)

(3)生殖細胞を形成するに際して、相同染色体がないため、二価染色体を形成できず、正常な減数分裂が行われないので生殖機能を持てない。

〔解答〕

問1. 遺伝子プール　　　問2. 4500人　　　問3. 0.3

問4. 3200人　　　問5. 遺伝子頻度を変化させる

問6. AAB　　　問7. AABBDD

問8. (1)二価染色体　0本

平成23年度

問 題 と 解 答

英 語

問題

23年度

Ⅰ. 次の(A)～(C)において，意味が通じるように，1～4のそれぞれの（　　　）に与えられた文字で始まる英語を1語ずつ書きなさい。

(A) Patient:　Do I really have to have this shot?

　　Physician: Yes, don't move; just keep (s　1　) for five seconds.

(B) Teacher:　Do you know what a bay is?

　　Student:　It's a (b　2　) of water that is partly enclosed by land.

(C) Kari:　　How is your science project coming (a　3　)?

　　Tom:　　It's finished, but things didn't (w　4　) out as I thought they would.

Ⅱ. 次の(1)～(4)において，語法，文脈から判断して（　　　）に入る最も適当なものを(a)～(d)より1つ選び，その記号を書きなさい。

(1) His draft contained so many errors as to (　　　) it useless.

　(a) fare　　　　(b) subdue　　　　(c) advocate　　　　(d) render

(2) Adam came forward and (　　　) his sister.

　(a) burst　　　　(b) chuckled　　　　(c) embraced　　　　(d) backward

(3) The doctor used some drugs to (　　　) the spread of the disease.

　(a) innovate　　　　(b) discredit　　　　(c) arrest　　　　(d) trot

(4) Several features of HIV have (　　　) efforts to develop a vaccine.

　(a) frustrated　　　　(b) restructuring　　　　(c) striving　　　　(d) content

Ⅲ. 次の(1)～(4)において，それぞれの英文に余計な語が1語あれば，該当する語を書きなさい。余計な語がなく，そのままでよい場合は〇印を書きなさい。

(1) As scary as it may have seem there is nothing for it but to talk to the president.

(2) He had completed yet another adventure, and he was none the worse for wear.

(3) Each stage of change in the Moon's visible surface what is called a phase.

(4) Overcoming the bias that has developed over the years it would not be easy.

Ⅳ. 左の(1)〜(4)につづく英語として，語法，文脈から判断して最も適当なものを右の(a)〜(d)より１つ選び，その記号を書きなさい。なお，(a)〜(d)はそれぞれ１回しか使えません。

(1) Our leader was called to account

(2) The price increases in proportion

(3) I'd have chosen a bright color myself,

(4) He took a simple story and fleshed

(a) it out with details.

(b) but to each his own.

(c) for the errors.

(d) to the size of the product.

Ⅴ. 次の(1)〜(3)の各組の英文のうち，最も適当なものを(a)〜(d)より１つえらび，その記号を書きなさい。

(1) (a) A nuclear is covered by membrane that are the central part of an alive cell.

(b) A nucleus is the central part of a living cell, which is covered with a membrane.

(c) Nucleus are covered with membrane that is the central part of alive cell.

(d) A nuclear is the central part of livings cell, which are covered by a membrane.

(2) (a) The formation of proteins is essential for live because it need nitrogen.

(b) Nitrogen is essential for live because it is need in formation of the protein.

(c) Nitrogen is essential for life because it is needed in the formation of proteins.

(d) The form of proteins are essential for life because it is needed nitrogen.

(3) (a) The lawyer was fortunately able to council them not to adept this settlement offer.

(b) Fortunately the lawyer could consul them not to adept this settlement offer.

(c) The lawyer was fortunately able to council them not to accept these settlement offer.

(d) Fortunately the lawyer was able to counsel them not to accept this settlement offer.

Ⅵ. 次の英文を読み，設問に答えなさい。

How much salt do we eat? In the 1980s, before it was widely known to be associated with high blood pressure, salt consumption in the United States was between 6 and 15 grams a day. The WHO target daily intake is 5 grams. National governments are happy to sanction higher levels — 6 grams in the UK — which are reprinted on many food packets. But we still eat more salt than this. (A) On its website the European Salt Producers' Association proudly, if

perhaps a little incautiously, touts a figure of 8 grams a day *per capita salt consumption.
(2)
Americans still consume around 10 grams a day.

The producers are vigorous in their defense of people's right to consume as much salt as
(3)
they want, in tones that at times recall the tobacco lobby. There is no need for healthy people to
reduce their salt intake, they insist, while casting doubt on studies linking sodium to high blood
pressure. In some cases, they point out, elderly people have died apparently because they have
(4)
not been getting enough salt. Although the 6-gram daily allowance applies to adults of all ages,
the elderly are more susceptible to high blood pressure and so presumably more likely to act on
heightened fears by cutting out salt. (B)

But salt is not like smoking, because you aren't always aware of it when you indulge. The
recommended daily allowance is well publicized, but this information is of little use if you cannot
calculate your intake. This is almost impossible to do. Packaged foods have long been obliged
to list their major ingredients, which often include salt, but they do not have to declare the
(5)
relative amount of salt present. More recently, in response to concerns not only about salt, but
also about fats and sugar, manufacturers have begun to include panels of "nutrition
information," and some also give overall "guideline daily amounts" of these dietary elements.
(C) In the UK, this apparently helpful gesture has been viewed as a pre-emptive measure
to head off a "traffic lights" scheme proposed in 2005 by the Food Standards Agency to display
much more readily understood red, yellow or green gradings for these substances.

But even declaring salt content is not transparently done. Some global brands such as
Heinz and Kellogg's responsibly give figures for salt and for that salt in terms of its sodium
content alone. Cereals are especially assiduous about displaying this information, perhaps
(6)
because it is at breakfast that we are most likely to pause to consider our dietary health. But
many products indicate salt only as sodium. In a sense, this is medically useful since sodium is
the component of salt linked to high blood pressure. (D) But it is helpful to the
manufacturers too, as 5 grams of salt, for example, corresponds to just 2 grams of sodium,
which makes the danger appear less to consumers not fully [X] on the chemistry. In fact,
although sodium and salt can be shown interchangeably on food labels, they are not necessarily
equivalent at all, as other ingredients such as baking powder also contain sodium.

[Adapted from Simon Briscoe *and* Hugh Aldersey-Williams, *Panicology*, 2009.]

〈注〉 *per capita：「1人当たりの」

問 1. 下線部(1), (2), (6)の語の本文中での意味と最も近い意味を表す語を，それぞれ1～4の中か
ら1つずつ選び，番号で答えなさい。

(1) sanction 　 1. acquire 　 2. aspire 　 3. approve 　 4. assess

(2) touts 　 1. appraises 　 2. promises 　 3. promotes 　 4. undertakes

(6) assiduous 　 1. diligent 　 2. emphatic 　 3. obliging 　 4. sinister

問 2. 下線部(4)と(5)の they が示す内容を，それぞれ本文中の英語で答えなさい。

問 3. 次の文を本文中の（　A　），（　B　），（　C　），（　D　）のいずれかに挿入する場合，どこが最も適切な箇所か。１つ選び，記号で答えなさい。

    Not all people should automatically reduce their salt intake, therefore.

問 4. 空所[　X　]に入れるのに最も適切なものを，１〜４の中から１つ選び，番号で答えなさい。

    1. brief   2. briefing   3. briefed   4. briefs

問 5. 第１〜２パラグラフの内容と矛盾する内容を持つ文を，次の１）〜４）から１つ選び，番号で答えなさい。

    1) An American consuming 13 grams of salt every day was not an exception in the 1980s.

    2) The target daily salt intake of the UK government is more than that of WHO.

    3) It is not too much to say Americans consume twice as much salt as is recommended by WHO.

    4) It is not true that elderly people are more likely to have high blood pressure.

問 6. 第３〜４パラグラフの内容と矛盾しない内容を持つ文を，次の１）〜４）から１つ選び，番号で答えなさい。

    1) We can easily make a calculation of the amount of salt we consume every day.

    2) Giving overall "guideline daily amounts" has assisted a "traffic lights" scheme.

    3) Sodium has something to do with high blood pressure.

    4) Salt and sodium are equivalent because baking powder does not contain sodium.

問 7. 下線部(3)を和訳しなさい。

Ⅶ. 次の日本語の文を英訳しなさい。

    お医者さんは患者になかなか癌だと言いづらい。よほど強い人でないと，病人はショックで病状が悪くなってしまう。

                [梅原猛（著）『梅原猛の授業　仏教』(2006)から一部変更]

数 学

問題 　　　　　23年度

1.

(A). 次の □ にあてはまる答えを解答欄に記入せよ。

(1) $\angle A$ が直角，辺 BC の長さが 1 の直角二等辺三角形 ABC がある。BC 上に，頂点と異なる 2 点 P, Q を $\angle BAP = \angle PAQ = \angle QAC$ をみたすようにとると，PQ の長さの値は □ (ア) である。

(2) n を 2 以上の自然数とする。n 個のさいころを同時に投げて，出た目の最大値を X，最小値を Y とする。$n = 3$ のとき，$X = 3$ かつ $Y = 2$ となる確率は □ (イ) である。

一般の n に対し，$X - Y = 1$ となる確率を n を用いて表すと □ (ウ) である。

(3) 3 次方程式 $x^3 + ax^2 + (2 + \sqrt{2})x + b = 0$ の 1 つの解が $\dfrac{\sqrt{2} + \sqrt{6}\,i}{2}$ であるとき，実数の定数 a, b の値を求めると $a = $ □ (エ) ，$b = $ □ (オ) である。ただし，i は虚数単位とする。また，この方程式の他の 2 つの解を α, β とし，$\alpha^{10} + \beta^{10}$ の値を求めると，$\alpha^{10} + \beta^{10} = $ □ (カ) である。

(B). 次の命題 ①，② が成り立つことを解答欄に証明せよ。

$2n,\ 2n+1$ （n は整数）と表される整数を，順に偶数，奇数という。
集合 A を $A = \{a^2 - b^2 \mid a, b\ は整数\}$ と定める。

　　命題 ①「すべての奇数は A の要素である」

m を偶数とする。

　　命題 ②「m が 4 の倍数であることは，m が A の要素であるための
　　　　　必要十分条件である」

2. t は $0 < t < 1$ をみたす定数とする。xy 平面上に長さが 1 の線分 PQ がある。点 P は x 軸上を動き，点 Q は y 軸上を動くとき，線分 PQ を $t : 1 - t$ に内分する点の軌跡を C とする。
　このとき，次の問いに答えよ。

(1) 曲線 C の方程式を t を用いて表せ。

(2) 点 $A\left(-\dfrac{\sqrt{3}}{3},\ \dfrac{\sqrt{2}}{3}\right)$ から C にひいた 2 本の接線が直交するような t の値を求めたい。

　(i) 条件をみたす 2 本の接線の一方が直線 $x = -\dfrac{\sqrt{3}}{3}$ となることはない。その理由を述べよ。

　(ii) t の値を求めよ。

3. n を正の整数の定数とする。座標空間内の 8 点 O(0, 0, 0)，A(4n, 0, 0)，B(4n, 4n, 0)，C(0, 4n, 0)，D(0, 0, 4n)，E(4n, 0, 4n)，F(4n, 4n, 4n)，G(0, 4n, 4n) を頂点とする立方体 OABC-DEFG の辺 AB，BC，DG，DE 上に，それぞれ動点 P，Q，R，S がある。この 4 点 P，Q，R，S は，同一平面上にあり，さらに四角形 PQRS がひし形になるように，いろいろと動く。

　このとき，次の問いに答えよ。

(1)　(i)　一般に，座標空間内の同一直線上にない異なる 4 点 J，K，L，M について，$\overrightarrow{JK} = \overrightarrow{ML}$ が成り立つならば J，K，L，M は同一平面上にある。その理由を述べよ。

　　(ii)　点 P の座標を (4n, p, 0)（ただし $0 \leqq p \leqq 4n$）とする。四角形 PQRS がひし形であるときの Q，R，S の座標を n と p を用いて表せ。

(2)　四角形 PQRS の面積を最小にするような P，Q，R，S の座標を n を用いて表せ。

(3)　(2) で求めた P，Q，R，S を考える。O から 4 点 P，Q，R，S を通る平面に垂線をひき，交点を H とする。頂点を O，底面を四角形 PQRS とする四角錐 O-PQRS を垂線 OH のまわりに 1 回転してできる立体の体積 $V(n)$ を n を用いて表せ。

(4)　(3) で求めた n の関数 $V(n)$ を用いた数列

$$a_k = \left(\frac{10k}{3}\right)^2 \left\{ \frac{1}{V(k+1)} + \frac{1}{V(k+2)} + \cdots + \frac{1}{V(k+k)} \right\}$$

$$(k = 1, 2, 3 \cdots)$$

の極限値 $\displaystyle\lim_{k \to \infty} a_k$ を求めよ。

物 理

問題

23年度

1. 図1のように，長さ l の曲がりやすい一様なロープを粗い机の上に，机の端から x_0 だけ垂れ下げた状態で静かに置いた。このときロープは静止したが，ロープに働く力が限界のつり合い状態であったため，時刻 $t=0$ において力のつり合いは自然に破れた。その後，ロープはすべり落ちた。

　ロープの各部分の移動は同じなので，先端の運動を考え，図2のように，机の上面を原点に，鉛直下方に x 軸をとり，時刻 $t>0$ におけるロープの先端の位置と加速度をそれぞれ x と a とする。ロープの単位長さあたりの質量を λ とし，ロープに働く力のつり合いが破れたあとロープをすべり落とそうとする力を $f(x)$ とすると，$x_0<x<l$ の範囲で次式が成り立つ。

$$l\lambda a = f(x)$$

　ロープと机上面との間の静止摩擦係数と動摩擦係数をそれぞれ μ と μ'，重力加速度の大きさを g として，次の各問いに答えよ。

　問1～問3，問5は答えのみを，問4は導出過程と答えを解答欄に記せ。答えの式は出来るだけ簡素な形にし，導出過程は考え方が分かるように簡潔に記述せよ。

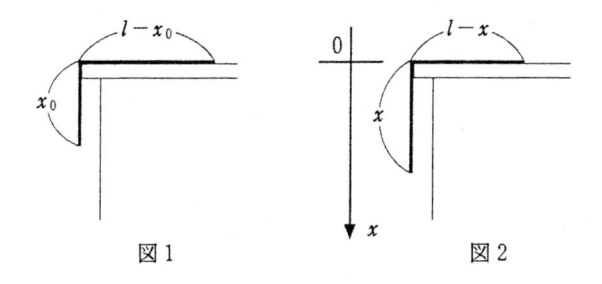

図1　　　　　　図2

問 1. x_0 を l, λ, μ, μ', g のうち必要なもので表せ。

問 2. (イ) $f(x)$ を l, x, λ, μ, μ', g のうち必要なもので表せ。

　　　(ロ) 横軸を x，縦軸を y として $y=f(x)$ のグラフを，$x_0<x<l$ の範囲で描け。グラフは手で丁寧に，解答欄の所定の位置に記入せよ。グラフには，x_0 の記号を用いてよい。

問 3. 問2(ロ)のグラフを利用して，図1の状態から図2の状態の間に力 $f(x)$ がロープにした仕事 W を，l, x_0, x, λ, μ', g で表せ。

問 4. 時刻 $t>0$ において，$x_0<x<l$ の範囲で，ロープの先端の速度 v を x の関数として表せ。答えの式には x_0 を用いてはいけない。

問 5. ロープが机から離れる瞬間におけるロープの先端の速さはいくらか。答えの式には x_0 を用いてはいけない。

2. 透磁率 $\mu[\mathrm{N/A^2}]$ で断面積が $S[\mathrm{m^2}]$ の環状の鉄心に巻き数 N_1 の1次コイルと巻き数 N_2 の2次コイルを巻いた変圧器がある。2つのコイルの長さは共に $l[\mathrm{m}]$ である。図のように，A側に倒してあるスイッチSW，抵抗 $R[\Omega]$，起電力 $E[\mathrm{V}]$ の直流電源を1次コイルの端子 a と b に接続し，

２次コイルの端子ｃとｄには何も接続しなかった。

　回路のスイッチSWをAからBに切りかえ，十分に時間がたってから再びAに戻した。

　電源と２つのコイルの内部抵抗は無視できるとし，磁束は鉄心内に一様に生じ外部にもれないとして，次の各問いに答えよ。

　問１～３と問５は答えのみを，問４は導出過程と答えを解答欄に記せ。答えの式は出来るだけ簡素な形にし，導出過程は考え方が分かるように簡潔に記述せよ。

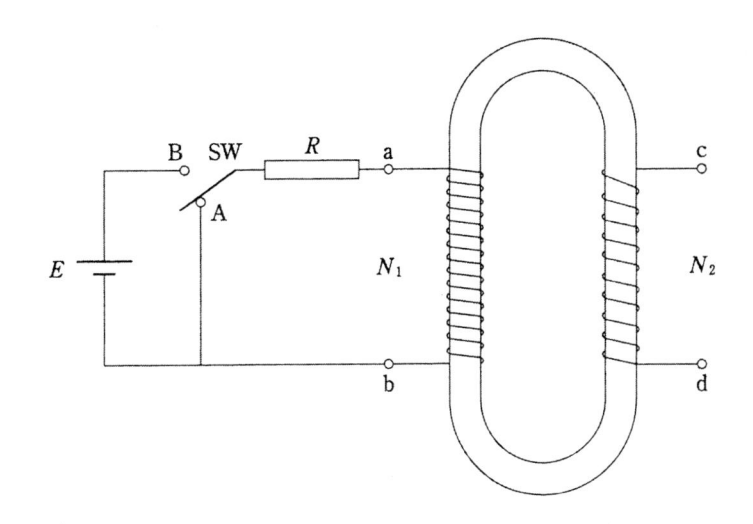

問 1.　スイッチをAからBに切りかえた直後，bに対するaの電位[V]はいくらか(イ)。そのとき，dに対するcの電位は正か負か。「正」または「負」で答えよ(ロ)。

問 2.　スイッチをAからBに切りかえてから十分に時間がたったとき，鉄心内の磁束[Wb]はいくらか。

問 3.　スイッチをBからAに戻した直後，bに対するaの電位[V]はいくらか(イ)。そのとき，dに対するcの電位は正か負か。「正」または「負」で答えよ(ロ)。

問 4.　１次コイルの自己インダクタンス$(L_1[\mathrm{H}])$と２つのコイルの相互インダクタンス$(M[\mathrm{H}])$を求めよ。ただし，導出過程では，微小時間$\varDelta t[\mathrm{s}]$に回路に流れる電流（a→bを正の向きとする）が$\varDelta I[\mathrm{A}]$だけ微小変化したとき，鉄心内の磁束は$\varDelta\phi[\mathrm{Wb}]$だけ微小変化するとして記述せよ。

問 5.　２次コイルの自己インダクタンスを$L_2[\mathrm{H}]$とし，$L_1,\ L_2,\ M$の間の関係式を記せ。

3.　断熱材で作られた円筒型シリンダー(断面積S)とシリンダー内を摩擦なく移動するピストン(断面積S，質量m)がある。図１のように，シリンダーを単原子分子の理想気体(圧力p_0)中に鉛直に立て，ピストンの上面中央につけた軽いひもをもって，ピストンをゆっくり降ろしてシリンダー内に差し込んだ。図２のように，ピストンはシリンダーの底面につく前に静止したので，ひもを静かに離した。このとき，シリンダー内の気体の体積をV，圧力をp，温度をTとする。

　ピストンが静止した状態から，再びひもをもってピストンを微小な距離だけ引き上げてから静か

に離したところ，ピストンが単振動を始めた。振動中に，シリンダー内の気体の体積が V から $V + \Delta V$ に変化したとき，圧力と温度はそれぞれ Δp と ΔT だけ変化した。このとき，$\Delta p \Delta V = 0$ とみなせ，次式が近似的に成り立つ。

$$\frac{\Delta T}{T} = \frac{\Delta p}{p} + \frac{\Delta V}{V} \qquad (1)$$

気体定数を R，重力加速度の大きさを g として，次の各問いに答えよ。

問 1～4 は答えのみを，問 5 は導出過程と答えを解答欄に記せ。答えの式は出来るだけ簡素な形にし，導出過程は考え方が分かるように簡潔に記述せよ。

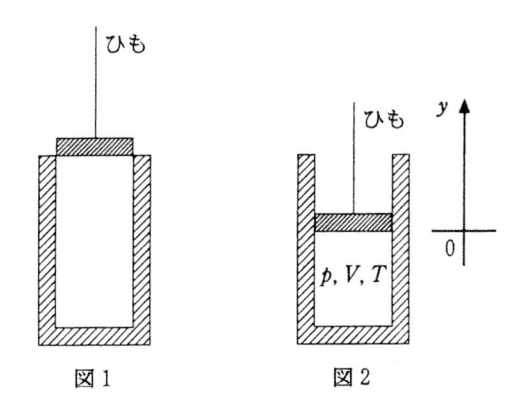

図1　　　　図2

問 1．ピストンが静止した状態におけるシリンダー内の気体の圧力 p を，S，m，p_0，V，T，R，g のうち必要なもので表せ。

問 2．$\Delta V > 0$ のとき Δp の正負(イ)と ΔT の正負(ロ)を「正」または「負」で答えよ。

問 3．シリンダー内の気体の体積が V から $V + \Delta V$ に変化したとき，内部エネルギー変化はいくらか。

問 4．$\Delta p = A \Delta V$ の関係がある。A を V，p，T のうち必要なもので表せ。

問 5．ピストンの振動数(f)はいくらか。導出過程では，図2のように，ピストンが静止した状態におけるピストンの底面を原点に，鉛直上方に y 軸を取り，ピストンの位置座標 y を用いよ。

化 学

問題

23年度

答えは，すべて解答用紙に記入せよ。複数の解答を要する場合には，特に指示がなければ，解答の順番は問わない。数値を計算して答える問題では，特に指示がなければ有効数字 2 桁で答えよ。

必要ならば，以下の値を用いよ。原子量：H，1.00，C，12.0，O，16.0。

アボガドロ数：$N_A = 6.0 \times 10^{23}$。気体定数：$R = 8.31 \times 10^3 \, Pa \cdot L/(mol \cdot K)$。

構造式は次の記入例にならって示せ。

```
┌─────────────────────────────────────┐
│          構造式の記入例              │
│                                      │
│      CH=CH-C-OCH₂-CH₂-OH             │
│              ‖                       │
│              O                       │
│   CH₃CH₂                             │
└─────────────────────────────────────┘
```

1. 次の文を読み，下記の問い（問 1 ～問 6 ）に答えよ。

　　周期表の第 [A] 族から第 [B] 族までの元素を遷移元素と呼び，第 [C] 周期元素では $_{21}$Sc 以降の元素が含まれる。以前には，$_{30}$Zn もこれに含める考え方があったが，現在は典型元素に分類されている。これは，遷移元素が，通常安定な＋ 2 あるいは＋ 3 の酸化数のほかに，$_{25}$Mn に代表されるように多くの酸化数を示すのに対し，Zn の同族元素には，最高＋ 2 の酸化数が知られるのみであるからである。この理由は，Zn^{2+} イオンでは [D] 殻以下の電子殻がすべて閉殻となる電子配置をとることによる。一方，Mn には [ア] から＋ 7 までの原子価が知られている。酸化数の大きい酸化マンガン（Ⅳ）や過マンガン酸カリウム（$KMnO_4$）は酸化剤として重要である。

　　$KMnO_4$ は，酸性の水溶液中で，ほとんどの有機化合物を二酸化炭素と水まで酸化する強い酸化作用を示し，排水の有機化合物による汚染度を測る尺度である化学的酸素要求量（COD）を測定する試薬として用いられる。このとき，マンガンは Mn^{2+} まで還元される。

　　酸化マンガン（Ⅳ）は炭素と混ぜてマンガン乾電池の [E] 極活物質として用いられる。マンガン乾電池は次のような構成をしている。

　　　　$Zn \mid ZnCl_2 aq, \; NH_4Cl aq \mid MnO_2 \cdot C$

　　[F] 極活物質である亜鉛の電離で生じた電子が酸化マンガン（Ⅳ）を還元するときに，電解①質中の水と反応して酸化マンガン（Ⅲ）と水酸化物イオンを生成する。生成した水酸化物イオンはアンモニウムイオンとの中和反応により水とアンモニアに変わる。アンモニアは，さらに，塩化亜鉛との反応で錯塩化合物である固体の $Zn(NH_3)_2Cl_2$ を生成する。

　　廃棄乾電池の再資源化は社会的課題であるが，乾電池のように複数の金属を含む廃棄物の再資

源化では金属元素の分離工程を必要とすることが問題である。金属は硝酸塩のような水溶性の塩の水溶液にし，硫化物や水酸化物として沈殿させ精製することができる。回収された廃棄乾電池には，亜鉛，マンガンおよび包装材の鉄が含まれると考えられる。Zn^{2+}，Mn^{2+}，Fe^{2+} を等量ずつ含む酸性水溶液に硫化水素を吹き込んでも沈殿は生じないが，ZnS，MnS，FeS の溶解度積 $K_{sp}[(mol/L)^2]$ は，それぞれ，およそ，10^{-28}，10^{-19}，10^{-24} であるので，<u>塩基で酸を中和していくことで硫化物が順に沈殿する</u>。硫化水素は(1)(2)式のように二段階で電離するので，例えば，0.01 mol の Mn^{2+} を含む水溶液 1 L に，硫化水素を 0.1 mol 吹き込んだ後，水溶液の pH を ┃ イ ┃ 以上にすると硫化マンガン（II）が沈殿する。

$$H_2S \xrightleftharpoons{K_{a1}} HS^- + H^+ \qquad (1) \qquad\qquad HS^- \xrightleftharpoons{K_{a2}} S^{2-} + H^+ \qquad (2)$$

$$K_{a1} = \frac{[H^+][HS^-]}{[H_2S]} = 10^{-7} \qquad\qquad K_{a2} = \frac{[H^+][S^{2-}]}{[HS^-]} = 10^{-19}$$

$$H_2S \xrightleftharpoons{K_a} S^{2-} + 2H^+ \qquad (3)$$

問 1. 空欄 ┃ A ┃ ┃ B ┃ ┃ C ┃ に入る適切な数字，空欄 ┃ D ┃ ┃ E ┃ ┃ F ┃ に入る適切な文字を答えよ。

問 2. マンガンの酸化数が最小の化合物として，一酸化炭素分子を配位子とする錯塩化合物 $NaMn(CO)_5$ が知られている。このことを参考に空欄 ┃ ア ┃ に入る数字を答えよ。（中性分子である一酸化炭素を構造式で表すのはむずかしいが，炭素原子上に非共有電子対を有し，これを使って，金属原子に配位結合する。また，この化合物ではナトリウムはイオン結合していると考えられる。）

問 3. COD の測定では，試料水を $KMnO_4$ 水溶液で酸化処理した後，残った $KMnO_4$ 量を測定する。試料水の酸化処理に必要だった酸化剤の物質量を，酸素（O_2）で酸化するときに必要な O_2 の物質量に換算する。COD はこの O_2 質量を試料水体積で割って，質量濃度（mg/L）で表す。

　(1) 酸化剤 $KMnO_4$ 1 mol に相当する酸化剤 O_2 の物質量は，何 mol か。分数で答えよ。ただし，$KMnO_4$ は Mn^{2+} まで還元され，O_2 は H_2O まで還元されるとする。

　(2) トルエン（$CH_3C_6H_5$）を 20 mg/L 含む試料水の COD を求めよ。

問 4. 海水の COD 測定では海水中に多く含まれる溶質が，$KMnO_4$ に対して還元性を示すので，上記の方法では測定できない。そこで，測定前処理として海水試料にある物質の水溶液を加えて問題の溶質を除く必要がある。加える物質は何がよいか物質名で答えよ。

問 5. 下線部①の反応を，(1)亜鉛電極側と，(2)酸化マンガン（IV）電極側に分けてイオン反応式で記せ。

問 6. (1) 式(3)の反応における硫化水素の電離定数 K_a を求めよ。

　(2) 下線部②で沈殿する硫化物の金属を元素記号で，沈殿する順に左から記せ。

　(3) 空欄 ┃ イ ┃ の値を求めよ。ただし，少数点以下は必要ない。

2. 次の文を読み，下記の問い(問1〜問6)に答えよ。

　炭素には多種類の同素体が存在する。ダイヤモンドはすべての炭素原子が共有結合で結び付いた
①
構造をしており，非常に硬い結晶で，その結晶の単位格子は立方体で図1のような構造である。これに対し，黒鉛結晶は図2のように，共有結合で形成された平面状の網目構造が積層した構造であり，層間の結合が弱いので，ダイヤモンドに比べ，もろく，こわれやすい結晶で，高温で動作する
②
機械の固体潤滑剤としても使われる。最近，新しい同素体として真空中，高電圧で放電させて黒鉛を分解すると，生成したスス中に，球状あるいは楕円球状分子のバックミンスターフラーレン類が存在することが発見された。バックミンスターフラーレンは，二硫化炭素やベンゼンを用いてスス
③
から抽出され精製される。

　書道に用いる墨は，松ヤニを多く含む松材や植物油を不完全燃焼させて得られるススを，にかわという接着剤とねり固めてつくる。にかわは，コロイドという語の語源になった物質で動物の骨や皮を煮出してつくられ，その主成分は不溶性の A 性タンパク質コラーゲンが熱変成により水溶性に変化した B コロイドであるゼラチンである。このススは，黒鉛のような分子構造を持つ微粒子からなる非晶質微粉末である。したがって，スス自体は，ほとんど炭素のみからなる C コロイド粒子で，水には分散しにくい。しかし，ゼラチン分子表面には疎水性の部分と親水性の部分があるので，ゼラチン分子が D 性の部分を使って，スス微粒子の表面を覆いコロイド粒子表面を E 性にした安定な ア コロイドを形成するため墨は水に分散しやすい。墨汁は衣服に付着すると洗濯しても簡単には落ちないが，これはコロイド表面の F 性アミノ酸置換基と布地のセルロースのヒドロキシ基が イ 結合により強く結びつくからである。墨汁に多量の硫酸ナトリウムを溶かすとコロイド粒子は凝集するが，この現象を ウ という。これは，加えたイオンがコロイド粒子表面を覆う水分子を奪い取ることにより起こる。

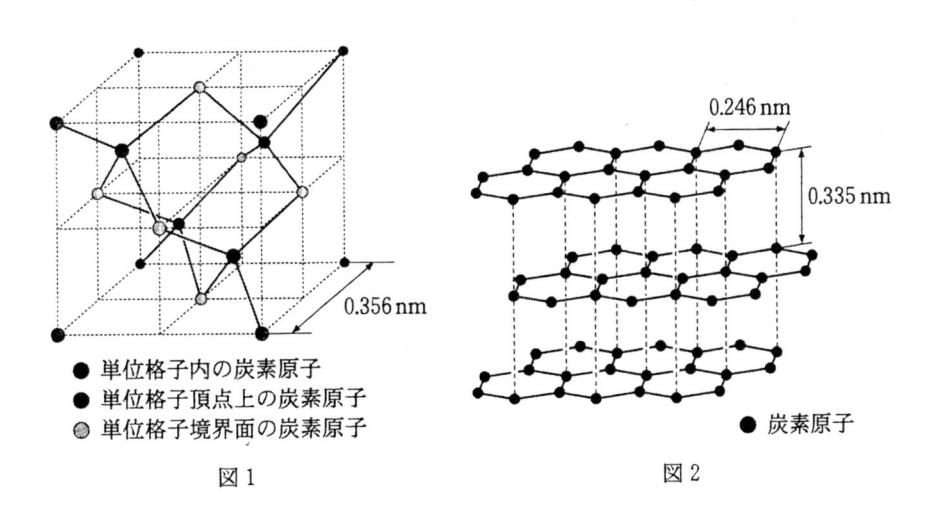

　● 単位格子内の炭素原子
　● 単位格子頂点上の炭素原子
　◉ 単位格子境界面の炭素原子

図1　　　　　　　　　　　図2

問1. 下線部①の同素体について，次の元素のうち，1気圧，25℃程度の条件で同素体が存在する元素の元素記号をすべて記せ。

　　He, N, O, F, P, S, Cl

問 2. 図1をもとに，ダイヤモンドの密度(g/cm^3)を計算せよ。ただし，図1において，炭素原子の円半径が小さいものほど奥に存在し，実線の結合線が引かれていない炭素原子はこの単位格子外にある炭素原子と結合していることを示す。

問 3. 下線部②の性質が生じる原因と同じ結合力による現象を前記問題文の中からさがし出し，その現象を20字以内で要約せよ。

問 4. 下線部③「抽出」とはどのような精製操作か，40字以内で説明せよ。

問 5. 空欄 | A | ～ | F | には「疎水」または「親水」という語が入る。「疎水」という語が入る空欄の記号のみをすべて記せ。

問 6. 空欄 | ア | ～ | ウ | に入る適切な語句を記せ。

3. 次の文を読み，下記の問い（問1～問6）に答えよ。

　化合物Aは，炭素，水素，酸素から構成されており，不斉炭素原子は存在せず，ベンゼン環に結合したヒドロキシ基をもつ，分子量326の化合物である。化合物Aに水酸化ナトリウム水溶液を加えて加水分解したのち，溶液を酸性にすると3種類の化合物B，C，Dが得られた。化合物Bの一定量を乾いた酸素と酸化銅（Ⅱ）を用いて完全燃焼させ，生じた燃焼気体を塩化カルシウム管およびソーダ石灰管の順に通して元素分析を行なった。この元素分析の結果より，化合物Bは質量① 百分率で炭素54.5％，水素9.10％，酸素36.4％であることがわかった。化合物Bの1.00gをすべて気化させ，生じた気体が理想気体としてふるまうものとして，この気体の体積を157℃，1.30×10^3 Paに換算すると31.2Lに相当した。化合物Bは2価アルコールで，ヒドロキシ基が結合している炭素原子は不飽和結合は形成していなかった。また，2個のヒドロキシ基は同② 一炭素原子には結合していなかった。また，化合物Bの炭素鎖は鎖状構造で，枝わかれはなかった。化合物Cは組成式C_4H_4Oをもつ芳香族化合物であった。化合物Cを過マンガン酸カリウムの塩基性溶液と反応させたのち，この溶液を酸性にすると化合物Eが得られた。化合物Eを加熱すると分子内で脱水された化合物Fが得られた。化合物Fにメチルアミン（CH_3NH_2）を反応させると化合物Gが得られた。化合物Dはベンゼンのパラ二置換体であり，化合物Dを含む溶液に炭酸水素ナトリウム水溶液を加えると気体が発生した。また，化合物Dを含む溶液に塩化鉄（Ⅲ）水③ 溶液を加えると特有の呈色反応を示した。

問 1. 下線部①のソーダ石灰管はどのような働きをしているかを25文字以内で記せ。ただし，句読点は1文字として数えよ。

問 2. 下線部②の条件のもと，化合物Bも含めて，化合物Bの2価アルコールとしての可能な異性体について，次の設問(i)と(ii)に答えよ。ただし，環状構造は考えないものとする。

　(i) 不斉炭素原子をもつ異性体の構造式を示し，不斉炭素原子には＊印をつけよ。

　(ii) 幾何異性体をもつ化合物の構造式を，幾何異性体を区別して示せ。

問 3. 化合物Eの構造式を示せ。

問 4. 化合物Gの構造式を示せ。

問 5. 化合物 A の構造式を示せ。ただし，立体異性体を区別して示す必要はない。

問 6. 下線部③の反応を化学反応式で示せ。ただし，有機化合物は構造式で記せ。

4. 次の文を読み，下記の問い（問 1〜問 5）に答えよ。

　高分子は重合反応によりモノマー（単量体）が繰り返し結合したもので，繰り返し数 n を重合度という。複数のモノマーからなる高分子の場合には，各モノマーから得られる繰り返し構造の存在比が，高分子の元素組成などを記述するために重要である。

Ⅰ. アジピン酸とヘキサメチレンジアミンから 6,6-ナイロンを合成する。

　問 1. 下の反応式に示すモノマー n 個ずつからの重合反応式の右辺を答えよ。n は充分に大きな数とし，高分子末端の構造を書く必要はない。

$$n\text{HOOC-}(CH_2)_4\text{-COOH} + n\text{H}_2\text{N-}(CH_2)_6\text{-NH}_2 \longrightarrow \boxed{}$$

Ⅱ. 1 種あるいは 2 種のビニルモノマーから，問 2・問 3 の高分子 A，B 1，B 2 を合成した。ここで用いたビニルモノマーはいずれも図 1 に示す(I)の化学構造であることが共通している。また，どの場合も用いたモノマーは残らず重合した。

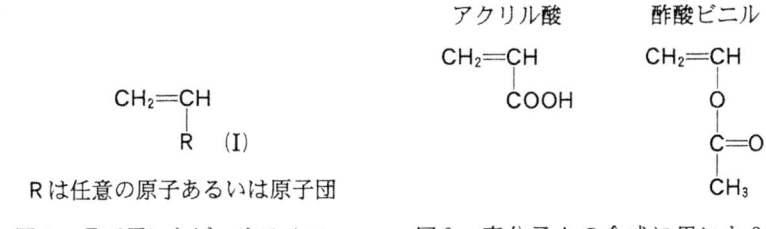

　　　R は任意の原子あるいは原子団

　　図 1. Ⅱで用いたビニルモノマー　　　　図 2. 高分子 A の合成に用いた 2 種
　　　　　に共通の構造　　　　　　　　　　　　のモノマーの構造式

問 2. 高分子 A は図 2 に示すアクリル酸と酢酸ビニルのモノマーを重合して合成した。A に含まれる酸素原子の質量百分率は 40.0 ％ であった。A の重合の際の，全モノマー中の酢酸ビニル分子の数の比率（％）を答えよ。

問 3. ビニルモノマー X 1 を重合して高分子 B 1 を，ビニルモノマー X 2 を重合して高分子 B 2 を得た。モノマー X 1 と X 2 は互いに異性体であり，その分子量は 200 より小さい。B 1 と B 2 どちらの高分子にも酸性を示す官能基は含まれていない。B 1 と B 2 それぞれ 40.0 g を NaOH 水溶液で十分に反応させた後，中和すると，どちらの場合も高分子 C が得られた。得られた C に含まれる酸を中和滴定すると，どちらの場合も中和には 0.350 mol の NaOH が必要であった。X 1 と X 2 を図 2 のような構造式で書け。

問 4. 次の文の空欄 | ア | ～ | ウ | に適切な語句を入れよ。

　　6,6-ナイロンの分子構造中には | ア | 結合が含まれており，これはタンパク質に含まれているものと同じである。タンパク質を強酸で処理すると | ア | 結合が加水分解されて，低分子化合物であるアミノ酸にすることができる。また，この加水分解反応は生物が有する | イ | によっても起こすことも可能である。

　　一方，ビニルモノマーから重合して得られる高分子は，加水分解反応よって高分子の繰り返し構造が失われて低分子に変換することはない。また，この種類の高分子で最も小さな分子量のビニルモノマーから作られるのが | ウ | であり，その重合法によって低密度のものと高密度のものに分類される。

問 5. 問 4 の高分子 | ウ | の他に，(I)で示した構造のビニルモノマー 1 種から重合される高分子名 1 つを答えよ。ただし，この問題文中に現れた高分子および用いられたモノマーから作られる高分子は除外する。

生 物

問題   23年度

1. 植物の成長と光の関係を調べるため，1〜3の実験を行った。各問いに答えよ。

〔実験—1〕 ある陽生植物と陰生植物を用いて，光の強さと光合成速度の関係を測定したところ，図1のような結果を得た。(lx：ルクス)

図1

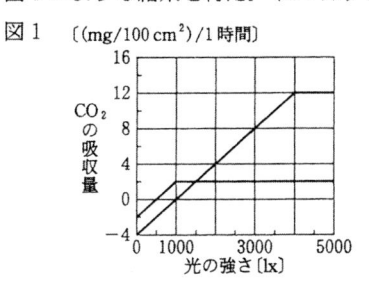

問 1. 次の文中の [   ] の中に，適当な用語を記入せよ。

一般的な植物では，光が十分に得られるときには温度の上昇とともに光合成速度が増すが，光が十分ではないときには光の強さが [   ] となるため，温度の影響は小さい。

問 2. 図1において，陽生植物と陰生植物の両方とも生育できるが，陰生植物の方がより成長できる光の強さの範囲を答えよ。

問 3. 図1における陽生植物の葉 500 cm^2 について，1日の間に形成されるブドウ糖の重量を求めよ。ただし，1日のうち12時間は 5000 lx，4時間は 2000 lx の光が当たり，それ以外は暗黒とする。答えは小数第二位を四捨五入して求めよ。(原子量 C = 12，O = 16，H = 1 とする。)

〔実験—2〕 花芽形成に関する光周性について図2のような実験を行った。①〜⑤は長日環境下に置かれた同じ種類の短日植物であり，①のように短日処理したところ，植物体全域に花芽を形成した。四角の網掛けは短日処理を表している。②〜⑤ではそれぞれ異なる方法で短日処理を行い，③〜⑤では枝が2本に分かれた個体を用いた。また，⑥，⑦では長日植物と短日植物を接木したものを長日環境下に置き，⑦では長日植物のみを短日処理した。

図2

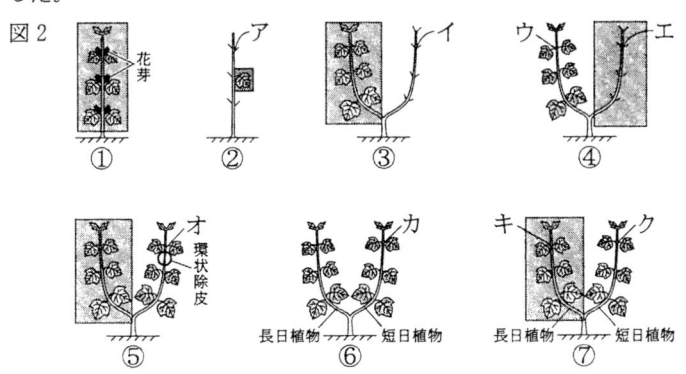

問 4. 図 2 中のア〜クのうち，花芽が形成される位置はどこか，すべて選べ。

問 5. これらの実験結果から花成ホルモンについてのある性質が明らかになった。その性質について述べよ。

問 6. 次の文中の　　　　　にあてはまる適当な用語をア〜ウより選び，解答欄 I に記号で答えよ。また，下線部についての理由を解答欄 II に述べよ。

　　　地球上の高緯度地方には　 a 　が多く分布し，低緯度地方には　 b 　が多く分布する。

　　ア. 短日植物　　　　イ. 中性植物　　　　ウ. 長日植物

〔実験—3〕　光発芽種子の一種であるレタスの種子を暗所で吸水させたのち，適温下で次のア〜キの処理を行った。

　　ア. 白色光を当て，暗所にもどした。

　　イ. 赤色光を当て，暗所にもどした。

　　ウ. 遠赤色光を当て，暗所にもどした。

　　エ. 白色光を当てたのち，遠赤色光を当て暗所にもどした。

　　オ. 赤色光を当てたのち，遠赤色光を当て暗所にもどした。

　　カ. 遠赤色光を当てたのち，赤色光を当て暗所にもどした。

　　キ. 赤色光を当て，遠赤色光を当てたのち，再び赤色光を当て暗所にもどした。

問 7. ア〜キの処理のうち，種子が発芽するものをすべて選び，記号で答えよ。

問 8. 種子の発芽にはある種の色素タンパク質が関与している。この色素タンパク質は吸収する光によって異なる型に変化する。実験—3 のキの処理をした種子では，色素タンパク質はどのような型になるか，答えよ。

問 9. 休眠中の種子において，発芽の抑制に働く植物ホルモン名を答えよ。

2. 呼吸に関する各問いに答えよ。

I. 生物が行う呼吸のうち，好気呼吸は解糖系，クエン酸回路，電子伝達系の 3 つの反応段階から
(1)
成り立っている。これらのうちクエン酸回路では，解糖系で生成されたピルビン酸がミトコンドリア内に入り，　 ア 　に存在する脱水素酵素と　 イ 　酵素の働きを受けて C_2 化合物に分解される。C_2 化合物と　 ウ 　の反応によりクエン酸が生じ，クエン酸は一連の回路状の反応により分解される。クエン酸回路では 1 分子のピルビン酸あたり 3 分子の　 エ 　が加わり，水素(10[H])が切り出される。また，3 分子の CO_2 と 1 分子の ATP がつくられる。

　　解糖系やクエン酸回路で生じた[H]は電子伝達系で電子 e^- を放出し H^+ となる。放出された
e^- は次々と酵素や電子伝達物質の間を受け渡され，この間，e^- の放出するエネルギーを使って
(2)　　　　　　　　　　　　　　　　　　　　　　　　　　　　(3)
ATP を生成する。電子伝達系を経た e^- は H^+ とともに O_2 と結合し H_2O を生じる。この一連の反応を　 オ 　という。

問 1. ア〜オの □ の中に適当な語句を記入せよ。

問 2. 下線部(1)の 3 つの反応段階のうち，反応の途中で ATP を消費する段階を答えよ。

問 3. 下線部(2)に該当する物質名を 1 つ答えよ。

問 4. 下線部(3)において，e^- の放出したエネルギーは ATP が生成される過程でどのようなことに使われるか，述べよ。

II. 生物が呼吸をするときに吸収した O_2 と放出した CO_2 の体積比から，呼吸商を測定する実験を行った。次の図はそのとき用いた実験装置であり，実験 1 ではトウゴマの発芽種子を，実験 2 ではグルコース溶液に入れた酵母菌を用いて実験を行い，それぞれ下表のような結果を得た。

図

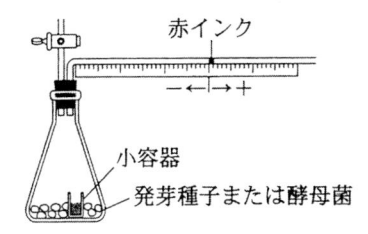

赤インク

小容器
発芽種子または酵母菌

実験 1（トウゴマの発芽種子）

小容器の液体	気体の増減量（目盛り）
H_2O	− 4.3
KOH	− 15.0

実験 2（酵母菌）

小容器の液体	気体の増減量（目盛り）
H_2O	+ 5.7
KOH	− 11.2

問 5. 実験 1 において，トウゴマの発芽種子が用いた主な呼吸基質は何か。

問 6. 実験 2 の結果より，酵母菌の呼吸商を求め解答欄 A に答えよ。また，呼吸商がなぜそのような値になるのか，理由を解答欄 B に述べよ。（答えは小数第二位を四捨五入）

問 7. 呼吸に関連する次の文章のうち，正しいものをすべて選び，記号で答えよ。

　　ア．ヒトの呼吸運動の中枢は間脳にある。

　　イ．ヒトの胎児のヘモグロビンは，成人のヘモグロビンより低い酸素分圧でも酸素と結合する。

　　ウ．腐敗は，窒素を含む有機物を基質とした呼吸の一種である。

　　エ．激しい運動の後の筋肉の疲労は，解糖系におけるピルビン酸の蓄積が原因である。

　　オ．外呼吸によって取り込まれた O_2 の一部は，内呼吸で生じる CO_2 の構成成分になる。

3. 核酸に関する各問いに答えよ。

I. ウシの肝臓を用いて，以下の手順で DNA の抽出実験を行った。

　　1. 凍らせたウシの肝臓をすり下ろし，乳鉢に入れる。

　　2. 乳鉢に □ 溶液を加え，すり下ろした肝臓をさらにすりつぶす。

3. 15 % の食塩水を加えて軽く混ぜる。

4. ビーカーに移し，<u>100 ℃ で 5 分間煮沸する。</u>

5. 4 枚重ねのガーゼでろ過し，ろ液をよく冷却する。

6. ろ液に冷却したエタノールを静かに加え，ガラス棒で静かにかき混ぜ DNA を巻き取る。

問 1. ［　　　　］にあてはまる物質として最も適当なものを次のア〜エより 1 つ選び，記号で答えよ。

　　ア．リパーゼ　　　　イ．アミラーゼ　　　ウ．トリプシン　　　エ．マルターゼ

問 2. 下線部において，煮沸した理由として最も適当なものを次のア〜エより 1 つ選び，記号で答えよ。

　　ア．細胞を破壊するため。　　　　　　　イ．DNA を食塩水に溶かすため。

　　ウ．タンパク質を凝固させるため。　　　エ．RNA を除去するため。

問 3. 手順 6 において，抽出された DNA をガラス棒で巻き取ることができた。一方，RNA の抽出実験を行ったところ，抽出された RNA をガラス棒で巻き取ることはほとんどできなかった。その理由を考察せよ。

問 4. DNA を抽出するための材料として適当ではないものを次のア〜オより 1 つ選び，記号で答えよ。

　　ア．ラットの赤血球　　　　イ．ホウレンソウの葉　　　ウ．サケの精巣

　　エ．ヒトの白血球　　　　　オ．大腸菌

問 5. 次のア〜キの元素のうち DNA に含まれていないものをすべて選び，記号で答えよ。

　　ア．炭　素　　　　イ．水　素　　　　ウ．硫　黄　　　　エ．窒　素

　　オ．リ　ン　　　　カ．酸　素　　　　キ．ナトリウム

Ⅱ．抽出した DNA について，これを構成する 4 種の塩基の数の割合（塩基組成）について調べたところ，グアニンとシトシンの合計が全塩基数の 42 % を占めていた。また，DNA の 2 本鎖のうち一方の鎖（α鎖とする）について調べたところ，α鎖の全塩基数の 30 % がアデニン，22 % がシトシンであった。

問 6. α鎖と対をなす鎖では，アデニンはこの鎖の全塩基数の何％を占めるか。

問 7. 仮にα鎖の全てを鋳型として伝令 RNA が合成されると，その伝令 RNA に含まれる全塩基数のうち，ウラシルの占める割合は何％か。

問 8. 次のア〜クの文章について，DNA のみにあてはまる場合は解答欄 A に，DNA と RNA に共通してあてはまる場合は解答欄 B に記号を記入せよ。

　　ア．体細胞の核 1 個に含まれる量は，生物の種によってほぼ一定である。

　　イ．炭素を 5 個もつ糖を含む。

　　ウ．塩基としてチミンを含む。

　　エ．ヌクレオチドが多数結合した分子である。

　オ．一般的に一本鎖である。

　カ．ATPと共通の糖を含む。

　キ．水溶液中で酸性を示す。

　ク．ヒストンと結合する。

4. 進化に関する各問いに答えよ。

I．発生反復説を唱えたヘッケルは，地球上のすべての生物群は単一の共通祖先に由来すると考え，一本の幹から枝分かれした系統樹によって生物の類縁関係を図示した。系統関係を推定するうえで外部形態や解剖学的特徴は重要な情報源となる。形態の類似には祖先が共通であるために生じる場合と，系統関係はないが同じ機能を実現するため偶然に生じる場合があり，区別して考える必要がある。近年では，遺伝子の塩基配列やタンパク質の $\boxed{\text{a}}$ 配列の違いを比較することにより，信頼性の高い系統樹が得られている。このような系統樹を $\boxed{\text{b}}$ という。リボソームRNAの塩基配列をもとにした解析から，原核生物を真正細菌と $\boxed{\text{c}}$ の2つに分け，生物界を真正細菌・$\boxed{\text{c}}$・真核生物の3つのグループに大別する考え方が定着しつつある。真核生物は他の2つのうちの $\boxed{\text{d}}$ に近いグループと考えられている。

　問 1．a〜dの $\boxed{}$ の中に適当な語句を記入せよ。

　問 2．ヘッケルの唱えた発生反復説とはどのような説か，述べよ。

　問 3．下線部(1)，(2)はそれぞれ何と呼ばれるか。

　問 4．下線部(1)の例として正しいものをすべて選び，記号で答えよ。

　　ア．コウモリの翼とバッタの翅

　　イ．ハトの翼とヒトの前肢

　　ウ．ヒトの目とイカの目

　　エ．ブドウの巻きひげとエンドウの巻きひげ

　　オ．クジラの胸びれとコウモリの翼

　　カ．バラのとげとサボテンのとげ

II．生物種が分岐してからの時間が長いほど，DNAの塩基配列の違いが大きい傾向があることを利用して，生物の進化を推定し系統樹に表すことができる。下表は4種の動物の塩基配列の違いの度合いを％で表したものである。また，図は進化の過程における塩基配列の違いが大きくなる速度(塩基の置換速度)は常に一定であるという前提の下に，表のデータを用いて模式的に作成した系統樹である。図中のa〜cは各枝の長さを表している。

表

	ヒ　ト	ゴリラ	オランウータン
ゴリラ	1.51	—	—
オタンウータン	2.98	3.04	—
アカゲザル	7.51	7.39	7.10

図

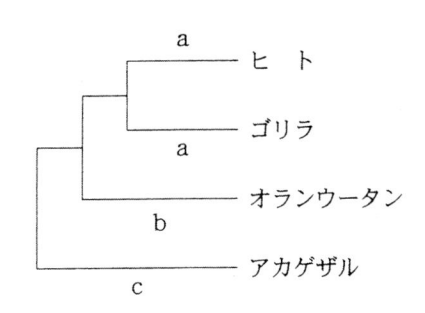

問 5. 表をもとにｂの値を求めよ。

問 6. ヒトとゴリラの共通祖先がオランウータンと分岐したのが 1300 万年前とすると，ヒトと
　　　ゴリラが分岐したのは<u>何万年前か</u>。答えは千年の位を四捨五入して答えよ。

問 7. ヒトでは，大後頭孔の位置がゴリラに比べて前方によっており，頭骨の中央付近にある。
　　　このことは人類の進化におけるどのような事実を反映しているか，述べよ。

英　語

解答　23年度

Ⅰ　出題者が求めたポイント

[全訳]
(A) 患者：この注射本当にしなければなりませんか？
医者：はい、動かないで、5秒間<u>じっとしてい</u>てください。
(B) 先生：湾とは何か知っていますか？
生徒：部分的に陸地によって囲まれた<u>水域</u>です。
(C) カリ：君の科学プロジェクトはどんな具合？
トム：終わったんだけど、僕が思ったようには<u>うまくいか</u>なかった。

[解答]
1. still　2. body　3. along　4. work

Ⅱ　出題者が求めたポイント

[正解を入れた訳]
(1) 彼の草稿には間違いが多すぎて役に立たなかった。
render＋O＋C：OをCにする
(2) アダムが前に進み出て妹を<u>抱きしめた</u>。
(3) 医者はその病気の広がりを<u>くい止める</u>ためにいくつかの薬を使った。
(4) HIVのいくつかの特徴が、ワクチンを開発しようとする努力を<u>阻ん</u>できた。

[解答]
(1) d　(2) c　(3) c　(4) a

Ⅲ　出題者が求めたポイント

[英文の意味]
(1) 恐いように思われるが、もう社長に話すしかない。
(2) 彼はまたひとつ冒険を達成したが、疲れをものともしなかった。
(3) 月の目に見える表面の変化の各段階は相と呼ばれる。
(4) 年月をかけて積み重なった偏見を克服するのは容易ではない。

[解答]
(1) have　(2) ○　(3) what　(4) it

Ⅳ　出題者が求めたポイント

[できた英文とその意味]
(1) Our leader was called to account (c)<u>for the errors</u>.
　われわれのリーダーが、誤りの釈明を求められた。
(2) The price increases in proportion (d)<u>to the size of the product</u>.
　値段は商品が大きくなるに従って高くなる。
(3) I'd have chosen a bright color myself, (b)<u>but to each his own</u>.
　私なら明るい色を選んだだろうが、それは人によって違う。
(4) He took a simple story and fleshed (a)<u>it out with details</u>.

彼は単純な話を取り上げてそれに詳細を肉付けした。

[解答]
(1) c　(2) d　(3) b　(4) a

Ⅴ　出題者が求めたポイント

[正しい英文の意味]
1. (b) 核は生きた細胞の中心部分で、膜におおわれている。
2. (c) 窒素はタンパク質の形成に必要とされるので、生命にとって欠かせないものである。
3. (d) 幸いなことに、弁護士はこの和解案を受け入れないように、彼らに助言することができた。

[解答]
(1) b　(2) c　(3) d

Ⅵ　出題者が求めたポイント

[全訳]
　私たちはどれくらい塩を食べているのだろうか。1980年代に塩が高血圧と関係があると広く知られるようになるまで、アメリカの塩消費量は1日6グラムから15グラムだった。WHOが目標とする1日摂取量は5グラムである。各国政府はもっと高いレベル－イギリスでは6グラム－でもいいと(1)<u>認めて</u>いて、それが多くの食料の包装に書かれている。しかし、私たちはそれでもこれ以上の塩を食べている。ヨーロッパ製塩業者協会はウェブサイトで、おそらく多少は軽率だとしても誇りをもって、1日1人当たり8グラムという数字の塩分消費量を(2)<u>勧めている</u>。アメリカ人はまだ1日に10グラムほどを消費している。
　<u>製塩業者は、時にタバコロビーを思い起こさせる調子で、人々は好きなだけ塩を食べる権利があると防戦に必死である。</u>彼らは、健康な人々が塩分摂取量を減らす必要はないと主張し、ナトリウムを高血圧と結びつける研究に疑問を投げかけている。(4)<u>彼らの指摘によると、いくつかのケースでは、明らかに塩分が足りなくて亡くなった高齢者もいるという。</u>1日6グラムの許容摂取量は、あらゆる年齢の成人に適応されるけれども、高齢の人たちの方が高血圧に罹りやすく、このためおそらく、塩を除くことでより不安にかられた行動をするのだろう。(B)<u>よって、すべての人が機械的に塩分摂取量を減らすべきだというのではない。</u>

　だが、塩はタバコと同じではない。というのは、摂取しているときにあなたがいつも承知しているわけではないからだ。奨励される1日の許容量はよく知れ渡っているが、この情報はあなたが塩分摂取量を計算できないならばほとんど役に立たない。計算するのはほとんど不可能なのだ。包装された食品はずっと前から主成分の表示を義務付けられてきた。表示にはしばしば塩分が含まれるが、(5)<u>包装食品は相対的な塩分の量</u>

を明示する必要はない。もっと最近では、塩分だけでなく脂肪や糖分に対する関心の高さに応えて、製造メーカーは「栄養情報」のパネルを入れるようになった。これらの食事成分の全般的な「毎日の摂取量のガイドライン」を出すメーカーも出てきた。イギリスにおいては、この明らかに有益な広報活動は、「信号」方式を阻止するための先制の措置と見なされている。これは、これらの成分に対して理解が容易な赤、黄、緑の格付けを表示するために、食品基準協会によって2005年に提唱された方式である。

　しかし、塩分含有量を明示することさえ透明にはなされていない。HeinzやKelloggのような世界的なブランドの中には、要望に応えて、塩分、およびナトリウム含有量のみに換算した塩分量の数字をあげるところもある。シリアルは特にこのような情報を表示するのに(6)熱心である。おそらく私たちが一番健康的な食事について立ち止まって考えそうなのが、朝食時だからだろう。だが、多くの商品は塩分をナトリウムとしてのみ表示している。ナトリウムは高血圧と関係のある塩の成分なので、ある意味でこれは医学的には都合がいい。しかし、これは製造メーカーにとっても好都合なのだ。というのも、たとえば塩5グラムに相当するナトリウムはたった2グラムであり、これが化学の事情を十分に知らされていない消費者に、危険性を少なく見せることになるからである。事実、ナトリウムと塩は食品ラベル上では互換性がある表示ができるが、ベーキングパウダーなど他の成分もナトリウムを含んでいるので、これらは必ずしも等価ではない。

[解法のヒント]
問2.本文中の下線部(4)(5)参照
問4. ここのbriefは「事情をよく知らせる」の意。よって「十分に知らされて」では過去分詞を使う。
問5.選択肢の訳
　1)毎日13グラムの塩を摂っているアメリカ人は1980年代には例外的ではなかった。
　2)イギリス政府の1日当たりの目標塩分摂取量はWHOの目標よりも多い。
　3)アメリカ人はWHOに推奨されている量の2倍の塩分を摂っているのは言うまでもない。
　4)高齢の人たちの方が高血圧になりやすいというのは正しくない。
問6.選択肢の訳
　1)私たちが毎日摂取している塩分量は簡単に計算できる。
　2)1日の摂取量の全般的なガイドラインを設けることが「信号」方式を支えてきた。
　3)ナトリウムは高血圧となんらかの関係がある。
　4)ベーキングパウダーはナトリウムを含んでいないので、塩分とナトリウムは同じである。

[解答]
問1.　(1) 3　(2) 3　(3) 1
問2.　(4) The producers　(5) Packaged foods
問3. B
問4. 3
問5. 4
問6. 3
問7. 全訳の下線部(3)を参照。

Ⅶ　出題者が求めたポイント
[解答例]
　It is hard for a doctor to tell his patient that he has got a cancer. Unless the patient is so strong a person, he or she might be shocked and get worse.

数　学

解答　23年度

1 出題者が求めたポイント

（A）(1)（数学 I・三角比）

　直角二等辺三角形より AB, AC を求める。

　辺 BC 上に AH ⊥ BC なる点 H を決め, AH を求める。

　底面が辺 BC 上なら, 高さは AH。

　△PQR の面積は, $\frac{1}{2}$PQ・PR・sin∠QPR

　面積の 2 通りの出し方より, AP を x として, BP, QP を x で表わし, BC = 1 より x を求める。

(2)（数学 A・確率）

　n 個のさいころのうち, X が $1 \sim n-1$ 個で残りが Y のときである。

　$_nC_0 + {}_nC_1 + \cdots + {}_nC_n = 2^n$

(3)（数学 II・高次方程式）

　x に代入して, $p + qi = 0 \Leftrightarrow p = 0, q = 0$

　より a, b を求める。

　β を虚数解とすると, β^2, β^3 と順々に求めてみる。

（B）(数学 A・論証)

① 奇数が $2n+1$ のとき, $a = n+1$, $b = n$

② $m = 4n$ のとき, $a = n+1$, $b = n-1$

　a が奇数のとき, 偶数のとき, それぞれ a^2 を計算し 4 で割ったときの余りが 0 か 1 であることを示す。

　$a^2 = m + b^2$ だから, $m = 4k+2$ とし b が奇数のときと偶数のときそれぞれ a^2 を求めて, 4 で割ったときの余りが 0, 1 でないことを示す。

〔解答〕

(1) AB = AC = a とすると, $a^2 + a^2 = 1$

　よって, $a = \frac{\sqrt{2}}{2}$

　BC 上に点 H を AH ⊥ BC となるようにとる。

　$\frac{1}{2} 1 \text{AH} = \frac{1}{2}\left(\frac{\sqrt{2}}{2}\right)^2$ より AH = $\frac{1}{2}$

　AP = AQ = x とすると,

　△ABP の面積より　$\frac{1}{2}\frac{1}{2}\text{BP} = \frac{1}{2}\frac{\sqrt{2}}{2}x\sin30°$

　よって, BP = $\frac{\sqrt{2}}{2}x$ （= QC）

　△APQ の面積より　$\frac{1}{2}\frac{1}{2}\text{PQ} = \frac{1}{2}x^2\sin30°$

　よって, PQ = x^2

　BC の長さ 1 より, $x^2 + \sqrt{2}x = 1$

　$x^2 + \sqrt{2}x - 1 = 0$ より　$x = \frac{-\sqrt{2}\pm\sqrt{6}}{2}$

　$x > 0$ より　$x = \frac{\sqrt{6}-\sqrt{2}}{2}$

　PQ = $\left(\frac{\sqrt{6}-\sqrt{2}}{2}\right)^2 = \frac{6-4\sqrt{3}+2}{4} = 2-\sqrt{3}$

(2) 3 の目が 2 個と 2 の目が 1 個のとき, $_3C_2 = 3$

　　3 の目が 1 個と 2 の目が 2 個のとき, $_3C_1 = 3$

　従って, 確率は, $\frac{3\times2}{6^3} = \frac{1}{36}$

X が $1 \sim n-1$ 個で, 残りが Y のとき,

　$_nC_1 + {}_nC_2 + \cdots + {}_nC_{n-1} = 2^n - {}_nC_0 - {}_nC_n = 2^n - 2$

X の値は, $2 \sim 6$ をとるので 5 通り。

　従って, 確率は, $\frac{5(2^n-2)}{6^n}$

(3) $x = \frac{\sqrt{2}+\sqrt{6}i}{2}$ とすると,

　$x^2 = -1 + \sqrt{3}i$, $x^3 = -2\sqrt{2}$ これらを代入する。

　$-2\sqrt{2} + a(-1+\sqrt{3}i) + (2+\sqrt{2})\left(\frac{\sqrt{2}+\sqrt{6}i}{2}\right) + b = 0$

　$(-a+b-\sqrt{2}+1) + (\sqrt{3}a+\sqrt{6}+\sqrt{3})i = 0$

　$-a + b - \sqrt{2} + 1 = 0, \ \sqrt{3}a + \sqrt{6} + \sqrt{3} = 0$

　よって, $a = -\sqrt{2}-1$, $b = -2$

　$x^3 - (1+\sqrt{2})x^2 + (2+\sqrt{2})x - 2 = 0$

　$(x-1)(x^2-\sqrt{2}x+2) = 0$

　$x = 1, \ x = \frac{\sqrt{2}\pm\sqrt{6}i}{2}$ より　$\alpha = 1, \ \beta = \frac{\sqrt{2}-\sqrt{6}i}{2}$

　$\beta^2 = \frac{2-4\sqrt{3}i-6}{4} = -1 - \sqrt{3}i$

　$\beta^3 = (-1-\sqrt{3}i)\frac{\sqrt{2}-\sqrt{6}i}{2} = -2\sqrt{2}$

　$\beta^{10} = (\beta^3)^3 \beta = (-2\sqrt{2})^3\frac{\sqrt{2}-\sqrt{6}i}{2} = -16 + 16\sqrt{3}i$

　$\alpha^{10} + \beta^{10} = 1 - 16 + 16\sqrt{3}i = -15 + 16\sqrt{3}i$

（ア）$2 - \sqrt{3}$　　（イ）$\frac{1}{36}$　　（ウ）$\frac{5(2^n-2)}{6^n}$

（エ）$-\sqrt{2}-1$　（オ）-2　（カ）$-15 + 16\sqrt{3}i$

（B）① 奇数を $2n+1$ とする。n は整数だから, $n+1$ も整数。$a = n+1$, $b = n$ とすると,

　　$a^2 - b^2 = (n+1)^2 - n^2 = 2n+1$

　　従って, $2n+1 \in A$

　② $m = 4n$ とする。n は整数だから, $n+1$, $n-1$ も整数。$a = n+1$, $b = n-1$ とする。

　　$a^2 - b^2 = (n+1)^2 - (n-1)^2 = 4n$

　　従って, $4n \in A$

　　a が奇数のとき, $a = 2n+1$ とすると,

　　$a^2 = (2n+1)^2 = 4(n^2+n) + 1$

　　a が偶数のとき, $a = 2n$ とすると, $a^2 = 4n^2$

　　a^2 は 4 で割ると余りは 0 か 1 だけである。

　　$m = 2(2k+1) = 4k+2$ のとき, $a^2 = m + b^2$ より

　　b が奇数のとき, $b = 2l+1$ とすると,

　　$a^2 = 4k + 2 + (2l+1)^2 = 4(k+l^2+l) + 3$

　　b が偶数のとき, $b = 2l$ とすると,

　　$a^2 = 4k + 2 + (2l)^2 = 4(k+l^2) + 2$

　　となり, a^2 を 4 で割ると余りは 2 と 3 であり, 0 と 1 にはならない。よって, $m = 4k+2$ のとき $m = a^2 - b^2$ となる a と b はない。$m \in A$

　　従って, m が 4 の倍数であることは, m が A の要素で

あるための必要十分条件である。

2 出題者が求めたポイント（数Ⅱ・図形と方程式）

(1) P $(a, 0)$, Q $(0, b)$, R (x, y) として, a, b を x, y で表す。$a^2 + b^2 = 1$ より立式する。
S (x_1, y_1), T (x_2, y_2) のとき, 線分ST を $m : n$ に内分する点は
$$\left(\frac{nx_1 + mx_2}{m+n}, \frac{ny_1 + my_2}{m+n}\right)$$

(2)(i)A (a, b) で $x = a$ と直交する直線は $y = b$
$x = a$ で t を求め, 曲線が $(0, b)$ を通らないことを示す。

(ii) A(a, b) を通り傾き m の直線の方程式は,
$$y = m(x-a) + b$$
これと曲線との連立方程式にして, 接するので, D $= 0$ とし, m についての2次方程式にする。
2つの接線が直交するので, $m_1 m_2 = -1$
$am^2 + bm + c = 0$ の2つの解を m_1, m_2 とすると
$$m_1 + m_2 = -\frac{b}{a}, \quad m_1 m_2 = \frac{c}{a}$$

〔解答〕

(1) P$(a, 0)$, Q$(0, b)$, R(x, y) とする。
$$x = (1-t)a + 0t = (1-t)a$$
$$y = 0(1-t) + tb = tb$$
よって, $a = \dfrac{x}{1-t}$, $b = \dfrac{y}{t}$
また, PQ $= 1$ より, $a^2 + b^2 = 1$
従って, $\dfrac{x^2}{(1-t)^2} + \dfrac{y^2}{t^2} = 1$

(2) $x = -\dfrac{\sqrt{3}}{3}$ と曲線は $\left(-\dfrac{\sqrt{3}}{3}, 0\right)$ で接する。
(i)
$\left(-\dfrac{\sqrt{3}}{3}\right)^2 \dfrac{1}{(1-t)^2} + \dfrac{0}{t^2} = 1$ より $(1-t)^2 = \dfrac{1}{3}$
$0 < t < 1$ なので, $t = \dfrac{3-\sqrt{3}}{3}$
2本の直線が直交するので, もう一本の接線は,
$y = \dfrac{\sqrt{2}}{3}$ で, $\left(0, \dfrac{\sqrt{2}}{3}\right)$ で接する。
$0^2 \cdot 3^2 + \left(\dfrac{\sqrt{2}}{3}\right)^2 \cdot \left(\dfrac{3}{3-\sqrt{3}}\right)^2 = \dfrac{1}{6-3\sqrt{3}} \neq 1$
よって, 曲線は $\left(0, \dfrac{\sqrt{2}}{3}\right)$ を通らないので, $y = \dfrac{\sqrt{2}}{3}$
は接線とはならない。

(ii) $\left(-\dfrac{\sqrt{3}}{3}, \dfrac{\sqrt{2}}{3}\right)$ を通り, 傾き m の直線の方程式は,
$$y = m\left(x + \dfrac{\sqrt{3}}{3}\right) + \dfrac{\sqrt{2}}{3} = mx + \dfrac{\sqrt{3}m + \sqrt{2}}{3}$$
$k = \dfrac{\sqrt{3}m + \sqrt{2}}{3}$ とおくと, $y = mx + k$
曲線（楕円）は, $t^2 x^2 + (1-t)^2 y^2 = t^2(1-t)^2$
2式を連立させ, 曲線の式に直線の式を代入する。
$$t^2 x^2 + (1-t)^2 (mx+k)^2 = t^2(1-t)^2$$

$$\{t^2 + (1-t)^2 m^2\}x^2 + 2mk(1-t)^2 x + (k^2 - t^2)(1-t)^2 = 0$$
接するので, D $= 0$ （D/4 を計算する。）
$$m^2 k^2 (1-t)^4 - \{t^2 + (1-t)^2 m^2\}(k^2 - t^2)(1-t)^2 = 0$$
$t \neq 1$ なので, 両辺 $(1-t)^2$ で割る。
$$m^2 k^2 (1-t)^2 - \{t^2 + (1-t)^2 m^2\}(k^2 - t^2) = 0$$
$$(1-t)^2 k^2 m^2 - t^2 k^2 + t^4 - (1-t)^2 k^2 m^2 + t^2(1-t)^2 m^2 = 0$$
$$t^2(1-t)^2 m^2 - t^2 k^2 + t^4 = 0$$
$t \neq 0$ なので, 両辺 t^2 で割り, k をもとに戻すと,
$$(1-t)^2 m^2 - \left(\dfrac{\sqrt{3}m + \sqrt{2}}{3}\right)^2 + t^2 = 0$$
$$\left(t^2 - 2t + \dfrac{2}{3}\right)m^2 - \dfrac{2\sqrt{6}}{9}m + t^2 - \dfrac{2}{9} = 0$$
$$(9t^2 - 18t + 6)m^2 - 2\sqrt{6}m + 9t^2 - 2 = 0$$
この解を m_1, m_2 とする。直交より, $m_1 m_2 = -1$
$$\dfrac{9t^2 - 2}{9t^2 - 18t + 6} = -1 \quad \text{より} \quad 18t^2 - 18t + 4 = 0$$
$$2(3t-1)(3t-2) = 0$$
従って, $t = \dfrac{1}{3}, \dfrac{2}{3}$

3 出題者が求めたポイント（数学B・空間ベクトル, 数学Ⅲ・微分積分）

(1)(i) 空間上の3点J, K, Mで定まる平面で, この平面上にLがあるときは, $\overrightarrow{JL} = m\overrightarrow{JK} + n\overrightarrow{JM}$ で表わせる。

(ii) Q $(a, 4n, 0)$, S $(b, 0, 4n)$ とし, Rの座標を求める。Rの x 座標が0, PS $=$ PQ の2式を連立させて, a, b を求める。

(2) 四角形PQRSは菱形なので, 線分PR, 線分SQは直交するので, 面積は, $\dfrac{PR \cdot SQ}{2}$
$\sqrt{}$ の中を $f(p)$ とおき微分して増減表をつくる。

(3) H (x, y, z) とし, $\overrightarrow{PH} = k\overrightarrow{PQ} + l\overrightarrow{PR}$ として x を n, k, l で表わす。
OH $\perp$ PQ $\Leftrightarrow \overrightarrow{OH} \cdot \overrightarrow{PQ} = 0$
OH $\perp$ PQ, OH $\perp$ PR より k, l を n で表わす。
PH, QH, SH, RH を計算し, 一番長いものが底面の半径 r となる。
$$V(n) = \dfrac{1}{3}\text{OH} \cdot \pi r^2$$

(4) $\displaystyle\lim_{k \to \infty} \dfrac{1}{k}\sum_{l=1}^{k} f\left(\dfrac{l}{k}\right) = \int_0^1 af(x)dx$

〔解答〕

(1)(i) J, K, M で表わされる平面を考えると, この平面上の点Nは, $\overrightarrow{JN} = m\overrightarrow{JK} + n\overrightarrow{JM}$ で表わされる。
$$\overrightarrow{JL} = \overrightarrow{JM} + \overrightarrow{ML} = \overrightarrow{JM} + \overrightarrow{JK}$$
よって, $m = 1$, $n = 1$ となり, Lは平面JKMの上の点である。
従って, 4点J, K, L, Mは同一平面上にある。

(ii) P $(4n, p, 0)$, Q $(a, 4n, 0)$, S $(b, 0, 4n)$ とする。
$$\overrightarrow{PQ} = (a - 4n, 4n - p, 0)$$
$$\overrightarrow{PS} = (b - 4n, -p, 4n)$$
$\overrightarrow{PQ} = \overrightarrow{SR}$ なので, $\overrightarrow{PR} = \overrightarrow{PS} + \overrightarrow{SR} = \overrightarrow{PS} + \overrightarrow{PQ}$
$$\overrightarrow{PR} = (a + b - 8n, 4n - 2p, 4n)$$

$\overrightarrow{OR} = \overrightarrow{OP} + \overrightarrow{PR} = (a+b-4n, 4n-p, 4n)$

点Rのx座標は0より，$a+b-4n=0$

よって，$b=-a+4n$

$\overrightarrow{PS} = (-a, -p, 4n)$

$PQ = PS$なので，$PQ^2 = PS^2$

$(a-4n)^2 + (4n-p)^2 = (-a)^2 + (-p)^2 + (4n)^2$

$-8na + 16n^2 - 8np = 0$

$\therefore a = 2n-p, \ b = 2n+p$

従って，$Q(2n-p, 4n, 0)$，$R(0, 4n-p, 4n)$

$S(2n+p, 0, 4n)$

(2)　$\overrightarrow{PR} = (-4n, 4n-2p, 4n)$

$PR^2 = (-4n)^2 + (4n-2p)^2 + (4n)^2 = 4p^2 - 16np + 48n^2$

$PR = 2\sqrt{p^2-4np+12n^2}$

$\overrightarrow{SQ} = (-2p, 4n, -4n)$

$SQ^2 = (-2p)^2 + (4n)^2 + (-4n)^2 = 4p^2 + 32n^2$

$SQ = 2\sqrt{p^2+8n^2}$

四角形PQRSの面積は，

$\dfrac{1}{2} 2\sqrt{p^2-4np+12n^2} \cdot 2\sqrt{p^2+8n^2}$

$= 2\sqrt{p^4 - 4np^3 + 20n^2p^2 - 32n^3p + 96n^4}$

ここで，$f(p) = p^4 - 4np^3 + 20n^2p^2 - 32n^3p + 96n^4$

とおく。$f(p)$の最小となるpが面積を最小にする。

$f'(p) = 4p^3 - 12np^2 + 40n^2p - 32n^3$

$\qquad = 4(p-n)(p^2-2np+8n^2)$

ここで，$p^2 - 2np + 8n^2 = (p-n)^2 + 7n^2 > 0$

p	0		n		$4n$
$f'(p)$		$-$	0	$+$	
$f(p)$		↘		↗	

よって，$p=n$のとき$f(p)$，面積が最小となる。

従って，$P(4n, n, 0)$，$Q(n, 4n, 0)$

$\qquad R(0, 3n, 4n)$，$S(3n, 0, 4n)$

(3)　$H(x, y, z)$，$\overrightarrow{PH} = k\overrightarrow{PQ} + l\overrightarrow{PS}$とする。

$\overrightarrow{PH} = k(-3n, 3n, 0) + l(-n, -n, 4n)$

$\qquad = (-3kn-ln, 3kn-ln, 4ln)$

よって，$x-4n = -3kn-ln$

$y-n = 3kn-ln, \ z = 4ln$

$\therefore x = (-3k-l+4)n, \ y = (3k-l+1)n, \ z = 4ln$

$OH \perp PQ$より$\overrightarrow{OH} \cdot \overrightarrow{PQ} = 0$

$-3(-3k-l+4)n^2 + 3(3k-l+1)n^2 + 0 \cdot 4ln = 0$

$(18k-9)n^2 = 0 \qquad \therefore k = \dfrac{1}{2}$

$OH \perp PS$より$\overrightarrow{OH} \cdot \overrightarrow{PS} = 0$

$-(-3k-l+4)n^2 - (3k-l+1)n^2 + 4^2ln^2 = 0$

$(18l-5)n^2 = 0 \qquad \therefore l = \dfrac{5}{18}$

$x = \left(-\dfrac{3}{2} - \dfrac{5}{18} + 4\right)n = \dfrac{40}{18}n = \dfrac{20}{9}n$

$y = \left(\dfrac{3}{2} - \dfrac{5}{18} + 1\right)n = \dfrac{40}{18}n = \dfrac{20}{9}n$

$z = \dfrac{20}{18}n = \dfrac{10}{9}n$

$H\left(\dfrac{20}{9}n, \dfrac{20}{9}n, \dfrac{10}{9}n\right)$

$\overrightarrow{PH} = \left(-\dfrac{16}{9}n, \dfrac{11}{9}n, \dfrac{10}{9}n\right)$，$PH = \dfrac{\sqrt{477}}{9}n$

$\overrightarrow{QH} = \left(\dfrac{11}{9}n, -\dfrac{16}{9}n, \dfrac{10}{9}n\right)$，$QH = \dfrac{\sqrt{477}}{9}n$

$\overrightarrow{SH} = \left(-\dfrac{7}{9}n, \dfrac{20}{9}n, -\dfrac{26}{9}n\right)$，$SH = \dfrac{5\sqrt{5}}{3}n$

$\overrightarrow{RH} = \left(\dfrac{20}{9}n, -\dfrac{7}{9}n, -\dfrac{26}{9}n\right)$，$RH = \dfrac{5\sqrt{5}}{3}n$

$OH = \sqrt{\dfrac{400}{81}n^2 + \dfrac{400}{81}n^2 + \dfrac{100}{81}n^2} = \dfrac{10}{3}n$

底面の半径が$\dfrac{5\sqrt{5}}{3}n$，高さが$\dfrac{10}{3}n$の直円錐

$V(n) = \dfrac{1}{3}\left(\dfrac{10}{3}n\right)\pi\left(\dfrac{5\sqrt{5}}{3}n\right)^2 = \dfrac{1250}{81}\pi n^3$

(4)　$a_k = \displaystyle\sum_{l=1}^{k} \dfrac{100k^2}{9} \dfrac{81}{1250\pi(k+l)^3}$

$\qquad = \dfrac{18}{25\pi} \dfrac{1}{k} \displaystyle\sum_{l=1}^{k} \dfrac{1}{\left(1+\dfrac{l}{k}\right)^3}$

$\displaystyle\lim_{k\to\infty} a_k = \lim_{k\to\infty} \dfrac{18}{25\pi} \dfrac{1}{k} \sum_{l=1}^{k} \dfrac{1}{\left(1+\dfrac{l}{k}\right)^3}$

$\qquad = \dfrac{18}{25\pi} \displaystyle\int_0^1 \dfrac{1}{(1+x)^3} dx = \dfrac{18}{25\pi} \int_0^1 (1+x)^{-3} dx$

$\qquad = \dfrac{18}{25\pi}\left[\dfrac{(1+x)^{-2}}{-2}\right]_0^1 = \dfrac{18}{25\pi}\left[-\dfrac{1}{2(1+x)^2}\right]_0^1$

$\qquad = \dfrac{18}{25\pi}\left(-\dfrac{1}{8} + \dfrac{1}{2}\right) = \dfrac{27}{100\pi}$

物　理

解答　23年度

1 出題者が求めたポイント…摩擦、運動方程式、力のつり合い

問1.

力のつり合いから、$x_0 \lambda g - \mu(l - x_0)\lambda g = 0$

$$\therefore \quad x_0 = \frac{\mu l}{1 + \mu} \qquad \cdots 答$$

問2.

（イ）$f(x) = x\lambda g - \mu'(l - x)\lambda g$

$= \{(1 + \mu')x - \mu' l\}\lambda g \qquad \cdots 答$

（ロ）上の式をまとめると、$f(x) = (1 + \mu')\lambda gx - \mu' l\lambda g$ となり、1次関数になっている。グラフは下図の通り。

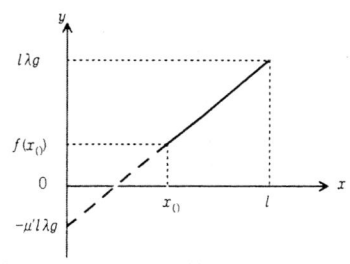

問3．仕事 W は上記の図の横軸とグラフで囲む面積に等しいので、

$$W = \frac{1}{2}(f(x) + f(x_0))(x - x_0)$$

$$= \frac{1}{2}\{(1 + \mu')(x + x_0) - 2\mu' l\}(x - x_0)\lambda g$$

問4．ロープがされた仕事が、ロープの運動エネルギーになるので、$\frac{1}{2}mv^2 = W$

$$\therefore v = \sqrt{\frac{2W}{l\lambda}} = \sqrt{\frac{2}{l\lambda} \times \frac{1}{2}\{(1 + \mu')(x + x_0) - 2\mu' l\}(x - x_0)\lambda g}$$

$$= \sqrt{\frac{g}{l}\left\{(1 + \mu')\left(x + \frac{\mu l}{1 + \mu}\right) - 2\mu' l\right\}\left(x - \frac{\mu l}{1 + \mu}\right)}$$

$$= \sqrt{g\left\{(1 + \mu')\left(x + \frac{\mu l}{1 + \mu}\right) - 2\mu' l\right\}\left(\frac{x}{l} - \frac{\mu}{1 + \mu}\right)} \qquad \cdots 答$$

問5．問4の式の x に l を代入して、

$$v_x = \sqrt{g\left\{(1 + \mu')\left(l + \frac{\mu l}{1 + \mu}\right) - 2\mu' l\right\}\left(\frac{l}{l} - \frac{\mu}{1 + \mu}\right)}$$

$$= \sqrt{gl\left(1 + \frac{1 + \mu'}{1 + \mu}\mu - \mu'\right)\left(\frac{1}{1 + \mu}\right)}$$

$$= \sqrt{gl\frac{1 + 2\mu - \mu'}{1 + \mu} \times \frac{1}{1 + \mu}}$$

$$= \frac{\sqrt{(1 + 2\mu - \mu')gl}}{1 + \mu} \qquad \cdots 答$$

2 出題者が求めたポイント…相互誘導

問1.

（イ）スイッチをBに切り替えた瞬間には、1次コイルに外から加えた電圧と逆向きの起電力が生じるため、b に対する a の電位は E [V] …答

（ロ）スイッチを切り替えた瞬間、2次コイル（コイルc d）には下向きの磁束が生じようとするため、電流はコイル内で $c \to d$ へ流れる。よって d の方が電位が高くなる。「負」…答

問2．1次コイルに流れる電流 I_1 は、$I_1 = \frac{E}{R}$

よって、磁束 $\Phi = BS = \mu HS = \mu n I_1 S$

$$= \mu \times \frac{N_1}{l} \times \frac{E}{R} \times S = \frac{\mu N_1 ES}{lR} \qquad \cdots 答$$

問3.

（イ）スイッチを切ったとき、1次コイル内で電流は $a \to b$ へ流れ続けようとするので、b の方が a より電位が高い。切った瞬間はそのまま電流が流れているので、

$$V_a = -RI_1 = -E \qquad \cdots 答$$

（ロ）2次コイル（cd間）では下向きの磁束が減少しようとする。問1の逆で、d に対する c の電位は「正」。…答

問4．$E = -L_1\frac{\Delta I_1}{\Delta t} = -N_1\frac{\Delta \Phi}{\Delta t}$ より、$L_1 = N_1\frac{\Delta \Phi}{\Delta I_1}$

ここで、$\Phi = \mu \times \frac{N_1}{l} \times I_1 S$ より、$\Delta \Phi = \frac{\mu N_1 S}{l} \times \Delta I_1$

$$\therefore \quad L_1 = \frac{\mu N_1^2 S}{l} \qquad \cdots 答$$

また、2次コイルの誘導起電力 E_2 は、

$$E_2 = -M\frac{\Delta I_1}{\Delta t} = -N_2\frac{\Delta \Phi}{\Delta t}$$

上記と同様にして、$M = \frac{\mu N_1 N_2 S}{l}$ …答

問5．$E_2 = -L_2\frac{\Delta I_2}{\Delta t} = -N_2\frac{\Delta \Phi}{\Delta t}$ より、$L_2 = \frac{\mu N_2^2 S}{l}$

$$\therefore \quad M^2 = L_1 L_2 \qquad \cdots 答$$

3 出題者が求めたポイント…気体の断熱変化

問1．外気圧を p_0 と考えて、ピストンに働く力のつり合いより、

$$pS = p_0 S + mg$$

$$\therefore \quad p = p_0 + \frac{mg}{S} \qquad \cdots 答$$

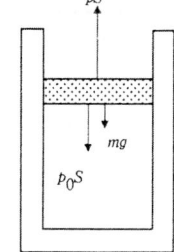

問2．$\Delta V > 0$ の時、シリンダー内の気体は外に仕事をする。（気体がされた仕事 W は負）また、外から熱は加わらない。

$W = \Delta U$ で、$W < 0$ なので、内部エネルギーの変化：$\Delta U < 0$ よって温度は下がる。

さらに、$\frac{pV}{T} = $ 一定で V が増えて T が減少するので、p も減少する。

（イ）$\Delta p \to$ 負…答

（ロ）$\Delta T \to$ 負…答

問3. 断熱変化ので、内部エネルギーの変化 ΔU は気体がされた仕事 W に等しい。

気体がされた仕事は、右図の斜線の部分に等しく、$\Delta p \Delta V \fallingdotseq 0$ で近似できるので、

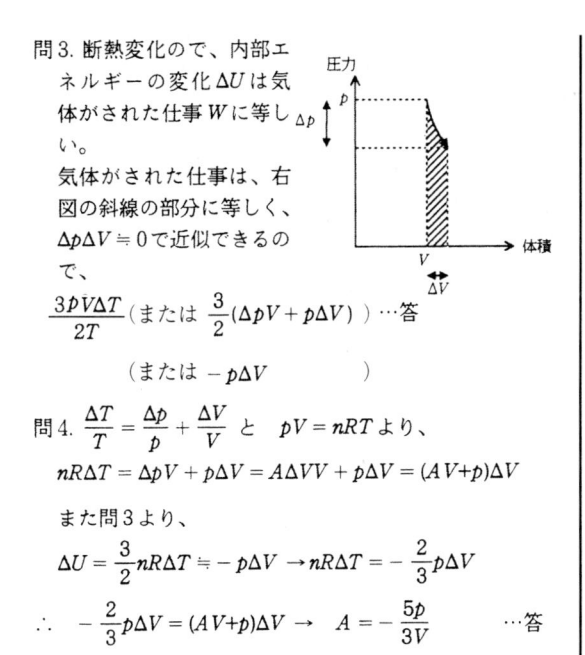

$$\frac{3pV\Delta T}{2T}\ (\text{または}\ \frac{3}{2}(\Delta pV + p\Delta V))\ \cdots 答$$

$$(\text{または}\ -p\Delta V\ )$$

問4. $\dfrac{\Delta T}{T} = \dfrac{\Delta p}{p} + \dfrac{\Delta V}{V}$ と $pV = nRT$ より、

$$nR\Delta T = \Delta pV + p\Delta V = A\Delta VV + p\Delta V = (AV+p)\Delta V$$

また問3より、

$$\Delta U = \frac{3}{2}nR\Delta T \fallingdotseq -p\Delta V \rightarrow nR\Delta T = -\frac{2}{3}p\Delta V$$

$$\therefore\ -\frac{2}{3}p\Delta V = (AV+p)\Delta V \rightarrow\ A = -\frac{5p}{3V}\quad\cdots 答$$

問5. ピストンが y だけ上にずれたとき、体積が ΔV 増加したと考えると、$\Delta V = Sy$

ピストンに働く力 F は上向きを正として、

$$F = (p+\Delta p)S - p_0 S - mg$$

$$= \Delta pS = -\frac{5p}{3V}\Delta VS$$

$$= -\frac{5p}{3V}\ S^2 y$$

上式は単振動を表す $-F = ky$ の形なので、

$$周期：T = 2\pi\sqrt{\frac{m}{K}} = 2\pi\sqrt{\frac{3mV}{5pS^2}} = \frac{2\pi}{S}\sqrt{\frac{3mV}{5p}}$$

$$よって、振動数 f = \frac{1}{T} = \frac{S}{2\pi}\sqrt{\frac{5p}{3mV}}\qquad\cdots 答$$

化　学

解答　23年度

I 出題者が求めたポイント……酸化還元，溶解度積

問1. マンガン乾電池の正極活物質は酸化マンガン(Ⅳ)，負極活物質は亜鉛。

問2. Na($+1$)，CO(0)とすると，Mn(-1)となる。

問3.(1) $MnO_4^- + 8H^+ + 5e^- \rightarrow Mn^{2+} + 4H_2O$

$O_2 + 4H^+ + 4e^- \rightarrow 2H_2O$

$KMnO_4$ 1molに相当するO_2は$\dfrac{5}{4}$mol

(2) トルエンの完全燃焼を考えればよい。

$CH_3C_6H_5 + 9O_2 \rightarrow 7CO_2 + 4H_2O$

$\dfrac{x \times 10^{-3}}{32} = \dfrac{20 \times 10^{-3} \times 9}{92}$　　$\therefore x \fallingdotseq 63$ mg/L

問4. Cl^- を Ag^+ で沈殿させる。

問6.(1) $K_a = \dfrac{[S^{2-}][H^+]^2}{[H_2S]} = K_{a1} \times K_{a2}$

$= 10^{-7} \times 10^{-19} = 10^{-26}$ (mol/L)^2

(2) K_{sp}の値が小さいものから沈殿する。

(3) $[S^{2-}] = \dfrac{10^{-19}}{0.01} = 10^{-17}$

$\dfrac{10^{-17}[H^+]^2}{0.1} = 10^{-26}$　　$\therefore [H^+] = 10^{-5}$

[解答]

問1. A.3　B.11　C.4　D.M　E.正　F.負

問2. -1

問3.(1) $\dfrac{4}{5}$ mol　(2) 63 mg/L

問4. 硝酸銀

問5.(1) $Zn \rightarrow Zn^{2+} + 2e^-$

(2) $2MnO_2 + H_2O + 2e^- \rightarrow Mn_2O_3 + 2OH^-$

問6.(1) 10^{-26} (mol/L)^2

(2) Zn, Fe, Mn　　(3) 5

II 出題者が求めたポイント……結晶格子，コロイド，分子間力

問2. 単位格子中の炭素原子は8個

$\dfrac{(12.0/6.0 \times 10^{23}) \times 8}{(3.56 \times 10^{-8})^3} \fallingdotseq 3.5$ g/cm^3

[解答]

問1. O, P, S　　問2. 3.5 g/cm^3

問3. 墨汁が多量の硫酸ナトリウムで塩析される。

問4. 混合物中の特定の成分をよく溶かす溶媒を用いて，特定の成分を分離する方法。

問5. A,C,D

問6. (ア)保護　(イ)水素　(ウ)塩析

III 出題者が求めたポイント……有機化合物の推定

問2. $\dfrac{54.5}{12} : \dfrac{9.10}{1} : \dfrac{36.4}{16} \fallingdotseq 2 : 4 : 1$

$1.30 \times 10^3 \times 31.2 = \dfrac{1.00}{M} \times 8.31 \times 10^3 \times 430$

$\therefore M \fallingdotseq 88$　よってBの分子式は$C_4H_8O_2$

問3. 化合物Cは芳香族なので$C_8H_8O_2$と推測される。

[解答]

問1. 有機化合物の燃焼で生じた二酸化炭素を吸収する。

問2. (i) $CH_2 = CH - \overset{*}{C}H - CH_2 - OH$
　　　　　　　　　　$|$
　　　　　　　　　　OH

(ii)
$\begin{array}{c} HO-CH_2 \\ H \end{array} C=C \begin{array}{c} CH_2-OH \\ H \end{array}$

$\begin{array}{c} HO-CH_2 \\ H \end{array} C=C \begin{array}{c} H \\ CH_2-OH \end{array}$

問3.

芳香環に $\begin{array}{c}C-OH\\ \|\\ O\end{array}$ と $\begin{array}{c}C-OH\\ \|\\ O\end{array}$ （フタル酸）

問4.

芳香環に $\begin{array}{c}C\\ \|\\ O\end{array}$ と $\begin{array}{c}C\\ \|\\ O\end{array}$ を含むN-CH$_3$ 環

問5.
$\begin{array}{c}CH_3\\ |\end{array}$ に結合した芳香環 $-C-O-CH_2-CH=CH-CH_2-O-C \text{（芳香環）} -OH$
$\quad \| \qquad\qquad\qquad\qquad\qquad\qquad \|$
$\quad O \qquad\qquad\qquad\qquad\qquad\qquad O$

問6. $HO-\text{（芳香環）}-\begin{array}{c}C-OH\\ \|\\ O\end{array} + NaHCO_3$

$\rightarrow HO-\text{（芳香環）}-\begin{array}{c}C-ONa\\ \|\\ O\end{array} + H_2O + CO_2$

IV 出題者が求めたポイント……高分子

問2. 酢酸ビニルの比率をxとすると

$\dfrac{32 \times \{(100-x)/100\} + 32 \times (x/100)}{72 \times \{(100-x)/100\} + 86 \times (x/100)} \times 100 = 40.0$

$\therefore x \fallingdotseq 57$ %

問3. $\dfrac{40.0}{nM} \times n = 0.350$　　$\therefore M \fallingdotseq 114$

[解答]

問1.

$\{CO-(CH_2)_4-CONH-(CH_2)_6-NH\}_n + 2nH_2O$

問2. 57 %

問3.
$\begin{array}{l} CH_2=CH \\ \quad | \\ \quad C-O-CH_2-CH_2-CH_3 \\ \quad \| \\ \quad O \end{array}$

$\begin{array}{l} CH_2=CH \\ \quad | \\ \quad C-O-CH-CH_3 \\ \quad \| \qquad\quad | \\ \quad O \qquad\quad CH_3 \end{array}$

問4. (ア)アミド　(イ)酵素　(ウ)ポリエチレン

問5. ポリ塩化ビニル、ポリスチレン、ポリプロピレン

生　物

解答　　　　　　　　　　　23年度

■ 出題者が求めたポイント(Ⅰ・植物の反応)

光の強さと光合成速度の関係、短日処理と花芽形成の関係、フィトクロムと光発芽種子の性質に関する設問である。理解の深さ、計算力、簡単な論述力が要求される。難易度は標準的である。

問1.光の強さにより光合成速度が変化する場合は、光の強さが限定要因となる。

問2.陰生植物が陽生植物の光合成速度を上回るのは、1500lx以下である。なおかつ、陽生植物が成長するには少なくとも1000 lxを必要としている。

問3.葉100 cm 2のCO₂吸収量は

12時間5000 lxでは、　　12 mg×12時間＝144 mg

4時間2000 lxでは、　　　4 mg×4時間＝16 mg

残りの暗黒時間では、-4 mg×8時間＝-32 mg

　　合計すると　　　　　　　　　　　128 mg

葉500 cm^{2}のCO₂吸収量に換算すると

　　　　　　　　　　　128 mg×5＝640 mg

光合成の反応式より、CO₂吸収量と合成されるブドウ糖の重量比は、$6×44：180＝22：15$　となる

1日に合成されるブドウ糖の重量は、

　　640 mg×$15/22＝436.36……$ mg

小数第二位を四捨五入して、436.4mgとなる

別解(1日のうちに形成されるブドウ糖量を呼吸量を差し引かないこととして計算した場合)763.6 mg

解説

葉100 cm^{2}あたりのCO₂吸収量は

12時間5000 lxでは

　　　　　　　　$(12＋4)$ mg×12時間＝192 mg

4時間2000 lxでは

　　　　　　　　$(4＋4)$ mg×　4時間＝　32 mg

　　合計すると　　　　　　　　　　　224 mg

葉500 cm^{2}あたりに換算すると

　　　　　　　　224 mg×$5＝1120$ mg

光合成の反応式より、CO₂吸収量と合成されるブドウ糖の重量比は$22：15$なので、1日に合成されるブドウ糖の量は、1120 mg×$15／22＝763.6363……$ mgとなる。

問4.次の①②の条件を満たす場合に花芽を形成する。

①短日植物の葉が短日処理されている、または長日植物の葉が長日処理されていること。

②①に該当する葉から芽まで師管がつながっていること。

問6.高緯度地方では夏が短いので、早い時期に開花させないと結実前に冬になるおそれがあるため長日植物が多い。中緯度地方は冬までに結実するゆとりがあるので短日植物が生育できる。低緯度地域では季節による日長の差が小さいので、光周性が有効に機能しないため中性植物が多い。

問7.最後に当てられた光が遠赤色光でないものを選ぶ。

〔解答〕

問1.限定要因　　　問2.$1000 ～ 1500$ lx

問3.436.4 mg　別解　763.6 mg

問4.アイカ

問5.光刺激は葉(内のフィトクロム)で受け止められ、フロリゲンが作られる。フロリゲンは師管を通って芽に移動し、花芽を形成させる。

問6.a.ウ　b.イ

理由：高緯度地方では夏が短いので、早い時期に開花させないと結実前に冬になるおそれがあるため。

問7.アイカキ

問8.P$_{fr}$型(遠赤外光吸収型)　　　問9.アブシシン酸

■ 出題者が求めたポイント(Ⅱ・呼吸)

好気呼吸の反応系、呼吸商の実験に関する設問である。しっかりとした理解と知識が要求される。難易度は標準的である。

問2.解糖系ではブドウ糖1分子あたり、2分子のATPを消費し、4分子のATPを生成する。

問3.コエンザイムQ10(CoQ10)はユビキノンの一種である。

問5.温度変化がないものとして、小容器にH₂Oを入れた場合の体積の減少量は「O₂吸収量－CO₂放出量」(これをAとする)、KOHを入れた場合の体積減少量は「O₂吸収量」(これをBとする)である。したがって「CO₂放出量＝A－B」だから、「呼吸商＝CO₂放出量／O₂吸収量＝(A－B)/A」となる。呼吸基質が炭水化物の場合、呼吸商は1。脂肪の場合はおよそ0.7、タンパク質の場合はおよそ0.8である。トウゴマでは$0.713……$なので、脂肪(脂質)を呼吸基質としていることがわかる。

問6.呼吸商が1.5と大きいのは、好気呼吸では考えられないほどCO₂放出量が大きいのことから、酸素を消費せずにCO₂を放出するアルコール発酵が行われていたことがわかる。

問7.ア：呼吸中枢は延髄にある。

イ：正しい。胎児のヘモグロビンの方が低い酸素分圧でも酸素と結合できるので、母親の血液から酸素をもらうことができる。

ウ：嫌気呼吸は、人に有用な場合は「発酵」というが、無用・不快・有害な場合「腐敗」とよぶ。窒素を含む有機物とはタンパク質やアミノ酸であるが、これらの嫌気呼吸生成物には有害物質や悪臭を放つ物質が含まれるので、一般的に腐敗とよぶことが多い。ただし、魚の干物の一種の「クサヤ」のように好まれる場合は発酵と言うことがある。

エ：ピルビン酸ではなく乳酸である。

オ：呼吸で取り込まれたO₂はH₂Oとなる。CO₂は有機物の分解で生じる。

〔解答〕

問1.(ア)マトリックス　　　(イ)脱炭酸

(ウ)オキサロ酢酸(C_4化合物)　　(エ)H_2O(水)

(オ)酸化的リン酸化

問2.解糖系

問3.シトクロム酸化酵素(別解　フラビン(FMN)・ユビキノン(CoQ10))

問4.マトリックス内のH^+を膜間腔へ能動輸送する

問5.脂質

問6.(A)1.5

　(B)好気呼吸とアルコール発酵が同時に行われていた

問7.イウ

3 出題者が求めたポイント(Ⅱ・DNA)

　DNAの抽出方法の知識とおおよその原理の理解、DNAとRNAの塩基組成に関する理解の程度を測る設問である。難易度は標準的といえる。

問1・2.細胞膜を破壊する目的でトリプシンを使う。簡易的に中性洗剤で細胞膜を破壊する方法もある。

問4.赤血球には核がなく、DNAは抽出できない。

問6.グアニンとシトシンは対をなす塩基なので、α鎖もβ鎖も42%を占める。α鎖においてアデニンが30%であるなら、チミン(%)＝100－42－30＝28%　となる。

問7.α鎖を転写したRNAでのウラシルの占める割合は、α鎖のチミンの占める割合と等しい。

　問8.オとカはRNAのみに当てはまる事柄である。

〔解答〕

問1.ウ　　問2.ウ

問3.DNAに較べてRNAは短いため

問4.ア　　問5.ウキ　　問6.28%　　問7.30%

問8.(A)アウク　(B)イエキ

4 出題者が求めたポイント(Ⅱ・進化)

　古典的なヘッケルの発生反復説から、分子系統樹におよぶ発生全般の幅広い知識としっかりとした理解を求めている。Ⅰは基本的事項であるが、Ⅱはやや難しい質問である。

問4.ア・ウ：大きく異なる系統における相似。

　エ：ブドウのつるは茎の変形、エンドウのつるは葉の先端部分の変形。

　カ：バラのとげは表皮の変形、サボテンのとげは葉の変形。

問5.ヒト－オラウータン、ゴリラ－オラウータン間の平均値「(2.98＋3.04)/2」を求め、それを半分にする。すなわち、「(2.98＋3.04)/4＝1.505」

問6.ヒト－ゴリラ間が1.51なので、aの値は1.51/2となる。bの値が1300万年なので、ヒト・ゴリラの分岐をxとすると、

　a：b＝1.51/2：1.505＝x：1300万年

　　　　　　　　x＝652.2万年

　なお、bを1.51として計算すると、x＝650万年　となる。

〔解答〕

問1.(a)アミノ酸　　(b)分子系統樹　　(c)古細菌

　(d)古細菌

問2.個体発生は系統発生を繰り返す

問3.(1)相同　　(2)相似

問4.イオ　　問5.1.505　　問6.652万年

問7.直立二足歩行するように進化した

平成22年度

問　題　と　解　答

英　語

問題　　　　　　　22年度

I．次の(1)～(4)において，意味が通じるように，それぞれの　(　　　)に与えられた文字で始まる英語を1語ずつ書きなさい。

(1) *Nancy*: James won the election, but only (j　　　).
 Tommy: You mean he was elected mayor by a narrow margin?

(2) *Susan*: Junko is working (a　　　) alone in the office preparing for the presentation.
 Jim:　　Doesn't anybody help her with her work?

(3) Sarah wears two (h　　　) ― one as mother and one as physician. She usually returns from the hospital around 7 o'clock and prepares dinner for her children.

(4) My aunt fainted at the sight of blood, but she soon recovered (c　　　) and asked me to call the police.

II．次の(1)～(4)において，語法，文脈から判断して　(　　　)に入る最も適当なものを(a)～(d)より1つ選び，その記号を書きなさい。

(1) I know he is a good doctor, but that's beside the (　　　).
　(a) point　　　　(b) facet　　　　(c) truth　　　　(d) error

(2) The (　　　) are the minutes of the assembly in New York.
　(a) times　　　　(b) timing　　　　(c) following　　　　(d) seconds

(3) The director strongly (　　　) that they were our mistakes.
　(a) maintained　　(b) forgave　　　(c) released　　　(d) punished

(4) Those two doctors (　　　) over the new treatment for AIDS.
　(a) crashed　　　(b) crutched　　　(c) clashed　　　(d) crushed

Ⅲ．次の(1)〜(4)のそれぞれの英文に余分な語が 1 語あれば，解答欄に該当する語を書きなさい。余分な語がない場合は None と書きなさい。

(1) There is no coffee, so you will have to make do with green tea.

(2) Amy was heard my dad had been in the hospital and called me to ask about his condition.

(3) Dick was a great boxer, and in you he finally met with his match.

(4) Some newspapers have mentioned about the troubles at the tower in Shimbashi.

Ⅳ．左の(1)〜(4)につづく英語として，語法，文脈から判断して最も適当なものを右の(a)〜(d)より 1 つ選び，その記号を書きなさい。なお，(a)〜(d)はそれぞれ 1 回ずつしか使えません。

(1) Some leaves sprouted　　　　　　　　(a) to light some startling facts.

(2) It may be wise to err　　　　　　　　(b) on the side of caution.

(3) The trainee still hasn't come to grips　(c) quickly but soon withered.

(4) Our study brought　　　　　　　　　(d) with her problems.

Ⅴ．次の(1)〜(3)の各組の英文のうち，最も適当なものを 1 つ選び，その記号を書きなさい。

(1) (a) The driver load his ship of appliances to transportation from Tokyo to Osaka.

   (b) The driver was loaded his shipment of appliances to transport from Tokyo to Osaka.

   (c) The driver was loaded his ship of appliances for transport from Tokyo to Osaka.

   (d) The driver loaded his shipment of appliances for transport from Tokyo to Osaka.

(2) (a) The cost of living has rise at an alarming rate over the last few year.

   (b) The cost of living has raises at an alarm rate in the last few years.

   (c) The cost of living has risen at an alarming rate over the last few years.

   (d) The cost of living has raised at an alarm rate in the last few year.

(3) (a) For the way to Kyoto the trucker made on stop to fill into the gas tank.

   (b) On the way to Kyoto the trucker made one stop to fill up the gas tank.

   (c) For the way to Kyoto the trucker made one stop to fill into the gas tank.

   (d) In the way to Kyoto the trucker made on stop to fill up the gas tank.

VI. 次の英文を読み，設問に答えなさい。

Warm-bloodedness is a misleading term. It means that the temperature of the blood, and with it the body, is maintained at a stable temperature above that of the surroundings. But
(1)
many so-called 'cold-blooded' creatures, such as lizards, are really warm-blooded in this sense, for they maintain a higher temperature than their surroundings through behavior. They bask in the sun. （ A ） While this sounds inherently inefficient, at least in England, many reptiles succeed in regulating their body temperature within tightly specified limits at a similar level to mammals — around 35 to 37℃ (although it usually falls at night). The distinction between
(2)
reptiles, such as lizards, and birds and mammals lies not in their ability to regulate temperature, but to generate heat internally. Reptiles are said to be 'ectothermic', in that they gain their body heat from the surroundings, whereas birds and mammals are 'endothermic' — they generate their heat internally.

Even the word endothermic needs some clarification. Many creatures, including some insects, snakes, crocodiles, sharks, tuna fish, even some plants, are endothermic: they generate heat internally, and can use this heat to regulate their body temperature above that of their surroundings. All of these groups evolved endothermy independently. （ B ） Such animals
(3)
generally use their muscles to generate heat during activity. The advantage of this is related directly to the temperature in the muscle. All biochemical reactions, including the metabolic rate, are dependent on temperature. The rate of metabolism roughly doubles for each 10℃ rise in temperature. Along with this, the aerobic capabilities of all species 〔 X 〕 with higher body temperature (at least up to the point that the reactions become destructive). Speed and endurance are therefore enhanced at higher body temperature, and this clearly offers many
(4)
advantages, whether in the competition for mates or in the battle for survival between predators and prey.

Birds and mammals stand apart in that their endothermy is not dependent on muscle activity, but on the activity of their organs, such as liver and heart. （ C ） In mammals, muscles contribute to heat generation only during shivering in intense cold, or during vigorous exercise. When at rest, the body temperature of all other groups falls (unless they maintain it
(5)
by basking in the sun) whereas the mammals and birds maintain a constant and high temperature even at rest. The difference in resource use is profligate and shocking. If an
(6)
equally sized reptile and mammal maintain the same temperature, through behavioral and metabolic means, respectively, the mammal needs to burn six to ten times as much fuel to maintain this temperature. （ D ） At 20℃, a reptile uses only about 2 or 3 per cent of the energy needed by a mammal, and at 10℃ barely 1 per cent. On 'average', in the wild, a mammal uses about thirty times more energy to stay alive than an equivalent reptile. In practical terms, this means that a mammal must eat in one day the amount of food that would sustain a reptile for a whole month.

問 1. 下線部(1), (3), (5), (6)の各語の本文中での意味と最も近い意味を表す語句を, それぞれ 1 ～ 4 の中から 1 つずつ選び, 番号で答えなさい。

(1) stable　　1. steady　　　2. principal　　3. distinct　　4. average

(3) evolved　　1. brought　　2. developed　　3. regained　　4. rotated

(5) exercise　　1. physical activity　　　　　2. physical examination
　　　　　　　　3. physical organization　　　4. physical strength

(6) profligate　　1. bottomless　　2. generative　　3. unlikely　　4. wasteful

問 2. 下線部(2)の it が表す内容を, 本文中の英語で答えなさい。

問 3. 空所[　X　]に入れるのに最も適当な語を, 1 ～ 4 の中から 1 つ選び, 番号で答えなさい。

1. impair　　　　　2. improve　　　　　3. inhibit　　　　　4. interrupt

問 4. 次の文を本文中の（　A　）,（　B　）,（　C　）,（　D　）のいずれかに挿入する場合, どこが最も適当な箇所か。1 つ選び, 記号で答えなさい。

If the surrounding temperature falls, the distinction becomes even greater, because the temperature of the reptile will fall, whereas the mammal strives to maintain a constant temperature of 37℃, by increasing its metabolic rate.

問 5. 本文の内容と矛盾する内容を持つ文を, 次の 1 ～ 8 から 2 つ選び, 番号で答えなさい。なお, 解答の順序は問わない。

1. Lizards are, in a sense, warm-blooded creatures.

2. Lizards bask in the sun to maintain a higher temperature than their surroundings.

3. Lizards are ectothermic and human beings are endothermic.

4. Insects and plants cannot generate heat internally.

5. Endothermy of birds is dependent on the activity of their organs.

6. When at rest, body temperature of birds is constant and high.

7. By shivering in intense cold, human beings generate heat.

8. The energy sustaining a reptile can sustain 30 equivalent mammals.

問 6. 下線部(4)を日本語に訳しなさい。

Ⅶ. 次の日本語の下線部を英語に直しなさい。

　海外で活躍しているスポーツ選手を見てください。日本にいた頃は, 自分の意見を強く持っていて, 下手したら生意気といわれる人も多かったかもしれない。メジャーリーグへ行った野茂英雄も, イチローも, 自分の意見をはっきりと持ち, 制度的なものに馴染まないという意味で, 日本ではアウトロー的な選手だった。

数　学

問題　　　　　　　　　22年度

1. 次の □ にあてはまる答えを解答欄に記入せよ。

(1) 半径 r の円に内接する四角形 ABCD が

$$AB = \frac{CD}{3}, \quad AB^2 = \frac{BC}{2} = \frac{DA}{4}, \quad \cos\angle BAD = -\frac{1}{2}$$

をみたしている。このとき，AB = □(ア)□，$r =$ □(イ)□ である。

(2) 袋の中に $n-3$ 個 $(n \geqq 8)$ の赤玉と 3 個の白玉が入っている。この袋から 7 個の玉を同時に取り出すとき，赤玉が 5 個となる確率 P_n を n を用いて表すと，$P_n =$ □(ウ)□ である。また，P_n を最大にする n を求めると $n =$ □(エ)□ である。

(3) 整数を成分とする 2 次の正方行列 $A = \begin{pmatrix} a & b \\ b & a \end{pmatrix}$ $(b \neq 0)$ がある。

$$AP = P \begin{pmatrix} a-b & 0 \\ 0 & a+b \end{pmatrix} \quad \cdots\cdots ①$$

をみたすような 2 次の正方行列 $P = \begin{pmatrix} 1 & x \\ y & 2 \end{pmatrix}$ を求めると，$x =$ □(オ)□，$y =$ □(カ)□ である。さらに，① を用いると

$$A^4 - 6A^3 + 9A^2 = \begin{pmatrix} 10 & 6 \\ 6 & 10 \end{pmatrix}$$

をみたす整数 a, b の組 (a, b) は $(a, b) =$ □(キ)□ または $(a, b) =$ □(ク)□ であることが分かる。

2. 実数全体で定義された次の関数 $f(x)$, $g(x)$ を考える。

$$f(x) = \begin{cases} 2^x - 1 & (x \geqq 0) \\ 1 - 2^{-x} & (x < 0) \end{cases}$$

$$g(x) = \frac{2x}{x^2 + 1}$$

このとき，次の問いに答えよ。

(1) $x \geqq 0$ の範囲において，関数 $h(x)$ を $h(x) = (x^2 + 1)(f(x) - g(x))$ により定める。

   (i) $h(0)$, $h(1)$ の値を求めよ。

   (ii) $x > 0$ のとき $h''(x)$ の符号を調べよ。

   (iii) 平均値の定理を用いて $h'(c) = 0$, $0 < c < 1$ をみたす実数 c が存在することを示せ。また、それはただ1つであることの理由を述べよ。

(2) $f(x)$ と $g(x)$ の大小を調べよ。

(3) 2 曲線 $y = f(x)$, $y = g(x)$ で囲まれた部分を x 軸のまわりに1回転してできる立体の体積 V を求めよ。

3. θ を $0 < \theta < \pi$ の範囲にある定数とし、xy 平面上に原点 O と異なる定点 $P_0(x_0, y_0)$ をとる。O を中心として、点 P_0 を正の向きに角 θ (ラジアン) 回転した点と O を結ぶ線分の中点を $P_1(x_1, y_1)$ とする。次に、O を中心として、点 P_1 を正の向きに角 θ 回転した点と O を結ぶ線分の中点を $P_2(x_2, y_2)$ とする。以下、同様にくりかえして、点 $P_n(x_n, y_n)$ $(n = 1, 2, 3, \cdots)$ を定める。

  このとき、次の問いに答えよ。とくに、問い (1) では ☐ にあてはまる答えを解答欄に記入せよ。

(1) x_n と y_n をそれぞれ x_0, y_0, θ および n を用いて表せば、$x_n = \boxed{(ケ)}$, $y_n = \boxed{(コ)}$ である。

(2) $\triangle P_n P_{n+1} P_{n+2}$ の面積を S_n とするとき、無限級数 $\displaystyle\sum_{n=0}^{\infty} S_n$ の和を x_0, y_0, θ を用いて表せ。

(3) 点 P_0 の座標を $(x_0, y_0) = (1, 0)$ とする。2つのベクトル $\overrightarrow{P_0 P_1}$ と $\overrightarrow{P_n P_{n+1}}$ が平行になるような正の整数 n が存在するための必要十分条件は、$\dfrac{\theta}{\pi}$ が有理数となることである。このことを示せ。

物　理

問題　22 年度

1. 図 1 のように，なめらかな水平面上で，質量 m_1 の小球 1 が速度 $\vec{V_0}$(速さ V_0) で運動し，静止している質量 m_2 の小球 2 に衝突した。衝突後，図 2 のように，球 1 と球 2 は，衝突前の球 1 の運動方向から，それぞれ角度 θ_1 と θ_2 の方向に，それぞれ速度 $\vec{V_1}$(速さ V_1) と $\vec{V_2}$(速さ V_2) で進んだ。球の運動は水平面内で行われ衝突は完全弾性衝突であったとして，次の各問いに答えなさい。

　　問 1 ～ 4 と問 5 (イ)は答えのみを，問 5 (ロ)は導出過程と答えを解答欄に記せ。答えの式は出来るだけ簡素な形にし，導出過程は考え方が分かるように簡潔に記述せよ。

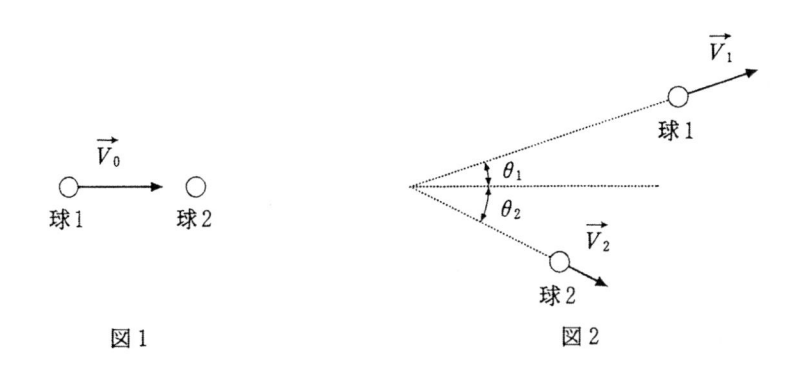

図 1　　　　　　　　　　　　　図 2

問 1. V_1 の 2 乗 ($V_1{}^2$) を θ_1 と θ_2 とを用いないで表せ。

問 2. V_1 の 2 乗 ($V_1{}^2$) を θ_1 を用いないで，θ_2 を用いて表せ。

問 3. V_2 を V_1 と θ_1 とを用いないで表せ。

問 4. 球 1 と球 2 が衝突した後の 2 球の重心 G の速度を $\vec{V_G}$(速さ V_G) とすると，V_G はいくらか。

問 5. 重心 G の速度 $\vec{V_G}$ で移動している観察者から見たとき，球 2 の衝突後の速度は $\vec{V_2{}'}$(速さ $V_2{}'$) であった。

　　(イ)　3 つの速度ベクトル $\vec{V_G}$ と $\vec{V_2}$ と $\vec{V_2{}'}$ を互いの関係が分かるように図示せよ。その際，解答欄の中央に引いてある点線上に $\vec{V_G}$ を適当な長さで描き，$\theta_2 < \pi/4$ の場合について，フリーハンドで丁寧に描くこと。

　　(ロ)　$V_G : V_2 : V_2{}'$ の比を求めよ。

2. 図のように，鉛直上向きの一様な磁場(磁束密度の大きさ B)中に，2 本の金属レールが間隔 l で水平に設置されている。その上に同じ材質で同じ質量 M の一様な金属角棒 1 と 2 が置かれていて，レールと直角を保ったまま動くことができる。右側の金属角棒 1 には軽い絶縁棒が接続してあり，絶縁棒を動かす装置により，棒 1 を右向きに一定の速さで動かしたり，速さを連続的にあるいは不連続的に変えたりすることができる。

　　まず，棒 2 が静止した状態で棒 1 を一定の速さ V でゆっくり動かすと，棒 2 は動かず静止したままだった。

　次に，棒1の速さを V からだんだんに増したところ，速さが V_0 より大きくなったとき棒1の左側に置かれていた棒2が棒1を追いかけ始めたので，直ちに，棒1の速さを V_0 の2倍（$2V_0$）にした。やがて，棒2の速さは一定の速さ（V_2）となり，棒2が棒1にぶつかることはなかった。

　棒1が絶縁棒から受ける力は水平方向であるとし，棒1と装置との距離は十分長いとする。また，それぞれの金属角棒が2本のレールから受ける垂直抗力は同じ大きさで，レールとの静止摩擦係数と動摩擦係数をそれぞれ μ と μ' とする。金属角棒は細く，ともに電気抵抗が r で，金属棒以外の電気抵抗は無視できるとする。また，レールや金属角棒に流れる電流による磁場の影響は無視できるとし，重力加速度の大きさを g として，以下の問いに答えよ。

　問1～3は答えのみを，問4は導出過程と答えを解答欄に記せ。答えの式は，B, l, M, V, μ, μ', r, g のうち必要なものを用いて出来るだけ簡素にし，導出過程は考え方が分かるように簡潔に記述せよ。

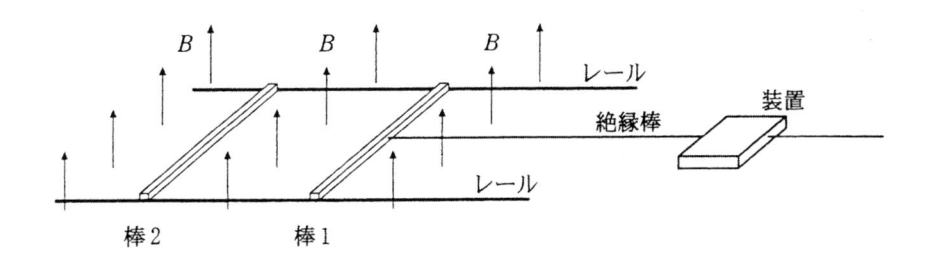

　問1.　棒1のみが一定の速さ V で動いているとき，次の量はいくらか。

　　(イ)　棒2に流れる電流の大きさ，　　　(ロ)　棒1が絶縁棒から受けている力の大きさ。

　問2.　V_0 はいくらか。

　問3.　棒1と棒2がそれぞれ $2V_0$ と V_2 で動いているとき，棒1が絶縁棒から受けている力の大きさはいくらか。

　問4.　V_2 を求めよ。

3.　図のように，光学台の左端Aに物体を，右端Bにスクリーンを固定し，両者の間に焦点距離 f の凸レンズを置いた。

　始めに，スクリーンのみを外し，凸レンズをある位置 P_0 に固定し，レンズを通して物体を見ると物体の正立像がはっきり見えた。次に，元のように，スクリーンを右端Bに固定し，凸レンズを P_0 からスクリーンの方にゆっくり動かし，凸レンズの位置を P_1 にしたとき物体の像がはっきりとスクリーンに映った。凸レンズを更にスクリーンの方にゆっくり動かし凸レンズの位置を P_2 にしたとき，再び物体の像がはっきりとスクリーンに映った。

　距離ABを L，距離 AP_0 を l，$f < L/4$ であるとして，次の各問いに答えよ。

　答えのみを出来るだけ簡素な形にして解答欄に記せ。

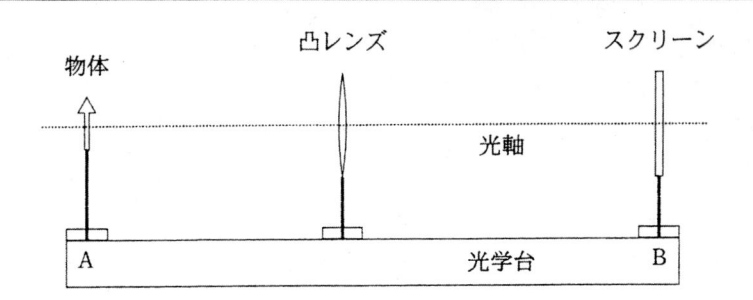

問 1.　凸レンズの位置が P_0 のとき目に見えた正立像について，以下の問いに答えよ。

　　㈶　物体から正立像までの距離はいくらか。

　　㈻　正立像の大きさは物体の何倍か。

問 2.　A と P_1 の間の距離はいくらか。

問 3.　P_1 と P_2 の間の距離はいくらか。

問 4.　凸レンズの位置を P_1 にしたときにスクリーンに映った像の大きさは，凸レンズの位置を P_2 にしたときに映った像の大きさの何倍か。

化 学

問題　　　　　　　22年度

答えは，すべて解答用紙に記入せよ。複数解答が必要な場合は，記入は順不同でよい。計算値の答え
は，指示がなければ四捨五入して有効数字3桁で記せ。

必要ならば，次の値を用いよ。原子量 $Cl = 35.5$，$Cu = 63.5$，$Ag = 108$。$\sqrt{2.00} = 1.41$，
$\sqrt{5.00} = 2.24$。

ファラデー定数：$F = 9.65 \times 10^4\,C/mol$，気体定数：$R = 8.31 \times 10^3\,Pa \cdot L/(mol \cdot K)$。

構造式は問題文の中で示された構造式の書き方にならって記せ。

1. 次の文を読み，下記の問い（問1～問6）に答えよ。

　　下図に示したように，電解槽Ⅰでは $1.00\,mol/L$ 塩化ナトリウム水溶液に白金電極を浸し，一
方，電解槽Ⅱでは $1.00\,mol/L$ 塩酸に白金電極を浸し，これらの電極を直列に接続して，$5.00\,A$ の
電流を38分36秒通じて電気分解を行った。電解槽ⅠとⅡには，それぞれ陰極室と陽極室があり，
各室の水溶液が混合しないように，隔膜（素焼き板）で仕切られている。それらの各室にはいずれも
$600\,mL$ の水溶液が入っている。この電気分解で，電解槽Ⅰの隔膜を通って流れる電流のうち，
40% は Na^+ が陽極室から陰極室へ移動することにより，また，60% は Cl^- が陰極室から陽極室
へ移動することによる。ただし，この電気分解で流した電流はすべて電気分解に使用されたものと
し，電気分解における水溶液の体積変化はないものとする。また，電気分解により発生した気体
は，理想気体とし，電解液には溶けないものとする。

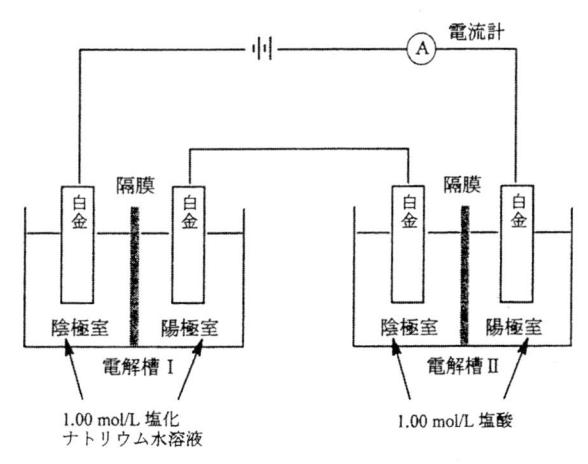

図

問 1.　電気分解終了後，電解槽 I の陰極室における NaCl の物質量(mol)はいくらかを記せ。

問 2.　電気分解により，電解槽 I の陽極室で生成した物質の(i)化学式と，(ii)その物質量(mol)を記せ。

問 3.　電気分解終了後，電解槽 I の陽極室における NaCl の濃度(mol/L)はいくらかを記せ。

問 4.　電気分解により，電解槽 II の陰極室で発生した気体の体積は 27.0 ℃，2.02×10^5 Pa で何 L かを記せ。

問 5.　電気分解終了後，電解槽 II の陰極室の溶液 40.0 mL を取り出し，1.00 mol/L の水酸化ナトリウム水溶液で滴定したところ，中和点に達するまでに 38.4 mL を要した。この中和滴定の結果より，陽極室から陰極室に移動した H^+ の物質量(mol)を記せ。

問 6.　電解槽 II の隔膜を通って移動した H^+ と Cl^- の物質量の比は，$H^+ : Cl^- = x : 1.0$ である。x の値を，四捨五入して小数点以下第 1 位まで記せ。

2.　次の文 I および II を読んで，下記の問い(問 1〜問 7)に答えよ。

I.　アンモニア分子は，（　ア　）電子対を有しており，金属イオンと（　イ　）を生じる。銅(II)イオンを含む水溶液に多量のアンモニア水を加えると溶液は深青色を呈する。これは銅(II)イオンがアンモニアと反応して（　イ　）を生じるためである。また，水に溶けにくい塩もアンモニア水によくとける場合が多いが，これも（　イ　）の生成による。たとえば，塩化銀は水に溶けにくいが，アンモニア水にはよく溶ける。塩化銀は飽和水溶液中で式①の平衡状態にある。

$$AgCl(固体) \rightleftharpoons Ag^+ + Cl^- \qquad \cdots\cdots①$$

このとき，温度 θ ℃ では，銀イオンのモル濃度と塩化物イオンのモル濃度との積(溶解度積：K_{sp})は一定で，その値は式②であたえられる。

$$K_{sp} = [Ag^+][Cl^-] = 1.80 \times 10^{-10} (mol/L)^2 \qquad \cdots\cdots②$$

塩化銀の飽和水溶液にアンモニアを加えると，銀イオンはアンモニアと反応し，式③の平衡が成り立つ。

$$Ag^+ + 2NH_3 \rightleftharpoons [Ag(NH_3)_2]^+ \qquad \cdots\cdots③$$

この反応の平衡定数 K は，温度 θ ℃ では，式④であたえられる。

$$K = \frac{[[Ag(NH_3)_2]^+]}{[Ag^+][NH_3]^2} = 1.60 \times 10^7 (mol/L)^{-2} \qquad \cdots\cdots④$$

問 1.　文中の空欄（　ア　）と（　イ　）に適切な語句を記せ。

問 2.　下線部(a)の反応をイオン反応式で示せ。

問 3.　温度 θ ℃ で，塩化銀の飽和水溶液 0.500 L 中に溶解している銀イオンの質量(mg)はいくらかを記せ。

問 4.　温度 θ ℃ でアンモニア水溶液に塩化銀が溶解しなくなるまで溶かした。この水溶液中に残った未反応のアンモニア分子の濃度を測定したところ，1.18 mol/L であった。この水溶液 1.00 L に溶解した塩化銀の物質量(mol)はいくらかを記せ。

Ⅱ．銀などの金属は電気を良く導く。これは金属原子の価電子が特定の原子間に固定されずに金属全体に分布しているためであり，このような電子を（　ウ　）という。金属の結晶では，すべての金属原子の陽イオンがすべての（　ウ　）を共有することで結びついており，このような結合を（　エ　）結合という。

　　銀はイオン化傾向が小さく空気中では酸化されにくいが，<u>濃硝酸には褐色の気体を発生しながら溶けて Ag^+ の水溶液となる</u>。Ag^+ の水溶液に，NaBr 水溶液を加えると淡黄色の沈殿物 AgBr
(b)
が生成する。AgBr は光があたると分解して銀原子を遊離するため，写真フィルムの感光剤に利用される。感光したフィルムを現像後，<u>未反応の AgBr を $Na_2S_2O_3$ 水溶液で溶かして除去する
(c)
と陰画（ネガ）ができる</u>。また，銀は各種合金としても広く用いられる。

問 5．文中の空欄（　ウ　）と（　エ　）に適切な語句を記せ。

問 6．下線部(b)と(c)の反応を，それぞれ化学反応式で示せ。

問 7．濃硝酸に銀と銅の合金 23.51 g を溶解し，これに純水を加えてうすめた。そこへ希塩酸を少量加えると白色沈殿が生じた。この沈殿が新たに生じなくなるまで希塩酸をさらに加えた。得られた沈殿をろ過し，水でよく洗った後，乾燥させると質量が 28.70 g であった。合金中の銀：銅の原子数の比を，四捨五入して，最も簡単な整数比で記せ。ただし，希塩酸との反応は完全に進行し，また，沈殿はろ過によりすべて得られたものとする。

3．次の文を読み，下記の問い（問 1 〜問 6 ）に答えよ。

　　メタン（CH_4：構造式 1）の分子構造が正四面体であることは古くから知られている。このように，正四面体（テトラヘドロン）は脂肪族有機化合物の象徴的な構造であり，この構造の炭素骨格を持つ炭化水素化合物「テトラヘドラン」（C_4H_4：構造式 2 ）の合成は有機化学者の夢であった。しかし，メタンの∠H–C–H 結合角は 109.5° であるのに対し，テトラヘドラン 2 では，そのすべての∠C–C–C 結合角が正三角形の内角 60° でなければならず，分子構造が，結合角 109.5° の標準的な構造から大きく無理に変形されることによる不安定化のため，シクロヘキサンのように変形のない場合に比べて，過剰なエネルギーを分子に内包する極めて不安定な化合物であることが容易に予想された。この過剰なエネルギーは「ひずみエネルギー」と呼ばれ，<u>プロペン（C_3H_6）の異性体である
①
シクロプロパン分子では，114 kJ/mol であることが知られている</u>。

　　1978 年，シュライヤーらは，炭化リチウム（Li_2C_2）の光反応で生成する Li_4C_4 という化合物の炭素骨格がテトラヘドラン状であると考え，<u>Li_4C_4 と水との反応を試みたが，テトラヘドラン 2 は生
②
成しなかった</u>。同じ年，マイヤーらは巧みな方法で，4 つの t–ブチル基［t–Bu = –C(CH_3)$_3$］が置換したテトラ–t–ブチルテトラヘドラン（構造式 3 ）を合成した。不安定であろうという予想に反して，この化合物 3 は室温程度では安定であった。この理由として，分子体積が大きく立体的に混雑した置換基である 4 つの t–ブチル基が，ひずみの大きい C–C 結合の切断や他の分子が接近して反応するのを妨げるためと考えられている。この効果を「立体効果」というが，その例として，化学反

応式(1)のような炭素-炭素二重結合への水素化反応速度の違いが知られている。二重結合炭素に一つのアルキル基のみが結合して立体的に混雑していないアルケン4と，二重結合炭素に三つのアルキル基が結合して立体的に混雑したアルケン5を，それぞれ等量混合して触媒とともに水素と反応させ，完全に反応が終了しない時点で反応を止めると，アルカン生成物6ができるとともにアルケン5のみが回収される。4と5のそれぞれの反応の熱化学方程式は(2)式および(3)式であり，それぞれ同程度の発熱反応である。この例では，置換アルキル基による立体効果が，化合物　ア　から化合物6への反応の　イ　エネルギーを（　ウ　）（増加・減少）させることにより反応速度の（　エ　）（増加・減少）が起こっている。

　不斉炭素原子1個をもつ有機化合物は1組の光学異性体をもつ。テトラヘドラン2や3は不斉炭素原子をもたないので光学異性体はないが，テトラヘドラン2の水素を適当な置換基で置換していくことにより光学異性体をもつようになる。おもしろいことに，このようにした置換テトラヘドラン分子では不斉炭素原子は　オ　個であるが，光学異性体は1組である。

問 1. テトラヘドラン2を合成する試みでは，テトラヘドラン構造ではない，分子式がC_4H_4である多くの異性体生成物ができる。これらの生成する可能性のある炭化水素のうち鎖式炭化水素分子の構造式をすべて記せ。

問 2. 下線部①の事実を考慮して，シクロプロパンが完全燃焼する際の熱化学方程式を記せ。ただし，各化合物は分子式で記し，物質の状態（気体・液体・固体）は考えないでよい。また，各結合の標準的な結合エネルギーとして以下の値を用いて計算せよ。C-H：411 kJ/mol，C-C（分子に変形がない場合）：366 kJ/mol，O＝O：494 kJ/mol，O-H(H_2O)：459 kJ/mol，C＝O(CO_2)：799 kJ/mol。

問 3. 下線部②の反応では炭化カルシウムと水による反応と同一の有機化合物が生成した。Li_4C_4 と水の化学反応式を記せ。ただし，炭素を含む生成物のみを構造式で記し，それ以外の物質は分子式を用いよ。

問 4. 下線部③の文章が正しい意味になるように，空欄　ア　には適切な化合物番号，空欄　イ　には適切な語句，さらに，（　ウ　）（　エ　）ではかっこ内の語句のうちいずれか適切な語句をそれぞれ解答欄に記せ。

問 5. 下線部④のような構造の置換テトラヘドラン分子を一種類，適当な置換基を用いて考え，(i)その構造式と(ii)その光学異性体の構造式を記せ。ただし，加える置換基には不斉炭素原子が含まれてはならない。ひずみエネルギーに起因する分子構造の実現可能性の有無を考慮する必要はない。

問 6. 空欄　オ　に入る数字を答えよ。

4. 次の文を読み，下記の問い（問 1 ～問 6）に答えよ。

　　最も単純なカルボニル化合物である　ア　（構造式 1）は，沸点 − 19 ℃ の毒性の気体であるが，水によく溶け，その水溶液は　イ　と呼ばれる。しかし，カルボニル基の炭素-酸素二重結合と水との　ウ　反応が進行し，平衡式(1)に示すように水和物 2 との平衡にあり，その平衡は生成物 2 のほうに大きく傾いている。水和物 2 は化合物 1 と　ウ　重合により，さらに反応して，不溶性の高分子化合物に変化するので，①　イ　には安定剤としてメタノールが添加してある。水の他にも，アルコールの-OH 基，アミンの-NH₂ 基とも同様な　ウ　反応を起こす。さらに，この生成物の-OH 基の切断を伴う置換反応により，−OCH₂O-，−NHCH₂NH−という分子構造にいたる。このような構造は中性条件では安定で，逆反応は起こりにくい。この性質を利用して，②種々の脱水縮合性合成高分子(樹脂)が合成されているが，これらの樹脂が建材に使われると，建材から微量漏れ出す化合物 1 の蒸気が「シックハウス症」の原因になることが知られており，その室内基準蒸気濃度が決められている。生物標本の作製にも　イ　が用いられるが，これはそれ自体の防腐効果のほかに，③この反応により標本が硬化する性質を利用している。

　　このカルボニル基への-OH 基の可逆的な　ウ　反応は糖の環化や高分子化の原因にもなっている。マルトースを，塩基性条件で大過剰量の無水酢酸とやや高温で反応させると，酢酸エステル構造をもつ 3 種類の化合物 A，B，C を生成する。これらは，いずれも $C_{28}H_{38}O_{19}$ の分子式をもつ。化合物 A，B はフェーリング液とは反応性を示さないが，化合物 C を含む溶液にフェーリング液を加えて加熱すると赤褐色に変化する。④立体異性を無視すれば，化合物 A と B の構造式は等しく，構造式 3 は化合物 A，B，C に共通する部分構造式である。

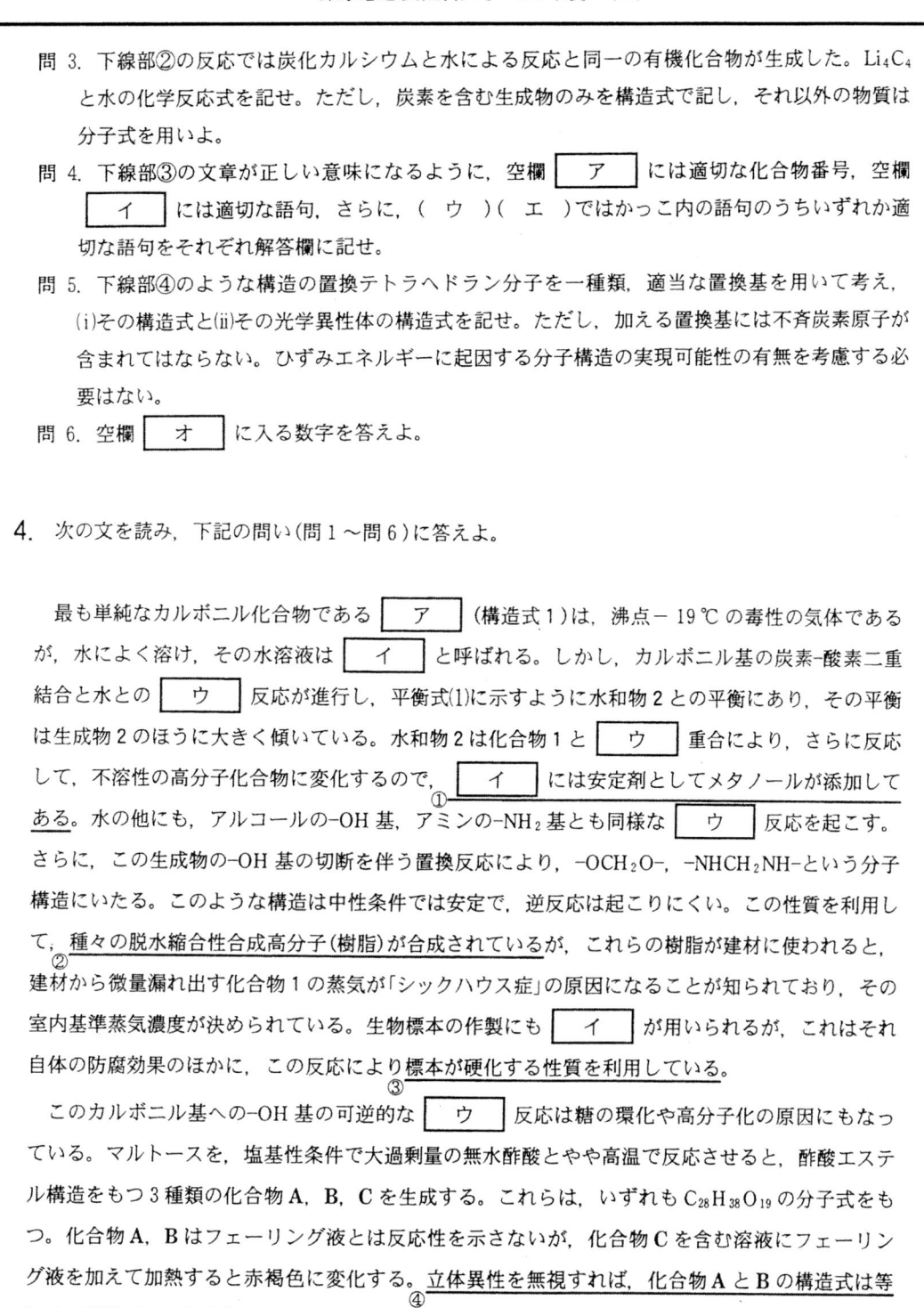

$$\begin{array}{c} H \\ {}^{\diagdown}\!C\!=\!O \\ H^{\diagup} \end{array} \;+\; H_2O \;\; \rightleftharpoons \;\; \begin{array}{c} H \quad OH \\ {}^{\diagdown}\!C^{\diagup} \\ H^{\diagup} \;\; {}^{\diagdown}OH \end{array} \qquad (1)$$

1　　　　　　　　　　　　2

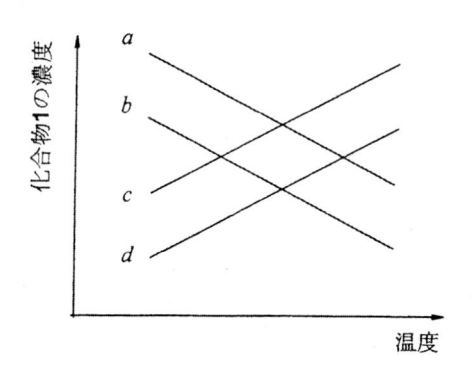

問 1. 空欄　$\boxed{\text{ア}}$ ～ $\boxed{\text{ウ}}$ にはいる適切な物質名あるいは適切な語句を記せ。

問 2. 下線部①の結果，1がメタノールとの反応で生成する化合物の構造式を記せ。

問 3. 下線部②のような合成高分子化合物の例を一つ，樹脂名であげよ。

問 4. 化合物1と水から化合物2が生成する反応は発熱反応であり，室内の温度や湿度がその平衡に関係している。密閉した室内の空気中の化合物1の蒸気濃度と室内温度の関係を簡単なグラフで表すとき，下図のグラフの線 $a \sim d$ のうち，(i)湿度が高い場合および(ii)湿度が低い場合の関係に最も近い変化は，どれとどれか，記号で答えよ。

問 5. 下線部③の生物標本が硬化する理由を50字以内で説明せよ。

問 6. 立体異性を考えないで，下線部④の化合物 C の構造式を，構造式3をもとにして完成させよ。構造式3にならって，簡略化のためアセチル基(CH_3CO-)を Ac −（または-Ac）と記せ。

生　物

問題　　　　　22年度

1. 個体の成り立ちについて，各問いに答えよ。

Ⅰ．多数の細胞により構成されている生物を多細胞生物という。多細胞生物では同じ形態や機能を持った細胞が集まって組織をつくり，組織が集まって器官を形成し，器官が集まり個体ができる。複雑な体制を持つ多細胞生物では，このような階層構造が共通してみられる。

問 1．動物の上皮組織は，その働きにより保護上皮や分泌上皮などに分類される。これら以外の上皮組織の種類を 2 つ答えよ。

問 2．結合組織についての次の文章のうち，誤っているものを選び，記号で答えよ。
　　ア．動物体中で，量が一番多い組織である。
　　イ．外胚葉由来である。
　　ウ．細胞間にコラーゲンが含まれる。
　　エ．血液は，結合組織の一つである。
　　オ．皮膚の真皮は結合組織である。

問 3．平滑筋に当てはまる特徴をすべて選び，記号で答えよ。
　　a．おもに内臓筋である。　　　　　　b．横紋が見られる。
　　c．不随意筋である。　　　　　　　　d．単核の細胞よりなる。
　　e．収縮を繰り返すと疲労しやすい。　f．緩やかな持続的収縮を行う。
　　g．敏速な収縮を行う。

問 4．神経系は，動物の進化に伴い散在神経系から集中神経系へと移行する。動物界の系統樹において，集中神経系が最初に出現する門の名称を答えよ(例：脊椎動物門)。

問 5．下線部において，動物と植物の階層構造の違いについて述べよ。

Ⅱ．アフリカツメガエルのうち，核小体を 2 個もつ A 系統と核小体を 1 個もつ B 系統を用いて核の移植実験を行った。十分に紫外線照射した A 系統の未受精卵中に B 系統のいろいろな発生段階の細胞から取り出した核を移植した。図は移植後，胞胚期まで発達した胚がその後，成体まで発生を続けた割合を示している。

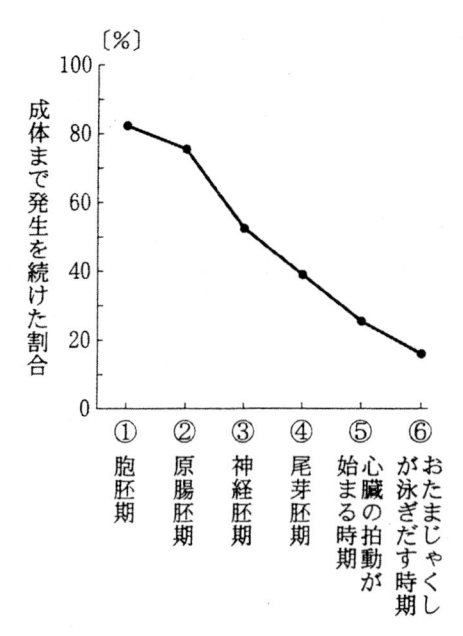

移植する核を取り出す時期

問 6．図中の①～⑥の発生時期のうち，脳や脊髄が形成される時期を番号で答えよ。

問 7．この実験に関する文章のうち，正しいものを下記から選び記号で答えよ。

　　ア．この実験で得られた個体のすべての細胞は，2個の核小体をもつ。

　　イ．分化した細胞の核にも全能性がある。

　　ウ．核を移植後，細胞は増殖し一時的にカルス化する。

　　エ．紫外線の照射が発生の引き金となる。

問 8．移植する核を取り出す時期が発生の後期になるほど，成体まで発生を続ける割合が低下する。その理由を考察せよ。

2. 次の①～⑤は光合成の反応経路を表している。各問いに答えよ。

① 光エネルギーは光化学系Ⅰと光化学系Ⅱの色素複合体によって吸収され，クロロフィルaに伝えられる。活性型となったクロロフィルaからは電子e^-が放出され，光化学系Ⅱからのe^-は，　ア　へ渡される。

② H_2Oが分解されH^+，O_2，e^-が生じる。

③ 光化学系Ⅰより放出されたe^-は，H^+とともに　イ　Xに受容され，還元型　イ　Xが生成される。

④　光化学系Ⅱから　ア　に渡された e^- は，酸化還元反応により次々と渡される。このとき，e^- が持っているエネルギーを使って ATP が生産される。

⑤　ATP と還元型　イ　X を用いて CO_2 を固定し，有機化合物が合成される。

問 1．ア，イの　　　の中に適当な語を記入せよ。

問 2．①〜⑤の反応経路のうち，チラコイドで起こる反応をすべて選び，番号で答えよ。

問 3．①〜⑤の反応経路のうち，反応に酵素が関与し，光の影響を受けない反応をすべて選び，番号で答えよ。

問 4．反応経路②で生じた e^- は，その後どのように用いられるか。

問 5．反応経路④のしくみは，ミトコンドリアにおける酸化的リン酸化のしくみと類似している。反応経路④のしくみを何と呼ぶか。

問 6．①〜⑤の全経路は $6\,CO_2 + 12\,H_2O + 光エネルギー → (C_6H_{12}O_6) + 6\,H_2O + 6\,O_2$ の式で表すことができる。右項の $6\,O_2$ は，左項の $6\,CO_2$ と $12\,H_2O$ のどちらに由来するかを調べるため，ルーベンはどのような実験を行ったか。簡潔に述べよ。

問 7．一般的な植物細胞において，ATP を生産する葉緑体以外の細胞小器官または構造名を 2 つ答えよ。

問 8．熱帯原産のトウモロコシやサトウキビは，CO_2 をカルビン—ベンソン回路に直接取り込むことなく，まず別の回路に取り込み，C_4 物質であるリンゴ酸などをつくりだすため C_4 植物と呼ばれている。次の 1 〜 5 は，一般的な C_3 植物と比較した場合の C_4 植物の特徴を表している。誤っているものをすべて選び，番号で答えよ。

　1．光合成の適温が高い。

　2．光飽和点が低い。

　3．強い光の下での光合成速度が大きい。

　4．大気中の CO_2 濃度が限定要因になりやすい。

　5．維管束鞘細胞が発達し，葉緑体を豊富にもつ。

問 9．CAM 植物は，気孔の開閉に関して一般の植物とは異なる特徴をもっている。その特徴を述べよ。

3.　免疫に関する各問いに答えよ。

Ⅰ．X 線の照射によってすべてのリンパ球を殺したマウスを用いて，次の 1 〜 3 の実験を行った。

〔実験 1〕　このマウスに，同系で X 線照射していないマウスの胸腺細胞を注射したのち，ヒツジの赤血球を注射した。

〔実験 2〕　このマウスに，同系で X 線照射していないマウスの骨髄細胞を注射したのち，ヒツジの赤血球を注射した。

〔実験 3〕　このマウスに，同系で X 線照射していないマウスの胸腺細胞と骨髄細胞を混ぜて注射したのち，ヒツジの赤血球を注射した。

問 1.　実験 1 ～ 3 のうち，マウスの体内にヒツジの赤血球に対する抗体が最も多く産生されるのはどれか，番号で答えよ。

問 2.　この実験結果より，どのようなことが明らかとなるか，述べよ。

問 3.　次の 1 ～ 4 の文章のうち，誤っているものを 1 つ選び，番号で答えよ。

  1.　自己以外のタンパク質，多糖類は抗原になる。

  2.　抗原は抗体との反応により不溶性の粒子となり，白血球の食作用を受ける。

  3.　1 つの B 細胞は 1 種類の抗体をつくり，1 つの T 細胞は多様な抗原を認識する。

  4.　抗体は，免疫グロブリンと呼ばれるタンパク質であり，H 鎖と L 鎖が 2 本ずつの 4 本のポリペプチドからできている。

問 4.　われわれの周辺には無数に近い抗原が存在するが，それに対して人体には 10^7 種類以上の抗体が用意されている。

  (1)　抗原と結合する抗体上の部分を何と呼ぶか。

  (2)　抗原と結合する部分をつくりだすための DNA 領域には，多様な抗原に対応するため，ある特異な現象が起きている。利根川進らによって発見されたこの現象は次のア～エのうちのどれか。記号で答えよ。

  ア．遺伝子の突然変異　　　　　　　　イ．交叉による遺伝子の組換え

  ウ．遺伝子の再編成　　　　　　　　　エ．相同染色体の任意の分配

問 5.　次のア～オの免疫現象のうちから，抗体が関与しないものをすべて選び，記号で答えよ。

  ア．ツベルクリン反応　　　イ．花粉症　　　　　　　ウ．臓器移植の拒絶反応

  エ．血液型不適合　　　　　オ．じんましん

問 6.　次のエイズ(AIDS)についての説明のうち，誤っているものをすべて選び，番号で答えよ。

  1.　HIV は，血しょう中で増殖する。

  2.　HIV は，B 細胞を破壊する。

  3.　HIV は，T 細胞を破壊する。

  4.　エイズ患者は，体液性免疫が低下する。

  5.　エイズ患者は，細胞性免疫が低下する。

Ⅱ.　皮膚移植に関する次の 1 ～ 3 の実験を行った。

〔実験 1〕　A 系統のマウスに，別の A 系統のマウスの皮膚片を移植したところ，皮膚片は生着した。

〔実験2〕　A系統のマウスに，B系統のマウスの皮膚片を移植すると，皮膚片は10日後に脱落した。

〔実験3〕　実験2のA系統のマウスに，再びB系統のマウスの皮膚片を移植したところ，皮膚片は5日後に脱落した。

問7．次の(1)および(2)の条件で皮膚移植を行った場合，皮膚片はどのようになると考えられるか。皮膚片の脱落が起こる場合は，予想される日数も示して解答欄Iに答えよ。また，その理由を解答欄IIに述べよ。

　(1)　A系統の生まれた直後のマウスに，B系統のマウスのリンパ球を注射し，成長したこのA系統のマウスに，B系統のマウスの皮膚片を移植する。

　(2)　皮膚移植をうけたことのないA系統のマウスに，あらかじめ胸腺を除去したB系統のマウスの皮膚片を移植する。

4.　生態系に関する次の各問いに答えよ。

I．下図は生態系における各栄養段階の有機物の収支を模式的に示している。ただし，三次消費者以上は省略してある。

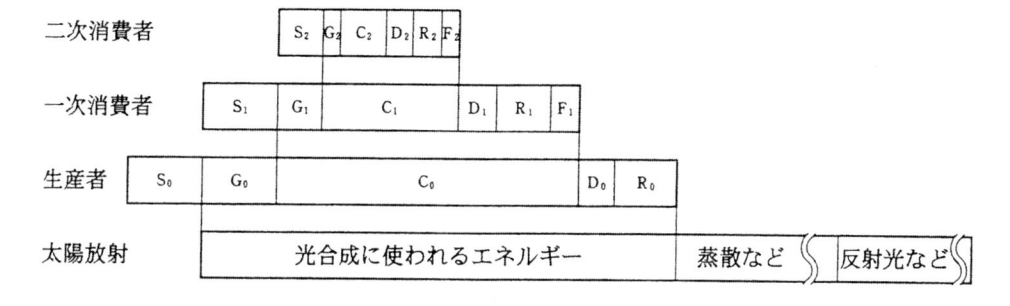

問1．生態系とは何か，簡潔に説明せよ。

問2．図中のGは成長量，Dは枯死・死亡量を表している。Fは何を表しているか，次のア〜オより選び，記号で答えよ。

　　ア．最初の現存量　　イ．被食量　　ウ．呼吸量　　エ．不消化排出量　　オ．摂食量

問3．生産者における純生産量を図中の記号を用いた式で表せ（例 $S_0 + R_0$）。

問4．二次消費者における同化量を図中の記号を用いた式で表せ。

問5．最高次消費者まで含むすべての栄養段階のG，D，R，Fのエネルギー総和は，何と等しくなるか，答えよ。

問6．S，G，C，D，R，Fのうち，分解者によって利用されるものをすべて答えよ。

II．森林生態系で最も平衡が保たれ，安定している状態を極相林と呼ぶ。極相林では純生産量は　　a　　となり，生物量は　　b　　となる。

問 7. 次のア～カのうち，極相林の特徴について誤っているものをすべて選び，記号で答えよ。

　　ア．植物の種類が最大となる。

　　イ．食物網が複雑に入り組んでいる。

　　ウ．陰樹林である。

　　エ．小さく軽い種を作る木が多い。

　　オ．地表は腐植層が発達している。

　　カ．ギャップのもとでは，二次遷移が起こる。

問 8. 文中のa，bの □ に最も適した語句を次のア～エより選び，記号で答えよ。

　　ア．プラス　　　　　イ．マイナス　　　　ウ．ほぼゼロ　　　　エ．ほぼ一定

問 9. 問8の □ a □ についての理由を述べよ。

英　語

解答　22年度

Ⅰ　出題者が求めたポイント

[全訳]

(1) ナンシー：ジェイムズは選挙に勝ったけど、<u>かろうじて</u>ね。

トミー：つまり、彼はわずかな差で市長に選ばれたってこと？

(2) スーザン：じゅんこは<u>たったひとりで</u>、会社でプレゼンの準備をしてる。

ジム：だれも彼女の仕事を手伝わないの？

(3) 彼女は<u>2つの帽子</u>をかぶっている(2足のわらじを履いている)。ひとつは母としてひとつは医師として。たいていは7時頃病院から帰り、子どもたちに食事を作る。

(4) 叔母は血を見て気を失ったが、すぐに<u>意識</u>を取り戻して、警察に電話してと私に言った。

[解答]

(1) just　(2) all　(3) hats　(4) consciousness

Ⅱ　出題者が求めたポイント

[全訳]

(1) 私は彼がいい医者だと知っているが、それは<u>ここでは関係ない</u>。

(2) <u>下記にあるの</u>はニューヨークでの集会の覚書です。

(3) 監督は、それらは私たちのミスだと強く<u>主張した</u>。

(4) そのふたりの医師はAIDSの治療をめぐって<u>対立した</u>。

[解答]

(1) (a)　(2) (c)　(3) (a)　(4) (c)

Ⅲ　出題者が求めたポイント

[英文の意味と解法のヒント]

(1) コーヒーがないので、緑茶で間に合わせなければなりませんよ。

(2) エイミーは私の父が入院したと聞いて、電話をかけてきて父の様子を尋ねた。

(3) ディックは偉大なボクサーだった。そしてついにあなたという好敵手に出会った。

(4) 新橋のタワーであった騒動を取り上げた新聞もあった。

[解答]

(1) None　(2) was　(3) with　(4) about

Ⅳ　出題者が求めたポイント

[完成した英文の意味]

(1) すぐに芽吹いた葉もあったが、まもなく枯れた。

(2) 用心するという意味では間違うのは賢いことかもしれない。

(3) 訓練生はいまだに、問題に取り組めていない。

(4) 私たちの研究はいくつかの驚くべき事実を明るみに出した。

[解答]

(1) (c)　(2) (b)　(3) (d)　(4) (a)

Ⅴ　出題者が求めたポイント

[正しい英文の意味]

(1) ドライバーは東京から大阪まで運ぶために機械の積荷を積み込んだ。

(2) 生活費はここ数年間にわたって、危機的な率で上昇している。

(3) そのトラック運転手は京都へ行く途中で、ガソリンタンクを満タンにするために1度止まった。

[解答]

(1) d　(2) c　(3) b

Ⅵ　出題者が求めたポイント

[全訳]

温血というのは誤解を招く言葉である。これは血液の温度を表し、これによって体は、外界の温度より高い(1)<u>安定した体温</u>に維持される。しかし、トカゲを始めとする多くのいわゆる「冷血」動物も、この意味では実は温血なのである。彼らは動くことで、外界の温度よりも高い温度を維持しているからだ。彼らは日光で暖まる。これは、少なくともイギリスでは、本質的に効率が悪いように聞こえるが、多くの爬虫類は、哺乳類と同じく35度から37度くらい(夜には通常下がるが)の、定めた範囲内にぴったり収まるように体温を調節することに成功している。トカゲなどの爬虫類と、鳥類や哺乳類との相違点は、体温調節能力にあるのではなく、内部で熱を作り出すことにあるのだ。爬虫類は、体の熱を外界から得るという意味で外温動物と言われる一方、鳥類や哺乳類は内温動物であり、体内で熱を作り出している。

内温性という言葉も、少し説明を要する。昆虫、ヘビ、ワニ、サメ、マグロなどの多くの生物は、いくつかの植物さえも、内温性なのである。つまり、内部で熱を作り出し、体温を外界の温度以上に調節するためにこの熱を使うことができる。これらのグループはすべて、別々に内温性を(3)<u>進化させた</u>。このような動物は一般的には、活動中に熱を発生させるのに筋肉を使う。この利点は筋肉内の温度に直接関係している。代謝率も含めてすべての生化学的反応は温度に左右される。代謝率は温度が10度上がるごとに、大まかに言って倍になる。それに加えて、すべての種の酸素消費能力は、体温が上がるにつれて、(少なくとも反応が破壊的になる地点までは) [X]<u>増進する</u>。よって、高い体温の方がスピードと持久力が高まる。(4)<u>これは明らかに、伴侶を求める競争の時や、捕食者と被食者の生き残りをかけての闘いの時に多くの利点を生む。</u>

鳥類と哺乳類は、内温性が筋肉活動に依存しているのではなく、肝臓や心臓などの内臓の働きに依存して

いるという点で、それとはっきり異なっている。哺乳類においては、厳しい寒さで身震いする時や活発な(5)運動の時にだけ、筋肉が発熱に寄与している。休んでいる時、他のすべてのグループの体温は(日光に当たって維持するのでなければ)下がるが、哺乳類と鳥類は休んでいる時でも、常に高い体温を維持している。資源の使い方の違いは浪費的であり衝撃的だ。同じ大きさの爬虫類と哺乳類が、一方は活動もう一方は代謝という方法で同じ体温を維持するとしたら、哺乳類はこの体温を維持するのに6倍から10倍の燃料を燃やす必要があるのだ。(D)外気温が下がると、違いはさらに大きくなる。なぜなら、爬虫類の体温は下がるが、哺乳類は代謝率を上げることによって、37度の体温を変わらず維持しようとするからである。気温20℃では、爬虫類は、哺乳類が必要とするエネルギーの2、3パーセントしか使わない。10℃ではやっと1パーセントである。「平均」をとると、野生では1個体の哺乳類は生きていくのに、同等の爬虫類の約30倍のエネルギーを使う。現実に即した言葉で言うと、1個体の爬虫類をまるまる1か月支える量の食料を、哺乳類は1日に食べなければならないといういうことである。

[解法のヒント]
問4. 挿入文の意味は全訳中の下線部(D)を参照。
問5. 選択肢の英文の意味
　　1. トカゲはある意味で温血の生物である。

2. トカゲは外気温よりも高い温度を維持するために日に当たる。
3. トカゲは外温動物であり、ヒトは内温動物である。
4. 昆虫と植物は内部で熱を作り出すことができない。
5. 鳥類の内温性は内臓の活動に依存している。
6. 休んでいる時、鳥類の体温は一定で高い。
7. ヒトは厳しい寒さの時に、身震いすることによって熱を発生させる。
8. 1個の爬虫類を支えるエネルギーは、同等の哺乳類の30個を支えることができる。

[解答]
問1. (1) 1　(3) 2　(5) 1　(6) 4
問2. their body temperature
問3. 2　　　問4. (D)
問5. 4，8　(順不同)
問6. 全訳中の本文(4)を参照。

Ⅶ　出題者が求めたポイント
[解答例]
　　Look at the athletes who are active abroad. Many of them, who had strong opinions of their own, may have possibly been said to be impudent when they were in Japan.

数　学

1 出題者が求めたポイント

(1)（数学 I・三角比）

$\cos\angle BCD - \cos(\pi \angle BAD) = -\cos\angle BAD$

AB を x として

$BD^2 = AB^2 + AD^2 - 2AB\cdot AD\cos\angle BAD$

$\qquad = CB^2 + CD^2 - 2CB\cdot CD\cos\angle BCD$

より　$x\cdot BD$ を求める。

$2r = \dfrac{BD}{\sin\angle BAD}$

(2)（数学 A・確率）

$\dfrac{P_n}{P_{n-1}} > 1,\ \dfrac{P_{n+1}}{P_n} < 1$　のとき，P_n が最大となる。

(3)（数学 C・行列）

①の式に各行列を代入し，計算して，各成分が等しいとして $x,\ y$ を求める。

$\begin{pmatrix} a-b & 0 \\ 0 & a+b \end{pmatrix} = B$ とすると，$A^n P = P B^n$

$\begin{pmatrix} a & b \\ c & d \end{pmatrix}^{-1} = \dfrac{1}{ad-bc}\begin{pmatrix} d & -b \\ -c & a \end{pmatrix}$

$a,\ b$ が整数のとき，$a+b$ と $a-b$ はともに奇数かともに偶数である。

〔解答〕

(1) AB $=x$ とする。

BC $=2x^2$, CD $=3x$

DA $=4x^2$

△ABDより

$BD^2 = x^2 + 16x^4 - 2x(4x^2)\left(-\dfrac{1}{2}\right)$

$\qquad = 16x^4 + 4x^3 + x^2$

$\cos\angle BCD = \cos(\pi - \angle BAD) = -\cos\angle BAD$

△CBDより

$BD^2 = 4x^4 + 9x^2 - 2(2x^2)(3x)\left(\dfrac{1}{2}\right)$

$\qquad = 4x^4 - 6x^3 + 9x^2$

$16x^4 + 4x^3 + x^2 = 4x^4 - 6x^3 + 9x^2$

$2x^2(3x+4)(2x-1) = 0$　従って，$x = \dfrac{1}{2}$

$BD^2 = \dfrac{1}{16} + \dfrac{1}{8} + \dfrac{1}{4} = \dfrac{7}{4}$　よって，$BD = \dfrac{\sqrt{7}}{2}$

$\sin\angle BAD = \sqrt{1 - \dfrac{1}{4}} = \dfrac{\sqrt{3}}{2}$

$2r = \dfrac{BD}{\sin\angle BAD} = \dfrac{\sqrt{7}}{2}\cdot\dfrac{2}{\sqrt{3}} = \dfrac{\sqrt{21}}{3}$

従って，$r = \dfrac{\sqrt{21}}{6}$

(2) $P_n = \dfrac{{}_{n-3}C_5\cdot{}_3C_2}{{}_nC_7} = \dfrac{(n-3)\cdots(n-7)\cdot 3\cdot 2}{5\cdot 1\cdot 2\cdot 1}\cdot\dfrac{7\cdots 1}{n\cdots(n-6)}$

$\qquad = \dfrac{3(n-7)\cdot 7\cdot 6}{n(n-1)(n-2)} = \dfrac{126(n-7)}{n(n-1)(n-2)}$

$\dfrac{P_{n+1}}{P_n} = \dfrac{126(n-6)}{(n+1)n(n-1)}\cdot\dfrac{n(n-1)(n-2)}{126(n-7)} = \dfrac{(n-6)(n-2)}{(n+1)(n-7)}$

$\dfrac{(n-6)(n-2)}{(n+1)(n-7)} < 1$　より　$n^2 - 8n + 12 < n^2 - 6n - 7$

$n > \dfrac{19}{2}$　従って，$n=10$ のとき最大となる。

(3) $\begin{pmatrix} a & b \\ b & a \end{pmatrix}\begin{pmatrix} 1 & x \\ y & 2 \end{pmatrix} = \begin{pmatrix} a+by & ax+2b \\ b+ay & bx+2a \end{pmatrix}$

$\begin{pmatrix} 1 & x \\ y & 2 \end{pmatrix}\begin{pmatrix} a-b & 0 \\ 0 & a+b \end{pmatrix} = \begin{pmatrix} a-b & ax+bx \\ ay-by & 2a+2b \end{pmatrix}$

よって，各要素を比較すると，$by = -b$, $bx = 2b$

従って，$x = 2$, $y = -1$

$P = \begin{pmatrix} 1 & 2 \\ -1 & 2 \end{pmatrix}$, $P^{-1} = \dfrac{1}{4}\begin{pmatrix} 2 & -2 \\ 1 & 1 \end{pmatrix}$

$B = \begin{pmatrix} a-b & 0 \\ 0 & a+b \end{pmatrix}$, $x = a-b$, $y = a+b$ とする。

$(A^4 - 6A^3 + 9A^2)P = P(B^4 - 6B^3 + 9B^2)$ より

$B^4 - 6B^3 + 9B^2 = P^{-1}(A^4 - 6A^3 + 9A^2)P$

$\qquad = \dfrac{1}{4}\begin{pmatrix} 2 & -2 \\ 1 & 1 \end{pmatrix}\begin{pmatrix} 10 & 6 \\ 6 & 10 \end{pmatrix}\begin{pmatrix} 1 & 2 \\ -1 & 2 \end{pmatrix} = \begin{pmatrix} 4 & 0 \\ 0 & 16 \end{pmatrix}$

よって，$\begin{pmatrix} x^4-6x^3+9x^2 & 0 \\ 0 & y^4-6y^3+9y^2 \end{pmatrix} = \begin{pmatrix} 4 & 0 \\ 0 & 16 \end{pmatrix}$

$x^2(x-3)^2 = 2^2$　より　$x(x-3) = \pm 2$

$x^2 - 3x - 2 = 0$ のとき，整数解とならない。

$x^2 - 3x + 2 = 0$ のとき，$(x-1)(x-2) = 0$

$x = 1,\ 2$

$y^2(y-3)^2 = 4^2$　より　$y(y-3) = \pm 4$

$y^2 - 3y + 4 = 0$ のとき，整数解とならない。

$y^2 - 3y - 4 = 0$ のとき，$(y-4)(y+1) = 0$

$y = 4,\ -1$

$a,\ b$ が整数ならば，$a+b$ と $a-b$ はともに奇数かともに偶数かであるから，

$a-b = 2,\ a+b = 4$ のとき，$(a,\ b) = (3,\ 1)$

$a-b = 1,\ a+b = -1$ のとき，$(a,\ b) = (0,\ -1)$

(答)

(ア) $\dfrac{1}{2}$　(イ) $\dfrac{\sqrt{21}}{6}$　(ウ) $\dfrac{n(n-1)(n-2)}{126(n-7)}$　(エ) 10

(オ) 2　(カ) -1　(キ) (3, 1)　(ク) (0, -1)

2 出題者が求めたポイント（数III・微分積分）

(1)(ii) $h''(x)$ を計算し，各項の符号を考える。

(iii) [0,1]で平均値の定理を使う。

$a < x < b$ で，$f'(x) > 0$ で $f(a) < 0$, $f(b) > 0$ ならば，$f(x)$ は単調に増加しているので，この区間で $f(x) = 0$ となる x はただ1つである。

(2) $f(-x) = -f(x)$ ならば，$f(x)$ は奇関数で原点に関して対称である。ともに奇関数であることを調べて，(1)の結果を使う。

(3) $\pi\displaystyle\int_0^1\left(\dfrac{2x}{x^2+1}\right)^2 dx$ は $x = \tan\theta$ として置換する。

〔解答〕

(1)(i) $f(0) = 0, f(1) = 1, g(0) = 0, g(1) = 1$
$h(0) = 1(0-0) = 0, h(1) = 2(1-1) = 0$

(ii) $h(x) = (x^2+1)(2^x-1) - 2x$
$h'(x) = 2x(2^x-1) + 2^x\log 2(x^2+1) - 2$
$h''(x) = 2(2^x-1) + 4x \cdot 2^x\log 2 + 2^x(\log 2)^2(x^2+1)$
$x > 0$ では, $2^x > 2^0 = 1$ 従って, すべての項が,
$x > 0$ のとき正だから, $x > 0$ で $h''(x) > 0$

(iii) 関数 $h(x)$ が閉区間 $[0,1]$ で連続で, 開区間 $(0, 1)$ で微分可能なので,
$$h'(c) = \frac{h(1)-h(0)}{1-0} = 0, \quad 0 < c < 1$$
となる実数 c が存在する。
$h'(0) = 0 + \log 2 - 2 < 0$
$h'(1) = 2 + 4\log 2 - 2 = 4\log 2 > 0$
で, $x > 0$ のとき, $h''(x) > 0$ だから $h'(x)$ は単調に増加しているので, $h'(c) = 0$ となる c はただ1つである。

(2) $x > 0$ で, $h''(x) > 0$ より $h'(x)$ は単調に増加している。
また, $h'(c) = 0, 0 < c < 1$ とすると,

x	0		c		1	
$h'(x)$		$-$	0	$+$		$+$
$h(x)$	0	↘		↗	0	↗

従って, $0 < x < 1$ で $f(x) < g(x)$
$1 < x$ で $g(x) < f(x)$, $x = 0, 1$ で $f(x) = g(x)$
$x < 0$ のとき $x = -t$ とする。$t > 0$
$f(x) = f(-t) = 1 - 2^{-(-t)} = -(2^t-1) = -f(t)$
$g(x) = g(-t) = \frac{-2t}{t^2+1} = -g(t)$
よって, $f(-t) = -f(t)$, $g(-t) = -g(t) \ (t > 0)$ となりともに奇関数で原点に関して対象であるので,
$x < -1$ のとき, $f(x) < g(x)$
$-1 < x < 0$ のとき, $f(x) > g(x)$
$0 < x < 1$ のとき, $f(x) < g(x)$
$1 < x$ のとき, $f(x) > g(x)$
$x = -1, 0, 1$ のとき, $f(x) = g(x)$

(3) $V = 2\pi\int_0^1\left\{\left(\frac{2x}{x^2+1}\right)^2-(2^x-1)^2\right\}dx$
$\int_0^1(2^x-1)^2dx = \int_0^1(4^x-2\cdot2^x+1)dx$
$= \left[\frac{4^x}{\log 4}-2\frac{2^x}{\log 2}+x\right]_0^1$
$= \frac{4}{2\log 2} - \frac{4}{\log 2} + 1 - \frac{1}{2\log 2} + \frac{2}{\log 2}$
$= 1 - \frac{1}{2\log 2}$
$\int_0^1\frac{4x^2}{(x^2+1)^2}dx$ で $x = \tan\theta$ とおく $\frac{dx}{d\theta} = \frac{1}{\cos^2\theta}$
$x = 0 \to 1$ のとき, $\theta = 0 \to \frac{\pi}{4}$
$\int_0^1\frac{4x^2}{(x^2+1)^2}dx = \int_0^{\frac{\pi}{4}}\frac{4\tan^2\theta}{(1+\tan^2\theta)^2}\frac{1}{\cos^2\theta}d\theta$

$= \int_0^{\frac{\pi}{4}}\frac{4}{(1+\tan^2\theta)^2}\frac{\sin^2\theta}{\cos^4\theta}d\theta$
$[(1+\tan^2\theta)^2(\cos^2\theta)^2 = (\cos^2\theta+\sin^2\theta)^2 = 1$ だから $]$
$= \int_0^{\frac{\pi}{4}}4\sin^2\theta\, d\theta = \int_0^{\frac{\pi}{4}}(2-2\cos2\theta)d\theta$
$= \left[2\theta-\sin2\theta\right]_0^{\frac{\pi}{4}} = \frac{\pi}{2} - 1$
$V = 2\pi\left(\frac{\pi}{2}-1-1+\frac{1}{2\log 2}\right) = \pi^2 - 4\pi + \frac{\pi}{\log 2}$

3 出題者が求めたポイント

(1)（数学C・行列）
(a, b) を O を中心として, 正の向きに θ 回転した点を (c, d) とすると,
$$\binom{c}{d} = \begin{pmatrix}\cos\theta & -\sin\theta\\ \sin\theta & \cos\theta\end{pmatrix}\binom{a}{b}$$
$$\begin{pmatrix}\cos\theta & -\sin\theta\\ \sin\theta & \cos\theta\end{pmatrix}^n = \begin{pmatrix}\cos n\theta & -\sin n\theta\\ \sin n\theta & \cos n\theta\end{pmatrix}$$

(2)（数学III・数列の極限）
$\triangle P_nP_{n+1}P_{n+2} = \triangle OP_nP_{n+1} + \triangle OP_{n+1}P_{n+2} - \triangle OP_nP_{n+2}$
初項 a, 公比 r の等比数列の和は $|r| < 1$ のとき,
$\frac{a}{1-r}$ に収束する。

(3)（数学B・ベクトル）
$\overrightarrow{P_nP_{n+1}} /\!/ \overrightarrow{P_0P_1} \Leftrightarrow \overrightarrow{P_nP_{n+1}} = k\overrightarrow{P_0P_1}$

〔解答〕

(1) $\binom{x_n}{y_n} = \left(\frac{1}{2}\right)^n\begin{pmatrix}\cos\theta & -\sin\theta\\ \sin\theta & \cos\theta\end{pmatrix}^n\binom{x_0}{y_0}$
$= \left(\frac{1}{2}\right)^n\begin{pmatrix}\cos n\theta & -\sin n\theta\\ \sin n\theta & \cos n\theta\end{pmatrix}\binom{x_0}{y_0}$
$x_n = \left(\frac{1}{2}\right)^n(x_0\cos n\theta-y_0\sin n\theta)\cdots\cdots(ケ)$
$y_n = \left(\frac{1}{2}\right)^n(x_0\sin n\theta+y_0\cos n\theta)\cdots\cdots(コ)$ $\Big\}$ $\cdots$(答)

(2) (x_n, y_n) と O との距離を r とすると,
$r = \left(\frac{1}{2}\right)^n\sqrt{x_0^2+y_0^2}$
$\triangle P_nP_{n+1}P_{n+2} = \triangle OP_nP_{n+1} + \triangle OP_{n+1}P_{n+2} - \triangle OP_nP_{n+2}$ より
$S_n = \frac{1}{2}r\left(\frac{r}{2}\right)\sin\theta+\frac{1}{2}\left(\frac{r}{2}\right)\left(\frac{r}{4}\right)\sin\theta-\frac{1}{2}r\left(\frac{r}{4}\right)\sin2\theta$
$= \frac{1}{4}r^2\sin\theta + \frac{1}{16}r^2\sin\theta - \frac{1}{4}r^2\sin\theta\cos\theta$
$= \frac{1}{16}r^2\sin\theta\,(5-4\cos\theta)$
$\frac{\sin\theta(5-4\cos\theta)}{16} = a$ とおく。
$\sum_{n=0}^{\infty}S_n = a(x_0^2+y_0^2)\left\{1+\left(\frac{1}{2}\right)^2+\cdots\cdots+\left(\frac{1}{2}\right)^{2n}\right\}$
$= \frac{1}{1-\frac{1}{4}}a(x_0^2+y_0^2) = \frac{4}{3}a(x_0^2+y_0^2)$
$= \frac{\sin\theta(5-4\cos\theta)}{12}(x_0^2+y_0^2)$

(3) $P_0(1, 0)$, $P_1\left(\dfrac{1}{2}\cos\theta, \dfrac{1}{2}\sin\theta\right)$

$P_n\left(\left(\dfrac{1}{2}\right)^n\cos n\theta, \left(\dfrac{1}{2}\right)^n\sin n\theta\right)$

$P_{n+1}\left(\left(\dfrac{1}{2}\right)^{n+1}\cos(n+1)\theta, \left(\dfrac{1}{2}\right)^{n+1}\sin(n+1)\theta\right)$

$\overrightarrow{P_0P_1} = \left(\dfrac{1}{2}\cos\theta - 1, \dfrac{1}{2}\sin\theta\right)$

$\overrightarrow{P_nP_{n+1}} = (x_n, y_n)$ とすると,

$x_n = \left(\dfrac{1}{2}\right)^{n+1}\cos(n+1)\theta - \left(\dfrac{1}{2}\right)^n\cos n\theta$

$= \left(\dfrac{1}{2}\right)^n\left\{\dfrac{1}{2}\cos n\theta\cos\theta - \dfrac{1}{2}\sin n\theta\sin\theta - \cos n\theta\right\}$

$= \left(\dfrac{1}{2}\right)^n\left\{\left(\dfrac{1}{2}\cos\theta - 1\right)\cos n\theta - \dfrac{1}{2}\sin\theta\sin n\theta\right\}$

$y_n = \left(\dfrac{1}{2}\right)^{n+1}\sin(n+1)\theta - \left(\dfrac{1}{2}\right)^n\sin n\theta$

$= \left(\dfrac{1}{2}\right)^n\left\{\dfrac{1}{2}\sin n\theta\cos\theta + \dfrac{1}{2}\sin\theta\cos n\theta - \sin n\theta\right\}$

$= \left(\dfrac{1}{2}\right)^n\left\{\dfrac{1}{2}\sin\theta\cos n\theta + \left(\dfrac{1}{2}\cos\theta - 1\right)\sin n\theta\right\}$

よって, $\cos n\theta = \pm 1$, $\sin n\theta = 0$ ならば,

$\overrightarrow{P_nP_{n+1}} = \pm\left(\dfrac{1}{2}\right)^n\overrightarrow{P_0P_1}$ であり, $\overrightarrow{P_nP_{n+1}}/\!/\overrightarrow{P_0P_1}$（複合同順）

従って, $n\theta = l\pi$ $(l = 0, \pm 1, \pm 2\cdots\cdots)$

$\overrightarrow{P_nP_{n+1}}/\!/\overrightarrow{P_0P_1}$ ならば $n\theta = l\pi$ となり

$\dfrac{\theta}{\pi} = \dfrac{l}{n}$ で有理数となる。

$\dfrac{\theta}{\pi} = \dfrac{a}{n}$ とn, aが整数で表わされれば,

$\overrightarrow{P_nP_{n+1}} = \left(\dfrac{1}{2}\right)^n\overrightarrow{P_0P_1}$ か $\overrightarrow{P_nP_{n+1}} = -\left(\dfrac{1}{2}\right)^n\overrightarrow{P_0P_1}$ のいずれかとなり

$\overrightarrow{P_nP_{n+1}}/\!/\overrightarrow{P_0P_1}$ となる。

従って, 2つのベクトル$\overrightarrow{P_0P_1}$を$\overrightarrow{P_nP_{n+1}}$が平行になるような正の整数$n$が存在するための必要十分条件は,

$\dfrac{\theta}{\pi}$ が有理数となることである。

物　理

解答　22年度

1 出題者が求めたポイント…平面上の2物体の衝突, 力学的エネルギーの保存, 運動量の保存, 相対速度

問1. この衝突は完全弾性衝突であるため, 力学的エネルギーが保存する。よって,

$$\frac{1}{2}m_1V_0{}^2 = \frac{1}{2}m_1V_1{}^2 + \frac{1}{2}m_2V_2{}^2$$

$$\therefore \quad V_1{}^2 = V_0{}^2 - \frac{m_2}{m_1}V_2{}^2 \qquad \cdots(答)$$

問2. 運動量の保存より,

$$m_1V_0 = m_1V_1\cos\theta_1 + m_2V_2\cos\theta_2 \quad \cdots\cdots ①$$
$$0 = m_1V_1\sin\theta_1 + m_2V_2\sin\theta_2 \quad \cdots\cdots ②$$

この2式を連立させて,

$$V_1{}^2 = V_0{}^2 - \frac{2m_2}{m_1}V_0V_2\cos\theta_2 + \left(\frac{m_2}{m_1}\right)^2 V_2{}^2 \qquad \cdots(答)$$

問3. 問1・問2より,

$$-\frac{m_2}{m_1}V_2{}^2 = -\frac{2m_2}{m_1}V_0V_2\cos\theta_2 + \left(\frac{m_2}{m_1}\right)^2 V_2{}^2$$

これを V_2 について解いて,

$$V_2 = \frac{2m_1}{m_1+m_2}V_0\cos\theta_2 \qquad \cdots(答)$$

問4. $m_1\overrightarrow{V_0} = (m_1+m_2)\overrightarrow{V_G}$

$$\therefore \quad V_G = \frac{m_1}{m_1+m_2}V_0 \qquad \cdots(答)$$

問5.(イ) $\overrightarrow{V_2}'$ は速度 $\overrightarrow{V_G}$ で動く観測者から見た相対速度なので, 図のようになる。

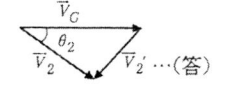

(ロ) 問3・問4より,

$$V_G : V_2 = \frac{m_1}{m_1+m_2}V_0 : \frac{2m_1}{m_1+m_2}V_0\cos\theta_2 = 1 : 2\cos\theta_2$$

ここで, 問5の図に余弦定理を当てはめて,

$$V_2{}^2 = V_G{}^2 + V_2{}^2 - 2V_GV_2\cos\theta_2$$
$$= V_G{}^2 + V_2{}^2 - V_2{}^2 = V_G{}^2$$

$$\therefore \quad V_G : V_2 : V_2' = 1 : 2\cos\theta_2 : 1 \qquad \cdots(答)$$

2 出題者が求めたポイント…誘導起電力, ローレンツ力, 摩擦力, 力のつり合い

問1.(イ) 棒1に発生する起電力 V_1 は $V_1 = VBl$

オームの法則より, $I_2 = \dfrac{V_1}{2r} = \dfrac{VBl}{2r}$ $\cdots(答)$

(ロ) 棒は等速で動くので, 絶縁体から受ける力はローレンツ力と摩擦力の合力に等しく,

$$F = I_2Bl + \mu'Mg = \frac{VB^2l^2}{2r} + \mu'Mg \qquad \cdots(答)$$

問2. 動き出す直前は, $\dfrac{V_0B^2l^2}{2r} = \mu Mg$ より,

$$V_0 = \frac{2\mu Mgr}{B^2l^2} \qquad \cdots(答)$$

問3. 回路を流れる電流を I とおくと, 棒2が等速であることから, $IBl = \mu'Mg \rightarrow I = \dfrac{\mu'Mg}{Bl}$

よって, 棒1が絶縁体から受ける力 F は,

$$F = IBl + \mu'Mg = 2\mu'Mg \qquad \cdots(答)$$

問4. 棒1の両端の起電力が $V_1' = 2V_0Bl$
棒2の両端の起電力が $V_2' = V_2Bl$ で逆向きなので,

$$2V_0Bl - V_2Bl = 2rI = \frac{2\mu'Mgr}{Bl}$$

$$\therefore \quad V_2 = 2V_0 - \frac{2\mu'Mgr}{B^2l^2} = 2\times\frac{2\mu Mgr}{B^2l^2} - \frac{2\mu'Mgr}{B^2l^2}$$

$$= \frac{2(2\mu-\mu')Mgr}{B^2l^2} \qquad \cdots(答)$$

3 出題者が求めたポイント…凸レンズ, レンズの式, 倍率

問1.(イ) 像までの距離を x とおくと, 凸レンズが作る虚像のレンズの式より,

$$\frac{1}{f} = \frac{1}{l} - \frac{1}{x}, \quad x = \frac{fl}{f-l}$$

よって, 物体から像までの距離 X は,

$$X = x - l = \frac{fl-(f-l)l}{f-l} = \frac{l^2}{f-l} \qquad \cdots(答)$$

(ロ) 倍率 : $m = \dfrac{x}{l} = \dfrac{f}{f-l}$ なので, $\dfrac{f}{f-l}$ 倍 $\cdots(答)$

問2. $\overline{AP_1} = y$ とおくと,
$\overline{P_1B} = L - y$ となり,
凸レンズの実像の式より,

$$\frac{1}{f} = \frac{1}{y} + \frac{1}{L-y}$$
$$y^2 - yL + fL = 0$$

これを解いて, $y = \dfrac{L\pm\sqrt{L^2-4fL}}{2}$ この解のうち小さい方が $\overline{AP_1}$ なので,

$$\overline{AP_1} = \frac{L-\sqrt{L^2-4fL}}{2} \qquad \cdots(答)$$

問3. 問2より,

$$\overline{AP_2} = \frac{L+\sqrt{L^2-4fL}}{2}$$

$$\overline{P_1P_2} = \overline{AP_2} - \overline{AP_1}$$
$$= \sqrt{L^2-4fL} \qquad \cdots(答)$$

問4. P_1 の時の倍率 : $m_1 = \dfrac{\overline{P_1B}}{\overline{AP_1}} = \dfrac{\overline{AP_2}}{\overline{AP_1}}$

P_2 の時の倍率 : $m_2 = \dfrac{\overline{P_2B}}{\overline{AP_2}} = \dfrac{\overline{AP_1}}{\overline{AP_2}}$

$$\therefore \quad \frac{m_1}{m_2} = \frac{\dfrac{\overline{AP_2}}{\overline{AP_1}}}{\dfrac{\overline{AP_1}}{\overline{AP_2}}} = \left(\frac{\overline{AP_2}}{\overline{AP_1}}\right)^2$$

$$= \left(\frac{L+\sqrt{L^2-4fL}}{L-\sqrt{L^2-4fL}}\right)^2 \qquad (倍)\cdots(答)$$

化　学

解答　　　22 年度

1 出題者が求めたポイント……電気分解

電解槽 I 陽極 $2Cl^- \rightarrow Cl_2 + 2e^-$

　　　　陰極 $2H_2O + 2e^- \rightarrow H_2 + 2OH^-$

電解槽 II 陽極 $2Cl^- \rightarrow Cl_2 + 2e^-$

　　　　陰極 $2H^+ + 2e^- \rightarrow H_2$

問1.電気分解前に電解槽 I の陰極には

$1.00 \times 0.600 = 0.600$ mol の Na^+，Cl^- が存在する。

流れた e^- は $\dfrac{(38 \times 60 + 36) \times 5.00}{9.65 \times 10^4} = 0.120$ mol

陰極では 0.120 mol の OH^- が生成する。

陽極から Na^+ が 0.120mol 移動すると電気的に中性になるが，実際には $0.120 \times (40/100) = 0.048$mol 移動。従って Cl^- が $0.120 - 0.048 = 0.072$ mol 陽極へ移動。つまり陰極に Na^+ が 0.648 mol，Cl^- が 0.528mol 存在する。よって NaCl は 0.528 mol となる。

問2.$0.120 \times (1/2) = 6.00 \times 10^{-2}$ mol

問3.陽極の Na^+ は $0.600 - 0.048 = 0.552$mol

陽極の Cl^- は $0.600 + 0.072 - 0.120 = 0.552$mol

NaCl は $0.552/0.600 = 0.920$mol/L

問4.H_2 が $0.120 \times (1/2) = 6.00 \times 10^{-2}$ mol 生成

$V = \dfrac{6.00 \times 10^{-2} \times 8.31 \times 10^3 \times 300}{2.02 \times 10^5} \fallingdotseq 0.740$L

問5.電解槽 II の陰極では H^+ が 0.120 mol 消費されるので，H^+ の移動がなければ

$0.600 - 0.120 = 0.480$mol となる。

しかし滴定の結果　$1 \times c \times 40.0 = 1 \times 1.00 \times 38.4$

$\therefore c = 0.960$mol/L

$0.960 \times 0.600 = 0.576$mol の H^+ が存在するので

$0.576 - 0.480 = 0.096$mol の H^+ が移動した。

問6.$0.120 - 0.096 = 0.024$ が Cl^- の移動。

$0.096 : 0.024 = x : 1.0$　$\therefore x = 4.0$

[解答]

問1.0.528 mol　　問2.(i) Cl_2　(ii) 6.00×10^{-2} mol

問3.0.920 mol/L　問4.0.740 L

問5.9.60×10^{-2} mol　　問6.4.0

2 出題者が求めたポイント……溶解度積，合金

問3.$[Ag^+] = \sqrt{1.80 \times 10^{-10}}$

$\sqrt{1.80 \times 10^{-10}} \times 0.500 \times 108 \times 1000 \fallingdotseq 0.726$mg

問4.①式より Ag^+ と Cl^- が x mol 生成したとする。また③式より $[Ag(NH_3)_2]^+$ が y mol 生成したとすると

$[Ag^+] = x - y$，$[Cl^-] = x$，$[NH_3] = 1.18$，

$[Ag(NH_3)_2]^+ = y$ mol/L となる。

$[Ag^+][Cl^-] = (x - y)x = 1.80 \times 10^{-10}$………………(i)

$\dfrac{[[Ag(NH_3)_2]^+]}{[Ag^+][NH_3]^2} = \dfrac{y}{(x - y)(1.18)^2} = 1.60 \times 10^7$ ……(ii)

(i),(ii) から $x \fallingdotseq 6.34 \times 10^{-2}$ mol/L

よって $6.34 \times 10^{-2} \times 1.00 = 6.34 \times 10^{-2}$ mol

問7.$Ag^+ + Cl^- \rightarrow AgCl$

AgCl は $(28.70/143.5) = 0.200$ mol

合金中の Ag は $0.200 \times 108 = 21.6$ g

合金中の Cu は $(23.51 - 21.6)/63.5 = 0.0300$ mol

Ag:Cu = 20:3

[解答]

問1.(ア)非共有　(イ)錯イオン

問2.$Cu^{2+} + 4NH_3 \rightarrow [Cu(NH_3)_4]^{2+}$

問3.0.726 mg　　問4.6.34×10^{-2} mol

問5.(ウ)自由電子　(エ)金属

問6.(b)$Ag + 2HNO_3 \rightarrow AgNO_3 + H_2O + NO_2$

(c)$AgBr + 2Na_2S_2O_3 \rightarrow Na_3[Ag(S_2O_3)_2] + NaBr$

問7.20:3

3 出題者が求めたポイント……立体化学，小問

問2.$C_3H_6 + (9/2)O_2 = 3CO_2 + 3H_2O + Q$J

ひずみがない場合は $+1761$ kJ なので

$1761 + 114 = 1875$ kJ

問5.4つの異なる置換基にすればよい。

問6.4個の C は全て不斉炭素原子である。

[解答]

問1.$CH_2=C=C=CH_2$，$CH \equiv C-CH=CH_2$

問2.$C_3H_6 + (9/2)O_2 = 3CO_2 + 3H_2O + 1875$kJ

問3.$Li_4C_4 + 4H_2O \rightarrow 2HC \equiv CH + 4LiOH$

問4.(ア)5　(イ)活性化　(ウ)増加　(エ)減少

問5.

問6.4

4 出題者が求めたポイント……カルボニル化合物，高分子

問3.尿素樹脂，メラミン樹脂など

問6.α-グルコース2分子が α 1,4-グリコシド結合したものがマルトース。この酢酸エステル構造を考える。

[解答]

問1.(ア)ホルムアルデヒド　(イ)ホルマリン　(ウ)付加

問2.CH_3-O-CH_2-OH

問3.メラミン樹脂他に，フェノール樹脂，尿素樹脂，メラニン樹脂など

問4.(i) d　(ii) c

問5.生体内にあるタンパク質中のアミノ基などがホルマリンと反応して，安定な重合体を形成するから。

問6.

生　物

解答　　　22年度

1 出題者が求めたポイント(Ⅰ・組織、発生)
　組織と核移植に関する幅広い知識と理解の深さを確認しようとする設問。標準的な難易度である。
Ⅰ.
問1.上皮組織は、保護上皮(表皮など)、分泌上皮(腺上皮)、吸収上皮(小腸柔毛など)、繊毛上皮(呼吸上皮)、感覚上皮(網膜など)に区別される。
問2.結合組織は中胚葉由来。
問3.b、e、gは横紋筋(骨格筋)の性質。
問4.扁形動物はかご形神経系とよばれる集中神経系を持ち、小型の脳がある。
Ⅱ.
問6.神経胚期に外胚葉から神経管が形成され、尾芽胚期に神経管から脳や脊髄が分化する。
問7.ア(×)：B系統の核を移植すると核はB系統の特徴である1個の核小体を持つ。　イ(○)：核は分化しても全能性を持っている。　ウ(×)：動物の核移植ではカルス化しない。　エ(×)：紫外線照射はA系統の核を不活化するために用いた。
[解答]
問1.吸収上皮、感覚上皮、繊毛上皮(呼吸上皮)より2つ
問2.イ　　　問3.a、c、d、f　　　問4.扁形動物門
問5.動物では、細胞、組織、器官、器官系という階層構造に区別され、植物では、細胞、組織、組織系、器官という階層構造に区別される。
問6.④　　　問7.イ
問8.発生の進行とともに、発生に必要な遺伝子の発現が抑制されるため。

2 出題者が求めたポイント(Ⅱ・光合成)
　光合成反応に関する詳細な知識、光合成研究の歴史やC4植物に関する幅広い知識を要求している。難易度はやや高い。
問1.イの補酵素はNADPという。
問2.光化学系Ⅰ、光化学系Ⅱ、電子伝達系の反応はチラコイドで起こる反応である。H_2Oの分解と電子を放出して補酵素(NADP)を還元する反応もチラコイドで起こる反応と重なるので含める。
問3.④ではATP合成酵素が、⑤のカルビン・ベンソン回路ではさまざまな酵素が関与する。どちらの反応も直接光を必要としない反応である。
問7.好気呼吸と嫌気呼吸ともに細胞質基質でATPが合成される。好気呼吸ではミトコンドリアで多量のATPが合成される。
問8.C4植物は光飽和点が高く、光合成の最適温度も高いので熱帯地域に多く見られる。CO_2をオキサロ酢酸やリンゴ酸として維管束鞘細胞に貯蔵できるので、CO_2濃度が限定要因になりにくい。
問9.CAM(カム)植物は日中気孔を閉じるので乾燥に強い。ベンケイソウ、サボテン、パイナップルなど

が知られる。
[解答]
問1.(ア)電子伝達系　(イ)補酵素
問2.①②③④　　　問3.④⑤
問4.光化学系Ⅱのクロロフィルaに受け取られる。
問5.光リン酸化
問6.$H_2^{18}O$とCO_2をクロレラに与えて光を照射すると^{18}Oが発生するのに対して、H_2Oと$C^{18}O_2$を与えた場合は^{18}Oが発生しないことを確める実験。
問7.ミトコンドリア、細胞質基質　　　問8.2,4
問9.夜間気孔を開き、日中は気孔を閉じる。

3 出題者が求めたポイント(Ⅱ・生体防御)
　生体防御やHIVに関する正確な知識と理解を要求する設問である。難易度はやや高い。
Ⅰ.
問1.B細胞の抗体産生をT細胞(ヘルパーT細胞)が補助するので、X線照射を受けていない胸腺細胞(T細胞)と骨髄細胞(B細胞)のある〔実験3〕に最も高い抗体産生能力が期待できる。
問3.B細胞同様、1つのT細胞は1種類の抗原を認識する。
問4.(2)1987年ノーベル生理学・医学賞受賞の利根川進博士の研究で知られる。
問5.ツベルクリン反応と拒絶反応は抗体の関与しない細胞性免疫である。
Ⅱ.
問6.ヘルパーT細胞はB細胞の抗体産生を助けたり、キラーT細胞を産生する役割を持つ。HIVはCD4受容体を持つヘルパーT細胞に感染し、増殖して細胞を破壊するので、体液性免疫も細胞性免疫も低下する。
[解答]
問1.3
問2.抗体産生には胸腺細胞と骨髄細胞の両方が必要である。
問3.3　　　問4.(1)可変部　　　(2)ウ　　　問5.ア、ウ
問6.1,2
問7.(1)Ⅰ：生着する　　　Ⅱ：免疫系が成熟する以前にB系統のリンパ球を注射したので、B系統の細胞を自己として認識するため。
　(2)Ⅰ：10日後に脱落する　　　Ⅱ：B系統の抗原としての性質に胸腺の有無は関与しないので、〔実験2〕と同じ結果となる。

4 出題者が求めたポイント(Ⅱ・生態系)
　生態系、とくにエネルギーに関する知識と理解を要求する設問である。難易度は標準からやや高いところにある。
Ⅰ.基本事項の確認：S(最初の現存量)、G(生長量)、

C(被食量)、D(死亡・枯死量)、R(呼吸量)、F(不消化排出量)

問2.生産者からは発生しない点に注目する。

問3.純生産量＝総生産量－呼吸量(R)

問4.同化量＝摂食量－不消化排出量

問6.D(死亡・枯死量)とF(不消化排出量)が分解者に渡されるエネルギー量となる。

問7.ア：植物の種類が最大になるのは混交林。イ：食物網が複雑なのは極相林に限らないが、誤りではない。エ：大きくて重い種子をつくる木が多い。カ：ギャップで二次遷移が起こるのは極相林に限らないが、誤りではない。

[解答]

問1.ある一定範囲内の生物群集とそれらを取り巻く非生物的環境を合わせたまとまりしてとらえたもの。

問2.エ　　問3.$G_0 + C_0 + D_0$

問4.$G_2 + C_2 + D_2 + R_2$　(または$C_1 - F_2$)

問5.総生産量　　問6.D、F

問7.ア、エ　問8.(a) ウ　　(b) エ

問9.総生産量が限界に達して増加しないのに対し、現存量が多いため呼吸量が増大するので、総生産量と呼吸量がほぼ等しくなる。

平成21年度

問 題 と 解 答

英　語

問題　　　　　　　　　　21 年度

Ⅰ．次の(1)〜(15)の単語の組のうち，最も強く発音する音節の母音が<u>異なるもの</u>を 5 つ選び，その番号を小さい方から順に書きなさい。

(1) { locust / harmonious }　　(2) { hydrogen / collide }　　(3) { jeopardy / executive }

(4) { endeavor / treason }　　(5) { orchestra / checkout }　　(6) { document / barometer }

(7) { bacteria / digestion }　　(8) { organic / companion }　　(9) { paralysis / blindfold }

(10) { lethal / routine }　　(11) { tribute / impudent }　　(12) { landslide / metallic }

(13) { improve / rumor }　　(14) { intolerable / demography }　　(15) { layout / outcome }

Ⅱ．次の(1)〜(5)において，「　　　」内の日本語となるよう，（　　　）内に相当する英語を 1 語ずつ書きなさい。それぞれ（　　　）内に与えられている文字で始まる語を書くこと。

(1) 「自分で蒔いた種は，自分で刈りなさい。」

You have to reap what you have (s　　　).

(2) 「失礼とは存じますが，スミス博士，私はあなたのご提案は受け入れられません。」

With all (d　　　) respect, Dr. Smith, I cannot accept your proposal.

(3) 「君がパーティーに来られないなんて，とても残念だよ。」

What a (s　　　) you cannot come to the party!

(4) 「弟に意地悪してはいけません。」

Don't be (m　　　) to your younger brother.

(5) 「明子は六ヶ月の産休を取った。」

Akiko took six months' maternity (l　　　).

Ⅲ．次の(1)〜(5)において，語法，文脈から判断して，（　　　）に入る最も適切なものを(a)〜(d)より
　１つずつ選び，その記号を書きなさい。

(1)　He appears very polite on the (　　　), but in reality he doesn't respect us.
　　(a)　workplace　　　(b)　surface　　　(c)　counselor　　　(d)　impulse

(2)　What (　　　) is whether a patient feels at home.
　　(a)　approximate　　(b)　counts　　　(c)　relieve　　　(d)　furnishings

(3)　The idea of collaboration in medicine began to take (　　　).
　　(a)　drug　　　　　(b)　action　　　(c)　root　　　　(d)　dose

(4)　They are both (　　　) on contemporary jazz.
　　(a)　devoted　　　(b)　shaded　　　(c)　hooked　　　(d)　leased

(5)　Joe's recovery was nothing (　　　) of a miracle.
　　(a)　care　　　　(b)　such　　　(c)　short　　　(d)　like

Ⅳ．次の(1)〜(4)には，余分な語がそれぞれ１語ずつあります。該当する語を書きなさい。

(1)　As far as I know, there is more to leadership than in just being bossy.
(2)　Why is it that he always opposes to any idea I present at meetings?
(3)　In a minute we will descend to the ground floor and on board the buses.
(4)　I have a few people to talk to whom about the problem while I am on campus.

Ⅴ．左の(1)〜(4)につづく英語として，語法，文脈から判断して最も適当なものを右の(a)〜(d)より
　選び，その記号を書きなさい。なお，(a)〜(d)はそれぞれ１回ずつしか使えません。

(1)　Ann doesn't look a day　　　　　(a)　to tell on him.
(2)　Working day and night began　　　(b)　about what he eats in the morning.
(3)　Bill is very particular　　　　　(c)　up over small things.
(4)　Don gets so worked　　　　　　(d)　over thirty.

Ⅵ．次の英文を読み，設問に答えなさい。

　　Following the completion of the Great Clock in 1859, Britain had enjoyed many decades of peace and stability. Of course, its forces had been involved in *the Boer War in South Africa between 1899 and 1902, but the action was so far away and communications so difficult that hardly any effects were felt at home. So it was not until the outbreak of the First World War in 1914 that the prospect of aerial attack, and 〔　A　〕 particular the likelihood of Zeppelin raids over London, had to be considered. The Zeppelins were very quiet, low-flying airships, and when raids were expected in 1916 it was feared that the sound of the clock bells might disclose the whereabouts of Parliament to the enemy. （　W　） Accordingly, it was decided that the clock should not be heard while this threat remained, and so the striking and chiming mechanisms were disengaged and the bells remained silent until the end of the war — their longest silence in the clock's history. So there was much rejoicing in London when the bells were restored at 11 a.m. on 11 November, 1918, when they rang out to mark the signing of *the Armistice and the end of hostilities. As Big Ben announced the victorious end of the First World War the people of London filled the streets 〔　B　〕 their thousands to hear the joyful news that the horrors of the conflict were at an end. At the sound of the bells the war-straitened, regulated streets had erupted into a triumphant *pandemonium of rejoicing. （　X　）

　　By the outbreak of the Second World War in 1939 the Great Clock at Westminster was already firmly established as the national timepiece, and because aeroplanes were now flying at much higher altitudes it was not considered necessary to silence the clock bells. Moreover, it was thought that the music of the chimes would be reassuring, especially at a time when the ringing of church bells was prohibited — they were to be sounded only as a warning in the event of an invasion. However, in keeping with the blackout regulations, the lights behind the clock dials and *the Ayrton Light were extinguished on 1 September, just prior to the outbreak of war. （　Y　） During the following year, Big Ben was to be called to a still higher purpose than could ever have been imagined when the lights had been switched off, and the Great Clock would be destined to play a significant part in the survival of the free peoples of the world.

　　From the beginning of the war the Greenwich Time Signal had been broadcast every day just before the main evening news at 9 p.m. on *the Home Service. During the early part of 1940 a body consisting of many senior churchmen, Members of Parliament and other prominent people approached the BBC, suggesting that they discontinue the Greenwich Time Signal in favour of Big Ben. (Incidentally, the clock felt the effects of the war when the special telegraph line, which had been laid between Westminster and Greenwich in 1863 for the purpose of relaying the clock's performance to the observatory, was destroyed by *the Luftwaffe during a

raid in 1940.) Meanwhile, the BBC were very sympathetic to this request and agreed to replace the six *pips with Big Ben's 9 p.m. strike. On *Remembrance Day, Sunday 10 November, 1940, at a time when Britain stood virtually alone against Hitler's Germany, the Great Clock took over the 9 p.m. spot and the 'Big Ben Minute' was <u>inaugurated</u>. (　Z　)
(8)

〈注〉　*the Boer War：「ボーア戦争」　　　　*the Armistice：「休戦協定」

　　　*pandemonium：「大混乱」

　　　*the Ayrton Light：「ビッグベンの時計の上にある灯火室の明かり」

　　　*the Home Service ：「BBCラジオの一般家庭向け放送」

　　　*the Luftwaffe：「(ナチス政権下の)ドイツ空軍」

　　　*pips：「(時報などに使われる)ピッ，ピッ…と鳴る音」

　　　*Remembrance Day：「英霊記念日」

問 1.　本文中の〔　A　〕，〔　B　〕には同じ語(前置詞)が1語入る。その語を書きなさい。

問 2.　下線部(1)，(4)，(7)，(8)の語句の本文中での意味と最も近い意味を表す語句を，それぞれ 1〜4の中から1つずつ選び，番号で答えなさい。

　　(1)　disengaged

　　　　1.　detached　　　　2.　devised　　　　3.　distracted　　　　4.　dismissed

　　(4)　prior to

　　　　1.　after　　　　　　2.　before　　　　3.　following　　　　4.　during

　　(7)　Incidentally

　　　　1.　as a result　　　2.　by the way　　3.　in effect　　　　4.　on occasion

　　(8)　inaugurated

　　　　1.　celebrated　　　2.　concluded　　　3.　observed　　　　4.　started

問 3.　下線部(2)，(3)，(6)の they が表す内容を，それぞれ本文中の英語で答えなさい。

問 4.　次の文を本文中の(　W　)，(　X　)，(　Y　)，(　Z　)のいずれかに挿入する場合， どこが最も適切な箇所か。1つ選び，記号で答えなさい。

　　This was a solemn moment — people were urged to keep silent wherever they were for one minute during the sounding of the chimes and the nine strokes, and to think of the men and women in the armed forces, many of whom were never to return, and of the struggle for a just and free world.

問 5. 本文の内容と明らかに矛盾する内容を持つ文を，次の(1)〜(4)から 1 つ選び，番号で答え
なさい。

(1) For most of the latter half of the nineteenth century, Britain was enjoying peace and
stability.

(2) The Great Clock at Westminster had already been considered the national timepiece
before the Second World War broke out.

(3) It was considered unnecessary to extinguish the lights of the Great Clock at
Westminster during the Second World War.

(4) In the early part of 1940 six pips were broadcast just before the main evening news at
9 p.m. on the BBC Home Service.

問 6. 下線部(5)を日本語に訳しなさい。

Ⅶ. 次の日本語の下線部を英語に訳しなさい。

成功する人は信頼できる人だし，仕事ができる人は約束を守る人。仕事ができて，他人の信頼を
得るためには，「やります」と答えたことを，時間通り着実にやることが大切だろう。

〔佐々木かをり（著）『ミリオネーゼの手帳術』(2003) からの文をもとに作成〕

数　学

問題

21年度

1. 次の □ にあてはまる答えを解答欄に記入せよ。

(1) △ABC は、三辺 AB、BC、CA の長さがこの順に 4，6，5 であり、点 D は辺 BC を 1：2 に内分している。

辺 AB の延長上に点 P をとり，PD の延長と辺 AC との交点を Q とするとき，線分 DQ の長さが $\sqrt{11}$ であった。このとき，$\cos C = \boxed{(ア)}$ であり，線分 CQ の長さは $\boxed{(イ)}$ である。線分比を考えることにより，線分 BP の長さは $\boxed{(ウ)}$ であることが分かる。

(2) n は正整数とする。確率変数 X は 0 から n までの整数値を値にとり，$X = k$ となる確率 p_k のつくる数列 p_0，p_1，$\cdots$，p_n は，初項 p_0，公比 $\dfrac{1}{2}$ の等比数列であるという。

とくに $n = 2$ の場合は，$p_0 = \boxed{(エ)}$ であり，さらに X の期待値は $E(X) = \boxed{(オ)}$ である。一般の場合は，n を用いて $p_0 = \dfrac{\boxed{(カ)}}{2^{n+1} - 1}$ と表わされ，$E(X) = \dfrac{\boxed{(キ)}}{2^{n+1} - 1}$ である。

(3) $\tan \dfrac{5\pi}{12}$ の値を求め，分母を有理化して簡単に表せば，$\tan \dfrac{5\pi}{12} = \boxed{(ク)}$ である。このことから，定積分 $I = \displaystyle\int_0^{2(2+\sqrt{3})} \dfrac{16}{(x^2 + 4)^2} \, dx$ の値は，$I = \boxed{(ケ)}$ であることが分かる。

2. 以下の設問(A)の(1)および(B)の(1)，(2)，(3)に答えよ。ただし，(A)と(B)は独立した問題である。(A)に答えられなくても(B)に答えてよい。

(A) 与えられた行列 $\begin{pmatrix} a & b \\ c & d \end{pmatrix}$ （ただし $ad - bc \neq 0$）に対して，分数関数

$$f(x) = \frac{ax + b}{cx + d} \text{ が定まる。}$$

(1) ふたつの行列 $\begin{pmatrix} a & b \\ c & d \end{pmatrix}$ （ただし $ad - bc \neq 0$），$\begin{pmatrix} p & q \\ r & s \end{pmatrix}$ （ただし $ps - qr \neq 0$）

で定まる分数関数をそれぞれ $f(x)$，$g(x)$ とする。

また，ふたつの行列の積を

$$\begin{pmatrix} a' & b' \\ c' & d' \end{pmatrix} = \begin{pmatrix} a & b \\ c & d \end{pmatrix} \begin{pmatrix} p & q \\ r & s \end{pmatrix}$$

とするとき，$a'd' - b'c' = (ad - bc)(ps - qr) \neq 0$ であることが分かっている。

次の命題が成り立つことを証明せよ。

$\begin{pmatrix} a' & b' \\ c' & d' \end{pmatrix}$ で定まる分数関数は，合成関数 $f(g(x))$ である。

(B) 漸化式

$$x_{n+1} = \frac{2x_n + 3}{x_n} \quad (n = 1, 2, \cdots) \qquad \cdots\cdots ①$$

と，初項 $x_1 = 1$ で与えられた数列 $\{x_n\}$ の第 $n+1$ 項 x_{n+1} を n を用いて表したい。

行列 A を $A = \begin{pmatrix} 2 & 3 \\ 1 & 0 \end{pmatrix}$ とし，$A^n = \begin{pmatrix} a_n & b_n \\ c_n & d_n \end{pmatrix}$ $(n = 1, 2, \cdots)$ とする。

(1) 漸化式①で与えられた数列 $\{x_n\}$ について，

$$x_{n+1} = \frac{a_n x_1 + b_n}{c_n x_1 + d_n} \quad (n = 1, 2, \cdots) \qquad \cdots\cdots ②$$

が成り立つことを，数学的帰納法によって証明せよ。

(2) $P = \begin{pmatrix} 1 & 3 \\ -1 & 1 \end{pmatrix}$ とする。$P^{-1}AP$ を求め，さらに A^n を n を用いて表せ。

(3) 数列 $\{x_n\}$ の第 $n+1$ 項 x_{n+1} $(n = 1, 2, \cdots)$ を n を用いて表せ。

3. 関数 $f(x)$ は実数全体で定義されている。

$f(x)$ が次の条件①および②をみたすとき，$f(x)$ を求めたい。

条件①：すべての実数 x，y について，$f(x+y) = f(x) \cdot f(y)$ が成り立つ。

条件②：微分可能な関数である。

すなわち，すべての実数 a について微分係数 $f'(a)$ が定まる。

以下の設問(A)および(B)の(1)，(2)，(3)，(4)に答えよ。(A)で述べられた結果は(B)で用いてよい。

(A) 関数 $f(x)$ が条件①をみたすとき，次の命題 (A.1)，(A.2) が成り立つことを証明せよ。必要ならば $0 = a + (-a)$ であることを用いよ。

(A.1) ある実数 a について $f(a) = 0$ ならば，すべての実数 x について $f(x) = 0$ である。

(A.2) すべての実数 a について $f(a) \neq 0$ ならば，$f(0) = 1$ である。

(B)　関数 $f(x)$ が条件①および②をみたし，かつ 0 を値にとらないとする。

(1)　すべての実数 x について $f(x) > 0$ であることを，背理法によって証明せよ。必要ならば「微分可能な関数は連続である」ことを用いよ。

(2)　$x = a$ における微分係数 $f'(a)$ の定義の式を記せ。

(3)　すべての実数 x について
$$f'(x) = f(x) \cdot f'(0)$$
であることを示せ。

(4)　$f'(0) = k$ とする。不定積分 $\displaystyle \int \frac{f'(x)}{f(x)} \, dx$ を考えることにより $f(x)$ を求め，k を用いて表せ。

物　理

問題　　　　　　　　　　　21 年度

1. 図のように，なめらかで水平な床上を一定の速さ v_0 で運動している直方体の物体 A (質量 M) の上面に，小さな物体 B (質量 m) を静かに (床に対する速さ 0 で) 置いた。すると，B は A の上面を滑った後，A に対して静止し，A と B は一体になって進んだ。重力加速度の大きさを g，A の上面と B との動摩擦係数を μ とし，次の各問いに答えよ。

　　問 1 ～ 3 は答えのみを，問 4 と問 5 は導出過程と答えを解答欄に記せ。答えの式は出来るだけ簡素な形にし，導出過程は考え方が分かるように簡潔に記述せよ。

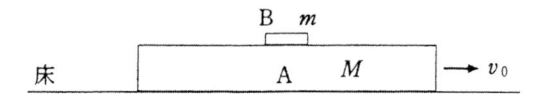

　　問 1. A と B が一体になったときの速さはいくらか。

　　問 2. 物体 A と B の運動エネルギーの和は，物体 B が A の上面に置かれる前に比べて A と B が一体になった後ではどれだけ変化したか。

　　問 3. B が A の上面に置かれてから A に対して静止するまでに，B が A に対して移動した距離はいくらか。

　　問 4. B が A の上面に置かれてから A に対して静止するまでの時間 T を求めよ。

　　問 5. B が A の上面に置かれてから A に対して静止するまでに，B が床に対して移動した距離 L を求めよ。

2. 真空中に加えられている，磁束密度の大きさ B の一様な磁場 (磁界) の中で，電子が速さ v で等速円運動をしているとする。図 1 のように，時刻 $t = 0$ での電子の速度ベクトルを紙面内にとる。また，時刻 $t = 0$ での電子の位置を原点 O とし，x 軸を速度の向きに，y 軸を磁場の向きに，z 軸を紙面の裏から表向きにとる。電子の質量を m，電荷を $-e$ とし，重力の影響は無視できるとして，次の各問いに答えよ。

　　答えのみを解答欄に記せ。

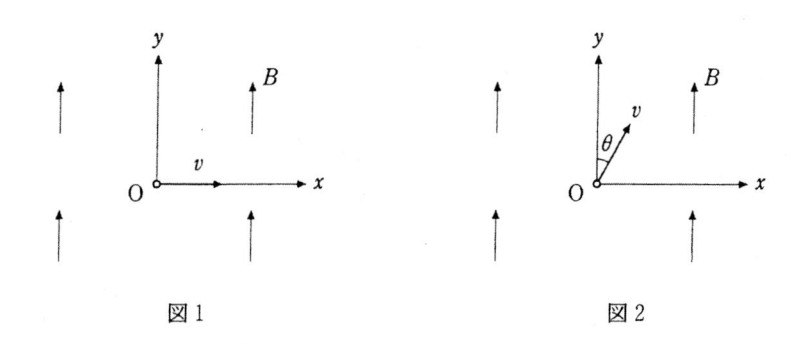

図 1　　　　　　　　　　　　　　　図 2

問 1. 電子が描く円軌道の半径 a はいくらか。

問 2. 電子がしている等速円運動の角速度 ω はいくらか。

問 3.（イ）電子が描く円軌道のグラフを記し，運動の向きを矢印で示しなさい。その際，座標軸を明記し，円軌道のグラフは手書きで丁寧に記すこと。

（ロ）任意の時刻 t での電子の位置座標 x, y, z を，a と ω を用いて「$x=\quad$, $y=\quad$, $z=\quad$ 」の形で答えよ。

問 4. 同じ磁場中で，電子が等速円運動の場合と同じ速さ v でらせん運動をしているとする。図2のように，時刻 $t=0$ での電子の速度ベクトルを紙面内にとると，この速度ベクトルは磁場に対して角度 θ だけ傾いているとする。時刻 $t=0$ での電子の位置を原点 O とし，x 軸を紙面内で磁場に直角に，y 軸を磁場の向きに，z 軸を紙面の裏から表向きにとる。任意の時刻 t での電子の位置座標 x, y, z を，a と ω を用いて「$x=\quad$, $y=\quad$, $z=\quad$ 」の形で答えよ。

3. なめらかなピストンを備えた容器に1モルの理想気体を入れ，図のように状態を a→b→c→d→a と1サイクル変化させた。図の V と p はそれぞれ気体の体積と圧力である。a→b と c→d は断熱変化であり，b→c と d→a は定積変化である。状態 a, b, c, d における温度をそれぞれ T_a, T_b, T_c, T_d とし，状態 a, b における気体の体積をそれぞれ V_1, V_2 とする。断熱変化では $pV^\gamma = $ 一定 $(\gamma = C_p/C_V)$ が成立するものとする。ただし，C_V は定積モル比熱，C_p は定圧モル比熱である。この熱機関について，次の各問いに答えよ。

問1と問2は答えのみを，問3と問4は導出過程と答えを解答欄に記せ。答えの式は出来るだけ簡素な形にし，導出過程は考え方が分かるように簡潔に記述せよ。

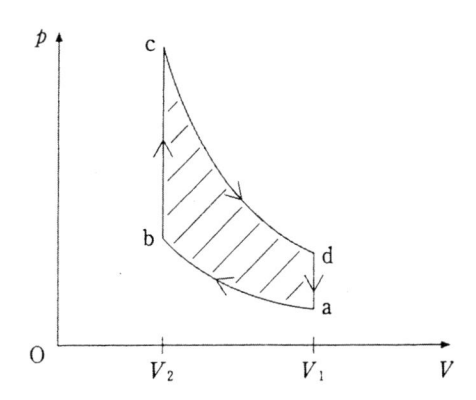

問 1. 1サイクルで気体が外部になした仕事 W（図の斜線部の面積）はいくらか。

問 2. 次の文中の（イ）（ロ）にあてはまる式を答えよ。その際，気体が吸熱する場合は正，放熱する場合は負となる式を記せ。

b→c において気体に出入りする熱量は（イ）であり，d→a において気体に出入りする熱量は（ロ）である。

問 3.　問 2(イ)の答えの絶対値を Q_1 とし，問 2(ロ)の答えの絶対値を Q_2 とする。問 1 と問 2(イ)と問 2(ロ)の 3 つの答えを利用して，Q_1，Q_2，W の間に成立する関係式を導け。

問 4.　熱効率 e を求めよ。答えの式は T_a，T_b，T_c，T_d を含まない形にせよ。導出過程においては T_a，T_b，T_c，T_d を用いてよい。

化　学

問題

21年度

　答えは，すべて解答用紙に記入せよ。複数解答が必要な場合は，記入は順不同でよい。計算値の答えは，指示がなければ有効数字3桁で記せ。

　必要ならば，次の値を用いよ。原子量 H = 1.00，C = 12.0，N = 14.0，O = 16.0，Na = 23.0。気体定数は $R = 8.31 \times 10^3 \, \mathrm{Pa \cdot} l/(\mathrm{mol \cdot K})$ とし，すべての気体は理想気体とする。

　答えに字数の指示がある場合，字数には，句読点，数字，アルファベットおよび記号もそれぞれ一文字として数えよ。

　構造式は次の記入例にならって記せ。

構造式の記入例

1.　次の文を読み，下記の問い（問1〜問7）に答えよ。

　窒素と酸素からなる化合物は窒素酸化物と呼ばれ，主に，5種類が存在する。これらのうち，NO_x と呼ばれ大気汚染物質の主因のひとつである　A　と NO_2 は，分子を構成する一部の原子が，閉殻構造をとっていない特殊な化合物である。固体の N_2O_5 は二種類の構成成分 $NO_2{}^+$ と $NO_3{}^-$ からなる　B　結晶である。N_2O_5 は酸性酸化物であり，水と反応して硝酸を生成する。工業的には，硝酸は，アンモニアの酸素酸化を含む二段階の酸化過程で得られる気体を水に溶解して合成される。アンモニア合成のハーバー・ボッシュ法では，　C　を高めるために鉄を主成分とする触媒を用いて，高温（400〜600℃）・高圧（$2 \times 10^7 \sim 4 \times 10^7 \, \mathrm{Pa}$）で反応を行う。$N_2O_5$ を気化させると，不可逆的に N_2O_4 と O_2 に分解する。このとき生成する混合気体の実際の圧力は，その化学反応式から予想される圧力以上に大きい。

問1.　空欄　A　に入る分子式を記せ。

問2.　空欄　B　，　C　に入る最も適切な語句を記せ。

問3.　下線部①の「閉殻」について，50文字以内で説明せよ。

問4.　下線部②の化学反応式を，固体の N_2O_5 に含まれる二種類の構成成分について，それぞれ分けて記せ。

問 5. N≡N結合，H—H結合およびN—H結合の結合エネルギーはそれぞれ，945，436，391 kJ/mol である。これらをもとに，気体の原料から気体のアンモニア 1 mol が生成する際の熱化学方程式を記せ。ただし，熱化学方程式中に物質の状態を記す必要はない。

問 6. ハーバー・ボッシュ法の反応は平衡反応であるが，この平衡反応でアンモニアの生成率が向上するようにするためには，理想的な反応条件として反応温度と圧力は，ア) 高温・高圧，イ) 高温・低圧，ウ) 低温・高圧，エ) 低温・低圧のうちどれが最も適切であるか。ア～エの記号で答えよ。

問 7. 下線部③の理由は，生成する気体である N_2O_4 の一部が可逆的に NO_2 に解離するためである。固体の N_2O_5 がすべて分解して生成する N_2O_4 と O_2 からなる混合気体の状態方程式から求められる予想全圧力を P_i，解離度(生成した N_2O_4 のうち NO_2 に解離した割合)を α ($0 \leqq \alpha \leqq 1$)として，(i)実際の全圧力 P_r を P_i と α を用いて式で表せ。また，(ii)この平衡反応の圧平衡定数 K_p を P_i と α を用いて式で表せ。

2. 次の文を読み，下記の問い(問 1～問 3)に答えよ。ただし，水溶液の比熱は全て同一で C J/(g・K)であるとし，希塩酸および希水酸化ナトリウム水溶液の希釈熱は無視すること。

　図 1 のような反応容器を用いて，温度の変化を測定しながら，次のような実験を行った。まず，反応容器に温度 T_1 の水 89.6 g を加え，次に，温度 T_1 の固体の水酸化ナトリウム 1.00 × 10^{-2} mol を一気に加え反応容器を振った。その後，時間 t_1 秒後に，温度 T_2 の 1.00 mol/kg の希塩酸 10.0 g を一気に加え反応容器を振った。時間 t_2 秒後に，この反応容器を外部から急激に冷却すると，内部温度は徐々に低下した。時間 t_3 秒で温度 T_{10} になった後，内部温度はわずかに上昇した。この発熱は，過冷却状態にある水の　A　熱によるものである。その後，内部温度は再びゆっくり低下した。温度 T_9 は 273.15 K よりわずかに低い温度であった。水酸化ナトリウムを加えた時点を 0 秒として，測定された反応容器の内部温度の時間変化を図 2 のグラフに示す。

問 1. 反応容器に使う材料は，発泡ポリスチレンおよびステンレスのうち，どちらが適切か。その適切である理由を含めて 50 文字以内で答えよ。

問 2. 水酸化ナトリウムの塩酸との中和熱(kJ/mol)を T_1～T_{10} のうちの適切な温度および C を用いて式で表せ。

問 3. 空欄　A　に入る適切な語句を答えよ。

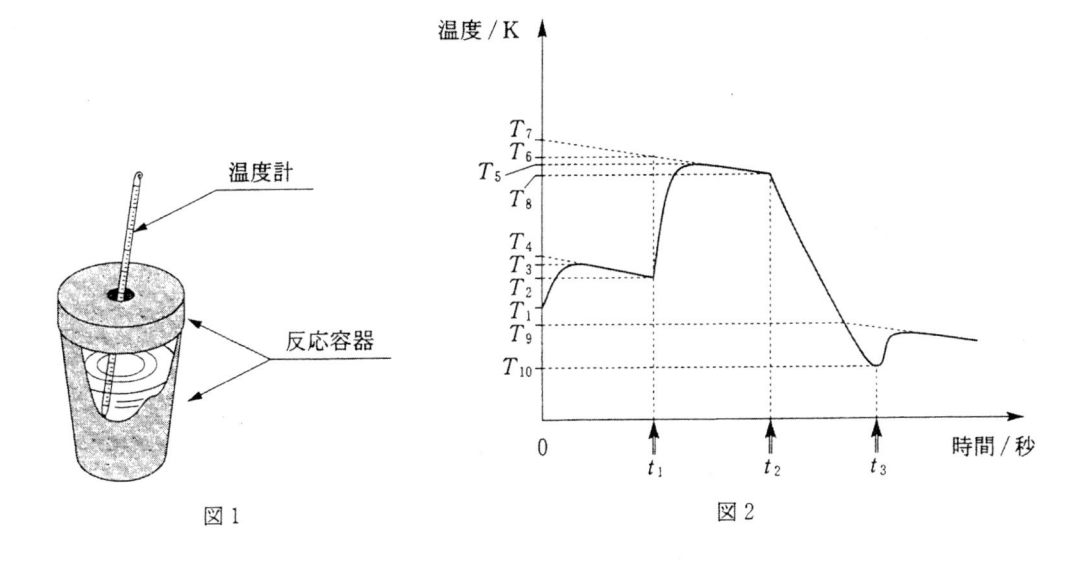

図1　　　　　　　　　　　　　　図2

3. 次の文ⅠとⅡを読み，下記の問い（問1〜問5）に答えよ。

Ⅰ. 合成高分子は通常，分子量の小さい化合物が多数重合した構造をもっている。合成高分子A
　は，工業的には，アジピン酸とヘキサメチレンジアミンを重合させて得られる。一方，実験室で
　Aをつくる場合は，アジピン酸の代わりに試薬Bを用いてヘキサメチレンジアミンと重合させ
　る。いま，合成したAの 0.680 g を適当な溶媒に溶かして 100 ml とし，27.0℃で浸透圧を測定
　したところ，5.00×10^2 Pa を示した。また，Aは，引っ張っても分子と分子がずれにくいとい
　　　　　　　　　　　　　　　　　　　　　　　　　　　①
　う性質をもっており，女性用の靴下やエアバッグなどに用いられている。

　問 1. (i)試薬Bの示性式を示せ。また，(ii)実験室でAをつくる場合，アジピン酸の代わりに
　　　　試薬Bを用いる理由を 40 文字以内で記せ。ただし，試薬Bは化合物名で記せ。
　問 2. Aの1分子中に存在するアミド結合は平均何個かを記せ。ただし，計算過程において，
　　　　Aの両端のHとOHは無視せよ。
　問 3. 下線部①の性質をAがもつ理由を，Aの分子構造と関連づけて 40 文字以内で記せ。

Ⅱ. タンパク質は多数のアミノ酸がペプチド結合によって連なったものであり，各タンパク質は
　それぞれ特定の生物機能を果たしている。たとえば，酵素は生体内の反応の触媒作用を担うタン
　　　　　　　　　　　　　　　　　　　　　　　　　　　　②
　パク質であり，無機触媒にはない特徴がある。
　　生体内での機能を担う酵素Cについて以下の実験を行った。酵素Cに濃硫酸と触媒を加えて
　分解すると，C中の窒素は，すべて硫酸アンモニウムに変換された。この溶液に濃い水酸化ナ
　トリウム水溶液を十分に加えて加熱し，アンモニアを発生させた。この発生したアンモニアをすべ
　　　　　　　　　　　　　　　　　　　　　　　　　　　　　　　　③
　て 0.0250 mol/l の希硫酸 20.0 ml に捕集したのち，0.0200 mol/l の水酸化ナトリウム水溶液で
　滴定したところ，中和点までに 30.0 ml が必要であった。

問 4. 下線部②の酵素による触媒反応の特徴を 3 つ，それぞれ 5 文字以内で記せ。

問 5. 下線部③の希硫酸 20.0 ml に捕集されたアンモニアは何 mg かを記せ。

4. 次の文を読み，下記の問い(問 1 ～問 5)に答えよ。

　化合物 A は，炭素，水素，酸素からなり，分子式 $C_xH_yO_z$ をもつ，無色の液体である。化合
物 A の元素分析を行うため，化合物 A を 14.8 mg とり，完全燃焼させたところ，二酸化炭素が
35.2 mg，水が 18.0 mg 得られた。また，化合物 A の 2.00 g をすべて気化させて体積を測定した
ところ，227℃，1.01 × 10^5 Pa で 1110 ml であった。

　化合物 A を酸化すると化合物 B が得られた。化合物 B の水溶液にヨウ素と水酸化ナトリウム水
溶液を加えて加熱すると，黄色の結晶を生じた。化合物 A の異性体で，炭素鎖に枝分れをもつ
化合物 C をニクロム酸カリウムの硫酸酸性水溶液で穏やかに酸化すると還元性を示す化合物 D が
得られた。また，化合物 A を，触媒として硫酸の存在下，加熱すると分子内で反応が起り，三種
類の不飽和化合物を生じた。分子式 $C_{11}H_{14}O_2$ をもつ化合物 E を加水分解すると，ベンゼン環をも
つ化合物 F と化合物 A の異性体である化合物 G が得られた。化合物 G は酸化されにくい物質であ
る。

問 1. 下線部①の分子式をもつ異性体は立体異性体も含めて何種類あるか。その数を記せ。

問 2. 下線部②の反応を化学反応式で示せ。ただし，有機化合物は示性式で記せ。

問 3. 化合物 C の 1.50 mol を化合物 D に酸化するには，理論上何 mol のニクロム酸カリウムが
　　　必要かを記せ。

問 4. 下線部③の三種類の不飽和化合物の構造式を，立体異性体が存在するならそれらも区別して
　　　示せ。

問 5. 化合物 E の構造式を示せ。

生　物

問　題　　　　　　　　21年度

1. 細胞分裂に関する次の各問いに答えよ。

Ⅰ. 細胞は染色体の複製と分裂を周期的に繰り返して増殖しており，この繰り返しを細胞周期とい
う。細胞周期はＭ期，Ｓ期，Ｇ１期，Ｇ２期の４つの時期に分けられる。下図はタマネギの根端
細胞の細胞周期を示しており，図中の矢印は細胞周期の進む方向を，矢頭（▽）は細胞質分裂の
完了する時期を表わしている。

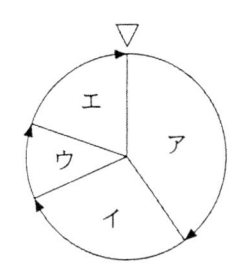

問　1. Ｇ１期およびＧ２期をア～エから選び，記号で答えよ。

問　2. 細胞周期におけるＳ期とはどのような時期か，答えよ。

問　3. マウスの小腸上皮細胞では，細胞周期の長さはＭ期１時間，Ｓ期7.5時間，Ｇ１期９時
間，Ｇ２期1.5時間である。この細胞の間期にかかる時間を求めよ。

問　4. 生物や細胞の種類によって細胞周期にはいろいろな例外がある。下図はＧ１期とＧ２期が
なく，細胞質分裂をともなわない細胞周期を示している。図に該当する例をア～エより選
び，記号で答えよ。

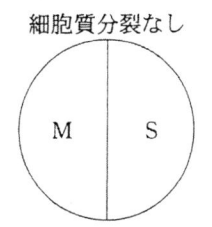

細胞質分裂なし　　　ア．ショウジョウバエの初期卵割　　イ．カエルの初期卵割
　　　　　　　　　　ウ．イモリの初期卵割　　　　　　　エ．ユスリカの唾液腺細胞

Ⅱ. 減数分裂によって生殖細胞ができるときには，生殖母細胞が持っていたそれぞれの相同染色体
の一方が娘細胞である生殖細胞に入る。生殖母細胞の染色体が２ｎ＝６の場合，生じる娘細胞は
(1)
　　a　　通りの染色体の組合せを持つ可能性があり，遺伝的に異なる　　a　　種類の娘細胞
ができると考えられる。有性生殖の場合，さらにこれらの生殖細胞が別の個体で形成された生殖
細胞と接合することになり，　　b　　種類の異なる染色体構成をもつ新しい個体ができる可能
(2)
性がある。

問 5.　空欄bに当てはまる数字を答えよ。

問 6.　下線部(1)で生じる染色体の組合せの多様性は，ヒトの卵形成ではいつ起きるか。最も適当
　　　な時期をア～エより1つ選び，記号で答えよ。

　　　ア．始原生殖細胞～卵原細胞　　　　　　　イ．卵原細胞～一次卵母細胞

　　　ウ．一次卵母細胞～二次卵母細胞　　　　　エ．二次卵母細胞～卵

問 7.　ヒトの受精時の卵母細胞の分裂時期をア～クより選び，記号で答えよ。

　　　ア．第一分裂前期　　イ．第一分裂中期　　ウ．第一分裂後期　　エ．第一分裂終期

　　　オ．第二分裂前期　　カ．第二分裂中期　　キ．第二分裂後期　　ク．第二分裂終期

問 8.　下線部(2)において，減数分裂の機構上の理由により，実際にはさらに多くの種類の染色体
　　　構成をもつ新しい個体ができる可能性がある。その理由を述べよ。

2.　血液中のグルコース(血糖)は，組織に運ばれて細胞のエネルギー源として使用されるため，その
　　量の変動はヒトの体に大きな影響を与える。血糖量の恒常性は，ホルモンと自律神経の共同作用に
　　よってたくみに調節されており，下図はその調節の仕組みを示したものである。ただし，フィード
　　バック調節については図示していない。以下の各問いに答えよ。

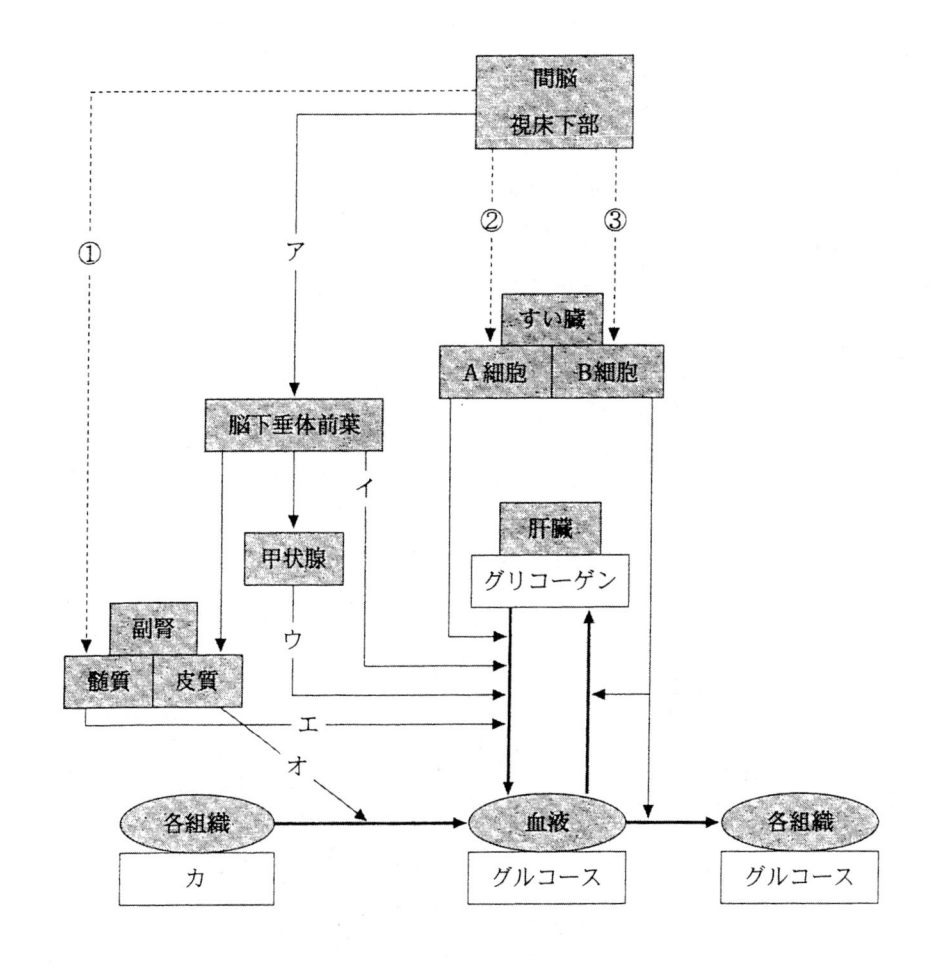

問 1. 食後，グルコースが腸から吸収されて血糖量は増加する。小腸においてデンプンをグルコースに分解する過程で働く消化酵素の名称を 2 つ答えよ。

問 2. 小腸，胃，ひ臓，すい臓から集めた血液を肝臓に送る静脈の名称を答えよ。

問 3. ①，②，③の神経のうち中枢からの出口が延髄であるものを選び，解答欄 A に番号で答えよ。また，その神経の末端から分泌される神経伝達物質名を解答欄 B に答えよ。

問 4. ア，イに当てはまるホルモン名を答えよ。ただし，アは数種類のホルモンを総称した名称である。

問 5. ウ～オのホルモンは体温調節においても重要な働きをしている。どのような働きをしているか述べよ。

問 6. オのホルモンなどの働きによってグルコースに変えられる物質力の名称を答えよ。

問 7. インスリンの分泌量が低下したり，インスリンが正常に作用しなくなると，血液中にグルコースが過剰となり尿中に出てくる。インスリンの働きからその理由を述べよ。

問 8. すい臓において，A 細胞と B 細胞が存在する部分の名称を答えよ。

問 9. 血糖量は，フィードバック調節によって常に適正な濃度範囲に保たれている。低血糖の状態を感知するのはどこか，図よりすべて選び答えよ。

3. 遺伝子の発現と調節に関する各問いに答えよ。

　原核生物に属する大腸菌は，1 個体の中に約 4.6×10^6 塩基対からなる DNA をもち，その中には約 4300 個の遺伝子が含まれている。

　大腸菌がグルコースを含む培地で生育しているときには，ラクトースをグルコースとガラクトースに分解するラクトース分解酵素は合成されていない。そのときのラクトース分解酵素遺伝子は，その上流にある | ア | 遺伝子によってつくられたタンパク質(リプレッサー)が | イ | 領域にきわめて近い位置にある | ウ | に結合しているため，RNA ポリメラーゼは | イ | に結合できず，伝令 RNA を合成できない。しかし，培地にラクトースが存在すると，リプレッサーは | エ | と結合して | ウ | には結合しなくなる。このときの | イ | には RNA ポリメラーゼは結合できるため，伝令 RNA は転写され，ラクトース分解酵素が合成され，ラクトースが利用される。

問 1. 文中のア～エの空欄に適当な語を記入せよ。

問 2. 大腸菌内における DNA 分子の形状を次の a ～ d より選び，記号で答えよ。

a. 環状一重らせん
b. 環状二重らせん
c. 直鎖状一重らせん
d. 直鎖状二重らせん

問 3. 下線部における DNA は，大腸菌が機能的に調和のとれた完全な生活を営むために必要な DNA である。このような DNA の総体を何と呼ぶか。

問 4. 大腸菌 DNA の全塩基対がタンパク質の情報として使われたと仮定した場合，全タンパク質中には約何個のアミノ酸が含まれているか。次の a～d のうちから最も適当なものを 1 つ選び，記号で答えよ。

    a. 1.5×10^6 個　　　b. 4.6×10^6 個　　　c. 4300 個　　　d. 1430 個

問 5. 下図の a～c は，上文中の　ア　～　ウ　の DNA 上の位置を模式的に表している。RNA ポリメラーゼが転写を開始する際に結合する DNA 上の　イ　の領域は，a～c のうちのどこか。

DNA	a	b	c	ラクトース分解酵素遺伝子群

問 6. 上文中の　イ　，　ウ　およびラクトース分解酵素遺伝子群をまとめた単位を一般に何と呼ぶか。

問 7. 次のア～オの文章のうちから正しいものをすべて選び，記号で答えよ。

    ア. 真核細胞の場合，DNA がヒストンに結合することによって，RNA ポリメラーゼの DNA への結合が容易になる。

    イ. 転写には，DNA の 2 本鎖のうち，どちらか一方の鎖の一部の塩基配列が用いられる。

    ウ. エストロゲンは，その受容体と結合すると，複数の遺伝子を特異的に転写させる。

    エ. 分化した細胞はそれぞれ異なる遺伝子を持つため，異なるタンパク質をつくることができる。

    オ. タンパク質をつくるアミノ酸は 20 種類あるので，アミノ酸の配列を規定するコドンも 20 種類存在する。

問 8. 真核細胞では，大腸菌などの原核細胞とは異なり核が存在する。この構造上の違いに関連して生じる真核細胞と原核細胞の遺伝子発現上の違いを述べよ。

4. 生物の系統と進化に関する各問いに答えよ。

Ⅰ. 動物界の系統分類については，胚葉の分化などが考え方の基礎となって一般に 32 門に分類されているが，下図にはそのうちの代表的な 10 門の系統樹を記している。以下の各問いに答えよ。

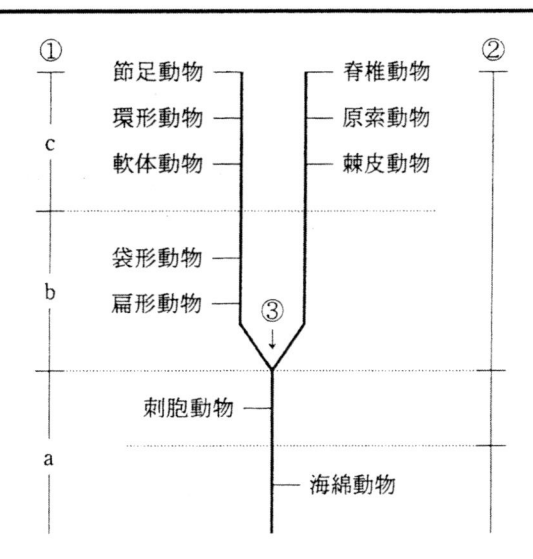

問 1.　①の分類は体腔の進化段階によるものである。b はどのような分類群か，答えよ。

問 2.　次の文中のア，イの空欄に適当な語を記入せよ。

　　　　①の c の分類群は，さらに端細胞が分裂してできた　ア　からできる裂体腔(端細胞幹系列)と　イ　の先端部がくびれてできる腸体腔(原腸体腔幹系列)に分けられる。

問 3.　②における 3 群への分類は，どのような基準によってなされたものか，述べよ。

問 4.　③における 2 分岐は，どのような基準によるものか，述べよ。

問 5.　環形動物と軟体動物は互いに近縁であり，袋形動物に近い祖先から進化したと考えられている。その理由を述べよ。

問 6.　生物を分類する基本単位として「種」が用いられている。ウマとロバの交配によってラバと呼ばれる動物が生まれるが，ラバを種と呼べるかどうかは，ラバのどのような特徴に着目すればよいか，述べよ。

II.　生物種の間には，特定の DNA の塩基配列やタンパク質のアミノ酸配列に変異が見られ，これを　ア　と呼ぶ。DNA の塩基配列に起こる変異のうち，生物の生存にとって重要な遺伝子で起こる突然変異の多くは生存に不利に働くため，それらの大多数は　イ　によって集団から排除される傾向が強い。一方，突然変異の大部分は，生存に有利でも不利でもない中立なものが一般的であり，それらには　イ　は働かず，変異遺伝子の頻度は，集団内での偶然による変動を繰り返す。その結果，変異遺伝子は集団から消滅するものもあれば，定着するものもある。

問 7.　文中のア，イの空欄に適当な語を記入せよ。

問 8.　下線部のような遺伝子頻度の変動を何と呼ぶか。

問 9.　上文をもとに，次のア〜ウの文章より正しいものを 1 つ選び，記号で答えよ。

　　　ア．重要な機能を持つ塩基配列の置換速度は，中立な塩基配列の置換速度より大きい。

　　　イ．重要な機能を持つ塩基配列の置換速度は，中立な塩基配列の置換速度より小さい。

　　　ウ．塩基配列の置換速度は，機能の重要性とは関係なく一定である。

英　語

解答　21年度

Ⅰ　出題者が求めたポイント

[解答]

(4) (5) (7) (9) (15)

Ⅱ　出題者が求めたポイント

[解説]

(1)「刈る」: sow

(2)「失礼ながら」(反論するときの丁寧な言い方): with all due respect

(3)「とても残念だ」: what a shame ～

(4)「意地悪する」: mean

(5)「産休」: maternity leave

[解答]

(1) sown　(2) due　(3) shame　(4) mean　(5) leave

Ⅲ　出題者が求めたポイント

[解説]

(1)「彼は見た目では礼儀正しく見えるが、実際は私たちを尊重していない。」
on the surface: 外観は

(2)「大事なのは患者がくつろげるかどうかだ。」
count(動詞): 重要である

(3)「医学における共同研究の考えが、定義しはじめた。」
take action: 働き出す，take root: 根づく

(4)「彼らはふたりともコンテンポラリージャズに夢中になっている。」
be hooked on ～: ～に夢中で

(5)「ジョーの回復はほとんど奇跡に近い。」
nothing short of ～: ほとんど～にほかならない

[解答]

(1) b　(2) b　(3) c　(4) c　(5) c

Ⅳ　出題者が求めたポイント

[解説]

(1) than の後は(代)名詞または動名詞、in 不要

(2)「反対する」の oppose は他動詞なので to 不要

(3) この board は「(電車、バスなど)に乗る」の意味の動詞

(4) 前置詞を伴った不定詞 to talk to が前の people を修飾している形なので関係詞不要

[解答]

(1) in　(2) to　(3) on　(4) whom

Ⅴ　出題者が求めたポイント

[完成した英文の意味と解法のヒント]

(1) アンは絶対 30 過ぎには見えない。

(2) 昼も夜も働くことが彼の身にこたえ始めた。
tell on ～: ～にこたえる、体に障る

(3) ビルは朝食で食べるものにとてもうるさい。

be particular about ～: ～にうるさい

(4) ドンは小さいことにくよくよ悩む。
be worked up over ～: ～をくよくよ悩む

[解答]

(1) (d)　(2) (a)　(3) (b)　(4) (c)

Ⅵ　出題者が求めたポイント

[全訳]

　1859 年に大時計が完成して以来、英国は平和と安定の長い年月を享受していた。確かに英国軍は 1899 年から 1902 年まで、南アフリカでボーア戦争に参加したけれども、戦闘ははるかに遠く、連絡は容易ではなかったので、本国ではほとんどどんな影響も感じられなかった。よって、1914 年に第一次世界大戦が勃発して初めて、空からの攻撃の予想と、(A)とりわけツェッペリン型飛行船によるロンドン攻撃の可能性が、考慮されなければならなくなった。ツェッペリンは非常に静かな、低空を飛ぶ飛行船で、1916 年に攻撃が予想された時には、時計の鐘の音が敵に国会議事堂のありかを教えてしまうのではないかと恐れられた。(W) このため、この恐れがある間は時計の音を聞かせてはならないと決定されて、時報の音とチャイムを鳴らす仕組みは(1)取り外され、鐘は戦争が終わるまでずっと沈黙を守った。これは時計の歴史上、もっとも長い沈黙であった。1918 年 11 月 11 日の午前 11 時に鐘が復旧されて、休戦協定の調印と戦争の終結を記念するために(2)(それが)鳴りわたった時には、ロンドン中が喜びに沸き返った。ビッグベンが、第一世界大戦が勝利に終わったことを告げると、ロンドンの人々は(B)無数に通りを埋め尽くして、戦争の恐怖が終わりを告げたという嬉しいニュースに耳を傾けた。時計の鐘の音によって、戦争で束縛され規制されていた通りが、喜びの戦勝の騒ぎと化したのだった。(X)

　1939 年に第二次世界大戦が始まる頃には、ウェストミンスターの大時計はすでに、国の時計としての地位をしっかり確立していたし、飛行機はもうかなり高い高度を飛ぶようになっていたので、時計の鐘を沈黙させる必要があるとは考えられなくなっていた。その上、とりわけ教会の鐘を鳴らすのが禁じられている時代にあっては、チャイムの音色は人々を元気づけるだろうと思われた。(3)教会の鐘は敵の侵攻などを告げる危急の時にだけ鳴らされることになっていたのだ。とはいえ、灯火管制に従って、文字盤の後ろの明かりと灯火室のエアトンライトは、戦争勃発(4)直前の 9 月 1 日には消された。(Y) (5)その翌年、ビッグベンは、明かりが消されていた時には想像すらできなかったような、さらに高い目的に供されることになり、この大時計は、世界の自由な人々の生き残りをかけての、重要な役割を担わされる運命となった。

　戦争の初めから、グリニッジの時報信号は、毎日午

後9時のイブニングニュースの直前に、BBCの家庭向け放送で流されていた。1940年の前半に、多くの長老の聖職者や国会議員などの、主だった人たちからなるある団体がBBCに接触して、ビッグベンのためにグリニッジの時報信号を(6)(彼ら＝BBCが)中断してはどうかと提案してきた。((7)ところで、時計が戦争の影響を感じたのは、時計の動きを天文台に中継する目的で1863年にウェストミンスターとグリニッジの間に敷設されていた専用電信線が、1940年の空襲でドイツ空軍に破壊された時だった。)そうこうしている内に、BBCはこの提案に大いに共感を示し、ピッピッピという時報の音を、ビッグベンの午後9時のチャイムと替えることに同意した。1940年11月10日日曜日の英霊記念日、イギリスが事実上ただひとりで、ヒットラーのドイツに抗して立っている時に、大時計が午後9時の番組スポットを引き継いで、「ビッグベン時報」が開始されたのだ。(Z)

[解法のヒント]

問4.　挿入される英文の意味は

「これは厳粛な瞬間であった。チャイムが鳴り9回時を打つ音が響く間、人々はどこにいようと、促されるように1分間黙とうし、戦争に行ったまま多くが戻ることはないであろう男たち女たちに、そして正義と自由を求める戦いに、思いを馳せたのだった。」

問5.　選択肢の意味は

(1) 19世紀後半のほとんどの時期、英国は平和と安定を享受していた。

(2) ウェストミンスターの大時計は、第二次世界大戦が勃発する前にはもう、国の時計と見なされていた。

(3) 第二次世界大戦中は、ウェストミンスターの大時計の明かりを消す必要はないと考えられた。

(4) 1940年の上半期には、BBCの家庭向け放送の、午後9時のイブニングニュースの直前に、ピッピッという6つの時報音が流されていた。

[解答]

問1.　in

問2.　(1) 1　(4) 2　(7) 2　(8) 4

問3.　(2) the bells　(3) church bells　(6) the BBC

問4.　(Z)

問5.　(3)

問6.　全訳の下線部(5)を参照

Ⅶ　出題者が求めたポイント

[解答例]

It may be important to do steadily and punctually what you promised to do if you want to be successful and trusted by others.

数　学

解答　21年度

1 出題者が求めたポイント

(1)（数学Ⅰ・三角比, 数学A・平面図形）

$\cos C = \dfrac{BC^2+CA^2-AB^2}{2 \cdot BC \cdot CA}$

$DQ^2 = CD^2+QC^2-2 \cdot CD \cdot QC \cos C$

メネラウスの定理

$\dfrac{AP}{PB} \cdot \dfrac{BD}{DC} \cdot \dfrac{CQ}{QA} = 1$

(2)（数学A・確率, 数学B・数列）

$X = k$ となる確率が P_k で, $X = 0, 1, \cdots, n$

$\sum\limits_{k=0}^{n} p_k = 1$, $E(X) = \sum\limits_{k=0}^{n} kp_k$

初項がa, 公比がrの等比数列のn項までの和は,

$\dfrac{a(1-r^n)}{1-r} = \dfrac{a(r^n-1)}{r-1}$

$S = r + 2r^2 + \cdots + nr^n$は, $rS-S$をnとrで表し, 上の公式を使う.

(3)（数学Ⅱ・三角関数, 数学Ⅲ・積分法）

$\tan(\alpha+\beta) = \dfrac{\tan\alpha+\tan\beta}{1-\tan\alpha\tan\beta}$

$x = 2\tan\theta$ として, 置換積分する。

$1 + \tan^2\theta = \dfrac{1}{\cos^2\theta}$, $\cos^2\theta = \dfrac{1+\cos2\theta}{2}$

〔解答〕

(1) $\cos C = \dfrac{6^2+5^2-4^2}{2 \cdot 6 \cdot 5} = \dfrac{45}{60} = \dfrac{3}{4}$

CQ の長さをxとする。$DC = 4$, $(BD = 2)$

$11 = 4^2 + x^2 - 8x\cos C$ より $x^2 - 6x + 5 = 0$

$(x-1)(x-5) = 0$ で $x < 5$ なので, $CQ = 1$

BP の長さをyとする。

メネラウスの定理より $\dfrac{4+y}{y} \cdot \dfrac{2}{4} \cdot \dfrac{1}{5-1} = 1$

$8 + 2y = 16y$ より $y = \dfrac{4}{7}$

(2) $p_0 + \dfrac{1}{2}p_0 + \dfrac{1}{4}p_0 = 1$ よって, $p_0 = \dfrac{4}{7}$

$E(X) = 0 \times \dfrac{4}{7} + 1 \times \dfrac{2}{7} + 2 \times \dfrac{1}{7} = \dfrac{4}{7}$

$p_0\left\{1+\dfrac{1}{2}+\cdots+\left(\dfrac{1}{2}\right)^n\right\} = 1$ の両辺に 2^n をかける

$p_0(2^n+2^{n-1}+\cdots+1) = 2^n$

$\dfrac{2^{n+1}-1}{2-1}p_0 = 2^n$ よって, $p_0 = \dfrac{2^n}{2^{n+1}-1}$

$E(X) = p_0 S$ とする。

$S = 1\left(\dfrac{1}{2}\right) + 2\left(\dfrac{1}{2}\right)^2 + \cdots + n\left(\dfrac{1}{2}\right)^n$ ……………①

$\dfrac{1}{2}S = 1\left(\dfrac{1}{2}\right)^2 + 2\left(\dfrac{1}{2}\right)^3 + \cdots + n\left(\dfrac{1}{2}\right)^{n+1}$ …………②

①−②より

$\dfrac{1}{2}S = \left(\dfrac{1}{2}\right) + \left(\dfrac{1}{2}\right)^2 + \cdots + \left(\dfrac{1}{2}\right)^n - n\left(\dfrac{1}{2}\right)^{n+1}$

よって, $S = 1 + \dfrac{1}{2} + \cdots + \left(\dfrac{1}{2}\right)^{n-1} - n\left(\dfrac{1}{2}\right)^n$

$S = \dfrac{1-\left(\dfrac{1}{2}\right)^n}{1-\dfrac{1}{2}} - n\left(\dfrac{1}{2}\right)^n = \dfrac{2^{n+1}-(n+2)}{2^n}$

よって, $E(X) = \dfrac{2^{n+1}-(n+2)}{2^{n+1}-1}$

(3) $\tan\dfrac{5\pi}{12} = \tan\left(\dfrac{\pi}{4}+\dfrac{\pi}{6}\right) = \dfrac{1+\dfrac{1}{\sqrt{3}}}{1-1 \cdot \dfrac{1}{\sqrt{3}}}$

$= \dfrac{\sqrt{3}+1}{\sqrt{3}-1} = 2 + \sqrt{3}$

$x = 2\tan\theta$ とすると, $\dfrac{dx}{d\theta} = \dfrac{2}{\cos^2\theta}$

$I = \int_0^{\frac{5\pi}{12}} \dfrac{16}{(4\tan^2\theta+4)^2} \dfrac{2}{\cos^2\theta}d\theta$

$= \int_0^{\frac{5\pi}{12}} 2\cos^2\theta\, d\theta = \int_0^{\frac{5\pi}{12}} (1+\cos2\theta)d\theta$

$= \left[\theta+\dfrac{1}{2}\sin2\theta\right]_0^{\frac{5\pi}{12}} = \dfrac{5\pi}{12} + \dfrac{1}{4} = \dfrac{5\pi+3}{12}$

（答）

（ア）$\dfrac{3}{4}$　（イ）1　（ウ）$\dfrac{4}{7}$　（エ）$\dfrac{4}{7}$　（オ）$\dfrac{4}{7}$

（カ）2^n　（キ）$2^{n+1}-(n+2)$　（ク）$2+\sqrt{3}$　（ケ）$\dfrac{5\pi+3}{12}$

2 出題者が求めたポイント

（数学C・行列, 数学B・数列）

(A) a', b', c', d' を計算し, これに対する分数関係$h(x)$を求める。

$f(g(x)) = \dfrac{ag(x)+b}{cg(x)+d}$ を計算し$h(x)$になることを示す。

(B)(1) 漸化式①からと, 行列 A^n から②式で求めたものとが一致することを, $n = 1$ のときと, $n = k$ のとき一致すると仮定し, $n = k+1$ のときとを示す。

(2) $\begin{pmatrix} a & b \\ c & d \end{pmatrix}^{-1} = \dfrac{1}{ad-bc}\begin{pmatrix} d & -b \\ -c & a \end{pmatrix}$

$B = P^{-1}AP$ とすると, $B^n = P^{-1}A^nP$

$A^n = PB^nP^{-1}$

(3) A^n の結果を②に代入する。

〔解答〕

(A) (1) $f(g(x)) = \dfrac{a\dfrac{px+q}{rx+s}+b}{c\dfrac{px+q}{rx+s}+d} = \dfrac{(ap+br)x+aq+bs}{(cp+dr)x+cq+ds}$

$\begin{pmatrix} a' & b' \\ c' & d' \end{pmatrix} = \begin{pmatrix} a & b \\ c & d \end{pmatrix}\begin{pmatrix} p & q \\ r & s \end{pmatrix} = \begin{pmatrix} ap+br & aq+bs \\ cp+dr & cq+ds \end{pmatrix}$

よって, $\begin{pmatrix} a' & b' \\ c' & d' \end{pmatrix}$ で定まる分数関数は,

$$\frac{(ap+br)x+(aq+bs)}{(cp+dr)x+(cq+ds)}=f(g(x))$$

(B)(1) $n=1$ のとき,

$A^1=\begin{pmatrix}2&3\\1&0\end{pmatrix}$ より $x_2=\dfrac{2\cdot x_1+3}{1\cdot x_1+0}=\dfrac{2x_1+3}{x_1}$

$x_2=\dfrac{2x_1+3}{x_1}$ 　従って, 一致する。

$n=k$ のとき, $A^k=\begin{pmatrix}a_k&b_k\\c_k&d_k\end{pmatrix}$ で $x_{k+1}=\dfrac{a_kx_1+b_k}{c_kx_1+d_k}$

であると仮定し, $n=k+1$ のとき,

$A^{k+1}=\begin{pmatrix}2&3\\1&0\end{pmatrix}\begin{pmatrix}a_k&b_k\\c_k&d_k\end{pmatrix}=\begin{pmatrix}2a_k+3c_k&2b_k+3d_k\\a_k&b_k\end{pmatrix}$

$x_{k+2}=\dfrac{(2a_k+3c_k)x_1+(2b_k+3d_k)}{a_kx_1+b_k}$

$x_{k+2}=\dfrac{2\dfrac{a_kx_1+b_k}{c_kx_1+d_k}+3}{\dfrac{a_kx_1+b_k}{c_kx_1+d_k}}=\dfrac{(2a_k+3c_k)x_1+(2b_k+3d_k)}{a_kx_1+b_k}$

よって, 一致する。従って, 数学的帰納法により,

$A^n=\begin{pmatrix}a_n&b_n\\c_n&d_n\end{pmatrix}$ で, $x_{n+1}=\dfrac{a_nx_1+b_n}{c_nx_1+d_n}$

(2) $P^{-1}=\dfrac{1}{1+3}\begin{pmatrix}1&-3\\1&1\end{pmatrix}=\dfrac{1}{4}\begin{pmatrix}1&-3\\1&1\end{pmatrix}$

$B=P^{-1}AP$ とすると, $B^n=P^{-1}A^nP$, $A^n=PB^nP^{-1}$

$B=\dfrac{1}{4}\begin{pmatrix}1&-3\\1&1\end{pmatrix}\begin{pmatrix}2&3\\1&0\end{pmatrix}\begin{pmatrix}1&3\\-1&1\end{pmatrix}=\begin{pmatrix}-1&0\\0&3\end{pmatrix}$

よって, $B^n=\begin{pmatrix}(-1)^n&0\\0&3^n\end{pmatrix}$

$A^n=\dfrac{1}{4}\begin{pmatrix}1&3\\-1&1\end{pmatrix}\begin{pmatrix}(-1)^n&0\\0&3^n\end{pmatrix}\begin{pmatrix}1&-3\\1&1\end{pmatrix}$

$=\begin{pmatrix}\dfrac{(-1)^n+3^{n+1}}{4}&\dfrac{3(-1)^{n+1}+3^{n+1}}{4}\\\dfrac{(-1)^{n+1}+3^n}{4}&\dfrac{3(-1)^n+3^n}{4}\end{pmatrix}$

(3) $x_{n+1}=\dfrac{\{(-1)^n+3^{n+1}\}x_1+3(-1)^{n+1}+3^{n+1}}{\{(-1)^{n+1}+3^n\}x_1+3(-1)^n+3^n}$

$=\dfrac{(-1)^n+3\cdot3^n-3(-1)^n+3\cdot3^n}{-(-1)^n+3^n+3(-1)^n+3^n}$

$=\dfrac{3\cdot3^n-(-1)^n}{3^n+(-1)^n}=\dfrac{3^{n+1}+(-1)^{n+1}}{3^n+(-1)^n}$

3 出題者が求めたポイント（数学Ⅲ・微分積分）

(A) 条件① $f(x+y)=f(x)\cdot f(y)$ に,

(1) $x=a, y=x-a$ を代入

(2) $x=a, y=0$ を代入

(B)(1) ある実数 a について, $f(a)<0$ とする。連続するので, すべての実数で $f(x)<0$ となり, 条件①の式より矛盾を導く。

(2) $f'(a)=\lim\limits_{h\to\infty}\dfrac{f(a+h)-f(a)}{h}$

(3) $f'(x)$ の定義の式で, $f(x+h)$ を条件①式で変形し, $f(x)$ でくくる。

(4) $\displaystyle\int\dfrac{f'(x)}{f(x)}dx=\log|f(x)|+C$

〔解答〕

(A.1) すべての実数 x において,

$f(x)=f(a+x-a)=f(a)\cdot f(x-a)=0$

(A.2) $f(a+0)=f(a)\cdot f(0)$

$f(a)=f(a)\cdot f(0)$ 　従って, $f(0)=1$

(B)(1) ある実数 a で, $f(a)<0$ とする。$f(a)$ は微分可能な関数だから連続であり, $f(x)=0$ となる x がないので, $f(x)$ はすべての実数 x で $f(x)<0$ とならなければならない。2つの実数 a, b とすると, $f(a)<0, f(b)<0$ であるが, $f(a+b)=f(a)\cdot f(b)>0$ となり負ではないので矛盾。従って, 背理法により, すべての実数 x について $f(x)>0$

(2) $f'(a)=\lim\limits_{h\to0}\dfrac{f(a+h)-f(a)}{h}$

(3) $f'(x)=\lim\limits_{h\to0}\dfrac{f(x+h)-f(x)}{h}=\lim\limits_{h\to0}\dfrac{f(x)f(h)-f(x)}{h}$

$=f(x)\lim\limits_{h\to0}\dfrac{f(h)-1}{h}=f(x)\lim\limits_{h\to0}\dfrac{f(0+h)-f(0)}{h}$

$=f(x)\cdot f'(0)$

(4) $\displaystyle\int\dfrac{f'(x)}{f(x)}dx=\log|f(x)|+C_1$ （C_1 は積分定数）

$f'(x)=kf(x)$ 　より $\displaystyle\int kdx=kx+C_2$ （C_2 は積分定数）

$\log|f(x)|=kx+C_0$ （$C_0=C_2-C_1$）

よって, $f(x)=e^{kx+C_0}=e^{C_0}e^{kx}$

$f'(x)=ke^{C_0}e^{kx}$ 　より 　$f'(0)=ke^{C_0}$

$ke^{C_0}=k$ 　より 　$e^{C_0}=1$

従って, $f(x)=e^{kx}$

物　理

解答　21 年度

1 出題者が求めたポイント……運動量の保存、仕事と力学的エネルギー、等速直線運動

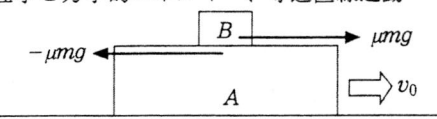

$-\mu mg$　　　B　　　μmg
A　　　v_0

力と運動の向きは A の初速度 v_0 の向きを正として考える。

問1. 求める速さを v とおくと、運動量保存の法則より、

$$(m + M)v = Mv_0$$
$$\therefore \quad v = \frac{M}{m + M}v_0 \qquad \cdots\cdots(答)$$

問2.
$$\Delta K = \frac{1}{2}Mv_0{}^2 - \frac{1}{2}(m + M)\left(\frac{Mv_0}{m + M}\right)$$
$$= \frac{1}{2} \cdot \frac{mM}{m + M}v_0{}^2$$

$\dfrac{1}{2} \cdot \dfrac{mM}{m + M}v_0{}^2$ だけ減少した。　　……(答)

問3. 求める距離を x とおくと、問2で失われたエネルギーは摩擦のした仕事に等しいので、

$$-\mu\, mgx = -\frac{1}{2} \cdot \frac{mM}{m + M}v_0{}^2$$
$$\therefore \quad x = \frac{Mv_0{}^2}{2\mu g(m + M)} \qquad \cdots\cdots(答)$$

問4. B に働く摩擦力が、B が A に対して静止するまで一定であることから、B は等加速度直線運動を行う。B の加速度の大きさ a_B は $ma_B = \mu mg$ より、$a_B = \mu g$
よって、
$$T = \frac{v - 0}{a_B} = \frac{\frac{M}{n + M}v_0}{\mu g} = \frac{Mv_0}{\mu g(m + M)} \quad \cdots\cdots(答)$$

問5. 等加速度直線運動の移動距離を求める式より、

$$L = 0 \times T + \frac{1}{2}a_BT^2 \text{ さらに問4の } T \text{ と } a_B \text{ を代入すると、}$$
$$L = \frac{1}{2} \times \mu g \times \left(\frac{Mv_0}{\mu g(m+M)}\right)^2 = \frac{M^2v_0{}^2}{2\mu g(m + M)^2} \cdots\cdots(答)$$

2 出題者が求めたポイント……磁場中の電子の運動、等速円運動

問1. 求める半径を r とおくと、電子が磁場から受ける力が向心力になるので、

$$m\frac{v^2}{a} = evB$$
$$\therefore \quad a = \frac{mv^2}{evB} = \frac{mv}{eB} \qquad \cdots\cdots(答)$$

問2. $\omega = \dfrac{v}{a} = \dfrac{v}{\dfrac{mv}{eB}} = \dfrac{eB}{m}$　　　……(答)

問3.

(イ)
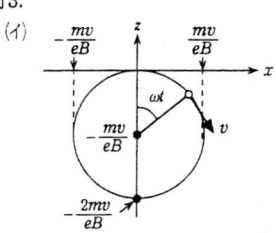

(ロ)
$$\left.\begin{array}{l} x = a\sin\omega t \\ y = 0 \\ z = a(-1 + \cos\omega t) \end{array}\right\} \qquad \cdots\cdots(答)$$

x、z のイメージ

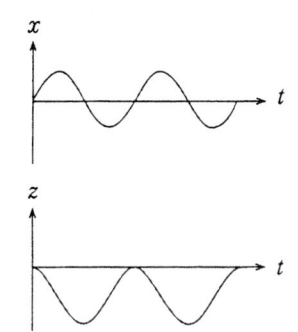

問4. ここでは x 方向の初速度 $v_{x0} = v\sin\theta$、y 方向の初速度 $v_{y0} = v\cos\theta$ なので、xz 平面方向の円運動の半径 a'、角速度 ω' は、

$$a' = \frac{mv\sin\theta}{vB\sin\theta}$$
$$\omega' = \frac{v\sin\theta}{a'} = \frac{eB}{m} = \omega \quad \text{となる。}$$

つまり角速度は変わらない。よって、
$$\left.\begin{array}{l} x = a\sin\theta\sin\omega t \\ y = a\omega t\cos\theta \\ z = a\sin\theta(-1 + \cos\omega t) \end{array}\right\} \qquad \cdots\cdots(答)$$

3 出題者が求めたポイント……断熱変化と定積変化、気体の内部エネルギーと気体のした仕事、$p - V$ グラフ

問1. $c \to d$ で外にした仕事 $W_{c \to d}$ は内部エネルギーの変化に等しいので、
$$W_{c \to d} = C_V(T_c - T_d)$$
同様に $a \to b$ で外にした仕事 $W_{a \to b}$ は内部エネルギーの変化に等しいので、
$$W_{a \to b} = C_V(T_a - T_b)$$
$$\therefore \quad W = W_{c \to d} + W_{a \to b} = C_V(T_a + T_c - T_b - T_d)$$
$$\cdots\cdots(答)$$

問2.

(イ) $C_V(T_c - T_b)$　　　……(答)

理由：気体は外に仕事はしないが、圧力は上がっているので内部エネルギーは増加し温度も上昇してい

る。気体の内部エネルギーの増加量が吸収した熱量に等しくなる。

(ロ) $-C_V(T_d - T_a)$　　　　　……(答)

理由：気体は外に仕事はしないが、圧力は下がっているので内部エネルギーは減少し温度も下降している。気体の内部エネルギーの減少量が放出した熱量に等しくなる。

問3. 1サイクルでは「外から吸収した熱量＝外にした仕事」となるので、

$$W = Q_1 - Q_2$$　　　　　……(答)

問4.

$$e = \frac{W}{Q_1} = \frac{Q_1 - Q_2}{Q_1} = 1 - \frac{T_d - T_a}{T_c - T_b}$$

ここで、$p_a V_1{}^\gamma = p_b V_2{}^\gamma$ より、$p_a V_1 \cdot V_1{}^{\gamma-1}$
$= p_b V_2 \cdot V_2{}^{\gamma-1}$

また、$p_a V_1 = nRT_a$、$p_b V_2 = nRT_b$ なので、

$$nRT_a \cdot V_1{}^{\gamma-1} = nRT_b \cdot V_2{}^{\gamma-1}$$

$$\therefore \quad T_a = T_b \left(\frac{V_2}{V_1}\right)^{\gamma-1}$$

同様に $T_d = T_c \left(\dfrac{V_2}{V_1}\right)^{\gamma-1}$

$$\therefore \quad e = 1 - \frac{T_c \left(\dfrac{V_2}{V_1}\right)^{\gamma-1} - T_b \left(\dfrac{V_2}{V_1}\right)^{\gamma-1}}{T_c - T_b}$$

$$= 1 - \left(\frac{V_2}{V_1}\right)^{\gamma-1}$$　　　　　……(答)

化　学

解答　21年度

1　出題者が求めたポイント……窒素化合物に関する小問

問1. NO と NO_2 が大気汚染物質の主因。

問2. N_2O_5 はイオン結晶。ハーバー・ボッシュ法では反応速度を高めるために Fe_3O_4 を主成分とする触媒を用いる。

問3. それぞれの電子殻において，その電子殻に入ることができる最大数の電子で満たされている状態を閉殻という。

問5. $\frac{1}{2}N_2 + \frac{1}{2}H_2 \rightleftharpoons NH_3$

$(391 \times 3) - \left(945 \times \frac{1}{2} + 436 \times \frac{3}{2}\right) = 46.5$ kJ/mol

問6. アンモニアの生成は問5より発熱反応である。またアンモニアの生成により気体分子数は減少する。ルシャトリエの原理より低温・高圧が望ましい。

問7.

	$2N_2O_5$	$\rightarrow$	$2N_2O_4$	$+$	O_2
解離前	x mol		0		0
解離後	0		x		$x/2$

	N_2O_4	$\rightleftharpoons$	$2NO_2$
はじめ	x		0
平衡時	$(1-\alpha)x$		$2\alpha x$

(i) はじめの全物質量は O_2 の分も含めて $\frac{3}{2}x$ mol，

平衡時は $\left(\frac{3}{2} + \alpha\right)x$ mol。これより

$P_r : P_i = \left(\frac{3}{2} + \alpha\right)x : \frac{3}{2}x$　　$\therefore$ $P_r = \left(1 + \frac{2}{3}\alpha\right)P_i$

(ii) 圧平衡定数 $K_p = \frac{P_{NO_2}{}^2}{P_{N_2O_4}} = \frac{(P_r \times NO_2\text{のモル分率})^2}{P_r \times N_2O_4\text{のモル分率}}$

$= \dfrac{\left\{P_r \times \dfrac{2\alpha x}{\left(\frac{3}{2} + \alpha\right)x}\right\}^2}{P_r \times \dfrac{x(1-\alpha)}{\left(\frac{3}{2} + \alpha\right)x}} = \dfrac{8\alpha^2}{3(1-\alpha)}P_i$

[解答]

問1. (A) NO　問2. (B) イオン　(C) 反応速度

問3. ヘリウムやネオンのように各電子殻に最大数の電子が入った状態で，このとき原子は非常に安定な状態になる。

問4. $NO_2{}^+ + H_2O \rightarrow HNO_3 + H^+$
　　$NO_3{}^- + H_2O \rightarrow HNO_3 + OH^-$

問5. $\frac{1}{2}N_2 + \frac{3}{2}H_2 = NH_3 + 46.5$kJ　　問6. (ウ)

問7. (i) $P_r = \left(1 + \frac{2}{3}\alpha\right)P_i$　(ii) $K_p = \frac{8\alpha^2}{3(1-\alpha)}P_i$

2　出題者が求めたポイント……熱化学

問2. $Q = \dfrac{100.0 \times C \times (T_6 - T_2)}{1000 \times 1.00 \times 10^{-2}} = 10.0C(T_6 - T_2)$

問3. 液体が凝固するときに放出される熱を凝固熱という。

[解答]

問1. 発泡ポリスチレンはステンレスよりも断熱性に優れ，反応熱を奪うことが少ないため。

問2. $10.0C(T_6 - T_2)$　　問3. 凝固

3　出題者が求めたポイント……高分子

問1. ナイロン66の実験室での合成にはアジピン酸ジクロリドが用いられる。

問2. $n = \dfrac{\Pi V}{RT} = \dfrac{5.00 \times 10^2 \times 0.100}{8.31 \times 10^3 \times 300} \fallingdotseq 2.01 \times 10^{-5}$mol

Aの分子量は $0.680/(2.01 \times 10^{-5}) \fallingdotseq 3.38 \times 10^4$

重合度を n とするとアミド結合は $(2n-1)$ 個。また，ナイロン66の分子量は $226n$ で表されるので

$226n = 3.38 \times 10^4$　　$\therefore$ $n \fallingdotseq 150$

$2 \times 150 - 1 = 299$ 個

問5. アンモニアの物質量を x とすると

$2 \times 0.0250 \times \dfrac{20.0}{1000} = 1 \times x + 1 \times 0.0200 \times \dfrac{30.0}{1000}$

$\therefore$ $x = 4.00 \times 10^{-4}$

$4.00 \times 10^{-4} \times 17.0 \times 10^3 = 6.80$ mg

[解答]

問1. (i) $ClCO(CH_2)_4COCl$

(ii) アジピン酸ジクロリドの方がアジピン酸よりも反応性が高く，室温でも反応するため。

問2. 299個

問3. アミド結合の部分で分子間の水素結合を形成し，束のような構造となっているため。

問4. 基質特異性，最適温度，最適pH

問5. 6.80mg

4　出題者が求めたポイント……有機物の推定

問1. C：$35.2 \times (12.0/44.0) = 9.60$ g
　　H：$18.0 \times (2.00/18.0) = 2.00$ g
　　O：$14.8 - (9.60 + 2.00) = 3.20$ g

$x : y : z = \dfrac{9.60}{12.0} : \dfrac{2.00}{1.00} : \dfrac{3.20}{1.100} \fallingdotseq 4 : 10 : 1$

よって $(C_4H_{10}O)_n$

$M = \dfrac{wRT}{PV} = \dfrac{2.00 \times 8.31 \times 10^3 \times 500}{1.01 \times 10^5 \times 1.110} \fallingdotseq 74.1$　$\therefore$ $n = 1$

異性体の数はアルコールが5個(光学異性1組)，エーテルが3個。

問3. C：$Cr_2O_7{}^{2-} = 3 : 1$　　$\therefore$　0.500 mol

問5. Gは第三級アルコールである。

[解答]

問1. 8種類

問2. $CH_3COCH_2CH_3 + 4NaOH + 3I_2$
　　$\rightarrow CHI_3 + CH_3CH_2COONa + 3NaI + 3H_2O$

問3. 0.500 mol

問 4. $CH_3-CH_2-CH=CH_2$,

$$\underset{H}{\overset{CH_3}{\diagdown}}C=C\underset{H}{\overset{CH_3}{\diagup}} \quad , \quad \underset{H}{\overset{CH_3}{\diagdown}}C=C\underset{CH_3}{\overset{H}{\diagup}}$$

問 5.

$$CH_3-\underset{\underset{CH_3}{|}}{\overset{\overset{CH_3}{|}}{C}}-O-\overset{\overset{O}{\|}}{C}-\underset{\bigcirc}{}$$

生　物

解答　21年度

■ 出題者が求めたポイント(I・細胞分裂)

体細胞分裂の特に細胞周期、減数分裂による染色体の行動や多様性に関する知識と理解の程度を確認する設問である。Iは問4.を除いて基礎的、IIは計算や論述式などがあり、やや難易度を高め標準的である。

I. 問1.細胞周期は(ア) G1期〔DNA合成の準備〕(イ) S期〔DNAの複製〕(ウ) G2期〔分裂の準備〕(エ) 分裂期(M期)の順で繰り返される。

問3. G1、S、G2の時期を合わせて、間期という。したがって、「G1＋S＋G2＝9＋7.5＋1.5＝18 (時間)」となる。

問4.細胞質分裂がないということから、核分裂のみが起こることを示唆している。昆虫類の初期卵割では、受精卵の中心部で核分裂が起こり、核が表面に移動して細胞質分裂が起こる。このような卵割様式を表割という。表割は教科書では扱われていない。

II. 問5.染色体の乗換えがないとした場合、「2n＝6」すなわち相同染色体3組の細胞から減数分裂によって生じる。娘細胞の染色体の組合せは「2³＝8」となる。これらが受精すると「8²＝64」通りの染色体構成を持つ新しい個体ができる可能性がある。

問6.染色体の組合せの多様性は、減数分裂によって起こるので、その時期であるウを選ぶ。

問7.ヒトを含むホニュウ類では、減数分裂第二分裂の中期の段階で分裂を休止する。この段階で排卵され、精子が侵入すると減数分裂第二分裂を再開して第二極体を放出する。

〔解答〕

I. 問1. G1期：ア　G2期：ウ

問2.DNAが複製されて2倍量になる時期

問3. 18時間　　問4.ア

II.問5. 64　　問6.ウ　　問7.カ

問8.減数分裂第一分裂前期に染色体の乗換えが起こるため。

② 出題者が求めたポイント(I・ホルモン)

血糖量の調節を中心とした設問。消化酵素、肝門脈、など関連する知識も必要とする。基本的学習事項ばかりでなく、やや詳細な知識を必要としたり、論述式の問があるなど、難易度を上げている。標準的な設問といえる。

関連：東京慈恵会医科大は、糖尿病のマウスの膵臓に特定の遺伝子を導入し、血糖値を調節するホルモン「インスリン」を分泌するB細胞を大幅に増殖させることに成功している。('09.02.27ニュース)

問1.アミラーゼはデンプン(アミロース)を麦芽糖に、マルターゼは麦芽糖(マルトース)をブドウ糖に分解する酵素である。

問2.消化管で吸収された栄養分は肝門脈を経て肝臓に送られる。

問3.中枢神経系からの出口に着目すると、交感神経系は胸髄から腰髄にかけてあり、副交感神経系は中脳・延髄・仙髄にある。

問4.脳下垂体前葉からのホルモン分泌を促すホルモンの総称は放出ホルモン、脳下垂体前葉から出て、直接血糖値を上げる作用を持つのは成長ホルモンである。

問6.オの糖質コルチコイドには、組織のタンパク質の分解によるグルコース化を促進する作用がある。

〔解答〕

問1.アミラーゼ、マルターゼ　　問2.肝門脈

問3.Ⓐ出口が延髄：③　　Ⓑ神経伝達物質：アセチルコリン

問4.(ア)放出ホルモン　(イ)成長ホルモン

問5.代謝を促進して発熱量を増やし、体温を上昇させる

問6.タンパク質

問7.インスリンが働かないと、組織でのグルコースの吸収や肝臓でのグリコーゲンへの合成が停滞するため、消化吸収されたグルコースが過剰となり、尿中に出てくる。

問8.ランゲルハンス島

問9.A細胞、視床下部

③ 出題者が求めたポイント(I・DNA)

オペロン説に関する設問である。オペロン説は教科書では軽く触れる程度なので、高度な知識と理解が必要とされる。やや難しい設問といえる。

DNA	a		b	c	ラクトース分解酵素遺伝子群
	a 調節遺伝子 リプレッサーが 作られる		b プロモーター RNA ポリメラー ゼが結合する	c オペレーター リプレッサーが 結合する	オペロン ラクトース分解 酵素遺伝子群の 場合、ラクトース オペロンという

まず、問5の図を完成させると分かりやすい。大腸菌のラクトースオペロンの場合、プロモーターにRNAポリメラーゼが結合するとラクトース分解酵素遺伝子群の転写が始まる。しかし、ラクトースが存在しないと調節遺伝子で作られたリプレッサーがオペレーターに結合するので、RNAポリメラーゼがプロモーターに結合することができず、転写が始まらない。ラクトースがあると、リプレッサーにラクトースが結合し、リプレッサーがオペレータに結合できなくなるので転写がはじまる。このとき、リプレッサーと結合するラクトースのような物質を誘導物質という。

なお、グルコースがあるとRNAポリメラーゼがプロモーターに結合できなくなる別の機構もあり、グルコースのないことがラクトース分解酵素遺伝子群を転写する条件となっている。

問2.原核生物のDNAは環状二重らせんが基本である。

問4. 3つの塩基対で1つのアミノ酸を指定するので、塩基対数を1/3にする。「4.6×10⁶/3」で求められる。

問7.エストロゲンは女性ホルモンとか卵胞ホルモンとよばれ、乳腺細胞の増殖促進、卵巣排卵制御、脂質

代謝制御、インスリン作用、血液凝固作用、中枢神経(意識)女性化、皮膚薄化、動脈硬化抑制など多岐にわたる。このことから、転写される遺伝子も多いことが推定できる。なお、エストロゲンのようなステロイド系ホルモンは、細胞質内に入り込んで受容体と結合する、受容体と結合したホルモンは核内に入り、特定の遺伝子の転写を活性化させる。

〔解答〕
問1.㋐調節　㋑プロモーター　㋒オペレーター
　　㋓ラクトース(誘導物質)
問2.b　　問3.ゲノム　　問4.a　　問5.b
問6.ラクトースオペロン　　問7.イ・ウ
問8.原核細胞では細胞質で転写と翻訳がほぼ同時に進行するが、真核細胞では転写は核内で行われ、続いて細胞質で翻訳が行われる。

4　出題者が求めたポイント(Ⅱ・分類・進化)
　動物の分類と分子進化に関する設問である。どちらもやや詳細な知識を要求する点で難易度を高めている。標準からやや難しい設問といえる。
Ⅰ.問1.輪形動物や線形動物をまとめて袋形動物というが、これらには外胚葉と内胚葉に挟まれた中胚葉由来ではない体腔のような空所があり、これを偽体腔とよぶ。扁形動物、刺胞動物、海綿動物では体腔がないので無体腔動物という。なお、無体腔の扁形動物と偽体腔の袋形動物を合わせて原体腔動物ということがある。ここの設問の分類では原体腔動物がよい。

Ⅱ.問9.重要な機能を持つ塩基配列の置換は生存上不利なことが多く淘汰されるが、機能に影響のない中立な塩基配列の置換は次世代に伝えられやすい。

〔解答〕
Ⅰ.問1.原体腔動物　　　問2.㋐空所(腔所)　㋑原腸
問3.胚葉の分化の程度の違いによる。上から順に、三胚葉動物、二胚葉動物、無胚葉動物に区別される。
問4.原口の位置に口を作るか肛門を作るかによる分類基準であり、前者を旧口動物(先口動物)、後者を新口動物(後口動物)という。
問5.環形動物と軟体動物の幼生はトロコフォアと呼ばれ、この幼生の形態が袋形動物のワムシによく似ているため。
問6.ラバどうしで生殖できるかどうか調べればよい。
Ⅱ.問7.㋐分子進化　㋑自然選択
問8.遺伝的浮動
問9.イ

東京慈恵会医科大学　医学部入試問題と解答

平成 30 年 5 月 16 日　初　版第 1 刷発行

編　集　みすず学苑中央教育研究所

発行所　株式会社ミスズ

〒167－0053

東京都杉並区西荻南2丁目17番8号

ミスズビル1階

電　話　03（5941）2924(代)

印刷所　タカセ株式会社

定価　本体4,700円＋税

●本シリーズ掲載の入試問題について、万一、掲載許可手続きに遺漏や不備があると思われる
　ものがありましたら、当社までお知らせ下さい。

●乱丁・落丁等につきましてはお取り替えいたします。

●本書の内容についてのお問合せは、具体的な質問内容を明記のうえ、ハガキ・封書を当社宛
　にお送りいただくか、もしくは下記のメールアドレスまでお問合せ願います。

〈 お問合せ用メールアドレス : info-mgckk@misuzu-gakuen.jp 〉